Ingo F. Rittmeyer

W0070966

Heilpraktiker werden, aber wie?

Berufliche Chancen, Existenzgründung,
Praxisführung, Erfahrungsberichte,
Ausbildung, Fachschulen,
Überprüfung, Checklisten, Adressen
Mit Tierheilpraktiker werden, aber wie?

Unikat-Verlag

Die Beweglichkeit

wiedergewinnen!

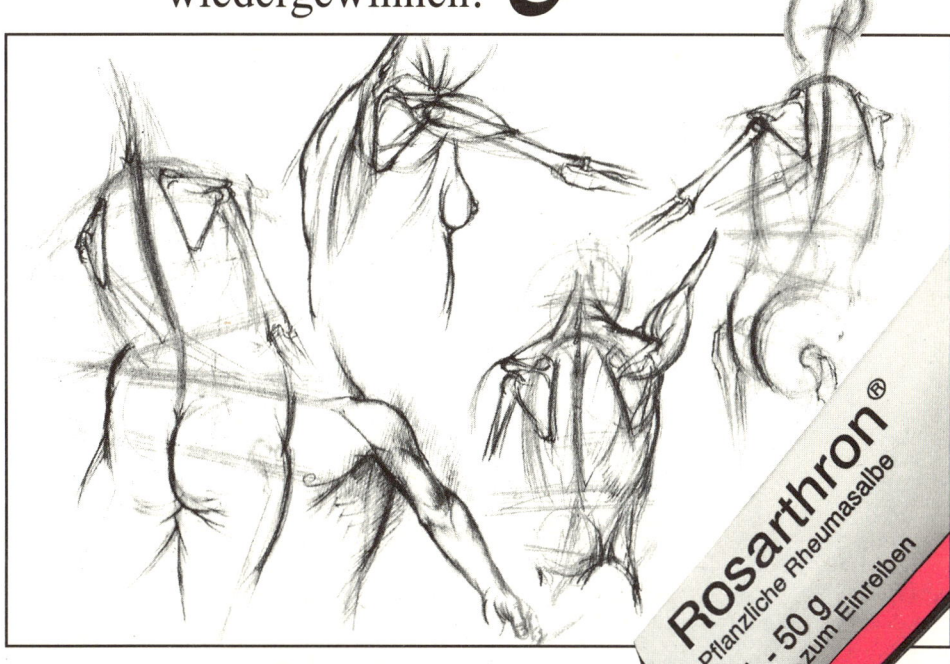

Rosarthron®

Pflanzliche Rheumasalbe

bei
rheumatischen Beschwerden
und
Abnutzungserscheinungen
im Bereich der Wirbelsäule
und der Gelenke.

zur
unterstützenden Therapie
bei Atemwegserkrankungen.

Zusammensetzung:
100 g enthalten:
Arzneilich wirksame Bestandteile:
Rosmarinöl 6,0 g
Latschenkiefernöl 10,0 g
Sonstige Bestandteile:
Wollwachsalkoholsalbe,
Wollwachs, Oleyloleat.

Anwendungsgebiete:
Bandscheibenschäden,
Myogelosen, Osteochondrosen,
Wirbelverlagerungen, Lumbago,
Ischias, Neuritis, Gicht, Rheuma-
tismus, Kreislaufstörungen (Ein-
schlafen der Gliedmaßen),
Bronchitis, Lungen und Rippen-
fellentzündungen, grippale
Infekte, (Kopfschmerzen).

Gegenanzeigen:
Asthma bronchiale und Keuchhusten. Bei bekannter Über-
empfindlichkeit gegen einen der
Inhaltsstoffe soll Rosarthron®
nicht angewandt werden.

Nebenwirkungen:
An Haut und Schleimhäuten
können verstärkte Reizerschein-
ungen auftreten. Bronchospas-
men können verstärkt werden.

Warnhinweise:
Keine

Steierl-
Pharma GmbH

Postfach 12 68
D-82207 Herrsching

Seit fast 50 Jahren fühlen wir uns der Naturheilkunde verpflichtet...

...und informieren Heilpraktiker und naturheilkundliche Verordner mit unserer Fachzeitschrift NATURHEILPRAXIS MIT NATURMEDIZIN

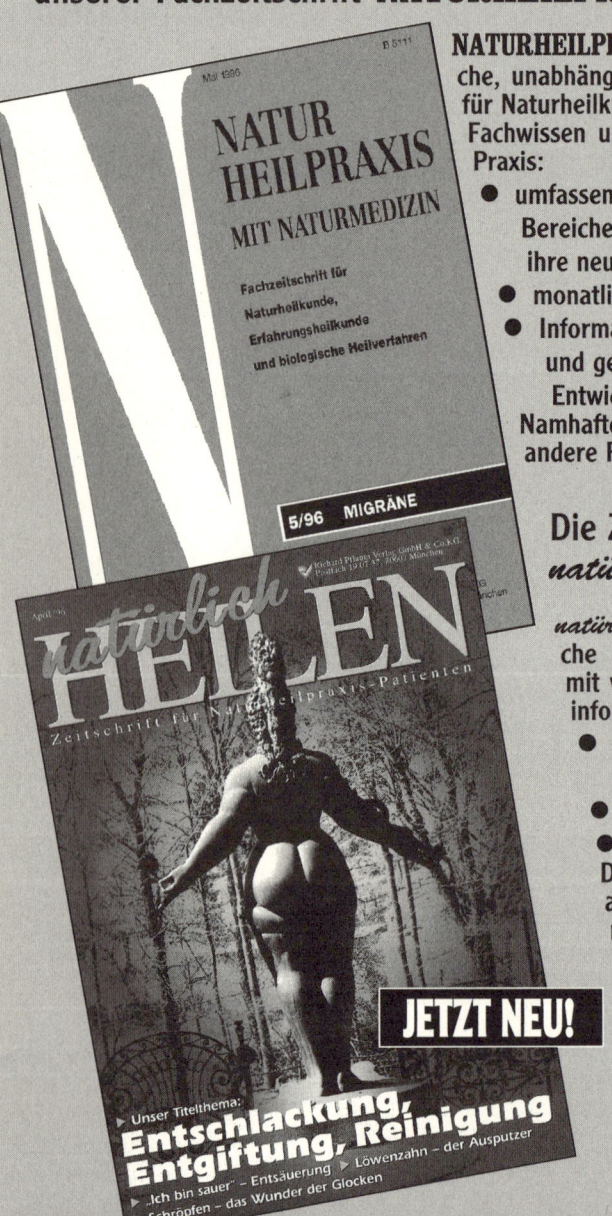

NATURHEILPRAXIS MIT NATURMEDIZIN ist die monatliche, unabhängige und überverbandliche Fachzeitschrift für Naturheilkunde und biologische Heilverfahren. Fachwissen und Informationen aus der Praxis für die Praxis:

● umfassende und kritische Fachbeiträge über alle Bereiche der traditionellen Naturheilkunde und ihre neueren Entwicklungen
● monatlich wechselnde Schwerpunktthemen
● Informationen über Fortbildungen, Kongresse und gesundheits- und berufspolitische Entwicklungen.
Namhafte Heilpraktiker, Ärzte Biologen und andere Fachleute kommen zu Wort.

Die Zeitschrift für den Patienten: *natürlich* HEILEN

natürlich HEILEN ist die neue vierteljährliche Zeitschrift für Naturheilpraxis-Patienten mit verständlichen und seriösen Hintergrundinformationen über:

● Natur- und Erfahrungsheilkunde sowie biologische Heilverfahren
● Arzneimittel und Heilpflanzen
● Ernährung und Bewegung
Die Beiträge sollen Interesse wecken für alles, was der Patient zusätzlich und therapiebegleitend zur eigenen Gesunderhaltung tun kann.
Supplement der NATURHEILPRAXIS MIT NATURMEDIZIN aber auch alleine im Abonnement zu beziehen.

Wir schicken Ihnen gerne Ihr persönliches Probeexemplar von *natürlich* HEILEN und/oder NATURHEILPRAXIS MIT NATURMEDIZIN

Pflaum Verlag GmbH&Co.KG
Lazarettstraße 4 · 80636 München
Tel. 089/12607-291 oder Fax 089/12607-333

Ingo F. Rittmeyer

Heilpraktiker werden, aber wie?

Berufliche Chancen, Existenzgründung,
Praxisführung, Erfahrungsberichte,
Ausbildung, Fachschulen,
Überprüfung, Checklisten, Adressen
Mit Tierheilpraktiker werden, aber wie?

Unikat-Verlag

Die Deutsche Bibliothek - CIP-Einheitsaufnahme

Heilpraktiker werden, aber wie? : berufliche Chancen,
Existenzgründung, Praxisführung, Erfahrungsberichte, Ausbildung,
Fachschulen, Überprüfung, Checklisten, Adressen ; mit
Tierheilpraktiker werden, aber wie? / Ingo F. Rittmeyer. - 3. Aufl. -
Weilrod/Taunus : Unikat-Verl., 1998
ISBN 3-930634-18-X

3. Auflage 1998

Unikat-Verlag Ingo F. Rittmeyer
D-04519 Kreuma Nr. 23
Telefon 034294-73110 Fax 034294-73112

Dieses Werk ist urheberrechtlich geschützt. Alle Rechte beim Unikat-Verlag. Ohne
schriftliche Genehmigung des Unikat-Verlages darf diese Schrift, auch auszugsweise, in
keiner Form, z. B. durch Fotokopie, Mikrofilm, in Speicherung von Datenverarbeitungs-
anlagen oder irgendein anderes Verfahren, reproduziert oder vervielfältigt werden.

Titelgestaltung: Maciej Szemplinski

Satz: Veronika Karpenkiel

Gedruckt auf „Ricarta" aus 100 % Altpapier.

Druck und Buchbinderei: Druckerei Lokay, Reinheim

ISBN 3-930634-18-X

Inhaltsverzeichnis

Stichwortverzeichnis

Zur 3. Auflage

Heilpraktiker-Anwärter treffen heute auf ihrem Weg zu ihrem erstrebten Beruf gegenüber vor drei Jahren eine nur wenig veränderte Situation an, die sich in der vorliegenden 3. Auflage dieses Buches niederschlägt. Im Kapitel Überprüfungsmodalitäten ist beispielsweise zu lesen, daß in Berlin mit der bislang niedrigsten Mißerfolgsquote von unter 30 Prozent nach Umstellung auf die Deutschen Leitlinien zur Überprüfung von Heilpraktiker-Anwärtern 1997 rund 95 Prozent der Überprüfungsanwärter durchgefallen sind. Eine stichprobenartige Umfrage bei einzelnen in den Bundesländern zentral überprüfenden Gesundheitsämtern hat aber ergeben, daß die Durchfallquoten im Durchschnitt der Bundesländer mit knapp unter 50 Prozent etwa den Vorjahren entsprechen, also nicht merklich gestiegen sind.

Das Erscheinen der 3. Auflage dieses Buches war für Anfang 1998 vorgesehen.

Die erste Auflage erschien im Sommer 1992 mit rund 100 Textseiten und war schon nach 12 Monaten durch den Verlag nicht mehr lieferbar.
Danach dauerte es 18 Monate, bis die 2. stark erweiterte Auflage mit 240 Seiten ebenfalls im Format DIN A 4 erschien, denn am 15. Dezember 1994 wurde sie ausgeliefert. Diese Auflage fand besondere Anerkennung durch die Bundesanstalt für Arbeit in Nürnberg, die nach eingehender Prüfung rund 200 Exemplare für ihre Arbeitsämter als Beratungsinstrument kaufte. Aber auch von privaten Buchkäufern durften wir über den Inhalt des Buches sehr positive bis begeisterte Resonanz schriftlich und am Telefon entgegennehmen. Für diese sehr erfreulichen Äußerungen sind wir sehr dankbar.

Das Format der 3. Auflage ist mit 25 cm Höhe auf eine regalgerechte Größe gebracht worden, darüberhinaus inhaltlich erweitert und ergänzt und vor allem in den für die Buchkäufer besonders wichtigen Adressenteilen aktualisiert worden. Einige Kapitel wurden völlig neu geschrieben, so beispielsweise das Kapitel „Heilpraktiker werden in der Schweiz", von Dr. rer. pol. Ernst Schneider, Ehrenpräsident der Naturärzte-Vereinigung der Schweiz (NVS) und das Kapitel „Tierheilpraktiker werden, aber wie?", von Tierheilpraktiker Bernhard Mayer, Geschäftsführer des Verbandes der Tierheilpraktiker Deutschlands – Bundes und Dachverband e. V. Hinzugekommen sind einzelne Erfahrungsberichte von erfolgreichen Heilpraktikern und Tierheilpraktikern sowie ein Beitrag über die Anwendung von Computern in der Naturheilpraxis.

Der Erfolg dieses Buches hat uns ermutigt, folgende weitere Existenzgründungs- und Praxismanagement-Bücher herauszugeben:
„Erfolgreich als Gesundheitsberater, Gesundheitstrainer, Gesundheitspraktiker, Fastenleiter, Ernährungs- und Lebensberater", in dem unter anderem über 40 erfolgreiche Gesundheitsberater berichten, wie sie ihre Beratungspraxis managen. Dieses Buch soll zum Frühjahr 1998 lieferbar sein. Im Sommer 1998 erscheint nach dem gleichen inhaltlichen Konzept das Buch „Erfolgreich als Kosmetikerin, Fußpflegerin, Masseurin, Visagistin, Nagelstylistin, Farb- und Stilberaterin".

Kreuma, im September 1997

Ingo F. Rittmeyer

11

Der Weg zum Heilpraktiker

Ausgezeichnete Abbildungen!

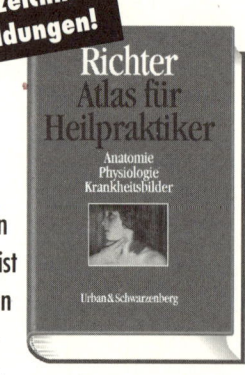

Die Basis für jeden Heilpraktiker

Alles, was Sie als zukünftiger Heilpraktiker wissen müssen: Gesetzeskunde, Grundlagen der Anatomie und Physiologie, alle Organsysteme und zahlreiche weitere wichtige Themen wie Schock und Notfall, Onkologie, Infektionslehre ...
Den Prüfungsanforderungen entsprechend wurden viele Kapitel komplett neu überarbeitet. Ganz aktuell: Die Kapitel Allergien und psychische Erkrankungen.
Die ideale Grundlage für die amts-ärztliche Prüfung und darüber hinaus.

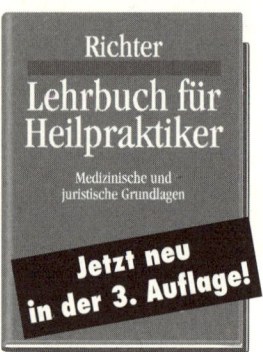

Jetzt neu in der 3. Auflage!

Richter, Lehrbuch für Heilpraktiker. Medizinische und juristische Grundlagen. 3., neubearbeitete Auflage 1997. 576 Seiten, ca. 170 Abbildungen. Kunststoffeinband. DM 88,--. ISBN 3-541-13163-2

Der perfekte Bildatlas

Unentbehrlich für jeden Heilpraktiker! 640 meist vierfarbige Abbildungen mit Erläuterungen machen Anatomie, Physiologie, Krankheitsbilder und Untersuchungsmethoden anschaulich. Zum Lernen, Nachschlagen und als optimale Ergänzung zum Lehrbuch!

Richter, Atlas für Heilpraktiker. Anatomie, Physiologie, Krankheitsbilder. 1994. 567 Seiten, 640 meist vierfarbige Abbildungen. Kunststoffeinband. DM 78,--. ISBN 3-541-17171-5

Sicher zum Ziel

1.200 Amtsarztfragen zur Gesetzeskunde und Medizin aus Gedächtnisprotokollen von Prüflingen. Der Fragenaufbau entspricht der Prüfungssituation: alle Fachgebiete wurden gemischt. Ideal für das ganz gezielte Lernen auf die amtsärztliche Prüfung.

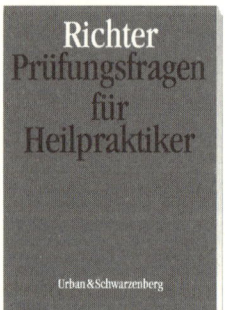

Richter, Prüfungsfragen für Heilpraktiker. Repetitorium für die Amtsarztprüfung. 1994. 448 Seiten, 60 Abbildungen und 2.000 Fragen, davon 612 Multiple-Choice-Fragen. Broschur. DM 39,80 ISBN 3-541-17211-8

Mit gutem Gefühl in die Prüfung

Die optimale Vorbereitung für die Prüfung. Testen Sie Ihren Kenntnisstand mit über 2.000 Fragen, die entsprechend den Kapiteln im Lehrbuch aufgebaut sind. Die kommentierten Antworten erklären schwierige Begriffe und erläutern die Sachverhalte. Damit Sie alles wissen und nichts mehr vergessen! Mit Tips zum Lösen der Fragen in der Prüfung und einem Abschlußtest.

Lernen leichtgemacht

Lernen Sie, wo und wann Sie wollen! Mit Fragen, die Sie aktiv beantworten können. Das ist Lernen mit Spaß und Erfolg!

Richter, Herz/Kreislaufsystem. Lernkassette für Heilpraktiker. 1996. Audiokassette. Laufzeit 60 Minuten. Broschur. DM 29,80. ISBN 3-541-17241-X

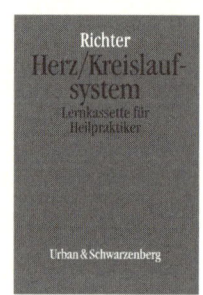

Urban & Schwarzenberg

Verlag für Medizin · München · Wien · Baltimore

Verwirklichen Sie Ihre Träume und Wünsche

Vorwort des Herausgebers

Die Erfahrungsberichte von 20 Heilpraktikern in diesem Buch machen deutlich, daß wohl fast jeder Heilpraktiker über den „Umweg" eines anderen Berufes zu seinem heutigen Beruf als Heilpraktiker gekommen ist. Und mehr sagen die Erfahrungsberichte, nämlich in den Beruf des Heilpraktikers kann man nebenberuflich starten, als Hausfrau mit fünf Kindern, als Sekretärin, Buchhalterin, Industriekaufmann, Händler, Krankenschwester, Kosmetikerin, Gesundheitsberaterin, Diätassistentin, Lehrer, Verkaufsleiter, Lebensberaterin, Sozialpädagogin, Zahnarzt, um nur einige Beispiele zu nennen.

Offenbar gehört zu dieser Entscheidung nicht nur Mut, sondern eine gewisse Reife und die Erkenntnis, daß im Dienst am Nächsten nicht nur Befriedigung zu finden ist, sondern daß hier der wirkliche Sinn des Lebens verborgen liegt. Oft sind auch Enttäuschungen und Unzufriedenheit mit den Ergebnissen der Schulmedizin Triebfedern, den Beruf des Heilpraktikers zu ergreifen. Die letzte Entscheidung wird oft durch die Unzufriedenheit mit dem augenblicklich ausgeübten Beruf oder der Situation als Arbeitnehmer ausgelöst. Wenn auch der Wunsch nach Selbständigkeit immer mitbestimmend ist, so ist doch bekannt, daß diese nicht Bequemlichkeit, Sicherheit und hohes Einkommen bedeutet, sondern vollen Einsatz.

„Deshalb", so schrieb der Geschäftsführer des Schweizerischen Verbandes für Natürliches Heilen, Paul Schneider, „verzichtet mit Vorteil auf diesen Beruf, wer Anerkennung, Ehre, Sicherheit und ein bequemes Leben sucht". Paul Schneider sandte mir folgende Zeilen

aus dem Gebet des heiligen Franz von Assisi:

Ach Herr, laß Du mich trachten:
nicht, daß ich getröstet werde,
sondern daß ich andere tröste,
nicht, daß ich verstanden werde,
sondern, daß ich andere verstehe,
nicht, daß ich geliebt werde,
sondern, saß ich andere liebe.
Denn:
Wer da hingibt – empfängt,
wer sich selbst vergißt – der findet.

So gesehen ist die Entscheidung für den Beruf des Heilpraktikers eine ethische Entscheidung, die beruflich nur dann von Erfolg gekrönt sein wird, wenn sie mit dem Herzen getroffen wurde.

Als Patient, als Gesprächspartner, Berater und an den Vorgängen in unserem Land interessierter Bürger, habe ich immer wieder die gleiche traurige Feststellung machen müssen: Der Dienst am kranken Menschen und der Einsatz für die Wiedergewinnung und Erhaltung der Gesundheit droht immer mehr zu einem herzlosen Profitgeschäft ohne Berücksichtigung der Betroffenen zu verkommen.

Vertreter der Wissenschaftsmedizin behandeln in erster Linie Krankheitssymptome, meist ohne den wirklichen Ursachen der Erkrankungen auf den Grund zu gehen oder den Versuch dazu zu unternehmen. Die Folge ist das Anwachsen der durch ärztliche Eingriffe und durch Medikamente verursachten Erkrankungen. Ärzte selbst bedauern beispielsweise, daß 25 Prozent der in Krankhäusern gestellten Diagnosen Fehldiagnosen sind – und das mit modernster Diagnosetechnik. 30 Prozent der Krankenhauspatienten holen sich dort eine Infektion, Hospitalismus genannt. Angesichts dieser von Ärzten selbst getroffenen Feststellungen ist der in diesen Kreisen gegenüber Heilpraktikern oft zum Ausdruck gebrachte Hochmut völlig unangebracht.

Angesichts dieser Situation und angesichts der Hilflosigkeit der modernen Wissenschaftsmedizin, auch gegenüber vielen chronischen Erkrankungen, gewinnt der Beruf des Heilpraktikers mit seiner ganzheitlichen, auf die Stärkung der Selbstheilungskräfte zielenden Vorgehensweise, immer größere Bedeutung.

Wer sich dabei im Sinne des Wortes als ein echter Heilpraktiker ehrlich bemüht, wird dem Patienten ein aufrichtiger, menschlicher Berater sein, wird den Betroffenen wirklich helfen und nicht nur ideelle, sondern auch die verdiente materielle Anerkennung ernten.

Obwohl viele Patienten erst dann zum Heilpraktiker finden, wenn sie feststellen, daß ihnen die Schulmedizin nicht helfen kann, findet dieser Beruf in der Bevölkerung wachsende Anerkennung.

Der Heilpraktiker-Beruf ist zukunftssicher

Aus allen vorgenannten Gründen hat der Beruf des Heilpraktikers auf Jahrzehnte hinaus eine sichere Basis. Weitere Absicherung erfährt der Beruf durch unsere demokratische Gesetzgebung.

Der Beruf des Heilpraktikers ist bisher nur in Deutschland und in der Schweiz bekannt. Wenn auch Ausländer in Deutschland Heilpraktiker werden können, so gibt es aus dem Ausland keine Konkurrenz. Deutsche Heilpraktiker werden sich im europäischen Ausland niederlassen können, weil sie unter den

zwei Prinzipien der Nichtdiskriminierung von ausländischen EG-Bürgern und dem Grundgesetz der Anerkennung ausländischer Prüfzeugnisse eine eigene Qualifikation vorweisen können. Diese Auffassung vertrat jedenfalls Dr. Ursula Braun-Moser, Präsidentin der International Federation of Heilpraktiker e. V. im Heilpraktiker-Jahrbuch 1994, Jahrbuch-Verlag Foerster & Partner, Bonn.

Lesen Sie in den Erfahrungsberichten, wie Heilpraktiker ihren Weg zu diesem Beruf gefunden haben und welche Hürden sie überwinden mußten. Einige Heilpraktiker stellen in ihren Erfahrungsberichten dar, welchen Weg sie gegangen sind, um ihre eigene Praxis einzurichten, zu eröffnen und zu führen. Dabei legen sie ihre Gedankengänge und Entscheidungsgründe offen. Der angehende Heilpraktiker wird von dieser Fülle praktischer Überlegungen und Hinweise in den Erfahrungsberichten und Checklisten profitieren.

Für den Heilpraktiker ist keine bestimmte Ausbildung vorgeschrieben. Daraus ergeben sich für die einzelne Person sehr individuelle Wege der Ausbildung, vom ausschließlichen Selbststudium zu Hause über ein Fernstudium mit Wochenendseminaren bis zum mehrjährigen Besuch einer Ganztagsschule. Die Ausbildungsmöglichkeiten sind so vielfältig, daß jeder ernsthaft Interessierte in jedem Lebensalter und aus jedem Beruf heraus den Weg zum Heilprakatikerberuf gehen kann. Dafür sind die Erfahrungsberichte in diesem Buch beispielhaft.

Mancher Leser mag die beschriebenen Ausgangssituationen und Wege zum Ziel mit seinen eigenen Verhältnissen und Vorstellungen vergleichen und seine Möglichkeiten abschätzen.

Die einzelnen Kapitel dieses Buches geben soweit Hinweise und Antworten, daß jeder nach seinen Wünschen und im Rahmen der für ihn ersichtlichen Möglichkeiten die Voraussetzungen optimieren kann, um die „Erlaubnis zur Ausübung der Heilkunde ohne Bestallung" zu erhalten.

Allen Mitautoren und Informanten, die den Informationsgehalt dieses Buches ermöglicht haben, danke ich herzlich.

Mögen sich diesem schönen Beruf nur im ethischen und sittlichen Verantwortungsbewußtsein gefestigte Menschen zuwenden.
Der menschliche Geist ist unbegrenzt. Unser geistiger Horizont ist so weit, wie wir uns mit unserem Vorstellungsvermögen selbst begrenzen. Deshalb streichen

Sie den Begriff „unmöglich" aus Ihrem Denken.

Verwirklichen Sie Ihre Träume und Wünsche.

Todtmoss, 18. November 1994

Ingo F. Rittmeyer

PS: Für die Bearbeitung der 4. Auflage dieses Buches und für die Herausgabe weiterer Bücher suche ich Autoren. Bitte nehmen Sie über den Unikat-Verlag, D-04519 Kreuma, Nr. 23, Tel. 034294-73110, Fax 73112 Kontakt mit mir auf.

Heilpraktiker/in oder Psychotherapeuten/in

Ist das auch Ihr Traumberuf? Zögern Sie nicht länger - machen wir Ihren Traum wahr!
Ein guter Start entscheidet schon heute über Ihre Zukunft - Qualifizierte Ausbildung in angenehmer Atmosphäre

Neuraltherapie
Ernährungslehre
Chiropraxis
Massage
Kneipp'sche Medizin
Farbtherapie
Aromatherapic
Bachblüten
Ayurveda
chinesische Ernährungslehre
Akupunktur
Ohrakupunktur
Shiatsu
Reiki
Beerenwanderung
Kräuterwanderung

Ich weiß etwas!

Wenn der Vorsprung immer wichtiger wird

Testpsychologie
Selbsterfahrungskurse
N L P
Radiästhesie
Astrologie
Tarot
Baubiologie
Kabbala
Irisdiagnose
Homöopathie
Hildegardmedizin
Eutonie
Runenmedizin
Fußreflexzonenmassage
Kinesiologie

Vorbereitungskurse auf die Prüfung vor dem Amtsarzt

Neuigkeiten, Kurse und vieles mehr via Internet - http:\\www.ardea.de

ARDEA ~ Zentrum der Alternativmedizin und Psychotherapie

Tel. Schule : 77 67 91
Internet:http:\\www.ardea.de
Fax.: 77 67 94 ARDEA - SHOP Praxisbedarf Nürnberger Str. 102

Dr. med. P. Rommelfanger

90762 Fürth
Schule Maxstr. 24
Öffnungszeiten bitte tel. erfragen unter Tel: 97 00 913

fit fürs Leben Verlag

Dr. med. Karel J. Probst
Energieschub aus dem Meer – Meeresalgen: Heilmittel und Nahrung für die Gesundheit

128 S., kt., 24,80 DM,
181,00 öS, 23.00 sFr
ISBN 3-89526-015-0

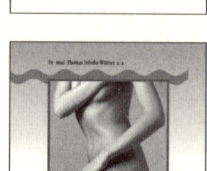

Energieschub aus dem Meer

Meeresalgen: Heilmittel und Nahrung für die Gesundheit

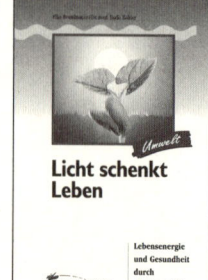

Licht schenkt Leben

Lebensenergie und Gesundheit durch richtiges Licht

Elke Brandmayer,
Dr. med. Bodo Köhler
Licht schenkt Leben – Lebensenergie und Gesundheit durch richtiges Licht

128 S., kt., 24,80 DM,
181,00 öS, 23.00 sFr
ISBN 3-89526-011-8

Dr. med. Thomas Schultz-Wittner u.a.
Das Buch der ganzheitlichen Darmsanierung – Gesund durch Colon-Hydro-Therapie

128 S., kt., 24,80 DM,
181,00 öS, 23.00 sFr
ISBN 3-89526-016-9

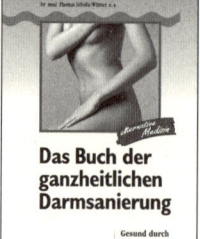

Das Buch der ganzheitlichen Darmsanierung

Gesund durch Colon-Hydro-Therapie

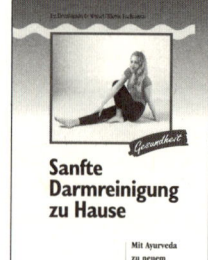

Sanfte Darmreinigung zu Hause

Mit Ayurveda zu neuem Wohlbefinden

Nicole Eschmann,
Dr. Devanando O. Weise
Sanfte Darmreinigung zu Hause – Mit Ayurveda zu neuem Wohlbefinden

128 S., kt., 24,80 DM,
181,00 öS, 23.00 sFr
ISBN 3-89526-012-6

Dr. Candan Aypar
Die Heilkraft im Grapefruitkern – Vorbeugung bei Pilzen, Viren und Bakterien

100 S., kt., 24,80 DM,
181,00 öS, 23.00 sFr
ISBN 3-89526-014-2

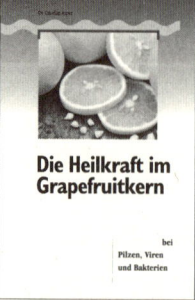

Die Heilkraft im Grapefruitkern

bei Pilzen, Viren und Bakterien

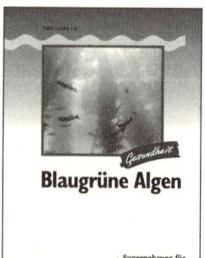

Blaugrüne Algen

Supernahrung für Körper und Geist

Hans Ludwig u.a.
Blaugrüne Algen – Supernahrung für Körper und Geist

128 S., kt., 24,80 DM,
181,00 öS, 23.00 sFr
ISBN 3-89526-013-4

Victoria Moran
Streicheleinheit Essen – Das Verwöhnbuch für Frauen

170 S., kt., 29,80 DM,
218,00 öS, 27.50 sFr
ISBN 3-89526-009-6

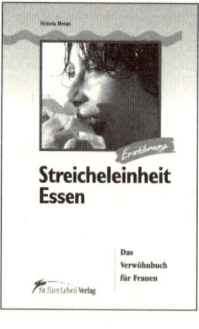

Streicheleinheit Essen

Das Verwöhnbuch für Frauen

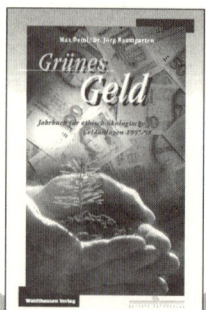

Grünes Geld

Jahrbuch für ethisch-ökologische Geldanlagen 1998/99

Max Deml, Dr. Jörg Baumgarten
Grünes Geld – Jahrbuch für ethisch-ökologische Geldanlagen 1998/99

320 S., kt., 39,00 DM,
285,00 öS, 36.00 sFr
ISBN 3-89526-017-7

in Vertriebsgemeinschaft mit dem Waldthausen Verlag

Erhältlich in jeder Buchhandlung. Fordern Sie unser Gesamtverzeichnis an:
Stendorfer Straße 3 · 27718 Ritterhude · Tel. 04292 - 816344 · Fax 04292 - 816329

Heilpraktiker – ein freier Gesundheitsberuf

Karl F. Liebau, Heilpraktiker, Burglauer

Entwicklung und Geschichte

Seit es Menschen gibt, ist das zwischenmenschliche Sicherergänzen von Hilfsbedürftigkeit und Hilfsbereitschaft ein unverzichtbarer Bestandteil des Zusammenlebens.

Trotz gleicher Vorbedingungen hat es immer Menschen gegeben, die bei gesundheitlichen Problemen erfolgreicher Hilfestellung geben konnten als andere, ein Umstand, den man sich mit deren Heilbegabung erklärte, einer besonderen Begabung zum Beobachten und zum Erkennen, Heilen oder Lindern von Krankheiten. Diese „Heilbegabung" wird auch heute noch als eine willkommene Eigenschaft für den Beruf des Heilpraktikers angesehen. Da sie Ausdruck des richtigen und erfolgreichen Umganges mit den Bedürfnissen eines Kranken ist, schließt sie den Respekt vor natürlichen Heilverläufen ein und wendet sich an die von der Natur gegebenen Selbstheilungskräfte. Mit diesen Voraussetzungen für die Heilbegabung indentifiziert sich auch der moderne Heilpraktiker in seinem Bemühen.

Heilkundige mit einer solchen Grundvoraussetzung gab es zu allen Zeiten und in allen Kulturen, mit ihrem Weltbild entsprechend unterschiedlicher Ausprägung ihres „Medizinischen Modells", was ihren jeweiligen Denk- und Handlungsansatz bestimmte.

In unserem Kulturkreis fußt die Heilkunde, auf die sich der Heilpraktiker bis heute beruft, auf den Säftelehren des griechischen Altertums, die sich im wesentlichen über das Mittelalter bis in die Humoralpathologie der Neuzeit erhalten haben. Dieses Vorstellungsmodell, in das von Beginn an die Pflanzenheilkunde integriert war, erwies sich, was das Bemühen um Zusammenhänge und Ganzheitsicht krankheitlichen Geschehens anbetraf, sowie auch für das praktische Handeln, als äußerst erfolgreich. Auch wenn es seit der Gründung von Universitäten mit der scholastischen Medizin neben den Heilbe-handlern aus dem Volk die Behandlung durch universitäre Ärzte gab, gingen doch beide lange Zeit von gemeinsamen Grundvorstellungen in der Heilkunde aus. Erst mit der Anerkennung der Zellularpathlogie im vorigen Jahrhundert gehen akademisch-ärztliche Medizin und Naturheilkundler in ihren Vorstellungen von Krankheit und Gesundheit getrennte Wege.

Als Reaktion auf die neue wissenschaftliche Medizin formierte sich zum Ende des 19. Jahrhunderts auch die empirische Heilkunde neu mit dem Gebot, in ihren Heilweisen den Weg der Natur nachzuvollziehen, möglichst natürlich zu behandeln, auf jeden Fall aber nicht zu schaden.
Diese Heilkunde speiste sich aus drei Quellen:

1. der geistig-philosophischen Bewegung des ausgehenden 18. Jahrhunderts durch Rousseau, Fichte, Hegel und andere,
2. der volksmedizinischen Bewegung zu Beginn des 19. Jahrhunderts mit Prießnitz, Kneipp, Schroth und anderen,
3. den Impulsen, die auf antikes hippokratisches Gedankengut zurückgriffen wie Hufeland und weitere.

Die Homöopathie Hahnemanns, die in

17

der wissenschaftlichen Medizin praktisch keinen Stellenwert hatte, wurde von Anfang an von dieser neuen naturheilkundlich orientierten Heilkunde anerkannt und in diese integriert.

Mit der Einführung der Kurierfreiheit 1869 formierten sich die unterschiedlichen natur- und volksheilkundlich ausgerichteten Heilkundigen, wie Homöopathen, Magnetopathen, Kräuterheilkundige u. a. zu einem Berufsstand. Das wurde an gemeinsamen Aktivitäten, nicht nur in der Volksgesundheitsbewegung, sondern auch in der Gründung von Berufsverbänden, Ausbildungsstätten, gemeinsamer Fachfortbildung und Erstellung von Berufsordnungen deutlich.

Mit der Einführung des Heilpraktikergesetzes vom 17. 2. 1939 wurde das bis dahin rein traditionelle Berufsbild der Natur- und Volksheilkundigen durch Zulassungsvoraussetzungen und der für den Berufsstand verbindlichen Berufsbezeichnung „Heilpraktiker" teilweise normiert. Seitdem gibt es in Deutschland nach geltendem Recht, neben den Ärzten, einen zweiten freien und selbständigen Heilberuf, die deutsche Heilpraktikerin und den deutschen Heilpraktiker.

Der rechtliche Rahmen

Die Grundlage für die Tätigkeit des Heilpraktikers ist das Heilpraktikergesetz vom 17. 2. 1939 (HPG) als Berufszulassungsgesetz. In § 1 heißt es:
„ Wer die Heilkunde, ohne als Arzt bestallt zu sein, ausüben will, bedarf dazu der Erlaubnis."

Diese Erlaubnis wird in der 1. Durchführungsverordnung (DVO) an Zulassungsbedingungen geknüpft, u. a. an eine „Überprüfung der Kenntnisse und Fähigkeiten", aus der sich ergibt, daß die „Ausübung der Heilkunde" durch den

Betreffenden „keine Gefahr für die Volksgesundheit" bedeuten würde.

Nach den Länderrichtlinien wird die Überprüfung der Kenntnisse und Fähigkeiten an entsprechenden fachlichen Inhalten ausgerichtet, um eine ausreichende Gewähr für das Überprüfungsziel zu bieten, nämlich bei der Ausübung der Heilkunde Gefahren für die Volksgesundheit, wie die Gesundheit des einzelnen, auszuschließen. Bundeseinheitliche Leitlinien schlagen ebenfalls in diesem Sinne Verfahren und Inhalte der Überprüfung vor, mit dem Ziel, durch Zentralisierung und Angleichung der Überprüfungen zu mehr Prüfungsgerechtigkeit beizutragen.

Abgesehen vom Heilpraktikergesetz, das die Tätigkeit der Heilpraktiker allgemein als Ausübung der Heilkunde definiert, wird durch die Überprüfung anhand fachlicher Inhalte direkter Bezug auf diese Tätigkeit genommen.

Die Ausübung der Heilkunde durch Heilpraktiker unterliegt einigen gesetzlichen Vorbehalten:
Nach dem „Bundesseuchengesetz" bleibt die Behandlung von meldepflichtigen Infektionskrankheiten Ärzten vorbehalten. Ebenso die Behandlung von Leiden und Erkrankungen der Geschlechtsorgane, wie auch die Untersuchung derselben.
Gemäß „Arzneimittelgesetz" bleibt die Verord-nung verschreibungspflichtiger Arzneimittel Ärzten, Zahnärzten und Tierärzten vorbehalten.

Eine wichtige Ergänzung erfährt dieser gesetzliche Rahmen der Heilpraktikertätigkeit durch die Rechtsprechung, insbesondere das höchst-richterliche Urteil des BGH über die Sorgfaltspflicht. Es erlegt dem Heilpraktiker in Bereichen, in denen er am Patienten tätig wird, eine arztgleiche Sorgfalt auf, was Kenntnisse und Fähig-keiten betrifft und verlangt von ihm, daß er sich auf dem betreffenden Gebiet auf dem neuesten wissenschaftlichen Kenntnisstand befinden muß. Diese Sorgfaltspflicht bietet dem Patienten des Heilpraktikers zusätzlich Schutz und Sicherheit für seine Gesundheit.

Diese rechtlichen Bedingungen bieten dem Heilpraktiker die nötige Freiheit, dieselbe über den Rahmen der überprüften Grundstandards hinaus den Maßstäben seines Heilberufes und seiner individuellen Heilbegabung angemessen, eigenverantwortlich auszufüllen, um für seine individuelle Heiltätigkeit optimal gerüstet zu sein.

Auf welche Weise der Heilpraktiker seine Kenntnisse und Fähigkeiten, zum einen für die Zulassungsvoraussetzung (Ausbildung), zum anderen für die Erfüllung der vom ihm verlangten Sorgfaltspflicht (Fortbildung) erwirbt, ist, wie es die Tradition herausgebildet hat, in seine persönliche Verantwortung gestellt und nicht gesetzlich vorgeschrieben. Das Spektrum der Möglichkeiten, dieser persönlichen Verantwortung gerecht zu werden, reicht bei der Ausbildung von der schulischen Form einer mehrjährigen Ganztagsschule über das auch berufsbegleitende Fernstudium mit Wochenend-Seminaren (für den praktischen Lernstoff) bis zum Selbststudium und bei der Weiterbildung ähnlich: von der regelmäßigen Teilnahme an Fachfortbildungen, Schwerpunktseminaren bis hin zum Studium von Fachzeitschriften und neuester Fachliteratur. Die Formen der Wissensaneignung sind unterschiedlich, wobei der Beruf verlangt, daß es an der Gründlichkeit keine Abstriche gibt. Berufsverbände und/oder Fachgesellschaften haben es sich zur Aufgabe gemacht, Ausbildung, z. B. in Form von Fachschulen, und Weiterbildung, z. B. in Form von regelmäßiger Fachfortbildung, anzubieten. Der selbständige Heilberuf des Heilpraktikers in Eigenverantwortung gehört in seiner Rechtsstellung, auch was die Steuergesetze betrifft, zu den „Freien Berufen".

Aufgaben

Der Heilpraktiker hat in erster Linie die Aufgabe, die individuellen gesundheitlichen Bedürfnisse der Bürger, die trotz des Angebotes der offiziellen medizinischen Bedarfdeckung des Gesundheitswesens an ihn herangetragen werden, objektiv und subjektiv, weitmöglichst zu befriedigen, d. h. die Krankheiten der Bürger zu erkennen und zu heilen, bzw. Befund und Befinden zu bessern.

Damit erfüllt er auch eine gesellschaftliche Aufgabe: Er verhindert in den ihm erlaubten Bereichen gesundheitlicher Versorgung eine unserer demokratisch pluralistischen Gesellschaft unangemessene Monopolstellung der institutionalisierten Medizin und bildet praktisch eine Regulativfunktion, in dem durch sein Wirken nicht nur die Therapiefreiheit sinnvoll gewahrt wird, sondern auch die Wahlfreiheit des Bürgers nach einem von ihm persönlich bevorzugten Therapeuten. Diese soziologische Funktion erfüllt der Heilpraktiker als eigenständiger Behandler unabhängig davon, ob einige seiner Therapien die wissenschaftliche Anerkennung erlangen und/oder Eingang in die institutionalisierte Medizin finden. Außerdem vervollständigt er das Spektrum naturheilkundlicher Verfahren über evtl. auch von der Medizin übernommene Methoden hinaus und leistet mit diesem Angebot wiederum einen unverzichtbaren Beitrag zur Therapievielfalt und Therapiefreiheit.

Darüber hinaus erfüllt der Heilpraktiker durch seine ihm eigene Art der Heilkunde auch Aufgaben für die Volksgesundheit, in dem er seine Patienten grundsätzlich zu einer gesunden Lebensweise, auch im Bereich der Ernährung, anhält. Weiterhin ist ihm, besonders in Zeiten wissen-schaftlichen Dogmatismus der Medizin, die Aufgabe zugefallen, Bewahrer der Volksmedizin, der Natur- und Erfahrungsheilkunde zu sein. Der Heilpraktiker hat die Pflege der Tradition dieser wichtigen Kulturgüter unseres Volkes übernommen und hält sie bis auf den heutigen Tag in seiner Therapie lebendig, besonders in Bereichen, die keinen Eingang in die institutionalisierte Medizin finden.

Die Heilkunde des Heilpraktikers

Der Heilpraktiker übt, unabhängig von der jeweiligen Anerkennung durch die wissenschaftliche Lehrmeinung, eine individuelle Heilkunde aus, die auf der Tradition und Erfahrung der Volksmedizin beruht und weitgehend naturheilkundlichen Prinzipien folgt, einschließlich neuerer Entwicklungen und Möglichkeiten in Diagnose und Therapie, die auf diesen Prinzipien basieren.

Oberstes Gebot bei der Ausübung der Heilkunde durch Heilpraktiker ist der Grundsatz: „Niemals schaden" (Nihil Nocere).

Das verlangt einen unbedingten Respekt vor der Unverletzlichkeit und Integrität der Gesamtpersönlichkeit des Patienten in seiner Geist-Seele-Körper-Einheit. Der natürliche Heilverlauf wird respektiert, erleichtert und gefördert. Es werden möglichst Bedingungen geschaffen, deren Abwesenheit eine Krankheit begünstigen.

Der Heilpraktiker richtet sein Augenmerk in erster Linie auf die Selbstheilungskräfte und ihre individuellen Wirkmöglichkeiten bei einem Kranken.

Über den Befund und die Ätiologie einer Krankheit hinaus richtet der Heilpraktiker seine Aufmerksamkeit hauptsächlich auf das Befinden als individuelle Ausprä-

gung von Krankheiten gleicher Ätiolgie durch die Person des Kranken, durch seine konstitutionellen Anlagen, seine Disposition und Reaktionsbereitschaft gegenüber einer Krankheit. Aus diesen Kriterien bezieht der Heilpraktiker u. a. die Erkenntnisse für seine personotrope Therapie, die sich an die individuellen Möglichkeiten der jeweiligen Selbstheilungskräfte wendet.

Das Verhältnis von Patient und Behandler ist von Gleichberechtigung und Respekt geprägt. Der Heilpraktiker geht davon aus, daß der Kranke mit dem Wissen um seine Krankheit zu ihm kommt, das freilich oft unstrukturiert und unverstanden ist. Er hört ihn an, er nimmt ihn auf und versucht die meist wahllos berichteten Symptome des Befindens mit seinen Erfahrungsmustern zu verknüpfen, um sie dann dem Patienten strukturiert zurückzugeben, damit dieser sein Problem versteht, besser damit umgehen kann und die Ratschläge des Heilpraktikers mit Einsicht in die Zusamenhänge befolgt.

Dem Hauptziel des HPG folgend, nämlich Gefahren vom Patienten fernzuhalten, setzt der Heilpraktiker zur Ausschlußdiagnostik und Erhärtung von Verdachtsdiagnosen auch wissenschaftliche Diagoseverfahren ein, wie z. B. die Labordiagnostik. Zur Vervollständigung der Erkenntnisse – aus seiner Sicht der Zusammen-hänge von Krankheit und Gesundheit – verwendet der Heilpraktiker eine naturheilkundliche Diagnostik, die ihn z. T. unmittelbar zu seiner Therapie führt. Dabei geht er weniger nach quantitativen Normkonventionen des Messens und Wiegens vor, als nach qualitativen des Beobachtens, Verknüpfens und Bewertens.

Seine daraus folgenden therapeutischen Überlegungen zielen auf das Begünstigen der Selbstheilungskräfte zu einem natürlichen Heilverlauf,

• ob es um eine Entlastung und Entgif-

20

tung des Organismus durch Aus- und Ableitungsmethoden geht,

- ob es durch Simulieren von Störungen, die durch Übung zu einer verbesserten Anpassung konditionieren sollen, geschieht, wie in der Homöopathie oder Hydrotherapie,
- ob es durch gezielte Erregung ·von Kompensationssystemen geschieht, wie in der Humoralpathologie und Physiotherapie,
- ob mit der Behandlung durch eine ähnlich biologische Systematik auf die ebenso biologischen Entsprechungen und Ähnlichkeiten im Menschen abgezielt wird, wie es – über die reine Stofflichkeit hinaus – bei der Phytotherapie, Biochemie und Spagirik geschieht,
- ob eine Schonung der Systeme das Ziel der Therapie ist, wie bei einer speziellen Diät oder Lebensweise,
- ob es um die – nach einer Konstitutionsdiagnose erkannten – Möglichkeiten in Bezug auf die Entwicklung potientieller genetischer Möglichkeiten geht, wie in der Verhaltens-, Sozio- oder Psychotherapie,
- oder ob es um die vielen weiteren Formen der Anwendung regalatorisch-naturheilkundlicher Therapie- und Arzneianwendungen mineralischer, pflanzlicher oder tierischer Herkunft geht.

Immer ist der Heilpraktiker bemüht, sich an die Selbstheilungskräfte zu wenden. Der Vielfältigkeit neuer diagnostischer und therapeutischer Möglichkeiten, die diesem Ziel dienen, und Eingang in das Behandlungsspektrum des Heilpraktikers finden können, sind auch in der Zukunft keine Grenzen gesetzt.

Heilpraktiker und Gesellschaft

Der Heilpraktiker kann von jedermann als Privatpatient aufgesucht werden. Die Leistungen des Heilpraktikers können nicht auf Krankenschein der gesetzlichen Krankenkassen in Anspruch genommen werden, allerdings erstatten die Beihilfe für Beamte und Angestellte des Öffentlichen Dienstes, wie auch die privaten Krankenversicherungen – im abgeschlossenen Vertragsrahmen – die Leistungen der Heilpraktiker in vergleichbarer Form wie ärztliche Leistungen.

In der Gestaltung der Behandlungshonorare ist der Heilpraktiker grundsätzlich frei. Die Heilpraktikerschaft besitzt allerdings ein Gebührenverzeichnis (GebüH) das als Orientierungsrahmen und zur Aufklärung der Patienten über ihre evtl. zu erwartenden Erstattungsleistungen dient.

Die im GebüH aufgeführten Leistungen erheben, was das Tätigkeitsspektrum des Heilpraktikers angeht, keinen Anspruch auf Vollständigkeit. Auch hier ist der Heilpraktiker, was die Wahl von Therapien anbelangt – freilich im gesetzlich erlaubten Rahmen – völlig frei.

Auch wenn der Heilpraktiker eine Standesordnung mit Gesetzescharakter nicht besitzt und kein gesetzliches Werbeverbot für Heilpraktiker besteht, verhält er sich im Verkehr mit der Öffentlichkeit den ethischen Maßstäben seines Heilberufes angemessen. Die Verbände haben eine „Berufsordnung", die für Mitglieder im Sinne einer Vereinssatzung Verbindlichkeit besitzt. Sie trägt in Vorschriften und Empfehlungen ihrer berufsbildprägenden Aufgabe Rechnung. Sie enthält u. a. auch die haftungsrechtlich bedeutsame Aufklärungspflicht und die ansonsten zivilrechtlich verankerte Schweigepflicht.

Die überwiegende Zahl der Heilpraktiker ist in Berufsverbänden organisiert, auch wenn eine solche Mitgliedschaft freiwillig ist. Es gibt, einem freien Beruf in einer freien Gesellschaft entsprechend, mehrere Berufsverbände, die in friedlichem Wettbewerb um den Heilpraktiker als Mitglied konkurrieren, hauptsächlich in den Bereichen, wo es um Leistungen und Aufgaben des Heilpraktikers zur eigenverantwortlichen Ausfüllung des gesetzlichen Rahmens geht, wie Ausbildung (z. B. durch Fachschulen), Weiterbildung (z. B. durch geregelte Fachfortbildung), aber ebenso Mitgliederbetreuung u. ä. Auch die Vertretung berufsständischer Belange gegenüber Regierung, Politik und Öffentlichkeit haben sich die Verbände zur Aufgabe gemacht.

Der Berufsstand besitzt eine „Arzneimittelkommission der deutschen Heilpraktiker", die sich mit Zulassungs-, Widerrufs-, Beurteilungs- und Gefahrenab-

wehrproblemen von Arzneimitteln befaßt. Sie ist Stufenplanbeteiligte beim Bundesgesundheitsamt (BGA).

Seinem gesamten Charakter als selbständiger Heilberuf nach erbringt der Heilpraktiker viele seiner Leistungen in freier Eigenverantwortung und empfindet sich als geeigneter Ansprechpartner und sinnvolle Ergänzung eines aufgeklärten und für seine Gesundheit mitverantwortlichen Bürgers in unserer Gesellschaft.

Burglauer, im Juli 1994

Karl F. Liebau

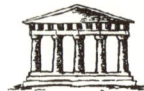

HEILPRAKTIKERAUSBILDUNG
kompetent - lebendig - in angenehmer Atmosphäre

- Eine fundierte, praxisnahe Ausbildung mit engagierten Dozenten und einer intensiven Prüfungsvorbereitung - über 10 Jahre Ausbildungstätigkeit mit immer wieder überdurchschnittlichen Prüfungserfolgen sprechen für sich!
- Als Tagesstudium oder als berufsbegleitendes Abend- oder WE-Studium
- Start zweimal jährlich - im März und September

Außerdem: Intensivlehrgang zur Vorbereitung auf die amtsärztliche Überprüfung

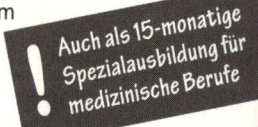
! Auch als 15-monatige Spezialausbildung für medizinische Berufe

FORDERN SIE UNSER GESAMT-PROGRAMM AN!

Weitere Fachausbildungen und Fachfortbildungen

- Ausbildung in Psychologie/Psychotherapie
- Chinesische Medizin und Akupunktur
- Ganzheitlicher Ernährungsberater/-therapeut
- Traditionelle Naturheilkunde
- Trad. u. mod. Pflanzenheilkunde
- Angewandte Kinesiologie
- Bach Blüten
- Radiästhesie u.v.m.

ZENTRUM FÜR NATURHEILKUNDE

Reinhold Thoma, Hirtenstraße 26h, 80335 München
direkt am Hauptbahnhof, Atelierhaus im Innenhof

Tel: 089/545 931-0, Fax: 089/545 931-99, Internet: http://www.zfn.de

Quo vadis, Naturheilkunde?
Heilpraktiker-Ausbildung zwischen moderner Wissenschaft und traditioneller Naturphilosophie.

Gedanken eines langjährigen Praktikers und Dozenten einer Heilpraktiker-Schule.
Friedemann Garvelmann, Heilpraktiker und Dozent, Küssaberg-Kadelburg

Viele Menschen, die sich zur Heilpraktiker-Ausbildung entschließen, sind sich nicht ausreichend darüber im klaren, daß die Vorbereitung auf die Überprüfung beim Amtsarzt einerseits und die Vorbereitung auf die praktische Heilpraktiker-Tätigkeit andererseits „zwei Paar Stiefel" sind:

1. Das Bestehen der „Amtsarztprüfung" setzt gute Kenntnisse in Anatomie, Physiologie, Pathologie, Infektionskrankheiten und Gesetzeskunde (vor allem darüber: was darf der Heilpraktiker nicht) voraus. Mit anderen Worten: Die amtsärztliche Überprüfung ist fast ausschließlich schulmedizinisch ausgerichtet. Sie verlangt das Grundwissen, wie es auch an der Universität gelehrt wird. Die Fragen nach therapeutischen Kenntnissen stehen im Hintergrund, bzw. reduzieren sich meist auf therapeutische Risikofaktoren. (z. B.: Welches Risiko birgt die Neuraltherapie?). Es ist wichtig zu wissen, daß die amtsärztliche Überprüfung gemäß Heilpraktikergesetz nur die Aufgabe hat, festzustellen, ob der Bewerber „keine Gefahr für die Volksgesundheit" darstellt, nicht aber, dessen diagnostische und therapeutische Fähigkeiten zu überprüfen.

2. In der täglichen Praxisarbeit kommt es hingegen (neben den oben erwähnten Grundkenntnissen) vor allem auf gute Kenntnisse und Fähigkeiten in den spezifisch naturheilkundlichen Diagnose- und Therapiemethoden an. Und die haben mit der wissenschaftlichen Sicht der Dinge oft recht wenig zu tun. Aber dazu später.

Wenn man sich die Lehrprogramme mancher Heilpraktiker-Schulen an-

schaut, wird man feststellen, daß das Ausbildungsziel in vielen Fällen ausschließlich darin besteht, die Kenntnisse zum Bestehen der ämtsärztlichen Überprüfung zu vermitteln. Dies gilt insbesondere für die heute so zahlreich angebotenen Kurzzeitausbildungen. In dem vorgesehenen Zeitraum ist es gar nicht möglich, den naturheilkundlichen Aspekt ausreichend zu berücksichtigen. Oft ist schon die Grundausbildung – gelinde gesagt – sehr rudimentär.

Der Absolvent einer solchen Schule stellt dann spätestens nach der bestandenen Zulassungsprüfung fest, daß er jetzt zwar als Heilpraktiker arbeiten darf, aber aufgrund mangelnder Kenntnisse der praktischen Materie nicht kann.

Die meisten Studierenden dieser Schulen bemerken dieses fatale Manko zwar schon während der Ausbildung, können aber aus dem juristisch ausgeklügelten Ausbildungsvertrag nicht heraus und müssen dann therapeutische Seminare zusätzlich teuer bezahlen.

Es empfielt sich also, das Ausbildungskonzept vorher genau zu überprüfen, oder noch besser einen erfahrenen Heilpraktiker diesbezüglich um Rat zu fragen.

Um einen Einblick zu bekommen, was von einem Heilpraktiker in der Praxis verlangt wird, muß man sich darüber im klaren sein, daß ca. 80 Prozent der Patienten nicht aus reiner Liebe zur Natur in die Praxis kommen, sondern weil sie seit Monaten oder sogar Jahren an Beschwerden leiden, bei denen bisher kein Arzt helfen konnte. Viele Patienten haben eine Odyssee von einem Facharzt zum anderen hinter sich, die Schulmedizin ist also ausgereizt und so probieren sie jetzt, sozusagen als letzte Hoffnung, auch noch den Heilpraktiker aus. Und dann wünscht der Patient schnellen Erfolg, denn er muß es ja meist selbst bezahlen!

Vor diesem Hintergrund wird deutlich, daß nicht nur die Arbeits- sondern auch die Denkweise eines Heilpraktikers unkonventionell sein muß. Dies ist auch der Punkt, in dem sich ein engagierter und erfolgreicher Heilpraktiker von einem „Arzt für Naturheilverfahren" unterscheidet. Die meisten Ärzte, die mit dem Hinweis auf Naturheilverfahren auf ihrem Praxisschild werben, betreiben dies neben ihrer üblichen Schulmedizin (auch hier gibt es natürlich rühmliche Ausnahmen). Sie versuchen auf der Basis einer klinischen Diagnostik eine biologische Therapie zu betreiben. Man könnte es als „Schulmedizin mit biologischen Mitteln" bezeichnen. Pflanze statt Chemie.

Dies mag bei unspezifischen Infekten und anderen Bagatellerkrankungen noch erfolgreich sein, hat aber spätestens bei den chronischen Erkrankungen seine Grenzen. Und die chronischen Erkrankungen stellen das Gros der heilpraktischen Tätigkeit. Es ist sinnlos, diese nach den üblichen monokausalen Gesichtspunkten behandeln zu wollen, denn die chronischen Erkrankungen sind meist nur das Ergebnis einer Vielfalt von Faktoren der Lebensführung dieses Menschen und sogar seiner Vorfahren. Seine genetische Grundveranlagung und was die Einflüsse der Umwelt und seiner eigenen Lebensführung daraus machen (wir nennen das Konstitution), sind genauso zu beachten wie die seelischen Verletzungen und die durchgemachten Krankheiten.

Diese Zusammenhänge zu erkennen setzt Diagnosefähigkeiten und Interpretationsweisen voraus, die weit über das wissenschaftliche Denkmodell hinausgehen. Auf diesen Wegen findet man therapeutische Ansatzpunkte, an denen man mit den extrem leichten Reizen biologischer Medikamente oder anderer Möglichkeiten unglaubliche Wirkungen auslösen kann.

Ein wichtiges Beispiel für ein solches Diagnoseverfahren ist die Augendiagnose, die dem geschulten Praktiker unschätzbare Informationen über die konstitutionellen Bedingungen eines Menschen liefert, aber nur ganz bedingte Aussagen darüber ermöglicht, in welche Richtung sich das aktuelle Krankheitsgeschehen entwickelt hat. Es ist daher nicht (oder nur in seltenen Fällen) möglich, eine klinische Diagnose aus dem Auge zu stellen. Leider wird es doch immer wieder versucht, was die Augendiagnose so umstritten macht. Die erhaltenen Informationen – richtige Interpretation vorausgesetzt – versetzen den Augendiagnostiker in die Lage, den therapeutischen „Hebel" an den zentralen Punkten anzusetzen um damit die Schwachstellen zu stabilisieren, die die Grundlage vieler verschiedener Krankheiten darstellen.

Diese Beispiele ließen sich beliebig fortsetzen, was aber nicht Thema dieser Erörterung ist.

Der Naturheilkunde liegen verschiedene philosophische Modelle zugrunde, die alle nicht ein lineares sondern ein vernetztes Denken im Sinne der Biokybernetik voraussetzen und daher sehr komplex sind.

Alle Modelle spiegeln die Naturphilosophie der Kultur wider, aus der sie entstanden sind. Das klingt für unser wissenschaftlich geprägtes Denken oft erst etwas merkwürdig und ungewohnt, ist aber eine praktikable Arbeitsgrundlage für die Anwendung der jeweiligen Heilmethoden.

In der Naturheilkunde gibt es also für bestimmte Therapieformen auch spezifische Diagnosetechniken, die auf die Anwendung nur dieser Therapieform zugeschnitten sind. Als Beispiel sei die Akupunktur genannt, zu deren klassischer Anwendung man die Pulsdiagnostik beherrschen muß, während die Chinesische Pulsdiagnose beispielsweise dem Homöopathen gar nichts bringt.

Der Autor will mit dem Gesagten zum Ausdruck bringen, wie komplex und intensiv eine Ausbildung sein muß, die die optimale Anwendung der Naturheilkunde in der Praxis gewährleistet.

Da diese Ausbildung vielen Kollegen fehlt, wird auch in Heilpraktiker-Kreisen immer mehr versucht, die Naturheilkunde zu verwissenschaftlichen, sie auf die Basis des gewohnten schulmedizinischen Denkmodells zu stellen. Prominentestes Beispiel ist die Phytotherapie, deren Indikationen nur noch aus den Inhaltsstoffen einer Pflanze definiert werden, die Kenntnis ihrer ganzheitlichen Wirkungsweise geht aber immer mehr verloren. Diese Entwicklung führt zwangsläufig früher oder später zum Untergang der traditionellen Heilkunde.

Nur die Devise „Back to the roots" und damit eine Denk- und Arbeitsweise, die lukrative Modetherapien im Hintergrund läßt, sondern sich am geistigen Erbe der Vorväter orientiert, sichert den Heilpraktikern ihren Vorsprung im Bereich der biologischen Heilkunde.

Das Erlernen dieser Kenntnisse ist nicht im Schnellverfahren möglich. Will ein Heilpraktiker in der Praxis Fuß fassen und seine Patienten erfolgreich behandeln, sollte er eine mindestens dreijährige Ausbildung an einer renommierten Heilpraktiker-Schule absolvieren, in deren Lehrplan die spezifischen Diagnose- und Therapiemethoden ausreichend berücksichtigt sind.

Auch nach abgeschlossener Schulausbildung ist eine ständige Fortbildung in kollegialen Arbeitskreisen und Seminaren unbedingt notwendig, denn die Naturheilkunde ist kein Job, sondern eine Lebensaufgabe, in der man nie perfekt wird.

Friedemann Garvelmann
Heilpraktiker
Hauptstr. 21
79790 Küssaberg 1

PRODUKTE FÜR AKUPUNKTUR UND NATURHEILKUNDE

Akupunkturnadeln   Punktsuchgeräte

Zubehör zur Akupunktur   Moxa-Produkte   Ohrkerzen   usw.

AKUPUNKTURBEDARF

Karl Blum

Inh.: J. Simmerl   **Schilfweg 10**   **82194 Gröbenzell**

Telefon: 08142-54211   **Telefax: 08142-5493**

Heilpraktiker brauchen eine fundierte Ausbildung

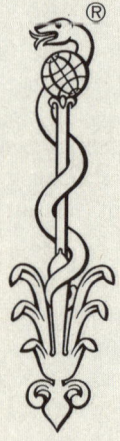 Die berufsständischen Heilpraktikerfachschulen im **Fachverband Deutscher Heilpraktiker** (FDH) e.V. bieten in ihren traditionsreichen, bundesweit tätigen Ausbildungsstätten:

- ♦ 3jährige Tagesschule mit 3000 Unterrichtsstunden
- ♦ solide Ausbildung in Theorie und Praxis medizinischer Grundlagen
- ♦ Vermittlung naturheilkundlicher Therapien und Diagnoseverfahren bis zur Praxisreife
- ♦ schuleigenes Ambulatorium mit Patientenbetreuung
- ♦ erfahrene Heilpraktiker als Dozenten
- ♦ Vorbereitung auf die behördliche Überprüfung

Ausführliche Informationen und Termine für kostenlosen und unverbindlichen Probeunterricht:

- **Baden-Baden:** Heilpraktiker-Fachschule, Sonnenplatz 1, 76530 Baden-Baden, Tel.: (07221) 3 13 45, Fax: 39 03 92

- **Berlin:** Samuel-Hahnemann-Schule, Mommsenstr. 45, 10629 Berlin, Tel.: (030) 323 30 50, Fax: 324 97 61

- **Bochum:** Walter-Knäpper-Schule, Dorstener Str. 415, 44809 Bochum, Tel.: (0234) 904 35 30, Fax: 904 35 60

- **Hamburg:** Arcana-Heilpraktikerfachschule, Conventstr. 14, 22089 Hamburg, Tel. u. Fax: (040) 251 21 51

- **München:** Berufsfachschule für Naturheilweisen »Josef Angerer«, Neumarkter Str. 87, 81673 München, Tel.: (089) 431 22 55, Fax: 431 03 04

- **Rhein-Main:** Hessische Heilpraktiker Fachschule-Hochheim, Erich-Ausmeier-Schule, Königsberger Ring 2-8, 65239 Hochheim, Tel.: (06146) 71 21, Fax: 6 15 82

Alle Ausbildungsstätten entsprechen den Qualitätsanforderungen des Fachverbandes Deutscher Heilpraktiker e.V., Bonn, dem größten und ältesten Heilpraktikerverband.

Jeder gesunde und unbescholtene Mensch kann Heilpraktiker werden

Als ich etwa 1972 mit dem Gedanken spielte, Heilpraktiker zu werden, setzte ich diese Idee nicht in die Tat um, denn damals glaubte ich noch, daß man sich nicht nebenberuflich auf den Beruf des Heilpraktikers vorbereiten könne. Diese Vorstellung hielt mich davon ab, mich über die wirklichen Voraussetzungen für diesen Beruf zu informieren. Tatsächlich war 1972, ja auch noch 1990, der Weg zum Heilpraktiker viel einfacher. Doch auch heute kann sich jeder wirklich Interessierte aus seinem Beruf heraus oder nebenberuflich auf den Beruf des Heilpraktikers und auf die Überprüfung durch den Amtsarzt vorbereiten, um die „Erlaubnis zur Ausübung der Heilkunde ohne Bestallung" zu erwerben.

Ob sich ein Mensch für den Beruf des Heilpraktikers eignet, ist ausschließlich eine Frage seiner Persönlichkeit, aber nicht von dem zur Zeit ausgeübten Beruf oder vom erreichten Lebensalter (Mindestalter 25 Jahre) abhängig.

Krankenschwestern, medizinisch-technische Assistenten und Angehörige aller medizinischen Assistenz- und Pflegeberufe besitzen die besten Voraussetzungen für den Beruf des Heilpraktikers, ebenso Zahnärzte. Dagegen hat aber eine Hausfrau, deren Kinder in das Erwachsenenalter kommen, einen großen Vorteil. In den meisten Fällen ist sie besser in der Lage, den zusätzlichen Zeitaufwand für das Studium zu Hause oder in einer Schule zu erübrigen, wenn sie ihre Familie für diese Idee gewinnen kann. Heilpraktikerin zu werden, ist eine ideale Möglichkeit für Frauen, die sich noch oder schon neben der Erziehung ihrer Kinder auf einen neuen Beruf vorbereiten wollen, in dem sie später ihren Lebensunterhalt bestreiten. In dieser Vorbereitungsphase muß die Familie in vielen Fällen mehr in die Betreuung des Haushaltes einbezogen werden. Alle Familienmitglieder genießen dann aber den Vorteil, eine naturheilkundliche Beraterin im Haus in Anspruch nehmen zu können. Die Chemotherapie mit ihren Folgerkrankungen dürfte dann aus der Familie verbannt sein. Ein besserer Gesundheitszustand aller Familienmitglieder würde die Lebensqualität verbessern und auch der Lebenspartner könnte seine Leistungsfähigkeit im Beruf steigern, wenn Krankentage fast ganz der Vergangenheit angehören.

Die verschiedensten Überlegungen führen Menschen zum Beruf des Heilpraktikers. Im ersten Drittel oder in der Mitte ihres Lebens angekommen, suchen sie oft auch, ihrem Beruf einen tieferen Sinn zu geben. Geld verdienen allein ist nicht alles. Die Befriedigung, wirklich sinnvoll tätig zu sein, Menschen zu helfen, muß hinzukommen. So wechseln viele Menschen, auch leitende Angestellte und Manager, aus einem weniger befriedigenden Beruf in den des Heilpraktikers, weil nur dieser, neben dem Arztberuf, zur Ausübung der Heilkunde berechtigt. Aber auch junge Menschen wählen diesen Beruf von vornherein. Hebammen, Krankenschwestern, medizinisch-technische Assistentinnen und Angehörige aller medizinischen Assistenz- und Pflegeberufe entscheiden sich für den Heilpraktikerberuf, wenn sie erkennen, daß sie auf Dauer nicht nur assistieren möchten, sondern eigene Vorstellungen von Diagnose und Therapie entwickeln wollen.

Diplom-Oecotrophologen, Gesundheitsberater und Diätassistentinnen haben oft so guten Beratungserfolg, daß sie das Verbot zur Ausübung der Heilkunde als Begrenzung ihres Berufes empfinden und Heilpraktiker werden. Denn auf Heilung gerichtete Beratungsaussagen sind nur Ärzten und Heilpraktikern erlaubt. Krankengymnasten, Masseure und Kosmetikerinnen entscheiden sich für diesen Beruf, um ihr Tätigkeits- und Verantwortungsgebiet zu erweitern. Sogar Zahnärzte werden Heilpraktiker, um ihre Therapiemöglichkeiten über den Zahnbereich hinaus auf den ganzen Menschen auszudehnen und damit ein ganzheitlicher Therapeut zu werden.

Eine wichtige Gruppe der Heilpraktiker-Anwärter sind ehemals chronisch Kranke, die von Arzt zu Arzt wanderten, ohne daß ihnen geholfen werden konnte, bis sie schließlich erkannten, daß sie sich in Fragen ihrer Erkrankung selbst fachkundig machen müssen, um einen Heilerfolg zu erzielen. So ermutigt, entscheidet man sich leichter für diesen gewiß schönen Beruf.

Ingo F. Rittmeyer

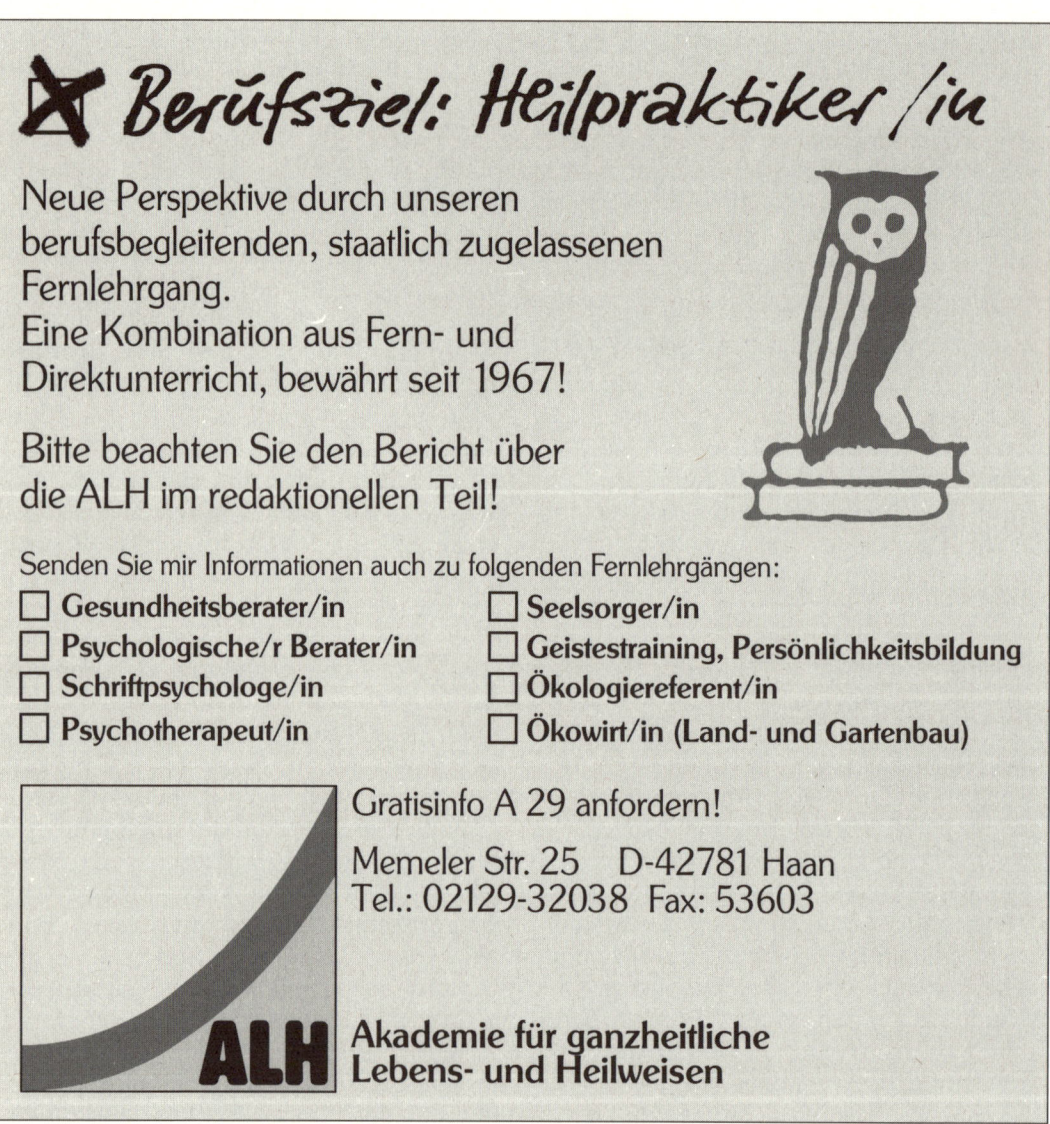

☒ *Berufsziel: Heilpraktiker /in*

Neue Perspektive durch unseren berufsbegleitenden, staatlich zugelassenen Fernlehrgang.
Eine Kombination aus Fern- und Direktunterricht, bewährt seit 1967!

Bitte beachten Sie den Bericht über die ALH im redaktionellen Teil!

Senden Sie mir Informationen auch zu folgenden Fernlehrgängen:

☐ Gesundheitsberater/in
☐ Psychologische/r Berater/in
☐ Schriftpsychologe/in
☐ Psychotherapeut/in

☐ Seelsorger/in
☐ Geistestraining, Persönlichkeitsbildung
☐ Ökologiereferent/in
☐ Ökowirt/in (Land- und Gartenbau)

Gratisinfo A 29 anfordern!

Memeler Str. 25   D-42781 Haan
Tel.: 02129-32038 Fax: 53603

ALH Akademie für ganzheitliche Lebens- und Heilweisen

Welche Berufe bieten besonders gute Voraussetzungen für den Heilpraktiker-Beruf?

Wer schon Schule und Praxis in medizinischen Pflege- und Hilfsberufen absolviert hat, zum Beispiel Krankenschwester, Physiotherapeuten, medizinisch-technische Assistentinnen, Arzthelferinnen, Hebammen, Bademeister, Kosmetikerinnen, Fußpflegerinnen und Angehörige anderer Gesundheitsberufe, verfügt über recht gute Grundlagen, die leicht das für Heilpraktiker erforderliche Wissen ergänzen. Gute Voraussetzungen bilden auch die Berufe, in denen das Wissen um die lebensvorgänge bei Mensch und Tier wichtig sind, zum Beispiel Gesundheitsberater, Gesundheitstrainer, Fastenleiter, Ökotrophologen, Biologen, Agraringenieure und Landwirte. Auch Zahnärzte wählen diesen Beruf, um ihr Therapiespektrum ganzheitlich erweitern zu können.

Wie die Erfahrungsberichte in diesem Buch zeigen, ist der Ausgangsberuf völlig unwesentlich, wenn es darum geht, eine gute Motivation für den Beruf des Heilpraktikers durchzusetzen. Denn auch Sekretärinnen, Buchhalter, Verkaufsleiter, Hausfrauen, Lehrer, Sozialpädagogen und Kaufleute sind erfolgreiche Heilpraktiker geworden.

Wer sich als Autodidakt ohne fremde Hilfe von einer chronischen Erkrankung befreien konnte, hat bereits eine gewisse Fähigkeit zum Heilberuf bewiesen. Zumindest mit seiner erlebten Krankheit besitzt er Erfahrungen und tieferes Wissen und damit schon einen kleinen Teil der erforderlichen Voraussetzungen seines neuen Zielberufes, dazu in vielen Fällen eine starke Motivation, die ihm hilft, sein Berufsziel zu erreichen.

Gut und wirtschaftlich arbeiten!

HWATO - echt mit **Silberwendelgriff!** Einmalnadeln nach WHO GMP-Norm

14,33 DM netto/100 St., rabattierbar. 31 Standardmaße
Besonders geeignet für Moxa & Elektrostimulation

Kostenlose Musternadeln und weiteren Akupunktur & TCM-Bedarf erhalten Sie bei:

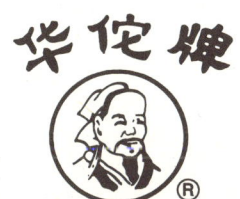

Huatuo & CMC GmbH, Postfach 141

(Schiltachstr. 63) D-78702 Schramberg

Telefon: (07422) 21919 Telefax: (07422) 25519
E-Mail: HWATO@t-online.de

Berufliche Aussichten für den Heilpraktiker

Heilprakiker ist, wer die Heilkunde, ohne als Arzt bestallt zu sein, ausübt und dazu die Erlaubnis nach Überprüfung durch das zuständige Gesundheitsamt besitzt. Die Mitgliedschaft in einem Heilpraktikerverband kann sinnvoll sein, ist aber nicht Bedingung für die Ausübung des Berufes.

Hat der angehende Heilpraktiker nach erfolgreicher Überprüfung durch den Amtsarzt die „Erlaubnis zur Ausübung der Heilkunde ohne Bestallung" erhalten, kann er sich niederlassen. Dazu gibt er eine formlose Meldung mit Datum seiner Praxiseröffnung an das zuständige Gesundheitsamt und die Ordnungsbehörde, das Finanzamt erfährt von der Praxiseröffnung durch die Anmeldung beim zuständigen Ordnungsamt.

Als niedergelassener Heilpraktiker üben Sie eine freiberufliche, daß heißt, selbständige Tätigkeit aus. Unbedeutend wenige Heilpraktiker sind Angestellte. In der Bundesrepublik gibt es nach unseren Unterlagen zirka 13.000 Heilpraktiker, von denen etwa die Hälfte eine Praxis unterhält. Ärzte einschließlich Zahnärzte gibt es zirka 200.000, von denen ungefähr 80.000 eine eigene Praxis unterhalten.

Dennoch kann es sinnvoll sein, wenn der frischgebackene Heilpraktiker zunächst als Angestellter bei einem erfahrenen Heilpraktiker arbeitet oder in dessen Praxis einsteigt, die er vielleicht später übernehmen kann. So lernt er alle Feinheiten der Praxisführung.

Auf jeden Fall wird er gut daran tun, nicht sofort in Euphorie zu verfallen und gleich teure Praxiseinrichtungen anzuschaffen, denn mancher wartet seit Jahren vergeblich auf Patienten. Entscheidend wichtig ist es, sich zumindest auf einem Fachgebiet sehr gute Spezial-

kenntnisse anzueignen und mit Vorträgen an die Öffentlichkeit zu treten. Denn wie sonst soll die Öffentlichkeit von der Existenz einer neuen Heilpraktiker-Praxis erfahren?

Das Durchschnittseinkommen eines Heilpraktikers liegt bei 50.000 DM im Jahr. Allerdings können die Einkommen schwanken zwischen Null und im Extremfall mehreren hunderttausend Mark. Während Anfänger eher an der unteren Grenze liegen, erreichen erfahrene Heilpraktiker, die neben dem beruflichen Können auch die Spielregeln der Marketing-Kommunikation und des gesellschaftlichen Auftretens beherrschen, leichter überdurchschnittliche Einkommen. Wer die Menschen für sich einzunehmen versteht und bei guter Qualifikation seinen Patienten ein höflicher, freundlicher, zuverlässiger und vertrauenswürdiger Partner ist, wird den Durchschnitt eher überflügeln. Deshalb sollte sich ein Heilpraktiker nicht nur fachlich weiterbilden, sondern auch seine Persönlichkeit, sein Auftreten auf gesellschaftlichem Parkett in der Öffentlichkeit, weiterentwickeln. Der Erfolg kommt langfristig. „Mehr sein (mehr können) als scheinen" ist eine gute Erfolgsformel, auch für den Heilpraktiker.

Die Abrechnung seiner Leistungen über die gesetzlichen Krankenkassen mittels Krankenschein der Patienten ist dem Heilpraktiker nicht möglich. Hier ist er im Wettbewerb mit den niedergelassenen Ärzten im Nachteil. Der Heilpraktiker bezieht seine Daseinsberechtigung aus einer universalen und ganzheitlichen Betrachtungsweise, die nicht nur das erkrankte Organ oder den Patienten als „Fall" sieht, sondern den ganzen Menschen, auch in seiner Beziehung zur Umwelt und Mitwelt. Der Heilpraktiker wird bei einem Erkrankten sein Augenmerk nach der Diagnose immer zuerst auf die Möglichkeit zur Anregung der Selbstheilungskräfte lenken.

Damit steht der Heilpraktiker mit seiner Naturheilkunde im Gegensatz zu der analytischen Betrachtungsweise der Wissenschaftsmedizin, die im extremen Fall nur die Wirkungsmechanismen der chemisch-pharmazeutischen Stoffe und der Apparate auf Krankheitserreger, Organe und Organteile anerkennt.

Die beruflichen Aussichten und der Erfolg des Heilpraktikers wachsen in dem Maße, wie er im Gegensatz zur Unfähigkeit der herrschenden Schulmedizin in der Lage ist, nebenwirkungsarme und erfolgreiche Alternativen zur Gesundung bei chronischen Erkrankungen aufzuzeigen.

Die Diagnose „unheilbar chronisch krank" ist fast immer eine Fehldiagnose. Eine Anleitung zur medikamentenfreien Heilung chronischer Erkrankungen finden Sie neben vielen Berichten über Heilerfolge in dem Buch „So besiegte ich Arthrose, Gicht, Rheuma, Infekte und Verstopfung", Unikat-Verlag.

COLLAVIT

Gelatine-Hydrolysat
mit
Geflügel Protein aus Kollagen Typ II
Nahrungsergänzung in Pulverform

COLLAVIT
Nahrungsergänzung
mit:

• Gelatine-Hydrolysat

+ Natürlichem Vitamin C (Azerolapulver)

+ Geflügel Protein Kollagen Typ II (aus Geflügelknorpel)

COLLAVIT
Nahrungsergänzung
besonders geeignet für:

• Sportler

• Alle stark körperlich beanspruchten Personen

• Frauen und Männer im fortschreitenden Alter

COLLAVIT enthält Aminosäuren, die sich im wesentlichen in den Knorpelbereichen der Gelenke, den Knochen und in den Bindegeweben wiederfinden.

DS DermaSearch GmbH
Pestalozzistr. 6
D-69483 Wald-Michelbach

Was ist Naturheilkunde?

Das bei der gesetzlich vorgeschriebenen Überprüfung durch den Amtsarzt nachgewiesene Wissen und Können reicht in der Regel nicht aus, um eine Naturheilpraxis erfolgreich zu führen. Der Heilpraktiker muß sich vielmehr mit einigen natürlichen Gesetzmäßigkeiten vertraut machen, nach denen Krankheits- und Heilprozesse ablaufen.

Karl F. Liebau schreibt in seinem *Handbuch für die Naturheilkunde:* „Naturheilkunde heißt, sich kundig zu machen, wie die Natur heilt und gleichzeitig – um abseits jeder wertfreien wissenschaftlichen Sicht den weltanschaulich-metaphysischen Aspekt zu betonen – auch von der Wahrheit der Naturheilung zu ,künden'. Naturheilung ist ein Bestandteil der Natur, wenn Heilung nicht überhaupt identisch mit dem Leben ist. Leben wäre nicht möglich, ohne die in ihm selbst verborgene Fähigkeit, Entwicklungen zu steuern und – wenn nötig – zu korrigieren, was nichts anderes heißt, als Fehlentwicklungen zu heilen. Die Geburtsstunde biologischen Lebens ist auch die Geburtsstunde der Fähigkeit zu heilen. Sich kundig zu machen, wie die Natur heilt, heißt also im Grunde genommen nichts anderes, als das Leben begreifen zu lernen, das Begriffene kundzutun und danach zu handeln.

Die Erfahrung hat gezeigt, daß die therapeutischen Ansatzpunkte zum Begünstigen oder Provozieren natürlicher Heilverläufe ungeheuer vielfältig sind, weil das Leben ein komplexes Geschehen ist, das Anstöße unterschiedlichster Qualität und Quantität oft in einer Art Autoselektionsprozeß für seinen natürlichen Heilverlauf nutzen kann. Das heißt keineswegs, daß man tun kann, was man will, und der Körper sich schon das Richtige aussucht, das Gegenteil ist der Fall.

Das Erkennen, Erfassen und Deuten sowie die Einordnung in ein Gesamtkonzept, aus dem ein sinnvolles und vorhersehbares therapeutisches Handeln folgen kann, macht die Naturheilkunde in ihrer Gesamtheit aus."

Die Naturheilkunde hat uns zu der Erkenntnis geführt, daß der Mensch nicht etwa wie eine Machine aus verschiedenen Einzelteilen besteht, die man jeweils unabhängig voneinander reparieren und behandeln kann. Im Gegenteil, der Mensch ist eine Seele-Geist-Körper-Einheit, die in sich einen Wirkungszusammenhang bildet und die deshalb auch als in sich zusammenwirkende, lebende Einheit behandelt werden muß. Ändert sich ein Teil, so wird das gesamte System davon beeinflußt. Der Schlüssel zur Krankheit liegt in diesem lebendigen System, ebenso wie der Schlüssel zur Selbstheilung darin zu finden ist.

Demzufolge muß man feststellen, daß das bei uns übliche Facharztsystem auf einem medizinwissenschaftlichen Irrtum mit verheerenden Auswirkungen beruht. Dieser Irrtum der Zerlegung des Menschen in Fachbereichssegmente macht erklärbar, weshalb zum Beispiel ein Hautfacharzt einen an Neurodermitis erkrankten Patienten nur an der betroffenen Hautzone behandelt und nicht etwa auch psychische Faktoren oder die mit Tiereiweiß überladene, säurelastige Ernährung des Patienten oder dessen Belastung mit Umwelt- und Wohngiften sowie Nahrungschemikalien in die Therapie einbezieht. An mir selbst mußte ich erleben, wie ein Orthopädie-Professor Gicht und Arthrose an meinen Hüft- und Kniegelenken als „normalen Verschleiß" bezeichnete. Bezüglich meiner höllischen Schmerzen, auch durch Rheuma meiner linken Schulter verursacht, tröstete ich mich, daß man diese zwar lindern könne, aber ich müsse damit leben. Das war 1976. Nach konsequenter Umstellung meiner Denk- und Ernährungsgewohnheiten konnte ich meinen Stock wegwerfen. Seit 1983 bin ich völlig beschwerdefrei. Diese Heilerfahrung machte ich ohne eine weitere Konsultation eines Arztes und ohne die Einnahme auch nur eines Medikamentes. Meinen Weg zur Heilung nebst nachvollziehbaren Anleitungen zur Gesundung veröffentlichte ich in Band I des Buches „So besiegte ich Arthrose, Gicht, Rheuma, Infekte und Verstopfung", Unikat-Verlag. In Band II dieses Buches erläutern sieben naturheilkundige Therapeuten ihre Therapiestrategien, dazu veröffentlichen sie über 40 Patientenberichte, an denen sie die Therapie erläutern.

Wenn also in Ehren ergraute Schulmediziner heute noch behaupten, Rheuma, Gicht und Arthrose könne man nicht durch Ernährung beeinflussen, so zeugt das von der in diesen Kreisen noch weit verbreiteten Ignoranz. Gewiß ist es auch dieser Ignoranz zu verdanken, wenn der Pschyrembel (Klinisches Wörterbuch) in seiner 255. Auflage auf keiner der 1.874 Seiten den Begriff „Naturheilkunde" erwähnt.

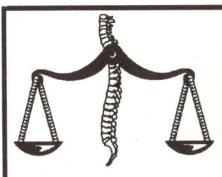

CHIROPRAKTIK SCHULE BERLIN
Fuggerstr. 33 - 10777 Berlin
Verbandsschule des Bund deutscher Chiropraktiker e.V.
präsentiert: USA Profi-Techniken

LOW-FORCE TECHNIK & Chiro-Scanner-Technik

Alle Chiropractic-Colleges in den USA unterrichten diese Methoden als chiropraktischen Standard. Sie kann mit fast allen Techniken und Methoden kombiniert werden. Man zählt die LOW-FORCE TECHNIK zu den risikoarmen Techniken. Dazu zeigen wir einen neuen Scanner, der diagnostisch feinste Irritationen des Nervensystems aufspürt und dazu auch als Kontrollindikator nach chiropraktischen Manipulationen zum Einsatz kommen kann. Hierzulande weitgehend unbekannt.

TERMINE : Wochend-Kurs mehrmals jährlich

SACRO-OCCIPITAL-TECHNIK die *sanfte* Methode

D i e sanfte Chirotechnik schlechthin. Jedes renommierte USA-College, so auch das berühmte PALMER-COLLEGE lehrt diese Methode. Warum? Das System ist hocheffektiv und dabei risikoarm für Patient und Behandler.
Die Methode umfasst gleichzeitig:
➼ den gesamten Beckengürtel
➼ die ganze Wirbelsäule
➼ den Schultergürtel
➼ den Schädel u n d
➼ beeinflußt die Zirkulation der cerebrospinalen Flüssigkeit im Schädel und Spinalkanal mit Hirnhautkorrekturen.

TERMINE: Der nächste 2-Jahreskurs (nur Wochenendkurse) beginnt 1x jährl. (Frühjahr)

EXPERTEN SEMINAR Instrumental-Techniken

Grundlage dieser hochprofessionellen Techniken sind die in USA entwickelten Instrumenten-Tische, wie hier unten abgebildet.

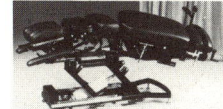

TERMINE: Der nächste 6-Tage-Kurs beginnt 1x jährlich (Frühj.)

Info-Material und Einschreibeunterlagen:

Tel.: 030 - 23 51 68 - 20

E-MAIL: Chiropraktik_Schule_Berlin @compuserve.com

Supervision aller Lehrgänge durch einen erfahrenen DC (Doctor of Chiropratic/USA)

Sind Ärzte im Praxisalltag den Heilpraktikern überlegen?

Heilpraktiker werden von Ärzten oft als nicht kompetent bezeichnet, weil diese meist kein Medizinstudium vorweisen können. Doch die Qualifikation von Ärzten erweist sich in der Praxis selten der der Heilpraktiker überlegen. Nach einem mehr als sechsjährigen Medizinstudium und achtzehnmonatiger Praxisphase im Anschluß an das Medizinstudium stellen Ärzte immer noch 25 Prozent Fehldiagnosen, obwohl ihnen die den meisten Heilpraktikern nicht verfügbare moderne Diagnosetechnik eines Krankenhauses zur Verfügung steht. Die folgende Meldung der *Frankfurter Neuen Presse* vom 15. Juni 1991 spricht für sich: „Jede vierte Diagnose ist schlicht falsch. Eine dreijährige Untersuchung des Bundeswehr-Zentralkrankenhauses in Koblenz ergab: Bei jedem vierten verstorbenen Patienten in einem deutschen Krankenhaus hatten die behandelnden Ärzte falsche Diagnosen gestellt, die ursächlichen Leiden nicht erkannt. Das Fachblatt ,Ärztliche Praxis' berichtet, am häufigsten hätten die Krankenhaus-Ärzte die Symptome von Infektionen wie Tuberkulose oder Lungenentzündung nicht diagnostiziert. Aber auch Krebsleiden wurden nicht erkannt." Aus diesen Fehldiagnosen resultieren zwangsläufig völlig falsche Therapieansätze.

Sicher sind die hier angeführten Beispiele nicht ausreichend, um darzulegen, daß die oft zitierte Überlegenheit der Ärzte über die Heilpraktiker in der Praxis nicht existiert. Zumindest nachdenklich macht folgende Meldung aus der *Frankfurter Neuen Presse* vom 28. Januar 1992: „40.000 Infektionstote in Krankenhäusern. Jedes Jahr werden in deutschen Krankenhäusern etwa eine Million Patienten erst richtig krank. Rund 40.000 Patienten sterben an den Infektionen, die

sie sich dort zugezogen haben. Das behauptet jetzt Professor Klaus-Dieter Zastrow vom Bundesgesundheitsamt (BGA) in Berlin. Zastrow, Leiter der Kommission für Infektionsprävention beim BGA, schätzt laut Fernsehmagazin ,Panorama', daß etwa die Hälfte dieser Krankenhaus-Infektionen jährlich vermeidbar seien. Allein in den alten Bundesländern kamen 1989 laut Statistik fast 13 Millionen Patienten ins Krankenhaus. ,Panorama' veröffentlichte gleichzeitig vorab eine Studie der Universität Tübingen zur Krankenhaustherapie. Danach waren bis zu 80 Prozent der Abflüsse in den untersuchten Krankenhäusern von dem Bakterium Pseudomonas Aeruginosa verseucht. Dieses kann schwere Wundinfektionen, Lungenentzündungen und Blutvergiftungen mit Todesfolge bewirken. Das Bakterium sei auch an den Händen von 42 Prozent des Klinikpersonals gefunden worden. Die Studie beweise, daß sich diese Keime in Abflüssen vermehren. Durch ein Luft-Wasser-Gemisch könnten sie auf die Hände gelangen und an Patienten weitergegeben werden. Bisher seien viele Krankenhausärzte davon überzeugt gewesen, daß die meisten Krankheitserreger von außen eingeschleppt würden."

Gewiß gibt es Ärzte, die den Menschen nicht nur als Summe von Einzelorganen und Einzelfunktionen, sondern als Ganzheit eines Körper-Geist-Seele-Wesens verstehen. Aber dem Durchschnittsarzt erscheint diese ganzheitliche Denkweise unwissenschaftlich.

Der Heilpraktiker wird dem Arzt an medizinischem Wissen selten ebenbürtig sein. Doch während der Arzt sich über sechs Jahre lang mit Theorie vollstopft, hat der Heilpraktiker-Anwärter in einem

„Vorschaltberuf" praktische Lebenserfahrung gesammelt. Das trifft besonders zu für viele Menschen, die sich erst in der Lebensmitte für den Beruf des Heilpraktikers entscheiden. Ein so zum Heilpraktiker herangereifter Mensch, der sich fachlich qualifiziert, wird dem Durchschnittsarzt gewiß nicht nachstehen, sondern ihm über dessen technisch-medizinisches Wissen hinaus an Lebenserfahrung überlegen sein. Deshalb können Heilpraktiker oft auch die Rolle des Beraters in wichtigen Lebensfragen übernehmen.

Typisch STOKKE: Die Kufe.
Eine runde Sache für natürlich-dynamisches Sitzen.

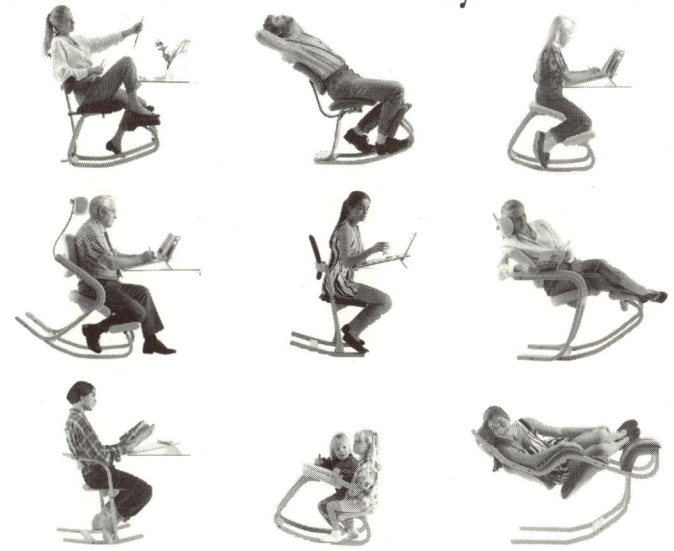

Das Geheimnis der Beweglichkeit ist die Kufe. Sie macht den Sitzenden mobil.

Warum Bewegung über Kufen?

Betrachten Sie bitte einmal die Kufe als Ausschnitt eines Rades. Stellen Sie sich nun eine Person in diesem Rad vor. In Ruheposition, vor- oder zurückgelehnt, setzt sich das Rad nach vorn oder nach hinten in Bewegung und kommt erst dann zur Ruhe, wenn ein neuer Gleichgewichtszustand erreicht ist.

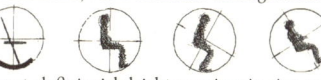

Die Kufen von Stokke-Stühlen sind so ausgeformt, daß sie sich leicht von einer in eine andere Sitzposition bringen und halten lassen. Entscheidend ist, daß man sich auf den Stokke-Kufenstühlen immer in der Nähe des Gleichgewichtspunktes bewegt! Bewegungsänderungen werden so spielend leicht und natürlich!

Gern schicken wir Ihnen unseren Prospekt und nennen Ihnen Fachhändler ganz in Ihrer Nähe!

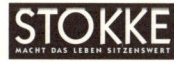

STOKKE · Abt. HP · Rapsacker 14 · D-23556 Lübeck

35

Unterschiede zwischen Naturheilkunde und „moderner" Medizin (Schulmedizin)

Die Naturheilkunde unterscheidet sich von der „modernen" Medizin, auch Schulmedizin genannt, durch ein völlig anderes Verständnis:

1. Der Heilungsprozeß wird über die Stärkung und Aktivierung der Selbstheilungskräfte gefördert, durch die Ausschaltung der Fehler in der Lebensführung, nicht durch Symptombehandlung.

2. In der Therapie richtet sich die Naturheilkunde an die erkrankte Person, nicht an die Krankheit oder einzelne Organe (Facharztsystem in der Schulmedizin).

3. Die Anwendung naturheilkundlicher Arneimittel geschieht aufgrund ihrer therapeutischen Wirkung und der mit ihnen gemachten therapeutischen Erfahrung, nicht aufgrund wissenschaftlich bestätigter pharmakologischer Wirkung.

Die Praxis zeigt, daß die Wissenschaftsmedizin mit ihrer Apparate- und Chemotherapie in zu vielen Fällen akut Kranke zu chronisch Kranken werden läßt, weil eine Ursachenbehandlung nur gelegentlich betrieben wird. Wenn beispielsweise ein an Neurodermitis Erkrankter seine Hautausschläge ausschließlich mit Kortisonsalbe bestreichen soll, ohne daß die Ursachen der Erkrankung angegangen werden, dann entspricht diese Handlungsweise der des Autofahrers, der die rot aufleuchtenden Kontrollämpchen zuklebt und damit unsichtbar macht. Damit wäre die Ursache, nämlich Ölmangel im Motor, Wassermangel im Kühlsystem oder ein zerissener Keilriemen an der Lichtmaschine, nicht behoben.

Kann man mit natürlichen Heilweisen, auch Physiotherapie benannt (Ernährung, Bewegung, Luft, Licht, Sonne und den Reizen von Wärme und Kälte), überhaupt Krankheiten, chronische Erkrankungen oder gar Infektionskrankheiten heilen? Der konsequent wissenschaftlich-medizinisch geschulte Mediziner wird diese Frage verneinen, weil er es nicht anders gelernt hat. Natürliche, die Selbstheilungskräfte anregende Heilweisen funktionieren seit Menschengedenken, obwohl sie der Schulmediziner und der ausschließlich den „modernen Naturheilverfahren" aufgeschlossene Heilpraktiker kaum kennt und deshalb ebensowenig anzuwenden versteht.

Naturheilkunde und Schulmedizin unterscheiden sich nicht nur durch ihren Geist, sondern auch durch die Örtlichkeiten, in denen sie ausgeübt werden, sehr deutlich: Naturheilsanatorien findet man nur in landschaftlich schöner, gesunder und ruhiger Lage, mitten in der Natur, wo diese ihre heilende Wirkung tun kann. Krankenhäuser der Schulmedizin – nicht nur Akutkrankenhäuser und Unfallkliniken – stehen inmitten der Städte, oft an stark befahrenen Verkehrsstraßen, dem Lärm und der Luftverschmutzung ausgesetzt. Die Heilkräfte der Natur werden in der Schulmedizin nur untergeordnet als Heilfaktor berücksichtigt. Eine größere Rolle kommt hier der Chemotherapie und der Apparatemedizin zu, die allzuoft den Heilungsprozeß blockieren oder nebenwirkungsbedingte Erkrankungen verursachen.

Wodurch unterscheidet sich der Heilpraktiker vom Arzt?

Berufserlaubnis

Während der Arzt nach erfolgreichem mehrsemestrigen Medizinstudium einschließlich achtzehnmonatigem Praktikum seine Approbation als Arzt von seiner Standesorganisation, der Landesärztekammer, bekommt, wird der Heilpraktiker-Anwärter vom Amtsarzt überprüft und erhält nach bestandener Überprüfung die „Erlaubnis zur Ausübung der Heilkunde ohne Bestallung". Für den Heilpraktiker ist kein bestimmter Ausbildungsgang vorgeschrieben. Das ist wichtig. Denn, wenn die Ausbildungsmöglichkeiten für den Heilpraktiker nicht frei wären, würde auch dieser Heilberuf in einer verwissenschaftlichten Sackgasse enden.

Abrechnungsart

Der Arzt kann seine Honorare auch mit Krankenschein bei öffentlichen Krankenkassen abrechnen, der Heilpraktiker kann seine Honorare nur bei privaten Krankenkassen oder mit seinen Privatpatienten direkt abrechnen.

Tätigkeitseinschränkungen

Die praktische Tätigkeit des Heilpraktikers ist gegenüber dem Arztberuf durch eine Reihe von Gesetzen eingeschränkt, denn ihm ist folgendes nicht erlaubt:
1. Untersuchung und Behandlung bei meldepflichtigen Infektionskrankheiten (Bundesseuchengesetz vom 18. 12. 1979, §§ 19 und 30).
2. Untersuchungen und Behandlung bei Geschlechtskrankheiten und Krankheiten der Geschlechtsorgane (Gesetz zur Bekämpfung der Geschlechtskrankheiten vom 23. 7. 1943, zuletzt geändert 1974, § 9).
3. Primäre Geschlechtsorgane zu untersuchen (Gesetz zur Bekämpfung der Geschlechtskrankheiten vom 23. 7. 1943, § 9).
4. Arzneimittel zu verordenen, die der Verschreibungspflicht unterliegen (Einschränkung durch Betäubungsmittelgesetz, § 13 und Verordnung über verschreibungspflichtige Arzneimittel, §§ 1 und 6).
5. Impfungen vorzunehmen (Gesetz über die Pockenschutzimpfung vom 18. 3. 1976 und Arzneimittelgesetz).
6. Geburtshilfe zu leisten (Hebammengesetz vom 21. 12.1978, § 4).
7. Anläßlich strafbarer Handlungen Blutproben zu entnehmen oder Untersuchungen durchzuführen (§§ 81a und c der Strafprozeßordnung).
8. Eine Leichenschau vorzunehmen oder einen Leichenschein auszustellen (Gesetz über den öffentlichen Gesundheitsdienst vom 9. 6. 1986).
9. Zahn-, Mund- und Kieferkrankheiten zu behandeln (Gesetz über die Ausübung der Zahnheilkunde vom 31. 3. 1952, § 1, zuletzt geändert 1975

Weitere Einchränkungen ergeben sich für den Heilpraktiker aus dem Bereich der Kostenerstattung (§ 122 der Reichsversicherungsordnung und Gesetz über die Angleichung der Leistungen zur Rehabilitation vom 7. 8. 1974).

ARDEA - Verlag

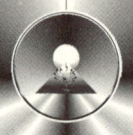

Qualität
hat einen Namen!
Erfolg
hat ein System!
Frau Dr. med. P.
Rommelfanger
im
ARDEA-Verlag

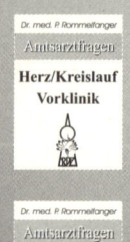
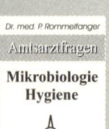
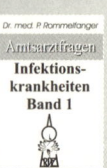
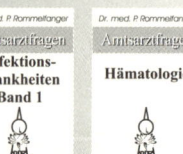
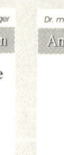
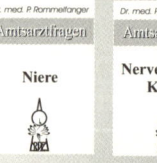
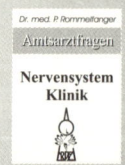
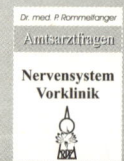
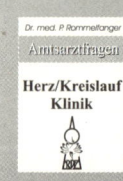

Dr. med. P. Rommelfanger — Amtsarztfragen — Herz/Kreislauf Vorklinik

Dr. med. P. Rommelfanger — Amtsarztfragen — Mikrobiologie Hygiene

Dr. med. P. Rommelfanger — Amtsarztfragen — Infektionskrankheiten Band 1

Dr. med. P. Rommelfanger — Amtsarztfragen — Hämatologie

Dr. med. P. Rommelfanger — Amtsarztfragen — Niere

Dr. med. P. Rommelfanger — Amtsarztfragen — Nervensystem Klinik

Dr. med. P. Rommelfanger — Amtsarztfragen — Nervensystem Vorklinik

Dr. med. P. Rommelfanger — Amtsarztfragen — Herz/Kreislauf Klinik

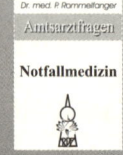
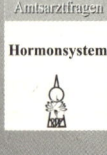
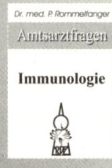
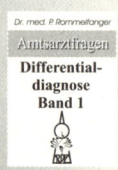
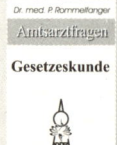
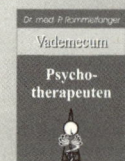
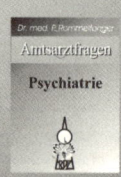
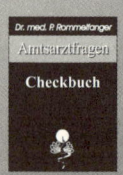

Dr. med. P. Rommelfanger — Amtsarztfragen — Notfallmedizin

Dr. med. P. Rommelfanger — Amtsarztfragen — Hormonsystem

Dr. med. P. Rommelfanger — Amtsarztfragen — Immunologie

Dr. med. P. Rommelfanger — Amtsarztfragen — Differentialdiagnose Band 1

Dr. med. P. Rommelfanger — Amtsarztfragen — Gesetzeskunde

Dr. med. P. Rommelfanger — Vademecum — Psychotherapeuten

Dr. med. P. Rommelfanger — Amtsarztfragen — Psychiatrie

Dr. med. P. Rommelfanger — Amtsarztfragen — Checkbuch

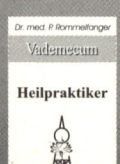
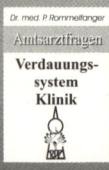
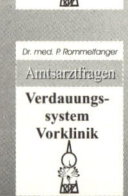
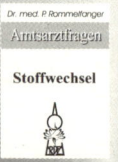
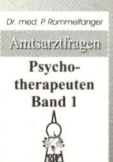
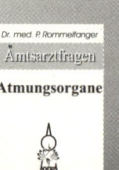
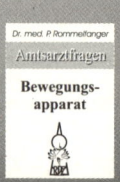
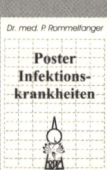

Dr. med. P. Rommelfanger — Vademecum — Heilpraktiker

Dr. med. P. Rommelfanger — Amtsarztfragen — Verdauungssystem Klinik

Dr. med. P. Rommelfanger — Amtsarztfragen — Verdauungssystem Vorklinik

Dr. med. P. Rommelfanger — Amtsarztfragen — Stoffwechsel

Dr. med. P. Rommelfanger — Amtsarztfragen — Psychotherapeuten Band 1

Dr. med. P. Rommelfanger — Amtsarztfragen — Atmungsorgane

Dr. med. P. Rommelfanger — Amtsarztfragen — Bewegungsapparat

Dr. med. P. Rommelfanger — Poster Infektionskrankheiten

Erhältlich sind unsere Bücher entweder beim Fachbuchhandel oder

direkt vom Verlag:

Homepage im Internet - http:\\www.ardea.de

Telefon: 0911-77 67 91 Telefax: 0911-77 67 94

Erfahrungsberichte:
Wegbeschreibungen zum Beruf des Heilpraktikers

Agrippina macht sicher.
Rundherum.

Ihr Beruf: Heilpraktiker.
Ihre Sicherheit: Die richtige Berufshaftpflicht-
Versicherung der Agrippina.
„Maßgeschneidert" speziell für Heilpraktiker.
Von Ihrem Fachverband empfohlen.

Sprechen Sie mit uns. Unverbindlich.
Wir informieren Sie gerne ausführlich
über Umfang und
Konditionen.

Berufshaftpflicht-
Versicherung für
Heilpraktiker

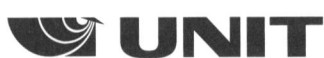 **UNIT**

Versicherungsvermittlung für
Verbände + Industrie GmbH
Haumannplatz 4
45130 Essen
Tel.: 0201/87220-0
Fax: 0201/87220-20

Ihr Ansprechpartner:
Herr Gudermann

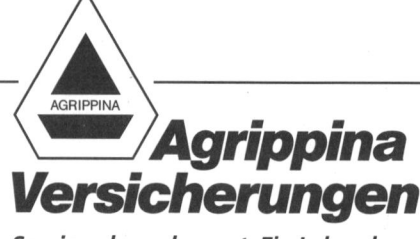

**Agrippina
Versicherungen**

Service, der ankommt. Ein Leben lang.

Eine Krankenschwester:
Heiler werden heißt heiler werden!

Gisela Heller, Heilpraktikerin, Wolnzach

Hier beschreibe ich einen von vielen Wegen, als Heilpraktikerin hilfreich zu wirken und selber ein Stück heiler zu werden.

Meine Geschichte ist eine Geschichte von „einer, die auszog, das Helfen zu lernen". Mit zwölf Jahren stand bereits für mich fest, daß ich Krankenschwester werde und meine Aufgabe wäre, für andere helfend dazusein.

Ich überstand die mir endlos erscheinenden Schuljahre und Vorpraktika im Haushalt und, trotz Widerstand meiner Eltern („Du mußt was Richtiges lernen, zum Beispiel Buchhalterin"), stellte mich die Krankenpflegeschule in Kaufbeuren als Schwesternschülerin ein.

Es begann eine Zeit harter Disziplin, viele Stunden in Tag- und Nachtdienst. Meine Illusionen über das Helfen schrumpften zur Hilflosigkeit, mit soviel Leid und Krankheit hatte ich Mühe umzugehen.

Rechtzeitig rettete ich mich in Ehe und Familie, bekam Kinder und legte mein „Helfenwollen" und meine Hilflosigkeit auf Eis.

Nachdem die Kinder aus dem Gröbsten heraus waren, startete ich neu mit viel Elan. Nachtwache auf einer Intensivstation, ein Wirrwarr von Apparaten, Knöpfen und Lampen. Meine innere Stimme fragte nach dem Sinn, nach Menschlichkeit, nach Heilung. Teilzeit auf einer Krebsstation; diese Station war ein Horrortrip für mich. Hilflosigkeit und Mitleid ließen mich kaum noch schlafen. Ich begann zu rebellieren, gegen Oberschwestern, Ärzte, Lieblosigkeit, Intoleranz... und gegen meine Hilflosigkeit. Danach beschloß ich, nie wieder im Krankenhaus zu arbeiten. Meine Eltern hatten recht, warum hatte ich auch nichts Richtiges gelernt!?

Ein gütiges Schicksal entsandte meinen Mann und damit auch mich und die Kinder nach Abu Dhabi. Zwei Jahre erlebte ich dort als Urlaub, beschäftigte mich mit Religion, Philosophie, besuchte arabische Krankenhäuser. Ich begann zu meditieren und hatte zum erstenmal in meinem Leben einen Eindruck davon, was „Heilsein" und Frieden bedeuten könnten. Ich begann, mich für Heilkräuter und natürliche Heilmethoden zu interessieren.

Nach Deutschland zurückgekehrt, lebte ich eine intensive Phase aus. Es folgten einige Jahre ziellosen Suchens nach verschiedenen Werten meines Lebens. Eine mir endlos erscheinende Odyssee durch Krankheit, Schmerz, Depression und Verlust aller materiellen und emotionalen Werte führte mich den Weg, meine Heilung zu beginnen.

Nach einigem Zögern meldete ich mich in einer Heilpraktikerschule in München an. Ich begann regelmäßig zu meditieren und merkte, daß ich durch das Lernen und Meditieren zentrierter wurde und gelassener, friedvoller. Durch meine Vorkenntnisse in den medizinischen Fächern, bestand ich nach einem Jahr die Überprüfung beim Amtsarzt. Parallel hatte ich mich bereits mit verschiedenen Naturheilverfahren beschäftigt.

Ein gütiger, älterer Kollege aus Lindenberg erlaubte mir, in seiner Praxis zu lernen. Er arbeitete von morgens 7.00 bis abends 22.00 Uhr. Es passierte mir, daß ich beim letzten Patienten fast schon schlief, er aber völlig wach und konzentriert arbeitete. Ich bin dem Kollegen Ernst Meister zutiefst dankbar für die Zeit, die ich bei ihm lernen durfte. Bis heute sind wesentliche Teile aus der Arbeit mit ihm in meinen Behandlungen enthalten und variiert.

Zwei Jahre nach meiner Prüfung traf ich

die Entscheidung, eine Praxis zu eröffnen. Wir zogen in ein altes Bauernhaus auf dem Land. Alle Nachbarn im Dorf waren sehr aufgeschlossen, und schon bald hatte ich einige Patienten. Parallel lebte ich „alternativ". Ich baute Gemüse an, machte Käse selber und probierte dabei aus, wie man mit wenig Geld auskommen kann. Meine Patienten zahlten teilweise in Naturalien, und so hatte ich mal eine Eierschwemme oder mal Krautüberschuß. Zu dieser Zeit behandelte ich vorwiegend mit Homöopathie, Fußreflexzonen- und Neuraltherapie.

Doch irgendwie fehlte mir noch etwas, es war noch nicht so richtig rund für mich. Mein Interesse für spirituelle Heilweisen wurde größer. Ich besuchte verschiedene Seminare für Astrologie, esoterisches Heilen und Heilen mit Kristallen. Schon bald merkte ich deutlich, wenn ich alle diese Dinge bei meinen Patienten anwende, geht es nicht nur ihnen besser, sondern es hilft auch mir. Außerdem erkannte ich, daß unsere Arbeit als Heilpraktiker eine Hilfe zur Selbsthilfe sein sollte.

Die Volkshochschule bot meine Kurse an, vom autogenen Training bis Vollwert-Ernährung. Durch meine Vorträge vergrößerte sich der Stamm meiner Patienten schnell. Heute, nach sechs Jahren Praxiserfahrung, behandle ich zirka dreißig Patienten in der Woche; pro Patient rechne ich mit einer Stunde Behandlungszeit. Mit verschiedenen Methoden wie Akupunktur, Nosodentherapie, Homöopathie und mit großem Schwerpunkt auf esoterischen, spirituellen Heilwesen nach Alice Bailey gelingt es mir recht gut, die Selbstheilungskräfte der Patienten zu mobilisieren.

Meine Erfahrung ist es, daß wir als Heilpraktiker keine Krankheiten behandeln, sondern alle unsere Fähigkeiten und unser Wissen einsetzen, um Gesundheit wieder herzustellen. Dabei sind wir in dem Maße erfolgreich, wie wir den Patienten zur Mitarbeit und zu notwendigen Veränderungen motivieren können. Ich verstehe uns Heilpraktiker nicht als Heiler – denn heilen kann sich jeder Mensch nur selber –, sondern als Kanal für eine immer existierende Heilkraft, die die ganzheitliche Heilung unterstützt.

Gesundheit ist nicht nur das Fehlen aller Krankheitssymptome. Sie ist jener positive Zustand von Ganzheit, in dem Körper, Geist und Seele ihr höchstes Wohlbefinden erreichen. Viele Menschen betrachten Krankheit in der einen oder anderen Form als einen unvermeidlichen Bestandteil ihres Lebens. Andere nehmen es als gegeben hin, wenn die zunehmende Zahl der Lebensjahre allerlei Leiden und Schwächen mit sich bringt. Ich bin der Überzeugung: Gesundheit ist Vollkommenheit des gesamten menschlichen Seins. – In diesem Sinne haben alle Wesen der göttlichen Schöpfung einen rechtmäßigen Anspruch darauf, gesund zu sein (Eileen Caddy).

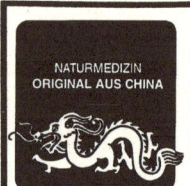

NATURMEDIZIN
ORIGINAL AUS CHINA

Chinesische Fertigarzneimittel
jetzt auch bei uns mit behördlicher Genehmigung
(nach GMP der WHO produziert, nach Art. 3 § 7 AMNG
beim Bundesinstitut für Arzneimittel und Medizinprodukte -BfArM- zugelassen).
Lieferbar sind freiverkäufliche TCM-Arzneimittel (ideal zum Direktbezug für Praxen,
Sanatorien, Kliniken) und apothekenpflichtige. Über 30 Präparate jetzt eingetroffen,
wie chin. Rheumatonikum, chin Stoffwechseltonikum, chin. Blut- und Nerventonikum,
chin. Schlaftonikum, Gelee Royal Trinkampullen mit Schisandrae, Wuchaseng-Extrakt,
verschiedene Ginseng-Präparate aus frischen Wurzeln und konzentriertem Extrakt usw.
Fordern Sie kostenlos Yin- und Yang-Liste sowie Preise an.

China Arzneimittel Agentur, D-95326 Kulmbach, Hans-Dill-Str. 9, Telefon 09221/84111, Fax 84114

Ein Zahnarzt wählt den Heilpraktikerberuf als Weg zur Therapiefreiheit

Dr. med. dent. Andreas Körtgen, Heilpraktiker und Zahnarzt, Juist

Nachdem ich schon einige Jahre in eigener Kassenpraxis als Zahnarzt tätig war, verlagerte sich mein Interesse mehr und mehr auf naturheilkundliche, ganzheitliche und alternative Bereiche. Ich besuchte Fortbildungen, diskutierte mit Kollegen und las einige Literatur über Homöopathie, Akupunktur und Elektroakupunktur nach Voll (EAV).

Im Laufe von etwa zwei Jahren entwickelte sich neben meiner konventionellen Praxistätigkeit diese neue Sparte. Ich betrieb diese Therapiearten einen halben Tag in der Woche, nachdem ich sie den Patienten vorgeschlagen und erklärt hatte.

Als Zahnarzt ist man aber nach dem Zahnheilkundegesetz nur befugt, die Zahnheilkunde anzuwenden, und das nach den wissenschaftlichen Erkenntnissen, was soviel heißt, wie zur Schulmedizin verpflichtet zu sein. Als Behandler mit einem zunehmend ganzheitlichen Anspruch durfte ich zwar aufs Ganze sehen, aber nicht über die Zähne und den Mund hinaus therapieren. Sobald ich das tat, und ich geriet zwangsläufig dahin, agierte ich in einer gewissen halblegalen Grauzone.

Außerdem war es umständlich und mühselig, diese außergewöhnlichen Leistungen in eine ordnungsgemäße Rechnung umzusetzen. Als Zahnarzt bin ich nämlich verpflichtet, die „Bundes-Gebührenordnung für Zahnärzte (BUGO-Z)" anzuwenden, die keinerlei passende Positionen für Naturheilkundliches enthält. Nach den bestehenden Vorschriften ist dem Zahnarzt eine Berechnung für Akupunktur oder Elektroakupunktur zum Beispiel korrekt nur möglich, wenn er vor der Erbringung solcher Leistungen mit dem Patienten eine Vereinbarung trifft – und eine solche Vereinbarung wiederum ist nur dann möglich, wenn es sich um „nicht notwendige" Leistungen handelt! Diese Schizophrenie ist nur schwer zu ertragen.

Als einziger Ausweg ins gelobte Land wirklicher Therapiefreiheit bot sich der steile Pfad zum „Heilpraktiker". Da ich keine Zeit mit breit angelegten Ausbildungsprogrammen verlieren wollte, belegte ich einen ausgesprochen knappgefaßten Kurs, der im wesentlichen auf die Überprüfung durch den Amtsarzt vorbereitete (im Lebensgarten, Steyerberg). Dieser reichte für die zirka 50 Prozent des Prüfungsstoffes, die sicher gefragt werden würden, der Rest erforderte Glück und starke Nerven.

Zum Prüfungstermin erschien ich in dem Glauben, es werde eine schriftliche und mündliche Prüfung direkt hintereinander am selben Tag durchgeführt. Es gab aber nur die schriftliche – hundert Multiple-choise-Fragen, wovon 60 Prozent richtig sein mußten und die tatsächlich etwa zur Hälfte aus dem Stoff meines Kurses beantwortbar waren. Für die andere Hälfte half mir meine intensive Beschäftigung mit dem Thieme-Taschenbuch *Innere Medizin in Frage und Antwort* von H. Netolitzky; es war viel Klinisches und Diagnostisches. Zwei Wochen später ging es in die mündliche Prüfung. Erst beim Termin der schriftlichen Arbeit hatte ich von meinen Leidensgefährten erfahren, was es damit auf sich hatte: Die leitende Amtsärztin war Hautärztin und zeigte Dias! Zu jedem Bild wurden zur Vorgeschichte und zu den Symptomen vier bis fünf Sätze vorgelesen, man durfte auch weitere Fragen zu Einzelheiten stellen und schließlich hatte man sich zu einer Diagnose zu entschließen (zum Beispiel „Morbus Basedow", „Hämatom" oder „Erythrasma"). Wieder mußten 60 Prozent von vierzig Diagnosen richtig sein, also mindestens vierundzwanzig. Viele der Bilder zeigten Haut- und Geschlechtskrankheiten, aber nach zwei Wochen gezielter Vorbereitung mit den entsprechenden unappetitlichen Bilderbüchern war es schon zu schaffen. So wurde ich befugt.

Ein wirklicher Heilpraktiker wurde ich davon noch nicht, nicht durch den Kurs, nicht durch meine Prüfungsvorbereitung und schon gar nicht durch die Überprüfung. Aber was nun daraus wird, ist eine andere Geschichte, vielleicht eine lebenslange. Wie heißt es so gedankenschwer bei Hippokrates? – „Vita brevis, ars longa".

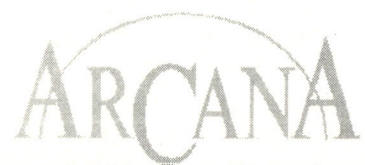

Heilpraktiker - Fachschule

des Vereins zur Ausbildung der Heilpraktiker und Heilpraktikerinnen in Hamburg e.V.
im Fachverband Deutscher Heilpraktiker, LV Hamburg e.V.

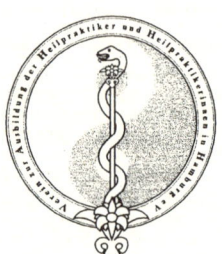

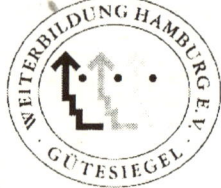

- Fundierte Berufsausbildung
- 3-jähriger Vollzeitunterricht
- 1-jähriges Ambulatorium
- Viele Therapiefächer
- Faire Schulverträge
- Prüfungsvorbereitung·
- Seminare, Fachfortbildungen
- Kostenloser Probeunterricht

Conventstraße 14   22089 Hamburg - Eilbek

Tel. + Fax: 040 / 251 21 51

Von der Sekretärin zur Heilpraktikerin

Gertrud Gilbert, Heilpraktikerin, Frankfurt/Main

Es war ein langer, oftmals unterbrochener Weg bis zur Heilpraktikerprüfung im Mai 1990!

Nach dem Abitur, 1961, begann ich zunächst ein Studium der Medizin. Damals war der Beruf des Heilpraktikers noch gar kein Begriff für mich, ebenso die Vorstellung, daß es neben der Schulmedizin noch eine andere Betrachtungsweise des menschlichen Körpers geben könnte.

Da ich aber die Universität in Deutschland nach dem Vorphysikum verließ, um in die USA zu heiraten, wandte ich mich dort der Literatur zu, um so wenigstens zu einem akademischen Abschluß zu kommen; doch es vergingen noch zehn Jahre, bis ich endlich einen Bachelor of Arts besaß, mit dem man aber nicht gleichzeitig auch eine Berufsausbildung in der Tasche hat.

Nach meiner Scheidung wieder nach Deutschland zurückgekehrt, übte ich zunächst ein paar Jahre lang einen künstlerischen Beruf aus und absolvierte ein Studium zum Volksschullehrer. Dieser vielleicht lobenswerte Beruf war für mich ein einziges Desaster. Stichwort: Disziplin(!), vielmehr Disziplinlosigkeit! So war ich eigentlich sehr froh, als mich der österreichische Staat, bei dem ich im Schuldienst angestellt war, entlassen wollte, da erst einmal die Österreicher selbst beschäftigt werden sollten.

Also mußten sich der deutsche Staat und ich etwas neues einfallen lassen, damit ich wieder in einem ordentlichen Arbeitsprozeß zum steuerzahlenden Bürger werden konnte. Ich wurde umgeschult zur Sekretärin – schon mit ziemlichem Gleichmut nahm ich dieses Urteil über meine Zukunft an. Ich war jetzt immerhin schon 37 Jahre alt, also absolut

lernfähig! Um in diesen Beruf aber noch etwas Spannung zu bringen, ging ich auf eigene Faust wieder in die USA zurück, diesmal nach Dallas. Es wurden abwechslungsreiche und – wie sich herausstellen sollte – auch richtungsweisende drei Jahre daraus.

Von meinem Sekretärinnenberuf nicht allzusehr gefesselt, begann ich allmählich, mich wieder intensiver mit der Medizin zu beschäftigen. Eigentlich war mein Interesse an der Medizin nie ganz erloschen. Inzwischen war ich 40 Jahre alt geworden. Im Rundblick auf die ziemlich „synthetische" Lebensweise der Amerikaner und im Ausblick auf die noch vor mir liegenden Jahre, in denen ich noch einige Anforderungen an mich stellen wollte, suchte ich nach Anleitungen zu einer naturbezogenen Lebensweise. Seminare, Vorlesungen, Gesundheitsläden, Ideologien und Glaubensbekenntnisse füllten seit Beginn der achtziger Jahre diese sehr lebendige und aufgeschlossene Stadt Dallas. Nahe meiner Wohnung gab es eine junge Frau, die Augendiagnose durchführte und ihren Klienten Kräuter empfahl. Empfehlen deshalb, weil es in den USA den Beruf des Heilpraktikers als geschlossenes Berufsbild nicht gibt, wohl aber in seinen vielfältigsten Einzeldisziplinen bis hin zum „Doctor of Homoepathy".

Ich nahm bei dieser Frau einen Kurs, nahm noch einen, dann einen Kurs in Ernährung. Schließlich besorgte ich mir Bücher aus Deutschland über Naturheilkunde. Dann ließ ich meine alten Anatomiebücher rüberschicken. Besuchte Vorträge und ließ mir durch die in Deutschland allmählich in Gang kommende Naturheilkunde mein neues Bewußtsein bestätigen. Natürlich war ich nicht zufrieden mit laienhaften Erklärungen oder kurzen Einführungen zu einem Thema, da hatte ich schon wissenschaftliche Ansprüche!

Es war schon immer so eine Art Tick von mir, die Menschen zu beobachten, manchmal auch ein bißchen zu deutlich. Jetzt ergänzte ich meine Charakterstudien mit dem Erraten von Krankheiten. Das kann ganz schön befriedigend sein als Zeitvertreib, wenn man selbst nicht von seinen Erkenntnissen betroffen ist. Ich jedenfalls wollte sooo nicht einmal aussehen, wie manche meiner Studienobjekte!

Selbstverständlich hatte ich bei diesem Gesundheitskonsumstreß längst eine holistische Auffassung des menschlichen Körpers gewonnen und mich meilenweit von meinen schulmedizinischen Anfängen entfernt.

Kurz und gut, ich packte meine Koffer, ging wieder nach Deutschland und meldete mich an der Hessischen Heilpraktikerschule in Hochheim an – nicht mehr gerade die Jüngste, dennoch befand ich mich dort auch in altersgleicher Gesellschaft. Man erhält dort einen anspruchsvollen Unterricht, der natürlich nicht ohne ernsthaftes Pauken zum Erfolg führen konnte. Das Thema Ernährung wurde für mich die Grundlage der Gesundheit – und es ist noch immer mein bevorzugtes Interessengebiet, das ich in Abständen mit Seminaren vertiefe und aktualisiere. Keine Heilung ohne gesunde Ernährung! – Das ist das Motto für mich und für jeden, mit dem ich über dessen Gesundheit spreche.

Nach eineinhalb Jahren Schulbesuch ging mir das Geld aus. Ich fand einen Teilzeitjob, den ich gerade drei Wochen ausfüllen konnte, bis ich mir bei einem Unfall den Arm verletzte und ein halbes Jahr lang aus dem Schreibverkehr gezogen werden mußte und damit natürlich auch mein Schulgeld nicht mehr verdienen konnte. Nun, ich war es gewöhnt, mein Ziel nicht schon beim ersten Anlauf zu erreichen. So verzichtete ich erstmal auf die Fortsetzung der Ausbildung, beschäftigte mich jedoch weiterhin intensiv mit der Naturheilkunde. Es war meine einzige, ernsthafte Lektüre.

Schließlich, unzufrieden mit halben Sachen, voll beschäftigt als Sekretärin und vor lauter Streß seit Monaten schon unter Schlaflosigkeit leidend, nahm ich einen mutigen Anlauf zum Endspurt. Ich fand eine sehr gute Repetitorin, paukte jeden Tag – auch auf dem Weg zur Arbeit – und hatte mir streng vorgenommen, es unbedingt zu schaffen, schon um nicht noch einmal den Stoff durchwühlen zu müssen; ich meldete mich zur Überprüfung beim Amtsarzt an – und bestand sie auch. Das war haarscharf vor meinem fünfzigsten Geburtstag!

Jetzt hängt ersteinmal das Diplom an der Wand zur täglichen Mahnung – und, meiner Linie treu bleibend, wird dann bei einem zweiten Anlauf die Fortsetzung des Heilpraktikerprogrammes folgen.

Von der Apothekerin, Lehrerin, Gesundheitsberaterin zur Heilpraktikerin

Edith K. Metzger, Heilpraktikerin

Auf Wunsch meiner Eltern begann ich nach dem Abitur eine Ausbildung zur Apothekerin, die mir erstaunlicherweise viel Spaß machte. Die Geburt des ersten Sohnes gestattete es mir gerade noch, mit dem Vorexamen abzuschließen. Die beiden anderen Söhne sorgten dann endgültig dafür, daß sich mein Interesse ausschließlich der Kindererziehung zuwandte ...

Nach sechs Jahren beruflicher Abstinenz tat sich ganz unverhofft eine neue Möglichkeit für mich auf: Ich erhielt die Stelle einer Englischlehrerin just an der gleichen Schule, in die unser Ältester eingeschult wurde. Zunächst glaubt ich, mit dem Unterrichten meinen Traumberuf gefunden zu haben. Doch dann war es wieder die Apotheke, die mich lockte. Durch das viele Stehen bekam ich jedoch Probleme mit den Beinen und wurde gezwungen, über meinen weiteren beruflichen Weg nachzudenken.

Die Gelegenheit bot sich dieses Mal im eigenen Haus: Mein Mann hatte sich als freier Journalist selbständig gemacht und suchte für das Büro eine Unterstützung. So wuchs ich in die Redaktionsarbeit hinein und spezialisierte mich – wie konnte es auch anders sein – für Themen im Gesundheitsbereich. Eines Tages lernte ich durch meine Artikel Dr. Bruker kennen und mit ihm die Vollwerternährung. An der Ausbildung zur Gesundheitsberaterin in Lahnstein führte dann kein Weg mehr vorbei. Vorträge und Kurse in Sachen Vollwerternährung wechselten nun ab mit der Arbeit am Schreibtisch. Ich liebte geradezu diese vielseitige Tätigkeit. Je länger ich mich mit der Ernährung beschäftigte, desto mehr wollte ich wissen – wichtige Zusammenhänge fehlten. Ich besuchte in dieser Zeit einige Kurse, wobei das Blü-ten-Seminar im Lebensgarten Steyerberg wieder einmal wegweisend war.

Eines Tages hörte ich aus dem besagten Steyerberg, daß eine ganz neuartige Heilpraktiker-Schule eröffnet wird, die mit unorthodoxen Lernmethoden auf die Überprüfung vorbereitet: Der Stoff sollte in dreißig Unterrichtstagen, Wochenweise aufgeteilt, bewältigt werden und das Lernen auch noch Spaß machen! Es klang wie ein Märchen! Trotzdem glaubte ich an diese Möglichkeit – wahrscheinlich, weil ich wollte. Denn von der Superlearning-Methode (ich konnte sie bis dahin nur mit dem Sprachenlernen in Zusammenhang bringen) hatte ich genauso wenig Ahnung wie von dem zu bewältigenden Stoff für die Heilpraktiker-Überprüfung. Kurz entschlossen meldete ich mich an und war froh, daß ich in den anvisierten Kurs einsteigen konnte.

Ich begegnete einem bunt zusammengewürfelten Kreis junger und weniger junger Leute (wobei ich mit meinen 48 Jahren schon ein Oldtimer war!), die mit mir die Absicht teilten, in einem halben Jahr die Prüfung zu schaffen. Das Lernklima sagte mir sofort zu, und es dauerte nicht lange, bis der zu erarbeitende Stoff mich nicht nur interessierte, sondern mich gar nicht mehr losließ. Bereits Gelerntes tauchte nach und nach aus der Erinnerung wieder auf, und ich gewann wahrhaftig wieder Freude am Lernen. Die Unterrichtsstunden, obwohl sie oft bis in den Abend gingen, waren durch die abwechselnde Unterrichtsweise (aktive und passive Lernphasen, Bewegungsspiele, Singen) nicht ermüdend. Zum häufigen Blick zur Uhr, gewohnt aus der Schulzeit, gab es keinerlei Anlaß.

Und noch etwas änderte sich: Nach Hause zurückgekehrt, zog es mich sofort an meinen Schreibtisch. Zur Überraschung aller, stand ich jeden Morgen gegen sechs Uhr auf – und das ohne Wecker –, um zwei Stunden lang den durchgenommenen Stoff zu wiederholen. Dieses regelmäßige Lernen früh am Morgen, bevor ich von anderen Dingen und Leuten abgelenkt werden konnte, hielt ich mit kurzen Unterbrechungen bis zur Prüfung durch. Es erwies sich als die beste Lernzeit.

Neben einem guten Unterricht und Arbeitsunterlagen, die wir in Steyerberg bekamen, sind die richtigen Bücher das A und O. Zu ausführliche Literatur führt dazu, daß man sich verzettelt. Ein wirklich preiswertes Buch mit guten Abbildungen ließ mich manches in der Anatomie klarer sehen: *Atlas der Anatomie* von Dr. med. Joachim Lauen. Danach konnte ich mit dem Buch *Der Körper des Menschen* von Adolf Faller viel besser umgehen.

Infektionskrankheiten wurden in Steyerberg bestens behandelt. Trotzdem war mir die *Spezielle Infektionslehre* von Hans Henning Studt sehr hilfreich. Gerade bei den Infektionskrankheiten ist es gut, sie in einer anderen Einteilung zu lernen.

Die vielen anderen Krankheiten bereiteten mir allerhand Schwierigkeiten. Obwohl ich während meiner Apothekentätigkeit mit zahlreichen Krankheiten konfrontiert wurde, begegneten mir Namen, die ich vorher noch nie gehört hatte. Einen guten Überblick verschaffte ich mir mit den beiden Büchern von Linus Geisler *Innere Medizin*. Übersichtlich geschrieben und mit hervorragenden Zeichnungen versehen, erlaubten sie mir den raschen Zugang zu den verschiedensten Leiden und ließen mich vor allem auch die Zusammenhänge verstehen.

Geradezu verwirrend war für mich am Anfang das Buch von Jürgen Dahmer *Anamnese und Befund*. Aber je tiefer ich in die Materie einstieg, desto besser kam ich auch mit diesem Buch zurecht, obwohl vieles zu ausführlich und für die Prüfung unnötig ist.

Einen wichtigen Teil der Prüfung nimmt die Gesetzeskunde ein. Wenn sie gut komprimiert gelehrt wird, ist sie kein Schrecken mehr. Darüber hinaus helfen Reime und Lieder, die uns nachmittags über den toten Punkt hinweghalfen, die verschiedensten Meldepflichten so nebenher zu lernen.

In dem halben Jahr hatte ich viel gelernt, doch – da ich nebenher noch Artikel für verschiedene Zeitschriften schrieb – war es nicht genug, daß ich mich im Anschluß daran für die Prüfung hätte anmelden können. Außerdem hatte ich das Gefühl, daß sich alles noch irgendwie setzen, geordnet und natürlich wiederholt werden mußte. Alleine und jetzt ohne Unterricht hätte ich wohl mit der Zeit Schwierigkeiten bekommen, System in meine Lernerei zu bringen. In unmittelbarer Nachbarschaft traf ich auf eine Frau, die sich in etwa auf dem gleichen Kenntnisstand befand und obendrein Lust hatte, sich mit mir auf die Prüfung vorzubereiten. Wir trafen uns zunächst einmal die Woche, dann zweimal wöchentlich, um den Stoff zu wiederholen. Da sie sich auf einer anderen Heilpraktiker-Schule vorbereitet hatte, ergänzten wir uns bestens. Wir fanden auch den gleichen Lernrhythmus und freuten uns auf die regelmäßigen Lern-Vormittage beziehungsweise Nachmittage. Anfangs arbeiteten wir viel mit den Prüfungsfragen von Koch und Scharl; später merkten wir aber, daß wir damit in Heilbronn (mein Prüfungsort) nicht weit kommen würden, da dort ganz andere Prüfungsfragen gestellt wurden.

Ich hatte mich bereits nach einem halben Jahr Unterricht zur Überprüfung angemeldet und mußte noch ein weiteres halbes Jahr warten, bis ich zugelassen wurde. Zunächst war ich ungeduldig, doch mit der Zeit merkte ich, daß jeder Tag wichtig war. Gerade in den letzten vier Wochen habe ich die Zusammenhänge immer besser begriffen und dadurch Sicherheit gewonnen.

Die Überprüfung selber war nicht schwer (das sagt man wohl immer, wenn man die Antworten weiß). Es herrschte ein angenehmes Prüfungsklima. Eine halbe Stunde hatte ich für die schriftlichen Fragen Zeit, die sofort von den Prüfern angeschaut wurden. Sie teilten mir das Ergebnis sofort mit, und mit diesem guten Gefühl verging auch die Angst vor dem mündlichen Teil, der eineinhalb Stunden dauerte. Auch hier waren die Fragen gut verständlich gestellt, ich empfand es eher als ein Gespräch denn als Frage-und-Antwort-Spiel.

Nachdem ich meinen Heilpraktiker-Schein in der Tasche hatte, konnte ich mich jetzt ganz unbelastet den Heilweisen zuwenden, die mich interessierten. Vollwerternährung ist das eine Bein, das andere soll die klassische Homöopathie sein, mit der ich mich immer mehr anfreunde und wohl noch eine ganze Weile beschäftigen muß.

Meine Praxis habe ich bereits ein halbes Jahr nach der Prüfung eröffnet. Ich finde es schön, so langsam in die neue Aufgabe hineinzuwachsen. Auf Patienten brauche ich nicht unbedingt zu warten, denn ich kann zwischendurch gut meinem alten Beruf nachgehen oder mal wieder in die Bücher schauen ...

Rückblickend sehe ich, daß sich vor allem eines wie ein roter Faden durch die geschilderte Zeit zieht: Mein ausgeprägtes Interesse am Menschen und daraus resultierend die Erkenntnis, daß die herkömmliche Medizin vielen Krankheitsbildern nicht gerecht werden kann. Die Zeit in der Apotheke war dafür exemplarisch. Die Patienten (in einem kleinen Ort entwickeln sich fast persönliche Beziehungen zu ihnen) kamen immer wieder und benötigten immer häufiger stärkere Medikamente oder neue Arzneien für andere Leiden. So wurde mir nach und nach klar, daß die Krankheiten der Menschen vielfach andere Ursachen haben und deshalb auch anders behandelt werden müssen!

ALLERGIEN?

SPENGLERSAN KOLLOID K

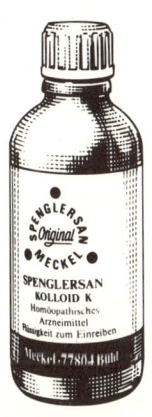

Anwendungsgebiet: Allergische Leiden wie Heuschnupfen und Asthma

Zusammensetzung: 1 ml enthält: Antigene D9 von Streptococcus lanceolatus, Staphylococcus aureus, Diplococcus pneumoniae, Antitoxine D9, gewonnen aus den oben genannten Stämmen. Handelsform: Tropfflaschen mit 10 ml, 20 ml, 50 ml und 100 ml. Flüssigkeit zum Einreiben. Homöopathisches Arzneimittel.
Muster und Literatur: MECKEL-SPENGLERSAN GmbH · Postfach 14 18 · 77804 Bühl.

Von der Buchhalterin zur Heilpraktikerin und so führe ich meine Praxis

Marita Sartorio, Heil- und Gesundheitspraktikerin, Oberreifenberg/Ts.

Es begann, als ich fünf Jahre alt war. Eines Tages bemerkte ich, daß mein rechter Daumen sehr heiß war, schmerzte und immerzu pochte. Meine Oma, die bei uns zu Hause wohnte, meinte, das wäre ein Fingerumlauf, was mich sehr wunderte, weil es doch am Daumen war. Aber ich wunderte mich noch mehr, denn sie meinte auch noch, daß ich den Daumen jetzt unbedingt in heißer Seifenlauge baden müßte. Es war für mich sehr beunruhigend, daß die Schmerzen immer heftiger und das Pochen immer unerträglicher wurde. Ich wußte überhaupt nicht mehr, was da mit mir geschah. Ich hatte bis dahin immer viel Vertrauen in die Erwachsenen gehabt, so nach dem Motto: „Was Erwachsene tun, ist immer richtig." Daran fühlte ich nun starke Zweifel, weil sie mir durch diese Anordnung, in der Seifenlauge zu baden, offensichtlich noch mehr Probleme mit dem Daumen bereiteten. Aber, es gab ja zum Glück noch meinen Liebling, den Opa väterlicherseits, der sich mit solchen Sachen bestens auskannte, nach ihm wurde geschickt. Er war damals beim Deutschen Roten Kreuz Bereitschaftsführer für eine große Stadt und war im Krieg Sanitätsfeldwebel gewesen. Ich saß also am Fenster mit meiner Tasse heißer Kernseifenflockenbrühe, tunkte meinen Daumen mit schmerzverzerrtem Gesicht immer wieder tapfer hinein und wartete sehnlichst auf die wohlbekannte große Gestalt auf dem Fahrrad ...

Endlich kam er und mit ihm die Erlösung. Er sagte, das sei ein „Panaritium" und er wolle mir das „homöopathische Messer" geben. Ich dachte mit Schrekken: „Jetzt fängt der auch noch an, mich zu quälen", aber die kleinen weißen Dingerchen, die er mir dann zum Lutschen gab, sahen gar nicht gefährlich aus, und sie hatten eine wunderbare Wirkung. Ich vergesse nie die Erleichterung, als sich der Eiter entleerte und die Schmerzen und das „Gepoche" endlich aufhörten. Ich habe meinen Opa schrankenlos bewundert und hatte ihn jetzt noch viel lieber als bisher. Ich wollte ihm nacheifern und auch so klug, so gütig und so erfahren sein wie er. Von da ab interessierte mich alles, was in irgendeiner Weise mit Krankheit oder Gesundheit zu tun hatte. Mein Opa war sehr geduldig und erklärte mir stundenlang die großen bunten Bilder, die das Innere des Menschen zeigten, oder an „Phantomen", wie ein einfacher Schädelbruch aussieht und wie ein komplizierter. Auch in die Anfangsgründe der Homöopathie weihte er mich im Laufe der Jahre ein, und es machte ihm ebensolchen Spaß wie mir. Bald hieß ich in der Familie nur noch „Frau Doktor".

Heute bin ich froh, daß ich keine „Frau Doktor" geworden bin, denn ich wäre mit meiner Einstellung zur Naturheilkunde bestimmt noch mehr angeeckt. Selbst meine Kollegen in der Heilpraktikerschule des VDH in Duisburg meinten damals, ich sei ein „Ketzer", weil ich die moderne „Schmalspurarzt-Apparate-Medizin" nicht mitmachen wollte. Mir kam es auch damals schon darauf an, die klassische Naturheilkunde in meinem eigenen Stil zu praktizieren. Es war für mich eine wunderschöne Zeit, nachdem sich der erste Schreck der Kollegen über manche Ansichten gelegt hatte, mit ihnen und den Lehrern zu diskutieren und „neue" Wege zu entdecken und wiederzufinden. Einige Kollegen meinten, mit meinen Ansichten würde ich sicherlich in einer eigenen Praxis verhungern, aber davon konnte bis zum heutigen Tage keine Rede sein.

Meine Behandlungsmethode:

Ein Patient, der zu ersten Mal zu mir kommt, weiß, daß wir einige Zeit, je nach seinem Interesse zirka fünf bis acht Stunden, zusammen einen für ihn neuen Weg suchen und finden werden. Vorher hat er ein Informationsblatt bekommen, worin diese Vorgehensweise beschrieben und auch über die Kostenpauschale informiert wird. Ich verstehe das so, daß ich dem Patienten nicht „helfen" will, sondern in dieser Zeit – und weit darüber hinaus – mit meinem ganzen Sein für ihn oder sie „da" bin. Nach meiner Auffassung geht es dem Patienten auf diese Weise so gut, wie es besser nicht gehen könnte, weil er so optimal lernen kann, und darum sehe ich keine Veranlassung, ihm zu helfen, seine Leiden zu „bekämpfen". Es ist vielmehr so, daß ich ihm von meinen eigenen Erfahrungen und über die Naturgesetze berichte – und dann ihm die Entscheidung überlasse, was er in seinem Leben jetzt ändern möchte, um nicht mehr so harten Wirkungen, wie Schmerzen oder sogenannten „Krankheiten" ausgesetzt zu sein. Das, was wir beobachten, denken, wünschen und fühlen, drücken wir mit unserem Körper aus, wie der Drucker (Körper), der vom Computer (Gehirn) den Befehl zum Ausdrucken der gespeicherten Daten bekommen hat. Sollte der Drucker Unvollständiges oder von uns angeblich nicht Gewünschtes ausdrukken, so werden wir nicht den Drucker verantwortlich machen, sondern wir werden ganz selbstverständlich die Eingabe in den Computer ändern, dann ändert sich auch ganz selbstverständlich der Ausdruck auf dem Papier.

Von außen, am sichtbaren Körper, können wir nur symptomatisch behandeln, als wenn wir im Kino auf der Leinwand herummalen würden, wenn uns der Film nicht gefällt. Eine Unterstützung des äußeren Körpers ist aber immer sinnvoll, weil mit jeder Hilfe, die wir ihm geben, auch die liebevolle Zuwendung und die Information gegeben wird, daß wir be-

reit sind, etwas zu ändern. Eine dauerhafte Änderung eines unerwünschten Zustandes können wir aber nur über eine Bewußtseinsänderung erreichen. Der Weg geht von innen nach außen. Unsere ungefähr 70 bis 80 Billionen Zellen erneuern sich pro Sekunde mit Millionen Einheiten. Es wird sich immer wieder das in unseren Zellen abspielen, was die DNS programmiert – und die DNS wird von unserem Energiekern gesteuert. Wir können es auch Bewußtsein, höheres Selbst, Seele oder Beobachtung nennen. Der Beobachter macht eine Beobachtung, ohne jedoch die Erkenntnis aus dieser Beobachtung in ein verändertes Verhalten umzusetzen, weil er unaufmerksam ist. Nur deshalb ist es möglich, daß es überhaupt so starke Wirkungen wie Leberzirrhose, Krebs, Multiple Sklerose, Arthrose oder Schlaganfälle gibt. Alles das, was der Körper selbst aufbaut, kann er auch selber wieder abbauen, wenn wir ihm Gelegenheit dazu geben. Diese Gelegenheiten gehen über den Weg der Selbstverantwortung und Freiheit eines jeden Patienten für sein eigenes Sein. Der Patient lernt, sich selbst und seine Situation anzunehmen und dann Schritt für Schritt die Wirkungen, die er nicht mehr wünscht, über ein naturheilkundliches Balance-Training abzubauen. Dabei werden seine Bemühungen durch Töne und Farben, Licht und Luft, Wasseranwendungen, wie Packungen, Wickel, Bäder, Einläufe und Rumpf- und Sitzreibebäder von außen unterstützt. Auch Heilerdepackungen, Trockenbürsten und, ganz wichtig, eine für ihn individuell passende Ernährungsweise, wie zum Beispiel die Sonnenkost, mit frischem, reifem Obst und Gemüse, Nüssen und gekeimten Körnern, gehören dazu. Diese Kost können wir sehr gut modifizieren und je nach den körperlichen und geistigen Gegebenheiten dem einzelnen Patienten anpassen.

Außerdem empfehle ich als weitere Information zum „Heil- und Ganz-werden" Fußreflexzonen-Massage, auch mit dem Zwölfer-Roller, Yoga-Übungen und homöopathische Spezialitäten. Spritzen werden in meiner Praxis verschwindend wenig benutzt. Der Patient oder die Patientin bekommt zum Abschluß des naturheilkundlichen Programmes von mir eine naturheilkundliche Konzeption. Diese umfaßt 24 Seiten Erklärungen, zum Beispiel, welche äußeren sichtbaren Wirkungen welche inneren unsichtbaren Bewußtseinszustände bedingen, Erklärungen, wie Wickel, Packungen oder Bäder gemacht werden und so weiter, bis hin zur Bücherliste, wo ich dann das oder die Bücher ankreuze, die ich ihm oder ihr empfehlen möchte.

Von dieser Art, eine Naturheilpraxis zu führen, bin ich jeden Tag aufs neue begeistert, und das rund um die Uhr. Das spüren auch meine Patienten, und es hat sich im Laufe der Zeit schon manche schöne Freundschaft entwickelt. Ich möchte allen Anfängern im Beruf des Heilpraktikers diese Freude und Begeisterung wünschen und ihnen sagen, daß ich gerne bereit bin, meine Erfahrungen an sie weiterzugeben, wenn sie es wünschen.

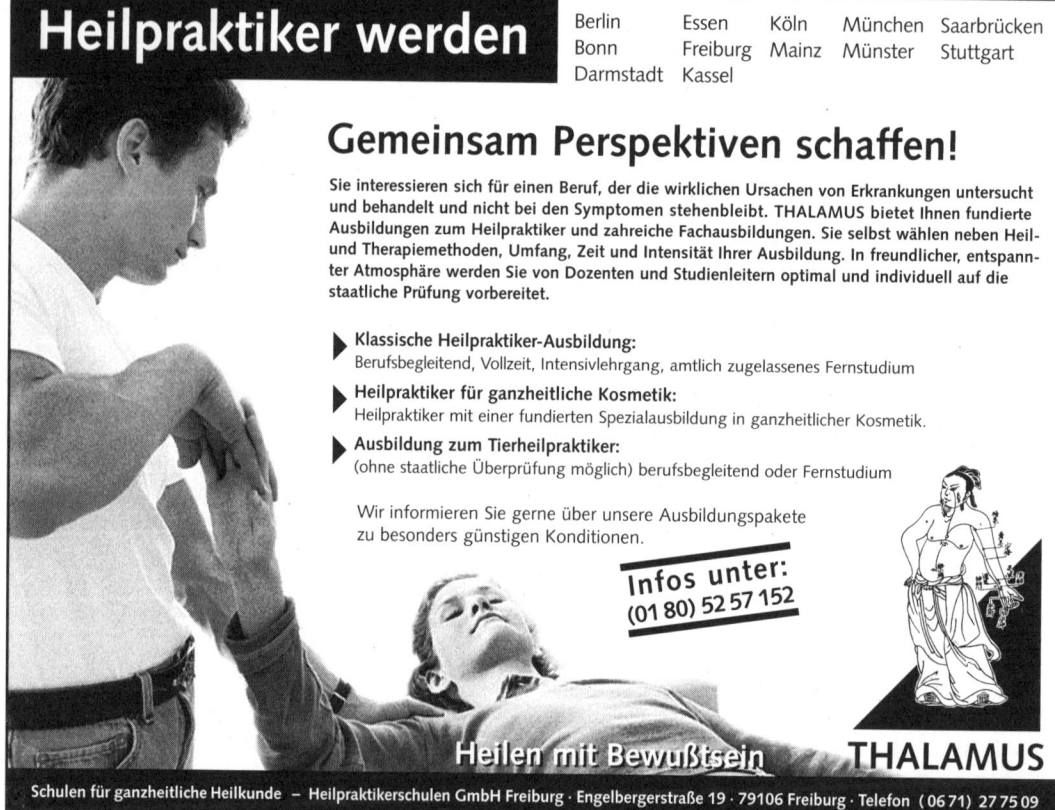

Heilpraktiker werden

Berlin Essen Köln München Saarbrücken
Bonn Freiburg Mainz Münster Stuttgart
Darmstadt Kassel

Gemeinsam Perspektiven schaffen!

Sie interessieren sich für einen Beruf, der die wirklichen Ursachen von Erkrankungen untersucht und behandelt und nicht bei den Symptomen stehenbleibt. THALAMUS bietet Ihnen fundierte Ausbildungen zum Heilpraktiker und zahlreiche Fachausbildungen. Sie selbst wählen neben Heil- und Therapiemethoden, Umfang, Zeit und Intensität Ihrer Ausbildung. In freundlicher, entspannter Atmosphäre werden Sie von Dozenten und Studienleitern optimal und individuell auf die staatliche Prüfung vorbereitet.

▶ **Klassische Heilpraktiker-Ausbildung:**
Berufsbegleitend, Vollzeit, Intensivlehrgang, amtlich zugelassenes Fernstudium

▶ **Heilpraktiker für ganzheitliche Kosmetik:**
Heilpraktiker mit einer fundierten Spezialausbildung in ganzheitlicher Kosmetik.

▶ **Ausbildung zum Tierheilpraktiker:**
(ohne staatliche Überprüfung möglich) berufsbegleitend oder Fernstudium

Wir informieren Sie gerne über unsere Ausbildungspakete zu besonders günstigen Konditionen.

Infos unter:
(01 80) 52 57 152

Heilen mit Bewußtsein   **THALAMUS**

Schulen für ganzheitliche Heilkunde – Heilpraktikerschulen GmbH Freiburg · Engelbergerstraße 19 · 79106 Freiburg · Telefon (0671) 27 75 09

Vom Händler zum Heilpraktiker

Günter Weigel, Heilpraktiker, Lörrach

Nach dreißigjähriger, überwiegend selbständiger Tätigkeit im Lebensmittelgroßhandel hatte ich ganz einfach genug. Ich fühlte mich nur noch als Handlanger der Industrie. Tag für Tag mußte ich mir anhören, daß die Konkurrenz alles viel besser konnte. Ich arbeitete 60 bis 70 Stunden in der Woche, meist auch noch am Wochenende und konnte nicht einmal mit meiner Familie gemeinsamen Urlaub machen. Ich verkaufte also kurz entschlossen meinen Laden mit allem Drum und Dran und machte einen dicken Strich unter mein bisheriges Berufsleben. Meine Bekannten und Verwandten hielten mich glatt für verrückt.

Nun stand ich erst mal da und hatte keine Ahnung, wie es weitergehen sollte. Was kann man mit 50 Jahren Neues anfangen, wenn man von den bisherigen Berufserfahrungen nichts mehr wissen will?

Bereits ein Jahr zuvor hatte ich im Rahmen einer Gesprächstherapie Kontakt zu den Bach-Blüten gehabt. Jetzt hatte ich plötzlich ein Inserat in der Hand, in dem Kurse zur Ausbildung als Blütenberater angeboten wurden. Ich meldete mich kurz entschlossen an. Und damit begann für mich ein Weg mit vielen Höhen und Tiefen, ein regelrechtes Abenteuer. Von allen Seiten stürmte es auf mich ein. Ich las eine Menge esoterischer Bücher, hörte Kassetten, war begeistert von Gruppenerlebnissen unterschiedlichster Art, besuchte einen Astrologiekurs der Volkshochschule und fand Kontakt zu Shiatsu, Metamorphischer Methode und Sacred Dance. Ich fand mich zeitweise auf einem beachtlichen Höhenflug. Ich, der ich immer stolz auf meine reale Einschätzung des Lebens gewesen war.

Während der Ausbildung zum Blütenberater informierte die Kursleiterin auch über Vorbereitungskurse zur Heilpraktiker-Prüfung, die im Herbst des gleichen Jahres beginnen sollten. Diese Kurse sollten im Superlearning-Verfahren gehalten werden. Ich hatte sofort das Gefühl, daß das etwas für mich sein müßte und, da mich alles Neue interessierte, meldete ich mich zum ersten Kurs an. Es war – wie erwartet – ein richtiger Pionierkurs. Alles war neu und noch ohne die sich mit der Zeit unvermeidlich einstellende Routine.

Am ersten Kurswochenende dachte ich: „Das schaffst Du nie!" Diese vielen Begriffe in griechischer und lateinischer Sprache, diese Unmenge von Information über die Anatomie des menschlichen Körpers sollte ich lernen? Dazu kursierten dann noch wahre Horrorgeschichten über Amtsärzte und Prüfungen. Ich hatte Minderwertigkeitskomplexe, denn einige Kursteilnehmer hatten schon Vorerfahrungen – einer als Zahnarzt, andere aus den unterschiedlichsten therapeutischen Berufen. Und die meisten waren viel jünger als ich. Aber schon nach dem ersten Tag wichen alle diese Angst- und Unsicherheitsgefühle einer enormen Faszination. Ich stellte fest, daß man das alles lernen kann und daß andere teilweise viel größere Schwierigkeiten hatten als ich. Ich nahm die Herausforderung an.

Ich hatte Zeit zum Lernen, was mir immer wieder vorgehalten wurde, und konnte mich daher nicht – wie die meisten – hinter vielerlei Ausflüchten verstecken. Ich erinnerte mich an meine lang zurückliegende Schulzeit und daran, daß ich eigentlich nie Schwierigkeiten mit dem Lernen oder mit Prüfungen gehabt hatte. Lernbarrieren, über die stundenlang geredet wurde, waren für mich Fremdworte. Es machte mir eine außerordentliche Freude, den Stoff so richtig mit System aufzuarbeiten. Ich nahm jede Anregung auf und entwickelte selbst immer neue Lerntechniken. So hatte ich zum Beispiel immer ein Vokabelheft mit dem, was ich gerade lernen wollte, in der Hosentasche, auch wenn ich kurz vor Mitternacht noch eine Runde mit unserem Hund ging. Ich rekapitulierte dann laut und, wenn mir etwas nicht einfiel, las ich es im Schein einer Straßenlaterne nach. Oder ich wechselte meinen Standort und ging zum Lernen in einen nahegelegenen Park, wo ich, wie ich bald feststellte, viel aufnahmefähiger war. Dann ließ ich mich wieder von meiner zehnjährigen Tochter abhören, die dabei gleich auch noch etwas über die Gehirnnerven, die Hormone oder die Infektionskrankheiten lernte und der das einen Riesenspaß machte.

Neben der obligatorischen Lernkartei produzierte ich eigene Superlearning-Kassetten. Es war eine gewaltige Arbeit, aber gerade die Kassetten haben mir sehr viel gebracht. Ich war gezwungen, den Unterrichtsstoff aufzuarbeiten, mußte in allen möglichen Fachbüchern nachschlagen, was mir unklar war, alles überschaubar gliedern und zuletzt die Texte auf Band sprechen. Das Abhören unter den richtigen Bedingungen ergab dann oft, daß ich mit dem Ergebnis unzufrieden war. Entweder meine Stimme war zu laut, die Texte zu schnell gesprochen oder die Musik zu leise; dazwischen läuteten die Kirchenglocken oder jemand an der Haustüre. So mußte ich die Aufnahmen unzählige Male wiederholen und zuletzt konnte ich natürlich den Text vorwärts und rückwärts.

Im Frühjahr dann, nach sechs Monaten, war es soweit. Der Kurs war zu Ende. Ich fühlte mich vollgestopft mit Wissen über Anatomie und Krankheiten und hatte trotzdem mehr und mehr das Gefühl, eigentlich gar nichts zu wissen. An die Prüfung wollte ich überhaupt nicht denken. Ich begann also nochmals, den ganzen Stoff kreuz und quer aufzuarbeiten, neu

zu ordnen und aus ganz neuen Blickwinkeln zu betrachten. Irgendwann kam ich dann zu dem Ergebnis, daß ich dieses Spiel noch endlos weiterbetreiben könnte. Ich mußte einfach zu einem Schluß kommen, und so meldete ich mich kurz entschlossen zur Überprüfung durch den Amtsarzt an. Der Zahnarzt aus unserem Kurs hatte inzwischen schon bestanden, was meinen Ehrgeiz natürlich noch mehr herausforderte.

An den Überprüfungstag kann ich mich sehr gut erinnern. Ich fuhr sehr frühzeitig nach Freiburg, wo die Überprüfung stattfinden sollte, setzte mich irgendwo im Grünen in die Sonne und konzentrierte mich noch einmal auf das, was mir bevorstand. Ich war ganz ruhig und der festen Überzeugung, das zu wissen, was ich wissen mußte. Alle Vorbehalte gegen den „bösen Amtsarzt" waren längst verschwunden. Ich war fest davon überzeugt, den richtigen Amtsarzt und eine faire Prüfung zu bekommen. Und so war es dann auch. Die Überprüfung war hart und dauerte eineinhalb Stunden, aber der Amtsarzt war außerordentlich kooperativ und half mir auch, wenn ich mal nicht so richtig weiterwußte. Ich hatte während der ganzen Zeit nie das Gefühl, es nicht zu schaffen. Nun war ich also Heilpraktiker! Es war wie ein Rausch. Nach einigen Tagen, als sich diese Euphorie dann gelegt hatte, stand ich vor der Frage: „Was mache ich jetzt damit?" Die folgenden Wochen und Monate waren nicht leicht. Ich probierte das und jenes und ließ es wieder. Es dauerte eine ganze Weile, bis sich ein klarer Weg für mich abzeichnete: Lebensmittel, das heißt im weitesten Sinne Ernährung, das war ja nun immer mein Thema gewesen. Inzwischen hatte ich auch einige Ernährungsformen selbst ausprobiert. Ich suchte also nach Möglichkeiten, meine dreißigjährige Erfahrung und mein Wissen anderen Menschen zu ihrem Wohle zu vermitteln. Ich schrieb Artikel für Zeitungen und Zeitschriften, gab Kurse an verschiedenen Volkshochschulen und hielt öffentliche Vorträge. Ich hatte sehr viel Freude an dieser Tätigkeit, vor allen Dingen wenn ich merkte, daß ich Resonanz bei meinen Zuhörern fand und etwas bewegen konnte. Nach und nach fanden sich dann auch Patienten in meiner Praxis ein.

Und so bin ich nach manchem Irrweg in meinem Leben doch noch da angelangt, wovon ich immer geträumt hatte: meine Berufung zu meinem Beruf zu machen. Nach einem kurzen „esoterischen Trip" stehe ich heute wieder mit beiden Beinen fest auf dem Boden der Tatsachen. Ich führe ein ganz einfaches Leben und bin rundherum zufrieden.

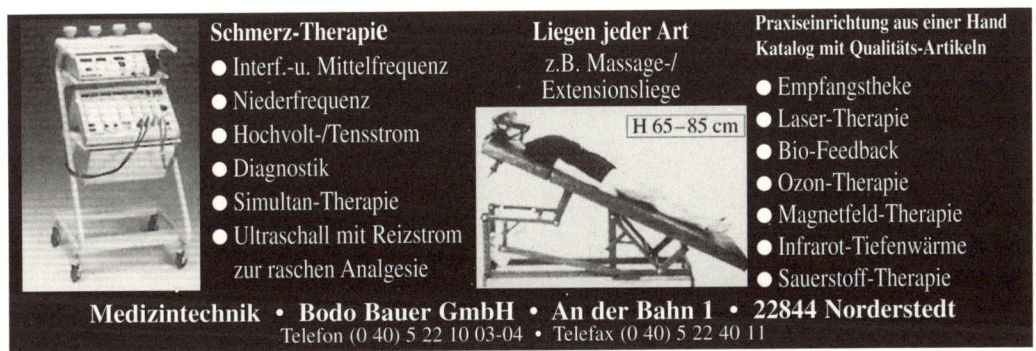

Schmerz-Therapie
- Interf.-u. Mittelfrequenz
- Niederfrequenz
- Hochvolt-/Tensstrom
- Diagnostik
- Simultan-Therapie
- Ultraschall mit Reizstrom
  zur raschen Analgesie

Liegen jeder Art
z.B. Massage-/
Extensionsliege

H 65–85 cm

Praxiseinrichtung aus einer Hand
Katalog mit Qualitäts-Artikeln
- Empfangstheke
- Laser-Therapie
- Bio-Feedback
- Ozon-Therapie
- Magnetfeld-Therapie
- Infrarot-Tiefenwärme
- Sauerstoff-Therapie

Medizintechnik • Bodo Bauer GmbH • An der Bahn 1 • 22844 Norderstedt
Telefon (0 40) 5 22 10 03-04 • Telefax (0 40) 5 22 40 11

WIR BEFLÜGELN IHREN WEG ZUM HEILPRAKTIKER

In unserer Schule legen wir Wert auf eine ganzheitliche Betrachtung des Menschen, d.h. Körper, Seele und Geist. Auf diesen Grundlagen bilden wir Sie aus und führen Sie auf den Weg des/der Heilpraktikers/in. Wir verwirklichen somit Ihre fundierte Ausbildung auf fachlich hohem Niveau. Fordern Sie unverbindlich unsere Ausbildungsbroschüre an.

Schule für Naturheilkunde Edelgard Scheepers Zeil 29 - 31, 60313 Frankfurt
Info: Fon 0 69 / 92 87 08-34, Fax 0 69 / 92 87 08-06

Als Industriekauffrau mit fünf Kindern zur Heilpraktikerin

Jutta Schaefers, Heilpraktikerin, Wuppertal-Cronenberg

Als kleines Mädchen interessierte ich mich schon für Menschen und ihre Krankheiten. Mein größter Wunsch war damals, Krankenschwester zu werden. Unterstützt wurde ich von meiner Oma. Wenn meine Mutter Rücken- oder Kopfschmerzen hatte, massierte ich mit viel Freude und Erfolg ihren Rücken und die Halswirbelsäule. Oma war glücklich. Sie hatte schon meine Mutter und meine Tante erfolgreich ab 1918 mit Homöopathie behandelt, auch ihr Wunsch als junges Mädchen war, Krankenschwester zu werden, und nun sollte mit mir ihr Traum in Erfüllung gehen. Doch es kam anders. Ich wurde Industriekauffrau, heiratete und bekam im Laufe der Zeit, so nach und nach, fünf Kinder. In meinem Hinterkopf dachte ich immer noch an meinen Traumberuf, aber durch meine wenn auch kurzen Krankenhausaufenthalt lernte ich doch die Schattenseiten in diesem Beruf kennen.

Unser ältester Sohn hatte von meiner Familie die „schwachen Bronchien" geerbt. Husten war unser Dauerbegleiter. Der Kinderarzt verordnete Hustenmittel, nach zwei Jahren Hustensaft gegen spastische Bronchitis, mit acht Jahren bekam unser Sohn Medikamente für Erwachsene. Alles half nichts, unser Sohn litt an Bronchialasthma. Der jetzt konsultiere Lungenfacharzt verordnete ein Mittel zum Inhalieren und das sofortige Abschaffen unserer Hauskatze. Die Symptome und Auslöser der Atemnot, die ich genau erklären konnte, interessierten ihn herzlich wenig. An einem feuchtkalten, nebligen Tag im Dezember kam unser Ältester nach Hause und fiel mir mit größter Luftnot in die Arme. Ich konnte ihm gerade noch sein Inhaliergerät reichen und so das Schlimmste verhindern. Er war damals fast zehn Jahre alt. Jetzt

hatte ich die Nase voll. Ich besorgte mir einen Termin bei einer Heilpraktikerin, die Homöopathin ist. Zum Glück konnten wir schnell kommen. In der ersten Nacht, nach Einnahme der kleinen, weißen Kügelchen, ging es meinem Sohn sehr schlecht, aber dann war er gesund. Er mußte sein Mittel zwar noch einige Male nehmen, aber jetzt, acht Jahre später, ist er topfit. Auch mit den anderen Kindern wechselte ich nun. Kinderkrankheiten und die üblichen Erkältungen verliefen bei uns nun wesentlich leichter. Jetzt war meine Neugierde geweckt. Ich wollte alles ganz genau über Krankheiten, ihren normalen Verlauf und die richtige Behandlung wissen. Zum Glück hatte ich eine sehr verständnisvolle Heilpraktikerin, die es verstand, den Beginn der Ausbildung weiter zu verschieben, bis unsere Kinder etwas älter waren. Als unser Jüngster sechs Jahre als war, konnte mich keiner mehr bremsen. Ich kannte nur einen Wunsch: ich wollte Heilpraktikerin werden. Ich hatte die Heilpraktikerschulen in der Nähe geprüft und mich für ein Fernstudium entschieden. Diese Studienform war verhältnismäßig kostengünstig. Etwas zaghaft schrieb ich mich im Bildungs- und Gesundheitszentrum, Haan, ein.

Bepackt mit den ersten Lektionen und notwendigen Büchern fuhr ich im Januar 1990 auf meinem Roller nach Hause. Ich hatte ein totales Glücksgefühl, diese Hürde schon mal geschafft zu haben. Das konnte auch nicht gemindert werden durch den Kommentar meiner Mutter: „Kind, laß es. Kümmer Dich um Deine Kinder, dann hast Du genug zu tun." Das Ingenieurstudium meines Mannes, das kurz vor dem Abschluß stand, wurde von allen als tolle Leistung gewürdigt, mein Studienbeginn als Phantasterei.

Mein Mann, meine Schwägerinnen und einige Freunde aber machten mir Mut. Mit Volldampf ging ich nun an die erste Lektion. Zu dieser Zeit übernahm ich einen Nachmittag die Betreuung einer 91-jährigen Omi, um so das Geld für das Studium und die Lehrgänge hinzuzuverdienen.

Wenn die Omi ihr Schläfchen hielt, ging ich an meine Lernerei. Doch ich verstand nur Bahnhof. Es war einfach zu schwierig. Dabei ging es doch nur um eine Zelle! Alles mußte ich drei- bis viermal lesen, um es zu verstehen. Mein Mann stellte beruhigend fest, daß man halt mit 37 Jahren das Lernen verlernt hat. Jeden Morgen, wenn die Kinder das Haus verließen, setzte ich mich, oft mutlos, an die Bücher. Mein Schreibtisch bestand aus einer Schreibtischklappe unseres Wohnzimmerschrankes. Immer, wenn ich gerade in Schwung war, kam eines der Kinder nach Hause. „Maaamaaa!!", riefen sie schon an der Haustür. Also räumte ich alle Bücher wieder ein und wurde zur Mutter. Doch so kam ich nicht weiter. Ich erklärte meiner Familie, daß unser Wohnzimmer nun auch mein Arbeitszimmer wäre und der Schreibtisch offen und die Bücher aufgeschlagen liegen bleiben müßten. Das wurde dann allmählich auch akzeptiert. So konnte ich dann sofort morgens ans Lernen gehen, ohne erst alles auszuräumen. Langsam lernten die Kinder auch, daß ich nicht immer sofort zur Tür gerannt kommen konnte. Im September kam dann der erste Wochenlehrgang: Anatomie. Mein Mann konnte durch sein Studium über ein Jahr keinen Urlaub nehmen. Diesen Urlaub opferte er nun für meine Wochenlehrgänge. Der erste war etwas ganz besonderes. Es wurde innerhalb von einer Woche das Arbeitsbuch „Anatomie und Physiologie" von E. Jecklin und die „Anatomischen Zeichenvorlagen" von F. Harms durchgearbeitet. Ferner ging unser Dozent mit uns in die Anatomie in Köln. Endlich konnte ich mir doch sehr viel besser vorstellen, wie und wo die

Organe im Körper ihren Sitz haben und arbeiten.

Diese Woche hatte bei mir den Knoten zerschlagen. Eine Woche ohne Ablenkung zu lernen brachte mich enorm weit. Ich powerte nun zu Hause weiter. So langsam versuchte ich, einige Hausarbeit an die Familie zu verteilen. Ich mußte lernen, daß die Arbeit zwar gemacht wurde, aber nicht so, wie ich es gerne hatte. Der Erfolg war auch nicht immer sehr regelmäßig. Auch das mußte ich mit der Zeit akzeptieren. Zwei Jahre war ich durch das Studium meines Mannes für die Kinder und das Haus allein verantwortlich gewesen. Jetzt gab ich sie gerne an meinen Mann wieder ab. Doch er ging mit den Kindern so ganz anders um als ich. Ob das richtig war? Im Lernen für meinen Beruf kam ich nun flotter vorwärts, zu lernen, daß der Vater eben auf seine Weise mit Haushalt und Kindern fertig wird – anders, aber auch gut – fiel mir jetzt schwer. Ich wurde zum Glück leider fast ersetzbar.

Im Dezember hatte ich acht Lektionen mit Erfolg durchgearbeitet und durfte zu den zwölf kostenlosen Wochenendseminaren der Schule. Hier konnten in Ruhe Fragen gestellt werden, besonders schwierige Themen wurden vorgestellt. Ich genoß die freien Wochenenden. Doch so langsam wurden dann Fragen von einigen Freunden gestellt: „Meinst Du nicht, Deine Kinder brauchen mehr Zeit von Dir? Man kann Euch kaum noch einladen, immer bist Du zum Lehrgang." Kommen die Kinder nicht zu kurz? Lehrer stellten bei Elternsprechtagen fest, daß Kinder aus kinderreichen Familien, deren Mütter auch noch studieren, „sowieso" etwas seltsam wären. Klar, wir haben zwei Klassenbeste und drei gute Durchschnittsschüler. Aber unsere Kinder wurden eben besonders beobachtet. Die härteste Sache war, daß mein Mann immer wieder gefragt wurde, wie er mit meinem Studium fertig würde. Er lachte darüber, ich ärgerte mich. Sein Studium war in den Augen der anderen eine tolle

Leistung von ihm, meines auch! Zum Glück konnte ich aber über meine Gefühle mit meinem Mann reden und immer, wenn ich bei solchen Ungerechtigkeiten vor Wut fast platzte, beruhigte er mich. Lichtblicke waren auch immer wieder die Wochenseminare, die ich in schneller Reihenfolge nehmen mußte, weil sonst der Urlaub meines Mannes verfallen wäre. So konnte ich dann meine Fachausbildung als Homöopathin beginnen und mit die Grundkenntnisse in Chiropraktik und Neuraltherapie aneignen. Ich stellte fest, daß Homöopathie und Fußreflexzonenmassage die für mich geeignetste Therapieformen sind.

Um mein Ziel zu erreichen, nämlich in ca. drei Jahren zu Prüfung zu gehen, nahm ich alle Bücher immer mit in den Urlaub. Wir hatten auch dort Arbeitsteilung. Für das Kochen war ich zuständig, den Rest erledigten mein Mann und die Kinder. Das große Gebiet „Herz" traf mich immer wieder im Sommerurlaub. Wenn ich heute noch an den Weg des roten Blutkörperchens durch den Körper denke, fühle ich den Sand und höre den Wind durch die Dünen rauschen. So lernte ich dann fast zwei Jahre lang. Mein Mann hatte inzwischen Mitleid mit mir gehabt und mir einen sehr großen Schreibtisch „second Hand" besorgt und ihn ins Wohnzimmer, direkt vors Fenster gestellt. Endlich lagen nur noch wenige Bücher auf dem Boden, der größte Teil lag auf dem Schreibtisch. Ich hatte genügend Licht, das Lernen klappte besser als vorher. Und doch wurde es jeden Morgen schwerer, mich ganz diszipliniert an den Schreibtisch zu setzen. Ich merkte, daß ich seit zwei Jahren keinen richtigen Urlaub mehr hatte und ich sechs Tage in der Woche lernte. Trotz der Hilfe meiner Familie blieb ja auch noch genug Hausarbeit, Hausaufgabenkontrolle und Omihüten an mir hängen. Meine Nerven waren zum Zerreißen gespannt. Ich hatte plötzlich große Lust, meine Aktenordner durch das größte Fenster des Hauses zu werfen, es war das Wohnzimmerfenster

direkt vor meiner Nase. Da ich nun schon einige Kurse und auch Assistenzzeiten hinter mir hatte und Freunden schon mit einigen Tips helfen konnte, sagte eine Freundin am Telefon: „Willst du endlich dürfen, was du kannst?" Dieser Satz traf mich sehr und ich machte weiter. Raus an die Luft, kam ich überhaupt nicht mehr. Mein Mann ging meistens einkaufen, die Kinder brachten den Müll raus. Auf einmal merkte ich, daß ich nicht mehr wußte, wie draußen das Wetter war. So ging es ja auch nicht. Also wünschte ich mir zum Geburtstag einen Hund. Nun hatte ich einen Grund, täglich wenigstens kurz in den Wald vor unserer Tür zu gehen. Damit diese Zeit aber nun nicht ganz verloren war, schrieb ich alle Infektionskrankheiten in ein Oktavheft und erzählte im Wald meinem Hund die Inkubationszeiten und den Verlauf der Krankheiten. Beim Gehen konnte ich prima lernen, ich hoffe nur, ich bin nicht beobachtet worden. Jeden Tag und bei jedem Wetter liefen wir nun mindestens eine Stunde durch den Wald, und ich sprach dauernd vor mich hin.

Ja, und dann gingen die ersten aus unserer Wochenendgruppe zur Prüfung. Auch meine Zeit lief langsam ab und ich meldete mich zitternd an. Jetzt lernte ich auch noch beim Spülen, Putzen, Kochen, Wäscheaufhängen. Im Auto liefen Vorlesungen, die auf Kassette mitgeschnitten worden waren. Beim Wanderurlaub büffelte ich weiter Infektionskrankheiten, Hormone und die Verdauung. Wenn wir beim Wandern Pause machten und unseren Proviant aßen, erklärte ich allen, welchen Weg der Keks gerade nahm. Oft hatten die Kinder auch das Einsehen, schnappten sich eines der Oktavheftchen und hörten mich ab. Durch dieses viele Sprechen verlor ich die Angst, Krankheiten laut zu erklären. Denn das ist das Manko beim Fernunterricht. Man muß sich schon jemanden suchen, dem man Abläufe und Krankheiten erklären kann. Wenn Kinder diese

Erklärungen verstehen, hat man es selbst auch kapiert. Wieder zu Hause, hing ich große, farbige Fotokartons an die Küchenschranktüren, auf denen das Bundesseuchengesetz aufgeschrieben war. An den Wohnzimmerschränken hingen lange Tabellen mit Laborwerten, auf der Toilette Auflistungen über unterschiedliche Differentialdiagnosen. Mein Mann kontrollierte tapfer Multiple-choise-Fragen von Kunz, alle drei Bände „Schriftliche Prüfungsfragen für das Krankenpflegeexamen". Doch das dicke Ende kam.

Nicht verblüffen lassen: Sofort wieder anmelden!

Ein halbes Jahr nach erfolgreicher schriftlicher Prüfung, passend zu Weihnachten, fiel ich durch die mündliche Prüfung. Der Tip unseres Studienleiters hieß: sofort wieder anmelden. Schweren Herzens ging ich innerhalb von 24 Stunden wieder zum Gesundheitsamt und meldete mich ein zweites Mal an. Dann feierten wir erstmals ein etwas traurigeres Weihnachten als erwartet. Nach „Oh, du fröhliche" war mir nicht zu Mute. Meinen Schreibtisch strafte ich einen Monat lang mit Verachtung. Doch dann, im Januar, bohrte der Satz meiner Freundin wieder: „Willst du nicht endlich dürfen, was du kannst?" Mit „dem Schein" hätte ich ja nun in einer angemeldeten Praxis behandeln dürfen. Ohne das Verständnis meiner Familie hätte ich diesen zweiten Anlauf nicht geschafft. Ich fühlte mich als Versager. Aber die Kinder machten mir Mut und stellten auch die Frage: „Du willst doch jetzt wohl nicht aufgeben?" So ging ich jetzt die zweite Prüfung an. Nach einem großen Tief genoß ich bewußt das Lernen im Garten und die Zeit ohne Praxisverantwortung. Dann war es soweit. Fast genau ein Jahr nach dem er-

sten Termin, mit fast 41 Jahren, ging ich zum zweiten Mal in die Prüfung. 14 Tage später war dann der mündliche Termin. Die Freude und Erleichterung meiner Familie, von Freunden und Verwandten war grenzenlos, daß das Ergebnis endlich „bestanden" hieß. Einen Tag später fuhren wir wieder an die Nordsee in Urlaub. Unterwegs, und auch am Ort, sagte ich immer wieder: „Wißt ihr eigentlich, das ich meine Prüfung bestanden habe?" Ich konnte am Strand liegen, ohne „mein Herz" zu lernen. Es dauerte zirka sechs Wochen, bis ich es verstanden hatte, ich war am Ziel. Oder doch noch nicht? Freunde und Bekannte kamen und fragten nach dem Termin der Praxiseröffnung. Nachdem ich immer wieder antwortete: „Erst im Januar", stellten mein Mann und ich fest, daß es so nicht ging. Kurz entschlossen wurde unser Wohnzimmer ausgeräumt und tapeziert. Das Mobiliar, das ich mir schon während des Studiums bei Praxisauflösungen preiswert gekauft hatte, wurde hineingestellt und so innerhalb von drei Tagen mit viel Arbeit meine Praxis eingerichtet. Ein Wohnzimmer haben wir im Moment noch nicht, weil das Haus noch nicht fertig umgebaut werden konnte. Ja, ich habe nun seit acht Wochen eine eigene Praxis, die auch schon die ersten Erfolge aufweisen kann, wofür ich sehr dankbar bin. Im Rückblick muß ich nun sagen, es war eine schöne, aber auch schwere Zeit. Es lief längst nicht alles so, wie ich es mir gedacht hatte, aber die Familie ist näher zusammengerückt. Trotz vieler Unkenrufe haben sich meine Kinder zu verantwortungsbewußten Menschen entwickelt. Mein Mann und ich haben gelernt, mehr Rücksicht auf einander zu nehmen und die Wünsche des anderen zu akzeptieren. Wir möchten diese Zeit nicht missen.

Vom Lehrer zum Heilpraktiker

Volker Ullrich, Heilpraktiker, Wuppertal

Mein persönlicher Weg zum Heilpraktiker hat zwei Ausgangspunkte. Einer ist die Geburt und das Heranwachsen meiner Kinder, ein anderer eine gewisse Unzufriedenheit mit meinem Lehrerberuf und der Wunsch, im Berufsleben etwas Neues zu probieren.

Als meine Kinder Anfang bzw. Mitte der 80er Jahre geboren wurden, war die Diskussion um eine möglichst natürliche Geburt in vollem Gange. Bei uns hatte diese Diskussion zum Ergebnis, das unsere Kinder in einer anthroposophisch orientierten Klinik zur Welt kamen und auch danach häufig von Ärzten behandelt wurden, die Wert auf eine eher natürliche Behandlung legten. Allerdings haben wir auch Behandler erlebt, bei denen wir mit Riesenrezepten, gefüllt aus einem großen Topf der Pharmaindustrie, entlassen wurden.

Dabei hatte ich immer ein gewisses Unbehagen, aber keine Informationen, die ich exakt gegeneinander abwägen konnte. Daß Kümmelöl-Einreiben einem Säugling bei Blähungen nicht unbedingt helfen, hatte ich genauso festgestellt, wie die Tatsache, daß Antibiotika bei Mittelohrentzündungen durchaus Hilfe boten. Hier versprach eine kleine Anzeige in einer Alternativzeitung meines Wohnortes vielleicht Abhilfe. Angeboten wurde eine Heilpraktiker-Ausbildung im Abendunterricht. Da ich außerdem das Gefühl hatte, eine berufliche Veränderung könnte mir ganz gut tun, trotz langer Ferien und relativ gut bezahlter Lehrerstelle, forderte ich bei der angegebenen Adresse das angebotene Informationsmaterial an.

Ziemlich schnell erhielt ich ein DIN-A-5-Heftchen, welches mir den Eindruck vermittelte, daß man als Heilpraktiker durchaus von seinem Einkommen leben kann – und daß die Schule recht neu war.

Verlangt wurden an Studiengebühren (1988) monatlich 175,– DM für 36 Monate, dabei sollten einmal wöchentlich drei Stunden unterrichtet werden. Finanziell fand ich das damals gerade noch akzeptabel. Um sicher zu gehen, bestellte ich anhand der Gelben Seiten noch das Angebot eines Konkurrenzunternehmens. Dieses verlangte damals 285,– DM monatliche Studiengebühren für den gleichen Unterrichtsumfang.

Um eine zusätzliche Sicherheit zu erlangen, rief ich bei der preiswerteren Schule an und vereinbarte direkt für den folgenden Tag einen Gesprächstermin. Dieses Gespräch fand in einem Praxisraum statt, der meinen ersten Eindruck bestätigte: die Schule muß ziemlich neu sein, entsprechend zusammengesammelt war das Mobiliar. Mein Gesprächspartner war der Schulleiter und Teilinhaber (obwohl das ganze zu diesem Zeitpunkt noch als gemeinnütziger Verein lief und damit auch entsprechend geworben wurde), gleichzeitig der Verfasser eines bekannten Repetitoriums für Heilpraktiker-Anwärter.

Zwar war mein Gesprächspartner nicht in der Lage, mir den Text des Heilpraktiker-Gesetzes zu zeigen, auch ansonsten schien er im rechtlichen Bereich nicht besonders sattelfest zu sein, trotzdem stand nach dem etwa einstündigen Gespräch mein Entschluß fest: Ich wollte Heilpraktiker werden, die Schule würde mir den roten Faden bieten, an dem ich im Laufe der folgenden Jahre entlangarbeiten wollte.

Sechs Wochen später begann der erste Unterricht, wir waren 12 Personen aus den unterschiedlichsten Berufen (neben mir als Lehrer fanden sich eine Hebamme, ein Buchhändler, eine Krankenschwester, ein Blumenhändler, eine Bio-Laden-Besitzerin, ein Abiturient, der die Zeit bis zum Medizinstudium überbrükken wollte, ein Zahnarzt und seine Frau, die gleichzeitig seine Sprechstundenhilfe war, eine Kosmetikerin und zwei Hausfrauen), die sich in einem Nebenraum der Praxis auf Schulgestühl unterschiedlicher Herkunft setzten und der Dinge harrten, die da kommen sollten.

Diese erschien in Form einer Heilpraktikerin die den Stoff (Einführung Zelle) in der Hauptsache aus mitgebrachten Büchern vortrug. Dies war eine Erfahrung, die sich durch die meisten folgenden Veranstaltungen zog. Ausbildung war fast nur Vorlesung, die Ausbilder und Ausbilderinnen waren oft im Buch nur drei Seiten weiter als wir, motivierender, interessanter Unterricht fand so gut wie nie statt. Zusätzlich war eine Kontinuität nicht immer feststellbar, eine Dozentin wurde von einer Teilnehmergruppe „weggeekelt", einer anderen wurde es schnell zu anstrengend, ein dritter war mit dem gezahlten Honorar nicht einverstanden, so daß der Unterricht immer wieder aushilfsweise von der Schulleitung erteilt wurde, ohne daß dadurch das Niveau sich geändert hätte.

Trotz der für mich teilweise geringen Qualität habe ich in den drei Jahren regelmäßig am Unterricht teilgenommen, wegen des roten Fadens.

Nach etwa einem halben Jahr zog die Schule in neue Räumlichkeiten und, diese wurden so eingerichtet, daß nun wesentlich mehr Schülerinnen und Schüler in einem Kurs untergebracht werden konnten. Unsere familiäre Gruppe wurde mit einer Parallelgruppe zusammengelegt, jetzt waren wir 18, von den ursprünglich 22 aus beiden Gruppen waren bereits vier abgesprungen, eine zweite Erfahrung, die sich durch die drei Jahre zog, wir wurden immer weniger, am letzten Semester, der Prüfungsvorbereitung, nahmen von den ursprünglich 22 noch drei teil, die mittlerweile alle

Heilpraktiker sind. Übrigens waren weder der Abiturient, noch die Krankenschwester, die Hebamme oder der Zahnarzt samt Frau dabei. Zwei später hinzugekommene Quereinsteigerinnen, eine Frau eines Arztes für Naturheilkunde und eine Sprechstundenhilfe einer Heilpraktikerin, haben es ebenfalls geschafft. In Verbindung mit dem Umzug stiegen die Studiengebühren für Neueinsteiger. Ähnliches geschah nunmehr regelmäßig, so daß die Schule nach drei Jahren ähnliche Gebühren verlangte, wie meine Vergleichsschule vom Anfang.

Durchhalten

Aus meiner heutigen Sicht bin ich sicher, das fast jeder Heilpraktiker werden kann, der die Ausbildung bis zum Schluß durchsteht. Das Problem scheint mir eher im Durchhalten als in der Form der Schule oder der Art der Überprüfung vor dem Gesundheitsamt zu liegen.. Diejenigen, die durchhalten und für mehrere Jahre die entsprechende Energie aufbringen, werden es in der Regel auch schaffen. Hier stellt sich eher die Frage, zu welchem Preis. Neben dem persönlichen und zeitlichen Aufwand habe ich zusätzlich zu den Studiengebühren von 6.300,– DM noch ca. 900,– DM für die Überprüfung inklusive einmaliger Wiederholung sowie etwa 400,– DM für Fachliteratur und Geräte bezahlt. Allerdings habe ich fast keine Therapieausbildung genossen, die in diesem zeitlichen Rahmen (drei Stunden wöchentlich = ca. 400 Stunden Gesamtunterricht) allerdings auch nicht möglich gewesen wäre.

Lernen für die Überprüfung mußte ich nach der Ausbildung. Ich hatte zwar regelmäßig an den Veranstaltungen teilgenommen, allerdings nur sehr unregelmäßig gelernt. Deshalb mußte ich noch acht Monate mit täglich drei bis vier Stunden Lernzeit anhängen, um mich prüfungsbereit zu fühlen. In dieser Phase habe ich weiterhin mit den Kollegen zusammengearbeitet, die bis zum Schluß durchgehalten haben. Diese Zusammenarbeit war für meine Prüfungsvorbereitung sehr wichtig, weil immer wieder Rückmeldungen zum eigenen Wissensstand kamen.

Außerdem war es so möglich, auf unterschiedlichen Ebenen zu arbeiten und Informationen aus unterschiedlichen Bereichen zu sammeln.

Wir hatten in unserer Gruppe rasch festgestellt, daß wir uns auf die schriftliche Prüfung (Multiple-choise) anders vorbereiten mußten als auf die mündliche Prüfung. Für die schriftliche Prüfung haben wir uns den Fragenkatalog von Kunz, Prüfungsfragen Krankenpflege, besorgt und hieraus die Aufgaben, die nicht den direkten pflegerischen Bereich betrafen, durchgearbeitet und anschließend, jeder für sich, fünf bis zehn Mal wiederholt. Danach war das Multiple-choise-System bei allen „drin". Zusätzlich war es uns gelungen, nach und nach Gedächtnisprotokolle der letzten schriftlichen Prüfungen bei „unserem" Gesundheitsamt zu sammeln, so daß wir uns auch auf die spezifische Situation einstellen konnten. Für die Vorbereitung zur mündlichen Prüfung hatten aus unserer Gruppe jeder seinen eigenen Weg, ich habe es so gemacht, daß ich mir die 100 nach meiner Meinung wichtigsten Krankheiten (inklusive Infektions- und Geschlechtskrankheiten) herausgesucht und für jede dieser Krankheiten ein DIN-A-4-Blatt nach dem gleichen Schema angelegt habe. Dieses Schema umfaßte neben der Beschreibung von Leit- und Ergänzungssymptomen immer den Untersuchungsgang nach dem IPPAF-System (Inspektion, Palpation, Perkussion, Auskultation, Funktionsprüfung) mit den gegebenenfalls zu erhebenden Befunden. Zusätzlich kam jeweils eine Rubrik „Labor" und „Meldepflicht" hinzu. Einerseits also „Mut zur Lücke", andererseits aber doch ein sicheres Fundament.

Beim ersten Mal bin ich trotzdem durchgefallen, weil ich nicht erklären konnte, wie intramuskulär gespritzt wird und welche Unterschiede zwischen Heißluftsterilisatoren und Autoklaven bestehen. Fragen aus einem Bereich, um den ich mich unbewußt immer gedrückt hatte, wegen Angst (Spritzen) bzw. Technik (Sterilisation). Sicher auch ein Tip: Bei der Überprüfungsvorbereitung keine Stoffbereiche verdrängen.

Zu dieser Überprüfung noch eine Anekdote: Im Infomaterial, daß die Schule am Anfang geschickt hatte, war die Stellung eines Beisitzers für die Überprüfung zugesagt worden, da die Schule gleichzeitig Heilpraktiker-Verband sei. Nach meiner Anmeldung zur Überprüfung erhielt ich einen Anruf vom Gesundheitsamt, meine Schule wäre als Verband nicht anerkannt. Nach vielem hin und her wurde dies geändert, der von der Schule gestellte Beisitzer war allerdings an diesem Gesundheitsamt genauso unbekannt wie ich und machte auch deshalb eine ähnlich unglückliche Figur.

Für die zweite Überprüfung habe ich dann nicht mehr soviel gelernt, weil ich das Gefühl hatte, eigentlich nur mein Basiswissen konservieren zu müssen. Außerdem habe ich mich dann einem „richtigen" Heilpraktiker-Verband angeschlossen, der von diesem Verband gestellte Beisitzer bot mir bei der Überprüfung wirklich zusätzliche Sicherheit.

Fast genau fünf Jahre, nachdem ich die Anzeige in der Alternativzeitung gelesen hatte, war ich Heilpraktiker. Mein Wissenszuwachs in dieser Zeit war immens. Von jemandem, der auf medizinischem Gebiet so gut wie nichts wußte, zu jemandem, der fundiertes Basiswissen erworben hat. Und was mache ich heute damit? Als Studienleiter bei einer großen Fernschule, die seit 25 Jahren u. a. Heilpraktiker ausbildet, berate und betreue ich nun Menschen, die den gleichen Weg gehen wollen, wie ich, ihren Weg zum Heilpraktiker.

Volker Ullrich
W.-Brockhaus-Weg 2, 42327 Wuppertal

Von der Sekretärin und Industriekauffrau zur Heilpraktikerin

Marion Röder, Heilpraktikerin, Burscheid

Im Juni 1992 unterzog ich mich der amtsärztlichen Überprüfung nach dem Heilpraktikergesetz. Seit November 1993 arbeite ich in meiner eigenen Praxis als Heilpraktikerin. Heute, 1994, bin ich 58 Jahre alt.

Es begann mit der Ausbildung zur Sportübungsleiterin 1985/86. Bei der Vorstellung zu dieser Ausbildung sprudelte es ganz spontan aus mir heraus, daß meine Motivation das Arbeiten in der Krebsnachsorge sei. Später gab ich als fertige Übungsleiterin Kurse in Schigymnastik und Fitneß-Training. Dann bildete ich mich weiter in der Gesundheitsvorsorge und dabei speziell im Bereich des Bewegungsapparates und allem, was mit Streß und seinen Folgen zu tun hat. Bei diesen Fortbildungen hatte ich häufig drängende Fragen: „Ihr sagt immer, dies und das ist schädlich für den Organismus. Aber dann will ich auch wissen, weshalb!" Darauf bekam ich nie eine befriedigende Antwort, nur den Hinweis, daß die Beantwortung dieser Fragen den Rahmen der Fortbildung sprengen würde. Wenn ich mehr wissen wolle, dann müsse ich an der Uni die Fächer Anatomie und Physiologie belegen.
Fortan gab ich Kurse für die Wirbelsäule, Anti-Streß-Training und Wellness bei einer Organisation. Bei all diesen Kursen konnte ich den Teilnehmern Tips für ihre Gesundheitsvorsorge im Alltag geben.
Während der vorbeschriebenen Zeitspanne war ich hauptberuflich noch als Sekretärin bei einer großen deutschen Organisation beschäftigt. Ich hatte ein gutes Gehalt und hätte dort bis zu meiner Pensionierung bleiben können. Durch Krankheiten, wie Asthma, Migräne-Anfälle zwei bis dreimal wöchentlich,

gesteiftes Schultergelenk und der anerkannten Behinderung von 50 Prozent, war ich zu einem Behinderten-Ausweis gekommen. Meine Lebensqualität war also ganz erheblich herabgesetzt. In den letzten Jahren meiner Angestelltentätigkeit fiel ich sehr oft durch ständiges Kranksein auf.
Nach fünfmonatiger Krankenzeit sprach mich meine Chefin mit der Bemerkung an, daß meine Erkrankungen doch wohl psychisch bedingt seien und stellte die Schlüsselfrage: „Ist es eigentlich Ihr Wunsch gewesen, im Büro zu arbeiten?" Daraufhin machte es bei mir „klick", denn ich hatte nach der Scheidung den Beruf der Industriekauffrau nur erlernt, um für mich und meine Kinder ein Einkommen und geregelte Freizeit zu erzielen. Schon bei Beginn meiner Bürotätigkeit stand für mich fest, daß dies nicht meine Lebensaufgabe war. Trotzdem habe ich es dort über 15 lange Jahre ausgehalten. Nach dem vorerwähnten „klick" bilanzierte ich meine Fähigkeiten und Kenntnisse. Dabei wurde mir klar, was ich nicht mehr mochte und was ich in Zukunft wollte. Mein Ziel war das Thema Gesundheit und Bewegung.

Noch im alten Beruf interessierte ich mich für die berufliche Selbständigkeit. Ich besuchte Seminare und lernte dabei eine Atempädagogin kennen, bei der ich dann meine eingefrorenen Gefühle mittels Bioenergetik und Tanz auftaute. Dabei lernte ich mich selbst und meine Wünsche und Ängste besser kennen und zu akzeptieren. Gleichzeitig baute ich mein Vertrauen zu meinem Können auf. Nach einem Wochenseminar, Anfang 1990, schmiß ich den Bürokrempel von heute auf morgen hin, rief den Betriebsrat an, bat diesen darum, einen Auflösungsvertrag für mich auszuhandeln, denn ich wollte nicht einen Tag mehr ins Büro gehen. Und es klappte. Endlich war ich draußen, aber arbeitslos. Nun hatte ich die Möglichkeit, etwas neues anzufangen, und das tat ich dann auch.

Zwei Monate später begann ich die Ausbildung zur Heilpraktikerin bei der Informations- und Ausbildungsstätte für ganzheitliche Therapien GmbH (IAT), Bürschel-Schulen, in Köln, Minoritenstr. 7. Zuvor hatte ich mehrere Schulen um Zusendung von Informationsmaterial gebeten, bin Gasthörerin gewesen und entschied mich dann für diese zweijährige Tagesschule. Unterrichszeit von 8.30 bis 12.30 Uhr, exklusive in den Ferien. Die Kosten beliefen sich auf ca. 12.000,– DM, dazu Fachbücher, Fahrtkosten und spezielle Seminare.

Bei der Gastveranstaltung wurde uns gesagt, daß der Lernaufwand daheim pro Tag eine bis maximal 12 Stunden in der Woche betragen würde und das ohne Vorkennntnisse. Mein Arbeitsaufwand war mit 20 bis 30 Stunden wöchentlich beträchtlich höher. Es war schwer, sogar sehr schwer, aber es war auch sehr schön. Wie oft, wenn ich nicht mehr weiter wußte, habe ich mich dabei gefragt, ob das der richtige Weg für mich sei. Heute weiß ich: Ja, es ist der rechte Beruf, den ich mir erarbeitet habe!

Auf Anhieb bestand ich die amtsärztliche Überprüfung in Leverkusen, einen Monat nach Abschluß der Ausbildung.

Beim IAT bekamen wir eine Einführung in Akupunktur, Neuraltherapie, Phytotherapie, klassische Homöopathie und in viele weitere Gebiete. Ich suchte mir aus dem breiten Spektrum meine Therapien heraus. Dafür suchte ich mir die besten Ausbilder, zum Beispiel in chinesicher Medizin, Ohrakupunktur, Bachblüten, Shiatsu und weiteren Therapiebereichen. Dafür bezahlte ich ca. 180,– bis

500,– DM für ein Wochenende, 200,– bis 700,– DM für ein ganzes Wochenseminar, zuzüglich Unterbringung, Verpflegung und Fachliteratur.

Ich empfehle, Seminare, Kurse, Kongresse, Messen für Kontakte zu fertigen Kolleginnen und Kollegen zu nutzen. Dabei besteht oft die Möglichkeit, in deren Praxen Einblick zu gewinnen und vielleicht einen Platz für ein Praktikum zu bekommen. Ich tat dies und konnte davon profitieren.

Meine Suche nach geeigneten Praxisräumen zog sich über ein ganzes Jahr hin. Ich reiste durch ganz Deutschland, gab Anzeigen auf, nahm Makler in Anspruch und fand dann über ein Zeitungsinserat meine heutige Praxis. Diese hat rund 115 qm, die ich zum Teil als Seminarraum nutze. Voraus ging gründliche Renovierung, Einrichten und dann das Hoffen auf Patienten.

Als Therapien biete ich an: Traditionelle chinesische Medizin/Akupunktur, Shiatsu, Qigong, Lebens- und Gesundheitsberatung, ganzheitlichen Energieausgleich und andere. Weiterhin biete ich Seminare in Gesundheitsvorsorge an.

Für mich war es wichtig, bei allem, was ich in Angriff nahm, zu spüren: das ist mein Weg, das ist meine Praxis, meine Therapie usw. Solange ich so vorging, fühlte ich mich sehr gut. Richtete ich mich aber danach, was „man" so tut, ging es mit meiner Gesundheit rapide bergab und Krankheit trat auf.
Übrigens, ein halbes Jahr, nachdem ich aus meinem früheren, ungeliebten Beruf ausgestiegen war, habe ich den Behinderten-Ausweis zurückgegeben. Die Funktionseinschränkung in meinem Schultergelenk ist weg, die Asthma-Präparate brauche ich nicht mehr, ich habe sie vernichten lassen. Es geht mir gut.

Marion Röder
Hauptstraße 101, 51399 Burscheid

Von der Lebensberaterin zur Heilpraktikerin

Petra Brodhuhn, Heilpraktikerin, Bergisch Gladbach

Schon früh war mir klar, daß ich eine berufliche Tätigkeit ausüben wollte, die sich mit der Hilfe an und mit Menschen befassen sollte. Deshalb erlernte ich, als Grundlage für die kommenden Aufgaben, den Beruf Masseurin und med. Bademeisterin.

Nach einigen Jahren der praktischen Arbeit wurde mir klar, daß ein wichtiger Aspekt in meiner Ausbildung noch fehlte und zwar die geistige Veränderung (Bewußtseinserweiterung).

Deshalb folgte nun eine Ausbildung an der Akademie für geistige Wissenschaften in der Schweiz, bei Kurt Tepperwein, zur Lebensberaterin.

Nach dieser Ausbildung war ich überzeugt, alle notwendigen Rüstwerkzeuge zu besitzen, um den Mitmenschen Hilfe zu sein in den Bereichen Körper, Geist und Seele.

Mit viel Freude und spannender Erwartung auf das kommende, eröffnete ich 1986 meine Praxis.

In den nächsten Jahren meiner Praxisarbeit als Lebensberaterin konnte ich dann mein Wissen einsetzen und vor allem neues Wissen um die Heilung am Menschen dazulernen. Meine Arbeit war erfolgreich und die Praxis lief gut. Deshalb war es für viele Personen aus meinem Umfeld unverständlich, daß ich noch mit meiner Heilpraktikerausbildung beginnen wollte. Doch meine Überlegungen, daß viele Menschen zunächst einmal körperliche Hilfe benötigen, um dann auch eher geistig/seelisch etwas zu verändern, führten mich zu der Entscheidung, mein Wissen auf körperliche Heilung zu erweitern, da ich als Lebensberaterin ja nicht behandeln durfte. Außerdem interessierte mich schon lange die chinesisch-traditionelle Akupunktur.

Ich schwankte zwischen einem preisgünstigeren Heimstudium mit dem Vorteil, die Lernzeiten selbst einteilen zu können und einer Tagesschule. Letztlich entschloß ich mich dann für die Tagesschule, die zwei Jahre dauern sollte, denn ich war mir nicht sicher, ob ich konsequent genug wäre, die Lernzeiten einzuhalten. Ebenfalls bestand die Gefahr, daß hilfesuchende Patienten mich von meinem Lernziel abhalten könnten, wenn ich zu Hause wäre.

Im November 1989 begann ich mein Heilpraktikerstudium an der Informations- und Ausbildungsstätte für ganzheitliche Therapien (IAT), Köln. Die Tagesschule ging bis mittags und ich konnte ab nachmittags in meiner Praxis arbeiten (meistens bis 21 Uhr), um die Kosten für das Studium und meinen Lebensunterhalt zu verdienen. Die Gesamtstudiengebühr betrug bei einer Vorauszahlung DM 9.720.–. Da ich zu diesem Zeitpunkt nicht über einen solchen Betrag verfügen konnte und um die finanzielle Belastung so gering wie möglich zu halten, traf ich mit der IAT Köln die Abmachung, daß ich die Kosten des Studiums in monatlichen Teilbeträgen von DM 450,– entrichten konnte. Hinzu kamen Kosten für Literatur und Seminare. Die Höhe der Zusatzkosten sind abhängig davon, welche spezielle Ausbildungsrichtung man vertiefen möchte. (Bach-Blüten, Homöopathie, Ausleitungsverfahren usw.).

Nach Beendigung des Heilpraktikerstudiums fühlte ich mich noch nicht sicher, um meine Prüfung abzulegen, denn ich war ein Mensch mit Prüfungsangst. Deshalb belegte ich noch einen zehnwöchigen Intensivkurs zur Prüfungsvorbereitung, der an zwei Abenden in der Woche stattfand. Dieser Kurs kostete DM 900,– und war sein Geld wirklich wert! Frau Roswitha Becker, Köln, Hitzelerstr. 26, hat aus der Menge des Lehrstoffes klar herausgefiltert und ergänzt, was für die Ausbildung und Prüfung wichtig war.

Im Frühjahr 1992 war mein erster Prüfungstermin, zu dem ich mich achtzehn Monate vorher bei dem Kölner Gesundheitsamt angemeldet hatte. Die schriftliche Prüfung bestand aus fünfzehn Fragen, die recht umfangreich beantwortet werden mußten. Bei der schriftlichen Prüfung zeigte sich deutlich, wie wichtig meine intensive Vorbereitung war, denn sie verlief sehr gut!

Wie schon erwähnt, hatte ich zu diesem Zeitpunkt noch Probleme mit der Prüfungsangst und diese traten bei der mündlichen Prüfung ans Tageslicht und ich fiel durch. Aber es war kein Grund für mich, nun alles hinzuschmeißen, sondern ich suchte mir einen Weg, um diese Ängste zu bearbeiten. Mit Innenarbeit wie Imaginationsübungen, Unterbewußtseinsarbeit und Meditationen, sowie mit Hilfe der Bach-Blüten, habe ich dieses Problem in den Griff bekommen und meine Prüfung als Heilpraktikerin ein halbes Jahr später bestanden.

Es war nicht immer einfach mit dieser Doppelbelastung, Studium und Arbeit. Auch hätte ich nicht geglaubt, daß ich täglich 12 bis 18 Stunden konzentriert arbeiten bzw. lernen könnte. Doch es ging! Wenn ich auch immer mal wieder an meine Grenzen kam, aber die erweiterten sich auch mehr und mehr.

Ich kann nur jedem Heilpraktiker-Anwärter empfehlen, regelmäßig den Stoff aufzuarbeiten, wenn möglich täglich zwei Stunden, sonst ist die Gefahr der Überlastung und damit das Gefühl, es nicht zu schaffen, schnell da. Hilfreich war für mich der Gedanke: „Es ist ja nur eine begrenzte Zeit und das Ende ist absehbar".

Die Prüfung in Köln war nicht leicht, aber fair. Mir fiel auf, daß nicht das Wissen allein bei der Überprüfung wichtig ist, sondern wie sicher man sich gibt und die Antworten begründen kann. Die Prüfungskommission geht oft davon aus,

daß diese Unsicherheit auch bei der Behandlung von späteren Patienten da ist und es schlecht ist, so Menschen helfend Anleitung geben zu wollen.

Aus den zahlreichen Behandlungsarten suchte ich mir für meine Arbeit die Bach-Blüten Therapie, Biochemie nach „Schüssler" und die traditionelle chinesische Medizin aus. Zuerst dachte ich, es wäre nicht genug, denn es gibt so viele alternative Heilmethoden. Doch es wurde mir klar, daß ich den genannten Weg gehen wollte und zwar offen, doch konsequent, um mich nicht zu verzetteln.

Im Herbst 1993 reiste ich für ca. fünf Wochen nach China zur Fortbildung in Akupunktur. Dort arbeiteten wir vormittags in Gruppen, in der Akupunkturabteilung des Roten Kreuzkrankenhauses, mit deutscher Übersetzung und nachmittags bekamen wir Vorlesungen. Organisiert wurde diese Reise über Ingrid Henry Keith Hall House, Inverurie, AB 510 LD Aberdeenshive, Schottland.
(Kosten ca. 6500,– DM)

Meine Praxis besteht aus einem Behandlungszimmer und einem Wartezimmer neben unserer Wohnung. Da sie schon vorher bestand, brauchte ich nur ein paar kleine Veränderungen vorzunehmen. So hatte ich auch den Vorteil, durch meine Lebensberaterarbeit schon einen Patientenstamm zu haben und konnte ihn einfach durch meine Heilpraktikerarbeit erweitern.

Heute habe ich mich besonders auf Akupunktur, kombiniert mit Unterbewußtseinsarbeit, spezialisiert und gute Erfolge damit. Ich sehe meine Arbeit nun als ganzheitliche Hilfe für Körper, Seele, Geist. Mit dieser Arbeit kann ich keine Massenbehandlungen machen (was ich auch gar nicht will), weil ich die Termine sehr großzügig planen muß. So habe ich täglich durchschnittlich vier Patienten, bei einem Stundensatz von achtzig bis einhundert DM. Damit werde ich keine Reichtümer anhäufen können, aber ich habe eine Arbeit, die mich erfüllt und von der ich gut leben kann.

Vom Medizinisch-technischen-Assistenten (MTA) zum Heilpraktiker

Wolfgang Proske, Heilpraktiker, Zahna

Es war von jeher mein Wunsch, in einem Labor zu arbeiten. Nach Abschluß meiner zehnjährigen Schulzeit im Jahre 1971, wollte ich Chemielaborant werden, nichts anderes. Da ich nicht weiblichen Geschlechts bin, war mir seinerzeit der Weg versagt. So lernte ich Facharbeiter für chemische Produktion, was man heute Chemikant nennt. Nach meiner Armeezeit gelang es mir, in einem Krankenhauslabor eine Stelle zu finden und mich in einem vierjährigen Fernstudium zum medizinisch technischen Laborassistenten zu qualifizieren.

Bereits nach einer halbjährigen Einarbeitungszeit übernahm ich Bereitschaftsdienste, einschließlich Blutgruppenserologie – heute undenkbar. Der Personalmangel machte damals manches möglich. Da lernte man vor allen Dingen vieles kennen, seine Arbeit allein geschickt zu organisieren. Viel Patientenkontakt. Ich bekam viel Klinisches zu sehen. Nach einer bestimmten Zeit war ich so gut eingearbeitet, daß ich alles im Schlaf beherrschte. Irgendwie war ich ja auch in der Klinik zu Hause und hatte das Gefühl des Dienstleistungsunternehmens „Meßknecht" zu sein, mehr nicht. Da ich teilweise bei der Anamneseerhebung und körperlichen Untersuchungen Kapillarblut entnahm, hörte ich vieles mit, habe manchmal zusätzliche Laboruntersuchungen mitgemacht. Aber am Patienten durfte ich nichts tun. Gerade das absolute Gefühl der Sicherheit, der Überlegenheit, bringt die Gefahr des oberflächlichen Arbeitens, vor allem wenn eine ganze Reihe dringlicher Untersuchungen in kürzester Zeit durchgeführt werden muß.

In einem Routinelabor änderte sich damals nichts, Kreativität war nicht gefragt.

Nebenbei betreute ich auch Medizinstudenten im Laborpraktikum. Auf diesem Wege erhielt ich die Möglichkeit, in einem medizinischen Forschungslabor an der Universitätsklinik Leipzig eine Stelle zu finden. Anfangs für mich die ideale Tätigkeit, aber kein Patientenkontakt.

Um mich weiter zu qualifizieren auf eigenen Wunsch (offizielle Begründung um den steigenden Anforderungen gerecht zu werden), begann ich zunächst mit der Fach-MTA-Ausbildung für klinische Chemie, danach mit der Laboringenieurs-Ausbildung im Fernstudium. Ich wechselte in den Umweltschutz, da unsere Forschung unstrukturiert wurde, und ich wieder in ein Routinelabor sollte. Das kam für mich nicht in Frage, da ich meine Freiheiten nicht aufgeben wollte und außerdem die Teilnahme am Fernstudium gefährdet war. Dann kam die Wende.

Im Sommer 1990 Kurzarbeit. Nebenbei lief das Fernstudium im dritten Jahr. Die Phase der Zukunftsungewißheit, Existenzangst etc. kam, alles was wir in der Schule und Ausbildung im Marxismus-Leninismus gelernt hatten, traf ein. Wir wollten es nicht wahrhaben. Alle möglichen Angebote für Qualifizierung kamen. Der damals total marktwirtschaftlich unerfahrene Ex-DDR-Bürger wurde sicherlich oftmals übers Ohr gehauen.

Der Heilpraktiker-Beruf interessierte mich. So etwas gab es in der ehemaligen DDR nicht. In dem Bereich der damaligen sowjetischen Besatzungszone wurde die von den Nationalsozialisten angestrebte Lösung des Aussterbens des Heilpraktikerstandes mit Besitzstandswahrung vollzogen.

Auf einer Werbeveranstaltung, wo der Heilpraktiker-Beruf in den schillerndsten Farben dargestellt wurde, unterschrieb ich den Ausbildungsvertrag für eine Heilpraktiker-Schule. Dann begann ich im September 1990 die Ausbildung. Die amtsärztliche Überprüfung machte ich im September 1992, die Ausbildung war noch nicht zu Ende. Da in der Ausbildung keine Zwischenprüfungen waren, machte ich simultan die Ingenieurausbildung und die Heilpraktiker-Ausbildung am Wochenende. Da ich eine abgeschlossene medizinische Fachausbildung habe, war vieles für mich nur Auffrischung und Wiederholung.

Nach und nach lernte ich die Marktwirtschaft kennen. Ich hatte den Eindruck, daß es nicht immer nur um Qualität ging. Vor allem für die Teilnehmer ohne medizinische Fachschulausbildung (z. B. Krankenschwester, MTA, Physiotherapeut, etc.) ist die Heilpraktiker-Ausbildung sehr schwer, viel Zeitaufwand ist notwendig. Vor allem auf praktischem Gebiet wurde nicht allzuviel geboten. Es gab Dozenten, die praktische Dinge ablehnten (teils aus objektiven Gegebenheiten). Befreundete Ärzte brachten mir die körperliche Untersuchung praktisch

bei. Die amtsärztliche Überprüfung schaffte ich im ersten Anlauf, allerdings lebte ich von den Aufzeichnungen des MTA-Fernstudiums. Ich machte die Prüfung in Sachsen-Anhalt. Es wurde nach den Kriterien von Nordrhein-Westfalen geprüft. Schriftlich mindestens 80 Prozent multiple-choise-Fragen, danach kam man in die mündlich-praktische Prüfung.

Ich habe noch keine eigene Praxis, da ich beruflich als Ingenieur ein Projekt leite, und dieses viel Zeit kostet. Außerdem leben wir nicht mehr in der DDR, wo der Achtstundentag heilig war, und Leistung nicht immer gefragt war, wenn man das richtige Parteiabzeichen trug.

Es geht nicht an, Patienten zu behandeln, wenn man in Gedanken woanders ist. Um mein naturheilkundliches Wissen auf dem laufenden zu halten, besuche ich Kurse und lese Fachzeitschriften. Außerdem bin ich auf der Suche nach einer Möglichkeit der Assistenz bei einem Heilpraktiker. Ein Arzt setzt seine Approbation aufs Spiel, wenn er Heilpraktiker beschäftigt oder in seiner Praxis arbeiten oder hospitieren läßt (Standesordnung der Ärzte).

Nicht der, der die meiste Kraft hat, sondern der, der über die meiste Ausdauer verfügt, siegt.

Volksweisheit

Selbststudium und Selbsterfahrung:
Als sozialpädagogische Beraterin zur Heilpraktikerin

Angelika Hohmann, Heilpraktikerin, Todtmoss

Es begann alles im Februar 1992. Damals wurde ich – neben vielen anderen – gefragt, ob ich an einer selbstorganisierten Ausbildungsgruppe zur Heilpraktikerin teilnehmen wolle. Eine schwierige Frage damals.

Meine Situation war folgende: Ursprünglich hatte ich Soziologie studiert und 1991 abgeschlossen. Bereits während des Studiums und später auch beruflich sozialpädagogische und Beratungstätigkeit. Die direkte Arbeit mit dem Menschen war mir näher als die wissenschaftliche. Nun war ich seit einiger Zeit zum einen arbeitslos, zum anderen in einem therapeutischen Schulungsprozeß und es war deutlich, daß meine zukünftige Aufgabe in der therapeutischen Begleitung liegen würde. Da diese auch die Leibbehandlung umfaßt, stellte sich mir die Frage nach der Heilpraktiker-Zulassung.

Anderseits basiert diese Arbeit nicht auf schulmedizinischen Grundlagen – Heilpraktikerausbildung würde also heißen, mich zwei Jahre lang intensiv mit einem Wissensgebiet zu befassen, welches für meine eigentliche Arbeit nicht direkt relevant ist. Ich hatte eigentlich wenig Neigung, solch ein „Opfer" zu erbringen. Zudem war meine Zukunft ausgesprochen ungewiß: wie lange ich noch an diesem Ort sein würde, stand in den Sternen, und im Moment hatte ich Zeit, aber wie lange noch?

Den Ausschlag gaben dann die umgewöhnlich günstigen Bedingungen: die Gruppe hatte einen Heilpraktiker gefunden, der bereit war, einmal pro Woche für dreieinhalb Stunden Unterricht aus Freiburg in unser fünfzig Kilometer entferntes Schwarzwalddorf zu kommen. Die Kosten hielten sich in einem Rahmen, der selbst für meine beschränkten

finanziellen Möglichkeiten noch tragbar war und – schlußendlich – war es mit einer gewissen Kündigungsfrist möglich, zwischendurch auszusteigen.

Ein bis zwei Stunden Selbststudium täglich hieß es, würden genügen, im Verlauf von zwei Jahren den für die Überprüfung erforderlichen Wissensstand zu erlangen. So fing ich dann im März 1992 mit zwölf anderen erst einmal an, mit einer etwas halbherzigen Haltung: Ich probier's halt mal.

Der Anlaufelan war schnell verbraucht und dann begann es mir schwer zu werden. Meine inneren Widerstände meldeten sich in vielfältigen Formen. Ich hatte bis dahin in der Regel im praktischen Lebensvollzug gelernt und rieb mich immer wieder an dem rein theoretischen Lernen aus Büchern. Da ich kein Latein beherrschte, waren mir die medizinischen Fachausdrücke fremd, was zu der ewigen Klage führte, daß ich neben einer Menge Sachwissen auch noch eine Fremdsprache lernen müsse. Allein das Wissen, daß ich noch ein bis zwei Stunden lernen „muß", führte dazu, daß laufend Dinge auftauchten, die gerade noch erledigt werden sollten und das Lernen auf „nachher" verschoben: Hausarbeiten, das Wetter ist gerade schön, schnell noch etwas im Garten arbeiten; eine kranke Freundin, die Unterstützung braucht; nun bin ich gerade müde, da kann ich nicht lernen; und wenn's der Himmel will, hat man sich um acht Uhr abends gerade an den Schreibtisch gesetzt und das Telefon klingelt – ein längeres Telefonat und schon „lohnt es nicht mehr, anzufangen".

Ein bekanntes Phänomen – nirgends ist der Haushalt so gut in Ordnung wie bei Menschen, die in der Prüfungsvorbereitung stehen.

Das nächste Problem: Die einzelnen Zusammenhänge zu verstehen, war oft nicht so schwierig – aber es sich zu merken. Was gestern noch ganz schlüssig und präsent war, ist drei Tage später wie weggeblasen, auf Fragen hin erinnert man sich nur noch vage und schlägt man drei Wochen später betreffendes Kapitel auf, ist es, als hätte man es noch nie gesehen. Das ist noch etwas, worüber man sich endlos beklagen kann.

Und so mündet das Ganze in einem ewigen Kreislauf aus Frustration, Klagen, Selbstzweifeln, schlechtem Gewissen und guten Vorsätzen. Das Problem ist, daß diese Dinge ein Menge Energie an sich ziehen, die dann dem Eigentlichen – dem Lernen nicht mehr zur Verfügung steht.

All diese Erscheinungen sind Ausdruck eines „komplizierten Geistes": nicht fähig oder willig, vorbehaltlos und direkt das zu tun, was jetzt zu tun ist – wie ganz im Jetzt und Hier präsent, sondern immer auch mit gestern und morgen oder vorhin und nachher beschäftigt, damit, was ich jetzt gerade lieber täte – einen Teil der Energie immer mit der inneren unbewußten Beschäftigung mit dem Ergebnis („werde ich die Prüfung schaffen?") oder tiefsitzenden, mentalen Konzepten („das schaffe ich ja doch nie) blockiert – immer auf der Suche nach Gründen, warum ich jetzt gerade nicht tun kann, was ich tun „muß". Wie damit fertig werden?

Rund eineinhalb Jahre schlug ich mich damit herum, lernte manchmal wochenlang fast gar nicht, brachte dann wieder ganze Sonntage über den Büchern zu (was nicht unbedingt effektiv ist), nahm die Bücher mit auf Reisen, lernte manchmal und hatte ein schlechtes Gewissen, wenn ich es nicht tat. Erstaunlicherweise erwog ich aber nie ernsthaft, aufzuhören, und hin und wieder machte ich die überraschende Erfahrung, daß von früherem Lernstoff doch ein wenig hängengeblieben war.

Ein halbes Jahr vor Kursende wurde ich wieder berufstätig als es also wirklich um intensives Lernen ging – und damit wurden die Gründe, warum ich es heute wieder nicht geschafft hatte zu lernen, noch handfester. Als ich mich dann – mitgezogen von den anderen – zur Überprüfung angemeldet und einen Termin für Juni 1994 zugeteilt bekommen hatte, gab es eine totale Lernblockade: Prüfungsangst. Ich saß vor den Büchern und wurde überfallen von schrecklichen Erinnerungen an vergangene und Visionen der bevorstehenden Prüfung. Für den Lernstoff war da natürlich kein Platz mehr.

Als es nun so aussah, als ginge gar nichts mehr, bekam ich den Ratschlag, der mir half, mir in des nächsten Monaten einen Weg zu bahnen. Man könnte ihn ungefähr so formulieren: Lerne so, wie Du meditierst.

Das heißt, nimm es als Übung, dich von den Erscheinungen des „komplizierten Geistes" nicht beirren zu lassen. Auftauchende Gedanken und Gefühle, Frustation, Verzweiflung, Anstrengung ein Ziel erreichen zu wollen – nimm sie wahr und laß sie los: beschäftige dich nicht mit ihnen, auch nicht damit, sie loszuwerden – immer wieder zurückkehren zum Eigentlichen: still sein bzw. lernen. Sich nicht irreleiten lassen, wenn alles Gelernte wieder verschwunden scheint – weiterüben, weiterlernen. Immer wieder vorbehaltlos an den Lernstoff gehen. Mit der gleichen Selbstverständlichkeit ans Lernen gehen, mit der du dich morgens zur Meditation setzt, unabhängig davon, ob es regnet oder die Sonne scheint, unabhängig davon, ob es gut geht oder nicht. Sich von der inneren Fixierung auf das Ziel lösen, den Weg Schritt für Schritt gehen. Lernen als Übungsweg – Übung einer inneren Haltung, die frei wird von den Kapriolen unserer Vorlieben und Abneigungen und möglichst präsent in diesem Moment das tut, was zu tun ist. Mit dieser Übungshaltung ging ich immer wieder ans Lernen, was nicht immer gelang – es ist nun mal ein Übungsweg. Erst im nachhinein fiel mir auf, daß sich manches verändert hatte. Ich haderte nicht mehr damit herum, wie unmöglich es ist, nur aus Büchern zu lernen – ich tat es einfach. Wenn der Krankheitserreger haemophilus ducreyi heißt, hielt ich mich nicht mehr daran fest, daß ich die lateinischen Fachausdrücke schlecht behalten könne, sondern merkte ihn mir eben so, wie er heißt. Direkt und unmittelbar. Vergaß ich ihn danach doch wieder, noch einmal von vorn – ohne Klagen über „Fremdsprachen".

Ich habe dann begonnen, bewußt in überschaubaren Zeiteinheiten (maximal eineinhalb Stunden) zu lernen und dann eine Pause zu machen, mich nicht mehr von dem Gefühl, ich müsse eigentlich grenzenlos viel und lange lernen, vereinnahmen zu lassen. Das auch, wenn es gerade gut lief; warum erst dann aufhören, wenn man wieder beim Frust angelangt ist? Mehr als durchschnittlich drei Stunden täglich habe ich auch in dieser letzten Zeit nicht gelernt. Und ich habe mich in diesem zweiten Durchgehen des Stoffes mit der benutzten Literatur eher beschränkt, habe zum Schluß überwiegend mit einem Heilpraktiker-Lehrbuch und dem Pschyrebel gearbeitet – Verdichtung und Konzentration auf das Wesentliche.

Es kommt wohl niemand vor der Prüfung an dem Gefühl vorbei, zuwenig zu wissen – je länger und mehr man lernt, desto deutlicher wird, wie groß diees Gebiet ist.

Im Juni 1994 habe ich dann die Prüfung abgelegt.

Meine schlimmen Visionen haben sich nicht bestätigt, die Fragen waren klar und verständlich und was man sich vor der Prüfung nicht so recht vorstellen kann – auch begrenzt.

Es empfiehlt sich schon, sich mit Hilfe entsprechender Übungsbücher an das Beantworten von multiple-choise-Fragen zu gewöhnen. Man muß sich dazu sogar einmal vom gelernten Stoff lösen und

von einer anderen Seite wieder nähern. Und es empfiehlt sich weiterhin, sich frühzeitig und kontinuierlich mit der so wenig beliebten aber für die Prüfung so wichtigen Thematik der rechtlichen Bestimmungen zu beschäftigen und das nicht bis zum Schluß aufzuschieben. Unser Lehrer hat uns all die zwei Jahre immer wieder mit solchen Fragen konfrontiert, bis wir das Wichtigste im Schlaf konnten. Das hält in der Schlußphase den Rücken frei und man hat nicht noch den Ballast des Aufgeschobenen.

Die Investitionen in meine Heilpraktiker-Ausbildung haben mich insgesamt 5.000 DM gekostet, inklusive der Bücher, bei 3,5 Stunden Unterricht pro Woche über zwei Jahre, ausgenommen die Ferien. Alles in allem: Es hat sich gelohnt. Nicht nur, weil ich jetzt zugelassene Heilpraktikerin bin. Sondern auch, weil dieses angeleitete Selbststudium auch ein ganzes Stück Selbsterfahrung und Selbstveränderung war.

Dieser Prozeß und diese Erfahrung ist mir ebenso wichtig wie das Ergebnis. Auch die Beschäftigung mit dem medizinischen Grundlagenwissen schätze ich heute positiv ein – selbst wenn es für meine Arbeit keinen direkten Bezug haben sollte. Allein für sich genommen ist es ein spannendes Gebiet und immer wieder fand ich mich staunend vor dem wunderbaren Zusammenwirken im Organismus Mensch.

Über die damals halbherzige Entscheidung bin ich heute sehr froh und all die äußeren Unklarheiten haben sich dann auch entsprechend gefügt. Ich wohne noch immer hier und auch während meiner fordernden Berufstätigkeit habe ich weitergelernt – etwas, was mir vorher unvorstellbar gewesen wäre.

Von den anfänglich dreizehn Teilnehmerinnen und Teilnehmern unserer Gruppe sind acht bis zum Schluß dabei geblieben; sieben sind 1994 in die Prüfung gegangen und fünf haben im ersten Anlauf bestanden.

Von der Krankenschwester zur Heilpraktikerin

Lisa Martin, Freiburg

Was tut man, wenn man nach 10jähriger Tätigkeit als Krankenschwester erkennt, daß es vor der organischen Erkrankung und nach der Krankenhausbehandlung noch so viel zu tun gäbe? Das, was mir Bekannte und Freunde schon lange geraten haben: „Warum wirst du nicht Heilpraktikerin, du hast das Zeug dazu!"

Mit der Zeit erkannte ich, daß es tatsächlich für mich der beste Weg ist, meine Vorstellungen von ganzheitlicher Behandlung umzusetzen – nicht nur Organe zu behandeln, sondern den ganzen Menschen mit allen Facetten seines Wesens.

Deshalb begann ich im Frühjahr 1994 damit, mir die Heilpraktikerschulen der Umgebung anzusehen.
Ganztagsstudium? Als berufstätige Mutter von zwei Kindern eher utopisch und unbezahlbar. Wochenendkurs? Im Krankenpflegeberuf ist sowieso schon mindestens ein Wochenende für Dienst verplant – also auch nicht.
Da ist mir die Thalamus-Schule, die damals noch ganz jung war, aufgefallen mit ihrem völlig neuen Konzept. Wöchentlich 1 mal kompaktes Halbtagesstudium von prüfungsrelevantem Stoff, hin und wieder am Samstag oder Sonntag Sonderseminare als Auswahlchance zur gezielten Fachausbildung.
Erstmal war ich glücklich – ich brauchte nicht alle möglichen Naturheilverfahren lernen, die ich gar nicht praktizieren will, hab das Wissen kompakt und noch genügend Zeit zu lernen – für mich die praktikabelste Lösung. Schöner Nebeneffekt: Niedrige Kosten!

Die erste Zeit war dann auch recht lokker: Zelle, Knochen, Muskeln – das kennt man ja irgendwie. Doch mit der Organlehre und ihren komplexen Zusammenhängen wurde es immer komplizierter, und plötzlich war klar: Ich muß mehr zu Hause nacharbeiten und vertiefen.
Zu mehreren macht es mehr Spaß, und so bildeten wir zu viert eine Lerngruppe und trafen uns einmal wöchentlich, um zu pauken. Dabei wurde deutlich, daß die Wiedergabe von Lerninhalten der wichtigste Aspekt unserer Treffen war, und wir hatten viel Freude bei unseren Prüfungsspielchen. Wir tauschten uns aus über Erfahrungen, Ansichten und seelisch-geistige Krankheitsursachen, die im Unterricht aufgeworfen wurden, deren ausführliche Behandlung in der Schule jedoch den Zeitrahmen gesprengt hätte. In den Vorlesungen selbst war für mich am wichtigsten, daß der Dozent die Schwerpunkte deutlich und anschaulich heraushebt und Wichtiges vom Unwichtigen trennt.

Mit der Dauer der Ausbildung wuchs nicht nur die Faszination über das Wunderwerk Körper, sondern auch die Stoffmenge und die Zweifel: „Krieg ich das alles jemals in meinen Kopf rein?" Spätestens, als wir beim Bundesseuchengesetz die Infektionskrankheiten besprachen, war der ganze Kurs in Bezug auf Mut ziemlich am Ende. Niemand konnte sich vorstellen, die ganzen Inkubationszeiten, Erregernamen, Leitsymptome zu kennen und wiederzugeben.

Die Dozenten munterten uns auf: Ihr schafft das, andere haben es auch geschafft. Also wurden wieder Lernkonzepte gesucht. Sie legten uns das Karteikartensystem ans Herz, das ich schließlich übernahm. Andere tapezierten Küchen und Toiletten zu Hause mit Merkzetteln – und siehe – mit der Zeit wurde das Fremde vertraut und die Hoffnung kehrte wieder.

Ein halbes Jahr vor Kursende begann ich bei Thalamus die Fachausbildung in Homöopathie – meiner großen Liebe – jeweils einmal wöchentlich halbtags, sowie die Ausbildung in meiner zweiten Leidenschaft, der Kinesiologie. Letztgenannte fand im Blockunterricht statt, und ich konnte wegen persönlicher Terminnot problemlos in anderen Thalamus-Schulen Unterricht nehmen. Stuttgart, Darmstadt, Köln – an allen Schulen erlebte ich partnerschaftliche, freundliche Atmosphäre und hohe Flexibilität.

Über die Prüfungsgewohnheiten der einzelnen Gesundheitsämter kursierten die wildesten Gerüchte und Erzählungen. Bei der Anmeldung im Juni in Heilbronn war ich baß erstaunt, freundliche und entgegenkommende Menschen am Telefon zu haben.
Die Hauptaufgabe der Kleingruppenstunden war, ganze Themengebiete gestrafft abzuhandeln, um einen guten Überblick zu bekommen. Es ging darum, Fragetechniken zu durchschauen und Antworttechniken einzuüben – langsam wurde es konkreter. In den Einzelstunden spielte ich mit dem Dozenten eine Prüfungssituation durch, um mich in Hinblick auf Wissen, Formulierung und Auftreten kritisch beäugen zu lassen.
So präpariert, lief die Prüfung selbst dann wie geplant: Faire Fragen, eine sachliche Prüferin, ein netter Beisitzer. Das Gefühl danach kann man kaum beschreiben – jedenfalls folgte ein schönes Weihnachtsfest.

Nun, wie weiter? Hospitationszeit? Durch viele praktische Stunden, die ich mit Versuchskaninchen aus meinem Bekanntenkreis abgehalten hatte, war mir deutlich: Sowohl für die Homöopathie als auch für die Kinesiologie gilt „Learning by Doing“. Zuschauen bringt in diesem Stadium nicht mehr viel.

Mit dem Halbtagsjob weiterarbeiten und nebenher Praxis? Auch nicht, zuviel Schichterei und wo bleibt die Familie? Ich hatte etwas Geld im Rücken und beschloß: Ich wage es ganz. Im Januar kündigte ich meine Arbeit auf Ende September und mietete einen Praxisraum in meinem Heimatort. Von der Schule und der Union bekam ich viele Tips, die Formalitäten halten sich in Grenzen: Anmeldung bei Gesundheits- und Finanzamt, Kranken- und Rentenversicherung, Berufshaftpflicht. In den folgenden Monaten richtete ich mit Unterstützung von Freunden meine neue Praxis ein.

Obwohl es erst langsam anläuft – mittlerweile sind 6 Wochen vergangen – weiß ich, daß ich mich richtig entschieden habe, denn es verschafft mir eine tiefe Befriedigung, zu praktizieren, zu helfen, zu begleiten.

In der ganzen „Werdezeit“ habe ich viele interessante und liebe Menschen kennengelernt, die mich teilweise auch heute noch begleiten. Durch alles bin ich reicher geworden, in jeder Hinsicht, und ich würde den Weg genauso wieder gehen.

Es ist schön, zu wissen, daß es Schulen und Menschen gibt, die Raum schaffen, damit Heilung geschehen kann.

Sage mir, mit wem Du umgehst,
so sage ich Dir, wer Du bist;
weiß ich, mit womit Du Dich beschäftigst,
so weiß ich, was aus Dir noch werden kann.

Johann Wolfgang von Goethe

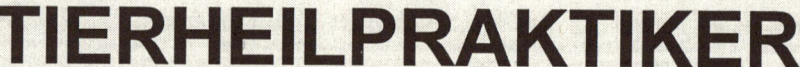

TIERHEILPRAKTIKER

Umfangreiche Ausbildung mit zahlreichen Spezialisierungsmöglichkeiten und gesicherter Fortbildung. Für Berufstätige geeignet! Mehrere Studienorte Auch Studium der Tierpsychologie und Physiotherapie.

Fordern Sie INFO an!

AKADEMIE FÜR TIERNATURHEILKUNDE ATM GmbH

24576 Bad Bramstedt, Bimöhler Str. 32/50 Tel. 04192/899558 Fax 04192/8209

Tierheilpraktiker werden, aber wie?

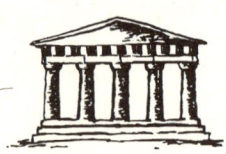

ZENTRUM FÜR NATURHEILKUNDE

R. Thoma, Hirtenstr. 26, dir. am Hbf., 80335 München, Tel.: 089/545 93 1-0

Wir bilden Sie professionell aus!

Heilpraktikerausbildung
am
ZENTRUM FÜR NATURHEILKUNDE

Wie: Eine fundierte, praxisnahe Ausbildung mit regelmäßigen Lernkontrollen und intergrierter Prüfungsvorbereitung führt Sie zum Erfolg

Wo: in einem Fortbildungszentrum mit Verantwortung für den Menschen!

Wann: Turnus: 2x jährlich, im März und September starten neue Ausbildungen

Wie: Rufen Sie uns am besten heute noch an, fordern Sie näheres Infomaterial an oder vereinbaren Sie einen Gesprächstermin mit unserem Studienleiter Herrn HP Klaus Hensel!

NEU!
Intensivausbildung in Tierhomöopathie
2jährige, berufsbegleitende, sehr praxisbezogene Ausbildung mit eigener Lehrpraxis

Turnus: 1x jährlich im November

Wir beraten Sie gerne und freuen uns auf Ihren Anruf!   **Ihr ZfN-Team**

Der Tierheilpraktiker

Bernhard Mayer, Gerabronn

Tierheilpraktiker, woher, wohin?

Zu aller Zeit gab es Menschen, die kranke Tiere behandelten. Die schulmedizinische Tierheilkunde ist aus dem Stand der Tierheilkundigen hervorgegangen, auch wenn deren Vertreter dies heute nicht mehr wahrhaben wollen. Die in jahrhundertelanger Entwicklung überlieferten Verfahren und das meist mündlich überlieferte praktische Wissen haben der schulmedizinischen Tierheilkunde als Grundlage und Ausgangspunkt gedient. Erst die Neuzeit brachte die Trennung von Tierheilpraktikern und Tierärzten durch die Entstehung von Lehrstätten und Schulen für Tierheilkundige. Bereits 1762 entstand die erste Schule in Lyon, gefolgt 1765 von einer Schule in Alfort bei Paris. Die ersten deutschen Schulen waren 1790 in Berlin und München. Erst in den 70er Jahren des vorigen Jahrhunderts wurde dann eine höhere Vorbildung verlangt, seit 1830 die Universitätsreife.

Trotz dieser Lehrstätten hat sich der Beruf des Tierheilpraktikers bis auf den heutigen Tag erhalten, und dies aus mehreren Gründen:
Zum einen waren die tierärztlichen Lehrinstitute zunächst nur dazu errichtet worden, um über die Einführung von Amtstierärzten die damals grassierenden Seuchen zu bekämpfen.
Die Tierheilpraktiker hatten sich jedoch in ihrer Umgebung als Behandler oft schon durch Generationen hindurch einen festen Platz erobert, den die schulmedizinisch gebildeten Tierärzte ihnen nur schwer streitig machen konnten.
Durch die Zunahme der Zahl der Approbierten konnten diese nicht mehr alle in Ämtern untergebracht werden und der freiberuflich arbeitende Tierarzt entstand. In den letzten Jahren hat die Zahl der freiberuflich arbeitenden Tierärzte derart zugenommen, daß sich deren Berufsvertretungen bereits seit längerer Zeit ernsthaft und öffentlich überlegen, wie dem entgegenzutreten sei. Seit einiger Zeit gibt es sogar schon arbeitslose Tierärzte. Daß hierdurch das Konkurrenzverhalten den Tierheilpraktikern gegenüber an Aggressivität erheblich zugenommen hat verwundert nur Außenstehende. Fast jeder Tierheilpraktiker kann über persönliche Probleme berichten, die er mit seinen benachbarten Tierärzten hat.

Blinde Wissenschaftsgläubigkeit und Aufschwung der chemisch-pharmazeutischen Industrie in den fünfziger und sechziger Jahren führten zwangsläufig zur Industrialisierung der Landwirtschaft mit allen positiven und negativen Aspekten. Den Tierhaltern wurde vorgegaukelt, mit entsprechend hohen Einsätzen an chemischen Erzeugnissen auf Boden und Pflanzen oder an ihren Tieren seien entsprechend hohe Gewinne zu erzielen. Daß dies auf Dauer zur Vergrößerung der Großbetriebe und zum Sterben der Klein- und Mittelbetriebe führte, erscheint nachträglich nur logisch. Die Statistiken der landwirtschaftlichen Entwicklung sprechen hier eine deutliche Sprache.
Der Einsatz natürlicher Heilmethoden bei der Behandlung kranker Tiere blieb zwangsläufig auf der Strecke. Erst in heutiger Zeit, da eben dieselbe Wissenschaft immer feinere Analysemethoden entwickelt, zeigen sich die Sünden der jüngsten Vergangenheit in erschreckendem Ausmaß.
Neue, bislang völlig unbekannte Seuchen treten in den Tierbeständen und

beim Menschen auf. BSE (Rinderwahn) ist nur eine davon. Haltungs- und umweltbedingte Schäden an Mensch und Tier durch Rückstände der noch bis vor wenigen Jahren als völlig harmlos bezeichneten Substanzen der Agrarchemie, Pharma- und Futtermittelindustrie sowie aus der modernen Industrie und Technik generell, werden nicht ohne Folgen für die Zukunft bleiben.

Begriffsbestimmungen und gesetzliche Rahmenbedingungen

Der Begriff Tierheilpraktiker als Bezeichnung für die Ausübung des Berufes der Tierheilkunde ohne akademische Ausbildung und ohne staatliches Examen wurde im Jahr 1931 mit der Gründung des Verbandes der Tierheilpraktiker Deutschlands erstmals öffentlich dokumentiert.

Die Notwendigkeit des Zusammenschlusses ergab sich in dieser Zeit aus den äußeren Umständen. Die damalige Reichsregierung wollte die unkontrollierte Ausübung der Heilkunde durch Schaffung neuer Gesetze in gerichtete Bahnen lenken. Insbesondere den Kammern der akademischen Heilberufe war die Tätigkeit der Heilpraktiker und Tierheilpraktiker ein Dorn im Auge.

Daran hat sich bis heute nichts geändert. Das „Gesetz zur Ausübung der Heilkunde ohne Bestallung" vom 17. 2. 1939 kurz Heilpraktikergesetz genannt, sollte dazu dienen, die Möglichkeit der Ausübung der Heilkunde am Menschen ohne akademische Ausbildung für alle Zukunft zu beenden. Für die niedergelassenen Heilpraktiker der damaligen Zeit wurde ein Bestandsrecht festgelegt. Die Ausbildung zum Heilpraktiker und die Neueröffnung von Heilpraktikerpraxen wurde jedoch verboten. Konsequenterweise wurden auch alle Heilpraktikerschulen staatlicherseits geschlossen und die Ausbildung zum Heilpraktiker in den bestehenden Praxen untersagt. Mit Schaffung des Grundgesetzes der Bundesrepublik Deutschland wurde auch die Notwendigkeit gesehen, die in der nationalsozialistischen Ära geschaffenen Gesetze an die neue Verfassung anzupassen. Das Heilpraktikergesetz wurde nicht gelöscht. Es wurden lediglich die mit dem Grundgesetz kollidierenden Bestimmungen gestrichen, und damit den Heilpraktikern die Möglichkeit gegeben, wieder Nachwuchs auszubilden und Schulen zu errichten.

Für die Schaffung einer gesetzlichen Regelung der nichttierärztlichen Tierheilkunde hatte die damalige Reichsregierung keine Notwendigkeit erkannt. Diese Notwendigkeit wird auch von der heutigen Regierung nicht gesehen. Bis zum heutigen Tage besteht in der Tierheilkunde die sogenannte „Kurierfreiheit". Eingeschränkt wird diese Kurierfreiheit von Spezialgesetzen, wie z. B. Arzneimittelgesetz, Tierschutzgesetz, Tierseuchengesetz und anderen. Als Antwort auf eine Anfrage der SPD Fraktion antwortet die Bundesregierung am 1. 10. 95: „Die Ausübung des Berufes als Tierheilpraktiker unterliegt keinen bundesrechtlichen Vorschriften." Und weiter: „Die Einführung einer staatlich anerkannten Ausbildung als Voraussetzung für die Ausübung des Berufs des Tierheilpraktikers würde einen Eingriff in das Grundrecht auf Berufsfreiheit aus Art. 12. des Grundgesetzes darstellen und wäre deshalb nur unter engen Voraussetzungen zulässig." ... „Die Bundesregierung sieht vielmehr keinen Bedarf zur Schaffung einer gesetzlichen Grundlage der Tätigkeit der Tierheilpraktiker, weil kein öffentliches Interesse für eine gesetzliche Regelung für diese relativ kleine Berufsgruppe gesehen wird." ... „Der gegenwärtige Zustand reicht aus der Sicht der Bundesregierung aus, um Verstöße gegen spezialrechtliche Regelungen zu verfolgen."

Ein Tierheilpraktikergesetz wird es also auch in absehbarer Zeit wohl nicht geben. Ein Verbot der nichttierärztlichen Tierheilkunde ist jedoch ebensowenig in Sicht, denn nach geltendem Recht kann ein solches Verbot von keiner Behörde in der Bundesrepublik ausgesprochen werden, denn dies würde einen unzulässigen Eingriff in das Grundrecht der freien Berufswahl gemäß Art. 12 Grundgesetz darstellen, der nur unter sehr engen Voraussetzungen zulässig ist. Die Berufsfreiheit, die als Grundrecht im Art. 12. GG garantiert ist, sichert auch die Berufsausübung des Tierheilpraktikers. Allerdings besteht für den Gesetzgeber die Möglichkeit, nach Art. 74/19 GG die Zulassung zu ärztlichen und anderen Heilberufen zu regeln. Eine solche Regelung ist jedoch nur dann zulässig, wenn sie sich an der Berufsfreiheit orientiert. Daß die Bundesregierung an einer solchen Regelung im jetzigen Zeitpunkt nicht interessiert ist, ergibt sich aus den oben angeführten Gründen.

Daran wird sich auch im Zuge der Entwicklung des europäischen Rechts nichts ändern.

Auch die im Jahr 1965 in Kraft getretene Bundes-Tierärzteordnung ändert an dieser Tatsache nichts, denn sie regelt nur das Recht der Berufsausübung des Tierarztes, nicht jedoch der Tierheilpraktiker.

Durch die enorme Zunahme der Zahl der freiberuflich arbeitenden Tierärzte wird auch der Konkurrenzdruck immer stärker. Die Funktionäre der Tierärzte sehen sich gezwungen, Druck auf die vermeintlichen Konkurrenten aus dem „nichtakademischen" Lager auszuüben. Dieses Bestreben zeigt mitunter skurrilen wenn nicht gar absurden Charakter. Ist das Verbot der Berufsausübung rechtlich nicht durchzuführen, so versucht man jetzt, gegen die Berufsbezeichnung gerichtlich vorzugehen, indem man über das Gesetz gegen den unlauteren Wettbewerb (UWG) eine Wettbewerbsverzerrung behauptet. Die Argumente die hierfür vorgebracht werden, erscheinen einem Außenstehenden völlig an den Haaren herbeigezogen, dennoch werden die Gerichte bemüht. Niemand würde eine Verwechslungsmöglichkeit zwischen Arzt und Tierarzt feststellen können. Eine Verwechslungsgefahr des Tierheilpraktikers mit dem Beruf der Heilpraktiker im Sinne des Heilpraktikergesetzes ist durch die Voranstellung des Wortes „Tier" wohl ebenso unwahrscheinlich. Dennoch wird gerade diese vermeintliche Verwechslungsmöglichkeit als Argument herangezogen, um die Berufsbezeichnung Tieheilpraktiker als Verstoß gegen das Wettbewerbsrecht gerichtlich abzumahnen. Der Verband hilft seinen Mitgliedern in solchen Fällen mit argumentativer und rechtlicher Unterstützung.

Die Tierheilpraktiker des damaligen deutschen Reiches haben sich im Verband zusammengeschlossen, um sich besser gegen die schon damals unerträglich gewordenen Angriffe aus den Reihen der Tierärzte wehren zu können.

Damit ist der Zusammenschluß und die öffentliche Existenz des Berufs älter als die rechtliche Grundlage (Heilpraktikergesetz) für die Humanheilpraktiker.

Das Heilpraktikergesetz regelt im übrigen nur die nichtärztliche Heilkunde am Menschen, so daß dieses Gesetz für die Ausübung der Tierheilkunde nicht angewandt werden kann.

Für Tierheilpraktiker besteht ein viel älteres Recht, nämlich das der „Kurierfreiheit".

Die Kurierfreiheit wurde von der Reichsregierung im Jahr 1852 im Rahmen der Gewerbefreiheit postuliert und dieses Recht wurde bis zum heutigen Tage von keiner Reichs- bzw. Bundesregierung in Frage gestellt.

Auch die derzeitige Bundesregierung ist zur Zeit nicht bereit, die Ausübung der Tierheilkunde „ohne Bestallung" gesetzlich zu regeln, weil Zitat: „kein öffentliches Interesse für eine gesetzliche Regelung für diese relativ kleine Berufsgruppe gesehen wird. Die Bundesregierung ist nicht der Auffassung, daß die Tätigkeit der Tierheilpraktiker gesetzlich geregelt werden sollte. Der gegenwärtige Zustand reicht aus Sicht der Bundesregierung aus, um Verstöße gegen spezialrechtliche Vorschriften zu verfolgen." Zitat Ende.

Obwohl für Tierheilpraktiker keine gesetzliche Regelung besteht, heißt das nicht, daß für diesen Beruf Narrenfreiheit herrscht. Im Gegenteil: Gerade weil keine spezialgesetzliche Regelung existiert, werden für Tierheilpraktiker die Rahmenbedingungen durch vielerlei Gesetze definiert.

Auch von den meisten Schulen wird die Ausbildung in rechtlichen Fragen vernachlässigt oder teilweise gar nicht angeboten. Das führt zwangsweise zu Problemen bei der Eröffnung einer Praxis.

Oftmals führt die völlige Unkenntnis der Rechtslage zu herben Enttäuschungen und viel Frust, obwohl die theoretische Ausbildung in den Diagnose- und Therapieverfahren der Naturheilkunde mittlerweile recht ordentlich von den Schulen angeboten wird.

Diese Mängel in der Ausbildung zusammen mit den Schulen zu beheben, wird unter anderem eine der Aufgaben der Kooperation der Tierheilpraktiker-Verbände sein.

Ausblick in andere europäische Länder

Tierheilpraktiker und Laienbehandler gibt es auch in anderen europäischen Ländern, bzw. ist die Tierheilkunde mitnichten in allen anderen Ländern den Tierärzten vorbehalten.

Nur in Luxemburg, Belgien und in den Niederlanden ist die nichttierärztliche Tierheilkunde gesetzlich untersagt.

In Italien gilt bis zum heutigen Tag das königliche Dekret Nr. 2653, das die nichttierärztlich ausgeübte Tierheilkunde umreißen soll. Diese Verordnung ist bis heute nicht ergangen. Auch die italienische Verfassung sieht die freie Berufswahl als garantiertes Recht, so daß bis zu einer Regelung die nichttierärztliche Tierheilkunde zumindest nicht verboten ist. Spezialgesetze schränken aber auch dort die Berufsausübung erheblich ein.

Auch in Frankreich besteht die Möglichkeit zur Ausübung des Berufes, wenn auch mit solch erheblichen Einschränkungen, daß eine tragfähige Existenz nicht möglich erscheint.

Inwieweit andere Staaten der EG Regelungen auf diesem Gebiet geschaffen haben entzieht sich meiner Kenntnis. Für die Zukunft wird jedoch die rechtliche Einigung im vereinten Europa die Möglichkeiten unseres Berufs mit Sicherheit weiter einengen. Dennoch sehen wir Überlebenschancen für den Beruf auch im zukünftigen Europa. Dazu notwendig ist jedoch die Solidarisierung unter den Mitgliedern des Berufsstands. Als derart kleine Minderheit sich Gehör zu verschaffen kann nur mit gemeinsamen Kraftanstrengungen bewältigt werden.

Tierärzte und Tierheilpraktiker

Tierärztlicherseits werden immer wieder Urteile zitiert, in denen auf ein angebliches Verbot der Berufsbezeichnung Tierheilpraktiker hingewiesen wird. Ein solches Verbot ist bisher von keinem deutschen Gericht ergangen. Einige Gerichte sind allerdings der Auffassung, daß der Wortteil „-heilpraktiker" in der Berufsbezeichnung einen unzulässigen Vergleich zum Humanheilpraktiker darstelle, da für diese ein Spezialgesetz existiert, für Tierheilpraktiker aber nicht. Deshalb ist das Kammergericht Berlin der Auffassung, daß ein Tierheilpraktiker zusätzlich zu seiner Berufsbezeichnung darauf hinweisen muß, daß für die Ausübung des Berufes „eine staatliche Erlaubnis nicht erforderlich" sei.

Auch die Entscheidung des Kammergerichts Berlin wird von tierärztlicher Seite immer noch zitiert, ohne jedoch darauf hinzuweisen, daß das dortige Verfahren in weitere Instanzen bis hin zum Verfassungsgerichtshof Berlin geführt wurde. Der Verfassungsgerichtshof Berlin ist nicht der Auffassung, daß die Berufsbezeichnung Tierheilpraktiker unzulässig ist, bzw. daß dies einen Verstoß gegen das Gesetz gegen den unlauteren Wettbewerb (UWG) darstellt, so daß nach wie vor die Berufsbezeichnung Tierheilpraktiker zulässig und rechtens ist. Der Hinweis, daß auf die fehlende „staatliche Erlaubnis" hingewiesen werden muß gilt aufgrund der Verfassungslage des Landes Berlin damit nur in Berlin! Im übrigen ist der Entscheidung des Verfassungsgerichtshofes ein Sondervotum dreier Verfassungsrichter angefügt, das die rechtliche Zulässigkeit der Berufsbezeichnung unterstützt. Ein Urteil des Bundesverfassungsgerichts, das diesen Streit bundesweit beendet, ist noch nicht ergangen.

Wegen dieser Rechtslage nun neue Berufsbezeichnungen zu schaffen, wie „Tierheilbehandler", „Tiernaturheilkundige", „Tiertherapeut" und andere Phantasiebezeichnungen, ist nicht im Sinne unseres Berufes. Dies dient nur der Spaltung des Berufsstands in einzelne Splittergruppen. Diese könnten dann noch leichter verunsichert und rechtlich angegriffen werden.

Der Verband der Tierheilpraktiker Deutschlands hat die Berufsbezeichnung Tierheilpraktiker mit der Abkürzung THP warenzeichenrechtlich schützen lassen. Wer sich unter den Schutz dieses Zeichens stellen will muß die Prüfung vor dem Berufsverband absolvieren und kann damit beruhigt und ohne Probleme die Berufsbezeichnung Tierheilpraktiker führen. Bislang hat keine Tierärztekammer ein gerichtliches Verfahren wegen der Berufsbezeichnung gegen geprüfte Mitglieder des Verbands gewinnen können.

Ausbildung und Voraussetzungen

Der Beruf ist nicht zuletzt auch Lebensgrundlage und damit wirtschaftlichen Zwängen unterworfen. Tierliebe kann deshalb nicht als alleinige Grundlage für den Beruf dienen, es sei denn, man hätte ein anderweitiges Auskommen, das einem diese Liebhaberei ermöglicht. Wenn jemand sich für den Beruf Tierheilpraktiker entschließt, muß er (oder sie) sich darüber im Klaren sein, daß dazu eine gehörige Portion Selbstbewußtsein und Durchsetzungsvermögen erforderlich ist. Nur kämpferische Naturen können den Angriffen von außen trotzen.

Eine gute Ausbildung ist die Grundlage jeden Berufes. Dies ist bei Tierheilpraktikern nicht anders. Besonders ein handwerklicher Beruf erfordert deshalb eine gute Ausbildung in praktischem Wissen und Fertigkeiten. Nur Tierheilpraktiker mit fundiertem Wissen und entsprechend qualifizierter theoretischer und praktischer Ausbildung haben in freier Praxis eine Chance, später auch den Lebensunterhalt aus dem Ertrag einer Tierheilpraxis bestreiten zu können.
Leider wird eine solche umfassende Ausbildung bislang von keiner Schule angeboten, so daß es im Interesse jedes Einzelnen liegt, sich in den fehlenden Fächern selbst um die Fachfortbildung zu bemühen, sei es durch Seminare, Praktika oder Assistenzstellen bei den niedergelassenen Kolleginnen und Kollegen.

Voraussetzungen an die schulische Vorbildung gibt es aus den oben angeführten Gründen nicht. Es hat sich jedoch in der Praxis gezeigt, daß ein schulischer Abschluß mit mindestens mittlerer Reife, Abitur oder eine abgeschlossene Berufsausbildung für eine erfolgreiche Umsetzung des Berufswunsches notwendig erscheinen. Schon allein das medizinische und rechtliche Fachwissen, ohne das ein Tierheilpraktiker seinen Beruf nicht ausüben kann, ist ohne die Fähigkeit zum selbständigen wissenschaftlichen Arbeiten nicht vorstellbar.

Pro und contra Selbständigkeit

Wer sich als Tierheilpraktiker selbständig machen will, muß sich darüber im Klaren sein, daß eine solche Selbständigkeit erhebliche Risiken birgt, besonders im finanziellen Bereich. Schon die Ausbildungskosten müssen, da eine staatliche Ausbildung nicht möglich ist, in die Berechnung einfließen. Da für die meisten Schüler hierbei auch erhebliche Fahrt- und Unterbringungskosten entstehen, können sich die Kosten für die Ausbildung schon auf mehrere zehntausend DM summieren. Mit Abschluß der Ausbildung kommen weitere Kosten für die Einrichtung und Eröffnung einer Praxis hinzu: nach Umfragen des Verbands betragen die Investitionskosten für eine neue Praxis mindestens 50 000.– DM (ohne Ausbildung). Auch muß davon ausgegangen werden, daß eine neue Praxis eine Anlaufzeit von drei bis fünf Jahren braucht, bis eine nennenswerter Gewinn erwirtschaftet wird, von dem man dann auch leben kann. In dieser Zeit muß der Lebensunterhalt anderweitig gesichert sein.

Auch für die soziale Sicherung muß der Selbständige selbst aufkommen. Diese Sicherung wird von vielen Berufsanfängern völlig unterschätzt.

Für Krankenversicherung, Rentenversicherung, Unfallversicherung müssen Tierheilpraktiker selbst sorgen. Die Beiträge für diese Versicherungen sind wesentlicher Teil der Praxiskosten, da der Arbeitgeberanteil natürlich entfällt. Mit monatlichen Kosten in Höhe von ca. 1000.– DM für diese Versicherungen sollte schon gerechnet werden.

*Jeder sollte all das werden können,
wozu er bei der Geburt die Fähigkeiten
mitbekommen hat.*

Thomas Carlyle

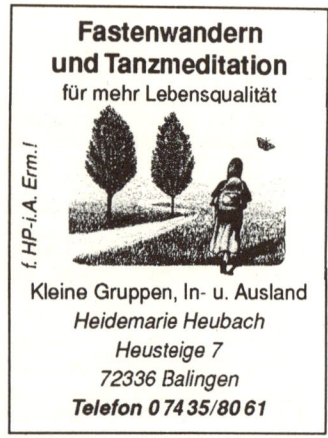

Fastenwandern und Tanzmeditation
für mehr Lebensqualität

t. HP-i.A. Erm.!

Kleine Gruppen, In- u. Ausland
Heidemarie Heubach
Heusteige 7
72336 Balingen
Telefon 0 74 35/80 61

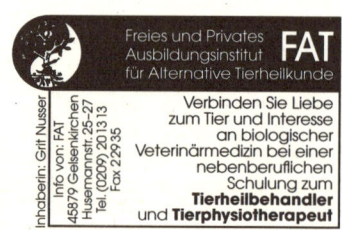

Inhaberin: Grit Nusser
Info von: FAT
45879 Gelsenkirchen
Husemannstr. 25–27
Tel. (0209) 20 13 13
Fax 22 9 35

FAT
Freies und Privates
Ausbildungsinstitut
für Alternative Tierheilkunde

Verbinden Sie Liebe
zum Tier und Interesse
an biologischer
Veterinärmedizin bei einer
nebenberuflichen
Schulung zum
Tierheilbehandler
und **Tierphysiotherapeut**

Berufsordnung für Tierheilpraktiker

Artikel 1 – Grundsätze

-1- Der Tierheilpraktiker dient der Gesundheit der von ihm behandelten Tiere und der sich aus dem Tierschutz ergebenden Pflichten. Er erfüllt seine Aufgaben nach bestem Wissen und Gewissen und aus den Erfahrungen der tierheilkundlichen Überlieferung.

-2- Der Tierheilpraktiker verhält sich in Ausübung seines Berufs, wie auch im Privaten stets der Würde seines Berufsstands entsprechend und vermeidet alles, was dem Ansehen und der Würde des Standes abträglich ist.

-3- Die Ausübung des Berufs des Tierheilpraktikers stellt eine freiberufliche Tätigkeit dar.

Artikel 2 – Berufspflichten

-1- Der Tierheilpraktiker verpflichtet sich, seinen Beruf gewissenhaft auszuüben und stets die Heilmethoden anzuwenden, die nach seiner Überzeugung auf dem einfachsten und schnellsten Weg und ohne Schädigung des Tieres zum Heilerfolg führen oder Linderung verschaffen.

-2- Der Tierheilpraktiker verpflichtet sich, bedenkliche Heilmittel in seiner Praxis nicht anzuwenden, insbesondere nicht bei der Behandlung von Tieren, die der Lebensmittelgewinnung dienen. Der Tierheilpraktiker verpflichtet sich, die Tierhalter auf die Einhaltung der gesetzlich vorgeschriebenen Wartezeiten hinzuweisen.

-3- Der Tierheilpraktiker soll sich der Grenzen seines Wissens und Könnens bewußt sein. Insbesondere hat sich der Tierheilpraktiker an die Grenzen der gesetzlich vorgeschriebenen Einschränkungen zu halten.

-4- Der Tierheilpraktiker ist in der Ausübung seines Berufs frei. Niemand ist berechtigt, ihm die Art der Behandlung eines Tieres vorzuschreiben. Er kann eine Behandlung ablehnen, wenn er der Überzeugung ist, daß der betreffende Tierhalter seine Sorgfaltspflicht mißachtet, und ein Vertrauensverhältnis zwischen ihm und dem Tierhalter nicht besteht. Seine Verpflichtung, in Notfällen zu helfen, bleibt hiervon unberührt.

Artikel 3 – Schweigepflicht

-1- Der Tierheilpraktiker verpflichtet sich, über alles zu schweigen, was ihm in Ausübung seines Berufes anvertraut oder zugänglich gemacht wird.

-2- Unberührt hiervon bleiben Verstöße gegen das Tierschutzgesetz sowie die Pflicht zur Meldung von Seuchenkrankheiten nach dem Tierseuchengesetz.

-3- Der Tierheilpraktiker hat seine Gehilfen und sonstige Personen, die ihm in Ausübung seines Berufs behilflich sind, auf die Schweigepflicht hinzuweisen.

-4- Die Offenbarung eines Berufsgeheimnisses ist dann gerechtfertigt, wenn sie zur Erfüllung einer Rechtspflicht notwendig ist, oder das bedrohte Rechtsgut überwiegt.

-5- Auskünfte an Versicherungen sollen im Einvernehmen mit dem Tierhalter baldigst und nach bestem Wissen und Gewissen gegeben werden.

Artikel 4 – Fortbildungspflicht

-1- Der Tierheilpraktiker ist zu ständiger Fortbildung verpflichtet. Die Fortbildung ist nachzuweisen. Die Berufsorganisationen sind nach Satzung verpflichtet Fortbildungsveranstaltungen anzubieten.

-2- Fortbildungsnachweise können nur vom Verband oder durch vom Verband autorisierte Organisationen und Personen ausgegeben werden. Die

Nachweise sind aufzubewahren.

-3- Fortbildungsnachweise von Organisationen, die nicht vom Verband anerkannt sind, zählen nicht als Nachweis im Sinne der Berufsordnung.

Artikel 5 – Praxis

-1- In der Regel übt der Tierheilpraktiker seine Praxis an seinem Wohnort, bzw. am Ort seines ständigen Aufenthaltes aus.

-2- **Räumlichkeiten.** Die Praxisräume sollen den allgemeinen hygienischen Anforderungen entsprechen. Die Räume dürfen außerhalb der Sprechzeiten keinen anderen Zwecken dienen.

-3- Die Unterhaltung von Zweigpraxen ist im Rahmen der gesetzlichen Bestimmungen zulässig. Alle auf den Namen des Tierheilpraktikers angemeldeten Praxen müssen dem Verband gemeldet werden.

-4- **Praxisschilder.** Der Tierheilpraktiker hat auf seinem Praxisschild anzugeben: Die Bezeichnung „Tierheilpraktiker", Name des Tierheilpraktikers.
Das Schilds darf Zusätze über akademische Grade, Titel, Sprechstunden und Telefonnummer enthalten. Das Schild darf ferner Hinweise über die Art der Tätigkeit bzw. der behandelten Tierarten enthalten, z.B. „Klein- und Großtiere", Geflügel", „Homöopathie", „Phytotherapie" und ähnliches, jedoch nicht mehr als drei Hinweise. Nicht zulässig sind hingegen Bezeichnungen wie „Spezialist", „Fachtierheilpraktiker für ...", „Diplomtierheilpraktiker" und ähnliches.

-5- Die Größe des Schilds soll ortsübliche Maße (in der Regel 30 x 50 cm) nicht übersteigen.

-6- Der Tierheilpraktiker verzichtet auf die Führung akademischer Grade, die nicht an einer Hochschule der Bundesrepublik erworben worden sind, oder von einer zuständigen Behörde zur Führung in der Bundesrepublik zugelassen wurden. Entsprechendes gilt für Bezeichnungen wie „Professor" „Privatdozent" und ähnliches.

-7- Für Vordrucke auf Briefbögen, Formularen und Stempeln gilt Art., -4- entsprechend.

Artikel 7 – Werbung

-1- Der Tierheilpraktiker verpflichtet sich

– jede unstandesgemäße Werbung zu unterlassen,

– Veröffentlichungen jeder Art nicht mit einer Werbung für die eigene Praxis zu verbinden,

– Berichte über Behandlungen nur in Fachzeitschriften veröffentlichen zu lassen,

– keine unentgeltliche oder briefliche Fernbehandlung anzubieten oder durchzuführen (Fernbehandlung liegt vor, wenn der Tierheilpraktiker den Patienten nicht gesehen oder untersucht hat. Es ist unzulässig, nur aufgrund eingesandter Harn- oder Blutproben Diagnosen zu stellen oder Behandlungsempfehlungen zu geben).

-2- es ist zulässig, bei einer Neueröffnung einer Praxis oder bei Umzug bis zu drei Anzeigen in einer am Ort der Praxis erscheinenden Tageszeitung zu veröffentlichen. Für die Anzeige gilt Art. 5, -4- entsprechend

-3- es ist nicht zulässig

– in überregionalen Zeitschriften oder Anzeigenblättern Neuniederlassung oder Umzug zu veröffentlichen

– bei Abwesenheit Anzeigen in überregionalen Zeitschriften oder Anzeigenblättern zu veröffentlichen.

-4- es ist zulässig, bei einer notwendigen Änderung der Sprechzeiten eine Anzeige in einer am Praxisort erscheinenden Tageszeitung zu veröffentlichen.

-5- Form und Größe sollen das für solche Anzeigen übliche Maß nicht übersteigen.

-6- Sprechzeiten sollen mindestens an der Praxistür angekündigt werden. Der Tierheilpraktiker soll dafür Sorge tragen, daß die Tierhalter ihn in Notfällen auch außerhalb der Sprechzeiten erreichen können.

Artikel 8 – Zeugnisse und Gutachten

-1- Zeugnisse und Gutachten soll der Tierheilpraktiker nach bestem Wissen und Gewissen ausfertigen. Zweck und Empfänger sind anzugeben.

-2- Gutachten und Zeugnisse über Heilmittel sollen nur in Fachzeitschriften veröffentlicht werden.

Artikel 9 – Gebühren

-1- Der Tierheilpraktiker ist in der Höhe seiner Gebühren frei. Er soll sich jedoch an den Grundsatz der Verhältnismäßigkeit halten. (Art 1. -3-)

Artikel 10 – Verkauf oder Verpachtung einer Praxis

Beim Verkauf einer Praxis dürfen dem Kaufpreis nur die tatsächlich dem Käufer übergebenen Gegenstände und Einrichtungen zugrunde gelegt werden. Für Tierheilpraktiker ist es standesunwürdig, gewerbsmäßig Praxiskauf und Verkauf zu betreiben.

Bei Verkauf oder Verpachtung einer Praxis sollen dem Verband die Verträge zur Einsichtnahme und Beratung vorgelegt werden.

Artikel 11 – Nebenberufe

Die Ausübung der Tierheilkunde stellt den ausschließlichen Beruf des Tierheilpraktikers dar. Nebenberufe sollen die allgemeinen Berufspflichten nicht beeinträchtigen.

Artikel 12 – Arzneimittel

Vertrieb, Abgabe und Anwendung von Arzneimitteln sind nach den gesetzlichen Bestimmungen durchzuführen. Insbesondere sind die Vorschriften des Arzneimittelgesetzes zu beachten.

So darf ein Tierheilpraktiker verschreibungspflichtige Arzneimittel nicht erwerben, anwenden oder abgeben. Apothekenpflichtige Arzneimittel darf er nur in der Apotheke erwerben und in der Ausübung seiner Praxis anwenden, nicht aber abgeben. Den Umgang mit apothekenpflichtigen Arzneimitteln hat er bei Eröffnung der Praxis schriftlich der zuständigen Behörde anzuzeigen (§ 67 AMG). Außerdem muß er über den Erwerb und den Verbrauch der apothekenpflichtigen Arzneimittel Nachweise führen und auf Verlangen vorzeigen (§ 64 AMG).

Freiverkäufliche Arzneimittel kann der Tierheilpraktiker erwerben und anwenden, abgeben oder Handel damit treiben aber nur, wenn er den Sachkundenachweis nach § 50 AMG bei der zuständigen IHK erworben hat.

Artikel 13 – Haftpflicht

Der Tierheilpraktiker soll eine Berufshaftpflichtversicherung abschließen. Der Verband kann Versicherungsgesellschaften empfehlen, die günstige Gruppentarife für Tierheilpraktiker anbieten. Von Einleitung und Verlauf von Strafverfahren und Geltendmachung von Schadensersatzansprüchen soll dem Verband unverzüglich und in aller Offenheit Mitteilung gemacht werden.

Artikel 14 – Meldepflicht

Der Tierheilpraktiker muß die Eröffnung seiner Praxis anmelden:
-1- Beim zuständigen Veterinäramt,
-2- beim zuständigen Finanzamt,
-3- bei der zuständigen unteren Verwaltungsbehörde (Landratsamt),
-4- bei der zuständigen Azneimittelüberwachungsbehörde (siehe Art 12),

Artikel 15 – Hilfskräfte

Der Tierheilpraktiker kann in seiner Praxis Hilfskräfte anstellen. Die Beschäftigten sind im allgemeinen sozialversicherungspflichtig und sind anzumelden.

Die gesetzlichen Bestimmungen über die anteilsmäßige Aufbringung der Beiträge zu den Sozialversicherungen sind zu beachten.

Artikel 16 – Insignien

Der Tierheilpraktiker erhält vom Verband einen Berufsausweis und einen

Mitgliedsstempel. Beide bleiben Eigentum des Verbands und müssen nach Beendigung der Mitgliedschaft zurückgegeben werden. Ausweis und Stempel dienen als Nachweis über die erfolgreich abgelegte Prüfung zum Tierheilpraktiker.

Artikel 17 – Berufsaufsicht

-1- Der Tierheilpraktiker unterstellt sich in seinem eigenen Interesse und im Interesse des Berufsstandes der Aufsicht seines Verbandes.

-2- Vom Verband aus gegebenem Anlaß erbetene Auskünfte über Tätigkeit, Arbeitsweise und Heilerfolge sollen vom Tierheilpraktiker im Rahmen der Zumutbarkeit beantwortet werden.

-3- Der Vorstand, bzw. dessen Beauftragte haben das Recht, sich über die ordnungsgemäße Berufstätigkeit des Tierheilpraktikers an Ort und Stelle zu unterrichten.

-4- Der Tierheilpraktiker verpflichtet sich, Anordnungen des Verbandes nachzukommen. Gegen Anordnungen, die nach Ansicht des Tierheilpraktikers ungerechtfertigt sind kann er beim zuständigen Organ des Verbandes Beschwerde einreichen (Ältestenrat).

Artikel 18 – Prüfung

Der Verband führt eine verbandsinterne Prüfung durch.

-1- Das Prüfungsgremium des Verbands besteht aus drei ordentlichen Mitgliedern des Verbandes.

-2- Die Bestätigung als ordentliches Mitglied wird von dieser Prüfung abhängig gemacht.

-3- Art und Umfang regelt die Prüfungsordnung, Mindestanforderungen sind die Kenntnisse über die gesetzlichen Beschränkungen des Tierheilpraktikers.

Artikel 19 – Standesdisziplin

-1- Der Tierheilpraktiker verhält sich Kollegen gegenüber kollegial und übt keine unsachliche Kritik an Beruskollegen.

-2- Unsachgemäße Kritik an den Maß-nahmen und Behandlungsmethoden anderer Kollegen sind zu vermeiden.

Artikel 20 – Zuziehen eines zweiten Tierheilpraktikers

-1- Wenn es vom Tierhalter gewünscht wird, kann ein zweiter Tierheilpraktiker zur Behandlung zugezogen werden.

-2- Wenn ein Tierheilpraktiker auf Wunsch des behandelnden Tierheilpraktikers zugezogen wird, so darf er nur die Untersuchung vornehmen. Er darf nicht zur weiteren Behandlung beim Tierhalter erscheinen, es sei denn, der bisher behandelnde Tierheilpraktiker und der Tierhalter wünschen es.

Artikel 21 – Zuweisung gegen Entgelt

Es ist standesunwürdig, sich gegenseitig Patienten gegen Entgelt zuzuweisen.

Artikel 22 – Bestandsberatung

-1- Der Tierheilpraktiker kann in landwirtschaftlichen Betrieben Bestandsberatungen durchführen.

-2- Die Bestandsberatung ist nach bestem Wissen und Gewissen durchzuführen. Sie dient der Behandlung und Vorbeugung gehäuft auftretender Krankheiten.

-3- Die Vergütung richtet sich nach Bestandsgröße und dem erforderlichen Zeitaufwand. Bei der Betreuung eines Betriebs sind die tierseuchenrechtlichen und arzneimittelrechtlichen Bestimmungen einzuhalten.

-4- Der Tierheilpraktiker kann mit den Tierhaltern Beratungsverträge abschließen.

Artikel 23 – Verstöße gegen die Berufsordnung

-1- Verstöße gegen die Berufsordnung können im Wege eines ehrengerichtlichen und gerichtlichen Verfahren geahndet werden. Vorher sollte der Versuch einer kollegialen Einigung vor dem zuständigen Organ des Verbands unternommen werden (Ältestenrat).

-2- in einem solchen Verfahren kann darüber entschieden werden, ob ein Tierheilpraktiker wegen beruflicher Untüchtigkeit aus dem Verband ausgeschlossen werden soll.

-3- Streitigkeiten in Berufsfragen zwischen Verbandsmitgliedern können vom hierfür zuständigen Organ (Ältestenrat) entschieden werden. Der ordentliche Gerichtsweg ist damit nicht ausgeschlossen.

-4- Verstöße gegen die Berufsordnung können mit einem Bußgeld bis zweitausend Deutsche Mark geahndet werden.

Artikel 24 – Geltungsbereich

Diese Berufsordnung gilt für alle Tierheilpraktiker und basiert auf der Grundlage der geltenden rechtlichen Bestimmungen und Gesetze.

Artikel 25 – Änderungen und Gesetze

Änderungen und Ergänzungen können nur von der Mitgliederversammlung des „ Verband der Tierheilpraktiker Deutschlands, Bundes- und Dachverband e.V." beschlossen werden.

Inkrafttreten

Diese Berufsordnung tritt am 6. Juni 1985 in Kraft.

Geschäftsstelle der Kooperation der Tierheilpraktikerverbände Deutschlands

Bernhard Mayer
Kirchgasse 7, 74582 Gerabronn
Tel.: 07952 6266 FAX 07952 6787

Die Tierheilpraktikerverbände in der Bundesrepublik haben sich in einer Kooperation zur politischen Zusammenarbeit entschlossen. Innerhalb dieser Kooperation bleiben die Verbände selbständig, erarbeiten aber gemeinsame Richtlinien für den Berufsstand, die für alle Tierheilpraktiker Gültigkeit besitzen. Die Verbände haben für die Zusammenarbeit die Einrichtung einer gemeinsamen Geschäftsstelle beschlossen.

Die Kooperation der Tierheilpraktikerverbände veröffentlicht jährlich eine „Liste der Tierheilpraktiker".

Ein Gebührenverzeichnis mit der Übersicht über die Honorare, die von Tierheilpraktikern berechnet werden, wird ebenfalls von der Kooperation herausgegeben.

Außerdem kann bei der Geschäftsstelle der Kooperation weiteres Informationsmaterial über den Beruf angefragt werden.

Der Verband der Tierheilpraktiker gibt die Zeitschrift „Tierheilpraktiker" in unregelmäßigen Abständen (3 bis 4 Ausgaben jährlich) heraus.

Eine Berufskunde für Tierheilpraktiker wird ebenfalls vom Verband der Tierheilpraktiker herausgegeben.

Die Adressen der Berufsverbände:

DGT – Deutsche Gesellschaft der Tierheilpraktiker e.V., Vorstand: Marion Ramcke/Andreas Benzko
Husemannstr. 25-27
45879 Gelsenkirchen
Tel.: 0209 201313 FAX 0209 22933
DTU – Deutsche Tierheilpraktiker Union e.V, Vorstand: Edeltraud Hanser/Ursula Bachner
Burgauerstr. 4
89358 Kammeltal
Tel.: 08223 1304 FAX 08223 2757
THP – Verband der Tierheilpraktiker Deutschlands,   Vorstand: Hanns Terhardt/Friedrich Weinkath
Bundes- und Dachverband e.V.
Kirchgasse 7
74582 Gerabronn
Tel.: 07952 6266 FAX 07952 6787
VfT – Verband freier Tierheilpraktiker e.V., Vorstand: Jutta Schröter
Auestr.99, 27432 Bremervörde
Tel.: 04764 1242 FAX 04764 1348

Tierheilpraktikerschulen

Alle Schulen, die zum Tierheilpraktiker ausbilden, sind private Institute. Informationsmaterial über Ausbildung und Ausbildungskosten sind bei den Schulen direkt anzufordern:

Ausbildungsinstitut für Tierheilpraktiker E.Hanser
Burgauerstr.4., 89358 Kammeltal
Tel.: 08223/13 04
(Tierheilpraxis mit angeschlossener Schule)

ATM – Akademie für Tiernaturheilkunde
Bimöhler Str. 32, 24576 Bad Bramstedt
Tel.: 04192/59 37
(Überregionale Schule mit mehreren Ausbildungsstätten)

Tierheilpraktikerschule
Husemannstr. 25/27
45879 Gelsenkirchen
Tel.:0209/20 13 13
(Überregionale Schule mit mehreren Ausbildungsstätten)

Thalamus-Heilpraktikerschule/Tierheilpraktikerschule
Engelbergstr. 19, 79106 Freiburg/Breisg.
Tel.:0761/2 61 86

Heilpraktikerschulen mit zusätzlichem Ausbildungsangebot „Tierheilpraktiker"

IAT Bürschel Schulen
Alexanderstr. 28, 40210 Düsseldorf
Tel.: 0211/32 63 40
(Überregionale Schule mit mehreren Ausbildungsstätten, Ausbildung zum Tierheilpraktiker erst nach vorheriger Ausbildung zum Heilpraktiker)

Paracelsus Schulen
Sonnenstr. 19, 80331 München
Tel.: 089/5 52 54 10
(Überregionale Schule mit mehreren Ausbildungsstätten, Ausbildung zum Tierheilpraktiker erst nach vorheriger Ausbildung zum Heilpraktiker)

Fernlehrinstitute
Diese Institute sind nur der Vollständigkeit wegen aufgeführt. Eine qualifizierte Ausbildung wird wegen der bei diesen Schulen fehlenden praktischen Ausbildung in Fernlehrgängen prinzipiell in

Frage gestellt. Fernunterricht kann bestenfalls eine Übersicht über die theroretischen Grundlagen geben.

Höferlin Institut für berufliche Weiterbildung GmbH
Käppelinstr. 12, 79576 Weil am Rhein
Tel.:07621/7 10 55 (Anrufbeantworter)

Institut Kappel
„Heilpraktiker Volker Koch", „Therapiezentrum Wuppertal e.V."
Postfach 13652, 42043 Wuppertal
Tel.: 0202/44 04 21

Da die Ausbildungen an den verschiedenen Schulen in Angebot und Qualität sehr große Unterschiede aufweisen, ist ein persönliches Beratungsgespräch und eine persönliche Betreuung vor und nach der Ausbildung äußerst notwendig.

Eine solche Beratung wird durch die Schulen so gut wie gar nicht angeboten. Die Berufsverbände und die Geschäftsstelle der Kooperation sind hier objektive Ansprechpartner.

Die Berufsverbände veranstalten auch Kurse und Seminare zur Fort- und Weiterbildung im diagnostisch-therapeutischen Bereich. Auch Seminare zur Praxiseröffnung und Praxisführung werden regelmäßig veranstaltet.

Termine und Informationen hierüber sind über die Geschäftsstelle der Kooperation erhältlich.

Eine Mitgliedschaft in einem der Berufsverbände wird auch für Tierheilpraktiker-Schüler dringend empfohlen. Die Verbände bieten für Schüler vergünstigte Mitgliedsbeiträge.

Zur besseren Differenzierung des Angebots der Schulen kann die folgende „Checkliste" dienen:

Checkliste für die Auswahl der richtigen Schule zur Ausbildung als Tierheilpraktiker

Für die Auswahl der richtigen Schule sollten die Unterrichtsangebote der

Schulen genau geprüft und miteinander verglichen werden.

Besonderes Augenmerk ist darauf zu richten, daß die an der Schule unterrichtenden Dozenten über ausreichende Erfahrung verfügen. Da der Beruf des Tierheilpraktikers vorwiegend aus Erfahrungsheilkunde besteht, sind niedergelassene Tierheilpraktiker als Dozenten ein unumgängliches Muß. Nur so kann auf eine praktische Erfahrung zurückgegriffen werden, die sich auch auf die praktische Ausbildung auswirkt.
Schulen die nur Fernunterricht anbieten, ohne daß die Schüler unmittelbaren Kontakt mit ihren Dozenten haben, können solches nicht gewährleisten.

An Unterrichtsfächern sollte mindestens angeboten werden:
Allgemeinfächer:
Allgemeine Zoologie, Botanik
Systematische, vergleichende und topographische Anatomie
Histologie
Physiologie einschließlich Ernährungsphysiologie
Pathologische Anatomie und Histologie
Tierhygiene, Aufzucht
Tierernährungs- und Futtermittellehre

Mikrobiologie, Parasitologie, Tierseuchenlehre
Innere Medizin, Labordiagnostik
Medizinische Terminologie
Spezielle Krankheitslehre:
Krankheiten des Pferdes
Augenkrankheiten
Hufkrankheiten
Atemwegserkrankungen
Krankheiten der kleinen Haustiere
Krankheiten des Hundes
Krankheiten der Katze
Pharmakologie:
Homöopathie
Phytotherapie
Toxikologie
Rechtskunde:
Arzneimittelrecht
Tierseuchenrecht
Tierschutzrecht
Alternative manuelle Therapien:
Akupunktur
Chirotherapie
Osteopathie
Daneben sollten ausreichend Kurse in praktischer Ausbildung angeboten werden, nämlich: Untersuchungstechniken, Injektionstechniken. Darüber hinaus sollten Tierheilpraktiker die Schulen darauf überprüfen, ob eine Betreuung über die Schulzeit hinaus angeboten wird.

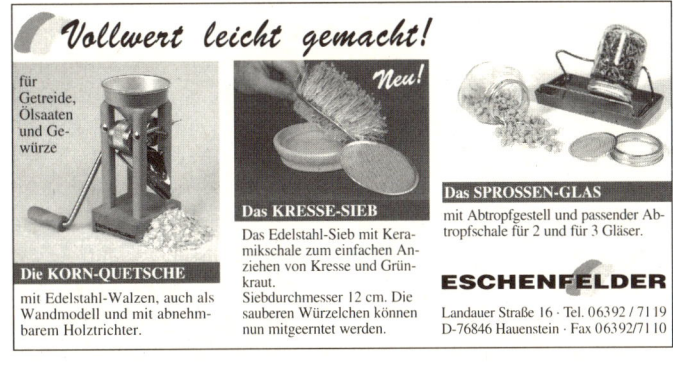

Vollwert leicht gemacht!

für Getreide, Ölsaaten und Gewürze

Neu!

Die KORN-QUETSCHE
mit Edelstahl-Walzen, auch als Wandmodell und mit abnehmbarem Holztrichter.

Das KRESSE-SIEB
Das Edelstahl-Sieb mit Keramikschale zum einfachen Anziehen von Kresse und Grünkraut.
Siebdurchmesser 12 cm. Die sauberen Würzelchen können nun mitgeerntet werden.

Das SPROSSEN-GLAS
mit Abtropfgestell und passender Abtropfschale für 2 und 3 Gläser.

ESCHENFELDER
Landauer Straße 16 · Tel. 06392 / 71 19
D-76846 Hauenstein · Fax 06392/71 10

Von der Diätassistentin und Pharmareferentin zur Tierheilpraktikerin

Renate Edelmann, Tierheilpraktikerin, Heinersreuth

Der „Uraltberuf" des Tierheilpraktikers (THP), der früher zum Beispiel von Schäfern oder pflanzenkundigen Frauen ausgeübt wurde, geriet im Zeitalter der modernen Medizin in Vergessenheit. Seit zirka 1988 ist er jedoch wieder sehr „im Kommen". Was keineswegs verwunderlich ist, da immer mehr Tierhalter selbst zu einem Heilpraktiker oder Arzt für Naturheilkunde gehen, sind sie auch nicht mehr gewillt, daß ihrem Tier „immer nur Chemie" verabreicht wird.

Wer nun Tierheilpraktiker werden möchte, muß sich darüber im klaren sein, anfangs unter Umständen „nebenberuflich" tätig sein zu müssen, denn der Start der Praxis eines Tierheilpraktikers oder einer Tierheilpraktikerin ist schwierig. Einer der Gründe ist, daß dieser Beruf in der Bevölkerung noch recht unbekannt ist und sich so mancher Tierhalter nicht vorstellen kann, daß sein Tier (wie er selbst) mit den naturheilkundlichen Therapien erfolgreich behandelt werden kann. Auch werfen die Tierärzte teilweise ein scharfes Auge auf Tierheilpraktiker, da sie eine große Konkurrenz in ihnen sehen.

Was darf ein Tierheilpraktiker, was nicht? - Allgemein kann gesagt werden, daß dieselben Regelungen gelten wie beim Heilpraktiker und daß er alle naturheilkundlichen Therapien wie Homöopathie, Phytotherapie, Akupunktur, Akupressur, Neuraltherapie, Eigenblut-, Eigenharn-, Eigenstuhlbehandlung, Magnetfeld- und Ozontherapie, Kneippsche Anwendungen, Zelltherapie, Bach-Blüten-, Aroma- und Farbtherapie durchführen darf. Zusätzlich muß er das Tierseuchengesetz mit seinen Anzeige- und Meldepflichten kennen. Er darf keine Operationen, jedoch „kleinere" Eingriffe durchführen, die nach dem Tierschutz-

gesetz ohne Betäubung statthaft sind. Außerdem darf er kein Tier einschläfern, impfen, einen Impfpaß ausstellen sowie keine rezeptpflichtigen Arzneimittel verschreiben.

Das sind die gesetzlichen Grundlagen, die jeder, der in dem „gesetzlich ungeschützten Beruf" des Tierheilpraktikers tätig ist, berücksichtigen muß. Wer sich also dazu entschließt, als Tierheilpraktiker zu arbeiten, tut das aus großen ethischen und auch idealistischen Grundsätzen, vor allem aus Liebe zum Tier. Denn, wie schon erwähnt, das „große Geld" ist anfangs auf keinen Fall zu verdienen. Das sollte und muß sich jeder von Anfang an vor Augen führen, und die Ausbildung ist mit relativ hohen Kosten (über 8.000,– DM) und einem hohen Zeitaufwand verbunden.

Voraussetzung für den Beruf des Tierheilpraktikers ist eine große Liebe zu den Tieren, zur Natur – eigentlich zur gesamten Schöpfung. Wichtig ist vor allem, das Tier nicht als gewissen „Ersatz für den Menschen" zu sehen (diese Aussage mache ich bewußt, denn viele Menschen wenden sich aus Enttäuschung durch andere Menschen den Tieren zu), sondern aus dem Grundmotiv heraus zu handeln: „Ich möchte das Beste für das Tier erreichen!" Nur mit dieser Motivation hat man den nötigen Erfolg!

Hilfreich, aber keine Grundvoraussetzung zur Ausbildung sind alle Berufe aus dem medizinischen Bereich. Da diese auf einer „schulmedizinischen" Ausbildung basieren, muß ein gewaltiger Umdenkungsprozeß bewältigt werden, nämlich der vom „rein symptomatischen zum ganzheitlichen Denken". Und dieser ist für manche sehr schwierig, doch für jeden zu bewältigen. Diese Aussage resultiert aus der eigenen Erfahrung.

Diesen Prozeß mußte ich, als staatlich geprüfte Pharmareferentin, selbst durchleben. Ursprünglich wollte ich „Humanheilpraktikerin" werden, doch nach zwei Versuchen, die am Veto meines Mannes scheiterten, gab ich vorerst auf.

In den letzten Jahren sind Lehrinstitute fast wie Pilze aus dem Boden geschossen, die die Ausbildung zum Tierheilpraktiker anbieten. Verschiedene von diesen „ziehen" den Interessierten das Geld aus der Tasche (und das ist Tatsache, wie einige Prozesse von Schülern gegen solche Institute belegen), ohne das in den häufig recht gut aufgemachten Prospekten Angebotene auch durchzuführen.

Ich selbst hatte das große Glück, eine Heilpraktikerin, die auf ihrer Visitenkarte zusätzlich „Tierheilpraktikerin" aufgedruckt hatte, im Rahmen meiner Tätigkeit als Pharmareferentin auf dem Deutschen Heilpraktiker-Kongreß in Düsseldorf 1987 kennenzulernen, wo ich „Standdienst" hatte. Da ich selbst mit einem Hund als absolut „treuem Freund und Beschützer" aufgewachsen bin, mein Mann und ich zwei Schäferhündinnen hatten, kamen wir sofort ins Gespräch. Da ich bis dato nichts von diesem Beruf gehört hatte, fragte ich sie natürlich aus. Doch da war die Zeit für mich, „noch nicht reif".

Nach zirka einem halben Jahr begann ich auf den Rat dieser Kollegin hin meine Ausbildung in der „Fachschule für Alternative Tiermedizin" in Gelsenkirchen, wo sie die besten Erfahrungen in puncto Ausbildung gemacht habe. Bevor sie selbst an diese Adresse kam, hatte sie Erfahrungen mit zwei der zuvor genannten Institutionen hinter sich.

Wie mir diese Kollegin schon von vornherein sagte, geht es in dieser Fachschule sehr streng zu. Und das vollkommen zu recht. Wir haben es schließlich mit Lebewesen zu tun, denen wir mit derselben Verantwortung wie den Menschen gegenüber handeln müssen. Zur besseren „Kontrolle" wird jedem Kursteilneh-

mer zu Beginn der Ausbildung neben umfangreichen Lehrheften auch „sein persönliches Studienheft" übergeben. Darin wird jeder absolvierte theoretische und praktische Unterricht sowie die angebotenen Sonderseminare (deren Teilnahme freiwillig ist und die dem Interessenausbau dienen) abgestempelt und von der Schulleiterin unterschrieben.

Für viele Schüler ist die Ausbildung, die an den Wochenenden stattfindet, mit ausgesprochen großen „Opfern" verbunden – nicht nur finanziell, sondern vor allem auch zeitlich. Denn es kommen interessierte Tierfreunde aus ganz Deutschland, Österreich, der Schweiz und den Benelux-Ländern. Da die meisten von ihnen auf dem „medizinischen" Gebiet absolute Laien sind, erfordert es eine ganz gehörige Portion an Eigeninitiative, sich das umfangreiche Wissensgebiet anzueignen. Wie man dies am schnellsten und sichersten erreicht, dazu kann kein Rat gegeben werden, da jeder seine eigene Lernmethode herausfinden muß.

Zusätzlich ist es jedoch dringend nötig, neben der wichtigen Theorie auch praktische Erfahrungen am Tier zu sammeln, denn es reicht absolut nicht aus, wenn man nur sein eigenes Tier kennt. So ist es von großem Vorteil, daß in der Fachschule für Alternative Tiermedizin auch Praktika angeboten werden.

Die Interessen der Schüler gehen meist in verschiedene Richtungen. Die einen entscheiden sich mehr für die Kleintiere (Hund, Katze, Hamster, Vogel usw.), andere für die Großtiere wie Pferd, Rind, Schaf etc. Wem die Entscheidung noch schwerfällt, weil er zum Beispiel selbst ein Pferd hat, aktiv im Katzenschutzbund tätig ist, in der Stadt oder auf dem Land lebt, kann bei den diversen Sonderseminaren und/oder Praktika seine besonderen „Tierneigungen" herausfinden.

So ist es auch mit den naturheilkundlichen Therapien. Da im Rahmen der Ausbildung alle herausragenden Möglichkeiten aufgezeigt werden, kristallisiert sich mehr oder weniger schnell heraus (man kann ja nicht alles machen), ob man zu den mehr „organisch" bezogenen Therapien, wie beispielsweise der Homöopathie und Phytotherapie, zu den mehr „feinstofflichen" wie der Bach-Blüten-, Aroma- und Farbtherapie oder zu den „technischen" Therapien wie der Akupunktur und der Magnetfeld-Therapie usw. neigt.

Der Wissensstand eines jeden einzelnen wird auf der von mir absolvierten Schule mit einer schriftlichen Zwischenprüfung kontrolliert, wobei Fragen über die Anatomie, Physiologie, Pathologie, Seuchenlehre, das Tierschutzgesetz und die naturheilkundlichen Therapien zu beantworten sind. Das Bestehen dieser Zwischenprüfung ist Voraussetzung für die Zulassung zur Endprüfung (mit einem Zertifikat), welche eine schriftliche und praktische Überprüfung (Untersuchung eines „Wunschtieres", das heißt, man kann Hund, Katze oder Pferd wählen) sowie eine schriftliche Prüfungsarbeit über ein Thema umfaßt, das man selbst bestimmen kann. Ich wählte für mich „Mit Bach-Blüten unsere Haustiere heilen".

Diese Themenwahl erfolgte auf Grund meiner großen Faszination, die die Bach-Blüten von Anfang an auf mich ausübten. Denn obwohl ich nur zweimal(!) den Namen der Blüten gehört hatte, war ich (aus mir damals nicht erklärlichen Gründen), derart von ihnen gepackt, daß ich mir sofort alle verfügbare Literatur kaufte und mit dem Lesen nicht mehr aufhören konnte. Da ich nun schwarz auf weiß sah, und plötzlich von allen möglichen Seiten von den herausragenden Therapieerfolgen der Bach-Blüten bei den Menschen hörte, war ich der Ansicht: „Was bei uns Menschen derart hilft, das muß ja auch den Tieren helfen". So wurde also das Thema meiner Prüfungsarbeit „geboren", das mein gesamtes Leben, zum absolut Positiven hin, verändern sollte.

Ist nun die Ausbildung zum Tierheilpraktiker mit der bestandenen Prüfung an der Schule beendet, wird eine ständige Weiterbildung dringend nötig. Es ist wie beim Autofahren: Hat man den Führerschein, so kann man noch lange nicht richtig Autofahren! Doch da zeigt sich nun die Situation, daß es an einem entsprechenden Fortbildungsangebot fehlt. An mich selbst wandten sich (über den Verleger meines Buches) Tierheilpraktiker aus ganz Deutschland, die mich nach Fortbildungsmöglichkeiten fragten. Es ist sehr schade, daß die Ausbildungsinstitute diese „weiterhin Lernwilligen alleine lassen. Nur wer Mitglied der „Deutschen Gesellschaft der Tierheilpraktiker e. V., 45879 Gelsenkirchen, Husemannstraße 1 (DGT), ist, hat die Möglichkeit zur Weiterbildung an der Fachschule für alternative Tiermedizin.

Dieser, in meinen Augen unverantwortliche Mißstand veranlaßte mich, selbst ein Seminarprogramm aufzubauen, wo sich Tierheilpraktiker, aber auch an der Naturheilkunde interessierte Tierärzte sowie Freunde der Tiere und der gesamten Natur informieren und weiterbilden können.

Ein weiterer Mißstand ist, daß es keine Gelegenheit zum Erfahrungsaustausch gibt, denn die Verbände und Lehrinstitute sind sich untereinander absolut „nicht grün". Außerdem mangelt es sehr an entsprechender Literatur zur Weiterbildung.

Mir bekannte Literatur, die einem Tierheilpraktiker bei der Weiterbildung hilft:
Dr. Wolff: *Homöopathie für den Hund/ für die Katze*
Brunner: *Akupunktur für Kleintiere*
McLead: *Homöopathie für das Pferd*
Edelmann: *Mit Bach-Blüten unsere Haustiere heilen.*
Mehr für den Laien, weniger zur Weiterbildung eines Tierheilpraktikers:
G. Karmann, D. Ost: *Naturheilkunde für Katzen*
J. Gosh: *Naturheilkunde für Hunde*
Wer sich also als Tierheilpraktiker wei-

terbilden möchte, muß entweder auf die Fachliteratur für Tierärzte zurückgreifen, wobei meist sehr schnell Grenzen in bezug auf den absoluten „schulmedizinischen" Sprachgebrauch auftreten, oder man nimmt die Literatur aus dem naturheilkundlichen „Humanbereich", wo dann das Umdenken vom Menschen auf das Tier häufig nicht einfach zu bewältigen bzw. absolut unmöglich ist. So erging es mir, als ich mich mit dem Thema der Bach-Blüten für das Erstellen meiner Prüfungsarbeit intensiv befaßte. Wer mit den Tieren seine Erfahrungen hat, wird mir sicherlich bestätigen, daß zum Beispiel die Schilderung eines „Gemütszustandes" oder eines „Arzneimittelbildes" nicht immer beziehungsweise überhaupt nicht vom Menschen auf das Tier zu übertragen ist. So ist es auch häufig mit den Anwendungsformen, die nicht unbedingt beim Tier praktiziert werden können. Wir „Tierleute" müssen uns für unsere „Viecherln" so manchen Trick einfallen lassen, um diese zu überlisten. Spezielle Fachzeitschriften für die Tierheilpraktiker, analog zu denen für den Heilpraktiker, gibt es leider nicht.

Ein weiterer großer Mißstand zeigt sich darin, daß sich – da dieser Beruf nicht gesetzlich geschützt ist – viele als Tierheilpraktiker, Tierheiler, Tierhomöopathen, Tierpsychologen bezeichnen, die keinerlei Ausbildung getätigt haben. Ich möchte nicht jedem dieser sich so bezeichnenden seine Qualifikation absprechen, denn es gibt unter ihnen sicherlich besonders begabte und begnadete Freunde der Tiere, die diesen erfolgreich helfen. Doch die beruflichen Anforderungen an einen Tierheilpraktikers sind sehr gestiegen und gehen über einfache naturheilkundliche Kenntnisse hinaus. Immer mehr Tierhalter kommen (leider) erst dann zu einem Tierheilpraktiker, wenn sie den Eindruck haben, daß „die Schulmedizin versagt" hat. Um diesen gestiegenen Anforderungen gerecht zu werden und den Berufsstand des Heilpraktikers gleichzeitig vor den „schwarzen Schafen" zu schützen – denn leider gibt es auch hier Scharlatane, die den hilfesuchenden Tierhaltern das Geld aus der Tasche ziehen –, ist eine fundierte veterinärmedizinische, biologische und naturheilkundliche Ausbildung Voraussetzung.

Es wäre zum Wohle der Tiere sowie auch ihrer Besitzer mehr als wünschenswert, wenn in Bezug auf die Ausbildung zum Tierheilpraktiker endlich eine gesetzliche Regelung getroffen würde. Ich bin schon sehr froh darüber, daß nun nach langer Zeit auch bei uns in Deutschland das Tier endlich keine „Sache" mehr ist, sondern ein „Lebewesen". So sollte auch für die Therapie des „Lebewesens Tier" endlich eine schützende Regelung gefunden werden.

Von der Bankkauffrau zur Tierheilpraktikerin

Martina Ulbrich, Düsseldorf

Seit sechs Jahren arbeite ich freiberuflich als Tierheilpraktiker (diese Berufsbezeichnung ist nicht gesetzlich geschützt) mit Schwerpunkt Tierphysiotherapie und -massage. Diese Spezialisierung war 1988, als ich meine Tierheilpraktikerausbildung an der Fachschule für alternative Tiermedizin in Gelsenkirchen abschloß, noch gar nicht abzusehen. Eine Mitschülerin vermittelte mir zunächst eine Hospitanz an der größeren Düsseldorfer Tierklinik im NRW Ballungsraum, der darin bestand, nach einer Einarbeitungszeit an den Wochenenden die notdiensthabenden Tierärzte als „Helferin" zu unterstützen. Diese Heiltätigkeit war eine großartige Gelegenheit, Erfahrungen im Umgang mit Patienten zu sammeln, die darin gipfelte, daß ich bei Operationen, die mein zukünftiges Tätigkeitsfeld, nämlich die Orthopädie betrafen, assistieren durfte. Hier zeigte sich in vielen Gesprächen, daß der Tierarzt in der Lage ist, orthopädisch zu arbeiten, jedoch die in der Humanmedizin übliche Nachsorge in der heutigen praktizierenden Tiermedizin nicht angeboten wird. Hier erkannte ich ein dringend angemahntes Tätigkeitsfeld, um eine Lücke im tiermedizinischen Bereich auszufüllen. Die wenige Literatur zum Thema Tiermassage und Physiotherapie zu dem damaligen Zeitpunkt jedoch war nicht tiefgreifend genug. Auf dieser Erkenntnis beruhend folgten für mich Monate intensiver Beschäftigung mit diesem Thema und da es auf diesem Gebiet keinerlei Ausbildungsmöglichkeit gibt, war ich zunächst auf das autodidaktische Studium von medizinischer Literatur angewiesen, die sich mit Physiotherapie und Massage im Humanbereich beschäftigt. Dabei kristallisierte sich heraus, daß es für eine Behandlung beim Tier einiger Abwandlun-

gen bedurfte. So muß die Tiermassage z. B. ohne Öl erfolgen, sind einige klassische Massagegriffe wegen der starken Behaarung nicht anwendbar oder muß der Interpretation der Reaktionen des Tieres besondere Beachtung geschenkt werden, da sie Indikator für sein Befinden und die wohltuende Wirkung der physiotherapeutischen Anwendungen sind.

Zur Erlangung der praktischen Fertigkeiten belegte ich Seminare für klassische Massage. Besonders effektiv gestaltete sich die Zusammenarbeit mit einem befreundeten Masseur, in dessen Praxis ich ein längeres Praktikum absolvieren konnte. Parallel dazu setzte ich mich immer wieder mit der Klinikleitung und den Tierärzten zusammen, um die Möglichkeit der Massage bzw. physiotherapeutischen Behandlungsmethoden beim Tier zu diskutieren. Nach zwei Jahren intensiver Vorbereitung war es dann soweit: Die Ärzte und ich wagten den Sprung ins kalte Wasser: Auf diesem Gebiet bestanden keinerlei Erfahrungen und es hatte sich während meiner autodidaktischen Studien herausgestellt, daß es auch keinerlei mir bekannte tiefgreifende Literatur zum Thema Tierphysiotherapie gab. Tatsächlich konnten bei der Behandlung am Tier dieselben positiven Effekte erzielt werden wie in der Humanmedizin zu beobachten ist. Das Patientengut setzt sich zum überwiegenden Teil aus Hunden zusammen, seltener wurden Katzen zur Behandlung vorgestellt. Die Behandlung von Pferden stellte die Ausnahme dar.

Anfänglich arbeitete ich in den normalen Behandlungsräumen der Tierklinik, was sich infolge der Unruhe des Klinikbetriebes als nicht günstig erwies. Für eine wirkungsvolle Massage ist Ruhe und Entspannung eine Grundvoraussetzung. Später bezog ich einen ruhigen, abgelegenen Raum, den ich mit einem Behandlungstisch (einfacher Holztisch in der richtigen Höhe 150,– DM), einem Stuhl für den Patientenhalter und einem Regal (20,– DM im Baumarkt) ausstattete. Ein überaus positiver Effekt meiner Spezialisierung war, daß für die Ausübung der Tätigkeit nur eine minimale Ausstattung vonnöten ist. Neben der eben erwähnten Einrichtung (wobei man sogar auf den Tisch verzichten kann, wenn man auf dem Boden arbeitet) benötigte ich lediglich eine Schaumstoffmatte (ca. 20,– DM) zur bequemen Lagerung der Tiere, alte Handtücher und Decken als Unterlage, eine Infrarotlicht-Lampe (ca. 20,– DM), sowie Heublumenauflagen (Heublumen gibt es für ca. 20,– DM in der Apotheke, die man in selbstgenähte Leinensäckchen füllen kann) sowie eine Herdplatte (ca. 40,– DM). Für eine elektrotherapeutische Behandlung schaffte ich ein Sport-Elektrotherapiegerät für DM 1.700,– DM an. Rückblickend hätte ich auch ein einfacher ausgestattetes und günstigeres Gerät für 500,– DM wählen können, da sich herausgestellt hat, daß ich es in der Praxis fast ausschließlich für den Muskelaufbau mittels Einzelkontraktionen verwende, wofür eine einfache Ausführung reicht.

Die Tatsache, daß ich unmittelbar in einer Tierklinik arbeite, erübrigte die Anschaffung weiterer Geräte, insbesondere solcher, die der Diagnostik dienen. Ich besitze zwar eine Grundausstattung bestehend aus Stethoskop, Otoskop, Ophtalmoskop, Wood'sche Lampe ect., jedoch zeigte sich bald, daß ich diese nicht brauchte, da die Tiere ja bereits mit einer feststehenden Diagnose zu mir überwiesen wurden oder ich bei auftretenden Unklarheiten kurzerhand Kontakt zu dem jeweiligen behandelnden Tierarzt aufnehmen konnte.
Mit meinen homöopathischen Behandlungen beschränkte ich mich auf das

Krankheitsfeld, mit dem ich nun täglich zu tun hatte: nämlich orthopädische Beschwerden und so beschränkte sich auch die Anschaffung der Mittel auf Therapeutika für diesen Bereich. Das Glückliche an der Zusammenarbeit von Tierarzt und Tierheilpraktiker/Tiermasseurphysiotherapeut ist die Tatsache, daß jeder ein klar abgegrenztes Aufgabengebiet hat. Der Tierarzt ist verantwortlich für die klassische Diagnosestellung und die ärztliche Behandlung, die in der Orthopädie häufig in chirurgischen Eingriffen besteht, ein Feld, das dem Tierheilpraktiker selbstredend vorenthalten bleiben muß. Die zeitlichen Möglichkeiten im Bereich in der adäquaten Nachsorge, wie sie in der Humanmedizin Gang und Gebe ist: nämlich Herstellung der Gelenkbeweglichkeit, Muskelaufbau, Herstellung des physiologischen Bewegungsablaufs usw. ist dem Tierarzt häufig aus räumlichen, zeitlichen und personellen Gründen nicht möglich. Genau diese Aufgabe aber kann der Tierphysiotherapeut übernehmen und damit diese wichtige Lücke im Bereich der Tiermedizin schließen.
Überstellt werden meine Patienten zum überwiegenden Teil von den Ärzten der Tierklinik, aber auch zunehmend von Tierärzten aus der näheren Umgebung. Die enge Zusammenarbeit mit dem überweisenden Tierarzt steht auch hier natürlich im Vordergrund. Es gibt jedoch auch Tierhalter, die aus freien Stücken kommen, einfach weil sie der Meinung sind, eine Massage täte ihrem Tier gut oder weil sie – vielleicht im Gegensatz zu ihrem Tierarzt – von der Notwendigkeit einer physiotherapeutischen Nachsorge für den Patienten überzeugt sind. In diesen Fällen ziehe ich die Tierärzte im Hause zur Begutachtung von Röntgenbildern und Absprache der weiteren Vorgehensweise hinzu. Viele der Patientenhalter, die von selbst kamen, haben von meiner Tätigkeit im Vorbeigehen an der Klinik gelesen, wo unter dem Klinikschild auch die Tafel „Tierphysiothera-

pie und -massage, Tel.:..., Termine nach Vereinbarung" zu lesen ist. Der erste Kontakt entsteht in der Regel durch einen Anruf, der freundlicherweise an der Rezeption der Tierklinik angenommen und an mich weitergeleitet wird.

Manche Patientenhalter sind aber auch durch Berichte in den Medien auf meine Tätigkeit aufmerksam geworden. Der Kontakt zur Presse kam durch meine damalige Mitarbeit in einem Tierschutzverein zustande, wo ich mich im Bereich Öffentlichkeitsarbeit engagierte. Der Zeitungsredakteur einer Lokalzeitschrift sprach mich angesichts des „Sommerlochs" eines Tages an, ob es nicht etwas Interessantes zu berichten gäbe. Mehr spaßeshalber sagte ich, er könne ja über meine Tierphysiotherapie berichten, was er dann auch tatsächlich tat. Mit ungeahntem Erfolg: eine zeitlang gaben sich die Reporter regelrecht die Türklinke in die Hand, um über mein ungewöhnliches Tätigkeitsfeld in Zeitung, Funk und Fernsehen zu berichten. Jedoch merkte ich leider schon bei dem ersten erschienenen Zeitungsartikel, daß Papier geduldig ist und das Geschriebene nicht viel mit dem Gesagten gemein haben muß. Wirkungsvolle Abhilfe konnte jedoch dadurch geschaffen werden, daß ich die wesentlichen Fakten meiner Arbeit schriftlich zusammenstelle und die Artikel quasi vorschrieb, um sie dem jeweiligen Reporter mit an die Hand zu geben. Ich stelle fest, daß mein Entwurf z. T. wörtlich übernommen wurde. Das Medium Radio erwies sich da als unkomplizierter, da der Bericht in Form eines Interviews gesendet wurde und somit auch nur das über den Äther ging, was ich tatsächlich gesagt hatte. Die Begegnung mit dem Fernsehen war sicherlich die aufregendste, für mich aber auch eine sehr angenehme Erfahrung, da man sowohl bei dem aufgezeichneten Bericht als auch in der Live-Sendung um die fachlich richtige Darstellung meines Berufbildes bemüht war. Generell möchte

ich für die Zusammenarbeit mit den Medien anraten, sich auf jedes Interview optimal vorzubereiten.

Anzuraten ist auch die persönliche Kontaktaufnahme mit den niedergelassenen Tierärzten in der Umgebung, am besten in Form eines Besuches, bei dem man dem Arzt Angaben über Indikationen und Behandlungsmöglichkeiten schriftlich an die Hand geben sollte. Schließlich ist er derjenige, der dem Patientenhalter als erstes etwas über die Physiotherapie und Massage erzählen muß und dafür sollten ihm übersichtliche und klar verständliche Informationen zur Verfügung stehen. Ich stelle diese Informationen in Form einer kleinen Broschüre zusammen, die sich direkt an den Patientenhalter richtet und diesem vom Tierarzt übergeben wird. Natürlich findet man in diesem Heft auch meinen Namen nebst Anschrift. Das erspart dem Arzt unnötige Schreibarbeit.

Eine gute Art der Öffentlichkeitsarbeit besteht auch darin, sich direkt an ein interessiertes Publikum zu wenden, indem man Veröffentlichungen zum Thema verfaßt oder Vorträge hält (z. B. bei Tierschutzvereinen, Hundesport- oder Hundezuchtvereinen).

Meine größte Herausforderung in Puncto Veröffentlichung war die Übersetzung des 1993 erschienenen ersten Fachbuches zum Thema Tierphysiotherapie und -massage aus dem Englischen („Physiotherapie in veterinary medicine" vom Mary Bromiley). Die deutsche Ausgabe ist 1995 im Enke-Verlag unter dem Titel: „Physiotherapie in der Veterinärmedizin" erschienen. Auch hierauf meldeten sich wieder Menschen, die an einer Behandlung für ihr Tier oder an einer Ausbildungsmöglichkeit für dieses Berufsbild interessiert sind. Letztgenannter Punkt ist sicherlich ein Problem für alle Tierheilpraktiker oder Leute, die die Tierphysiotherpie und -massage ausüben möchten. Es gibt z. Zt. keine geregelte, geschweige denn staatlich anerkannte Ausbildung, in der die notwendigen Kenntnisse vermittelt werden. So gibt es in ganz Deutschland kaum eine Handvoll Praktiker auf diesem Gebiet. In erster Linie ist es bedauerlich, keine Kollegen zu haben, an die ich Patientenhalter aus der weiteren Umgebung verweisen kann, denen es nicht möglich ist, zwei - bis dreimal wöchentlich zu mir zu kommen und denen eine adäquate Versorgung ihres Tieres damit versagt bleibt. Außerdem wäre es sicherlich interessant, mit einem Kollegen auftretende Probleme diskutieren oder Erfahrungen austauschen zu können.

Um auch anderen Tierheilpraktikern einen Einblick in die speziellen Behandlungsmöglichkeiten der Tierphysiotherapie und -massage zu ermöglichen, biete ich in unregelmäßigen Abständen ein sechstägiges Tiermassageseminar an, auf dem die Grundkenntnisse in Theorie und Praxis vermittelt werden. Dort erhalten die Tierheilpraktiker auch Tips, was organisatorische Dinge wie z. B. die Honorarhöhe oder die Abrechnung anbelangt: Eine Behandlung dauert in der Regel ca. eine halbe Stunde, wobei ich immer bemüht bin, ausreichend „Luft" zwischen den einzelnen Patienten zu lassen, damit auch bei Verspätung eines Halters keine Hektik aufkommen muß. Sie würde sich auf den Patienten übertragen und das wäre dem Erfolg der Massagebehandlung abträglich. Ich informiere den Besitzer des Tieres vorher, daß zunächst eine Serie von 6 Behandlungen angesetzt wird, welche bei Bedarf verlängert werden kann. Pro Sitzung berechne ich ein Honorar von DM 30,–. Wie schon vorher erwähnt, arbeite ich selbständig und rechne demnach auch mit dem Patientenhalter direkt ab. Der Verlauf der Behandlung wird von mir auf herkömmlichen Karteikarten festgehalten.

Die Zahl der Patienten, die mit orthopädischen Beschwerden in meine Praxis kommen, ist gewissen Schwankungen unterworfen, wobei auch die Witterung und die Jahreszeit eine Rolle spielt. Erfahrungsgemäß kommt es in den kalten Monaten häufiger zu Bandscheibenvorfällen, der sog. Dackellähme, die den überwiegenden Teil aller von mir behandelten Erkrankungen ausmacht. Es folgt die postoperative Versorgung nach chirurgischen Eingriffen an Knochen oder Muskeln, Gelenkerkrankungen und geriartrische Beschwerden. Behandelt wird zwei- bis dreimal wöchentlich, je nach Erkrankung, entweder in der Praxis oder beim Halter zu Hause. Dafür berechne ich eine Fahrtkostenpauschale von mindestens 10,– DM. Man könnte, wenn sich keine Möglichkeit zur Behandlung in eigenen Räumlichkeiten in einer Praxis bietet, diese auch ohne weiteres gänzlich auf Basis von Hausbesuchen durchführen. Das wichtigste Instrument, seine Hände, hat der Therapeut immer bei sich und die übrigen notwendigen Utensilien lassen sich leicht im Auto verstauen.

Ebenso wie andere Tierheilpraktiker mußte auch ich mein Unternehmen beim Finanzamt anmelden. Darüber hinaus habe ich die Aufnahme meiner Tätigkeit der zuständigen Tierärztekammer angezeigt. Jedem Tierheilpraktiker, der vorhat, sich selbständig zu machen, möchte ich raten, anfangs zumindest einer hauptberuflichen Halbtagstätigkeit weiter nachzugehen. Es gibt gerade zu Anfang einer selbständigen Tätigkeit immer mal Flauten, die rasch zu finanziellen Engpässen führen können. Jedes Unternehmen braucht Zeit, sich zu etablieren und es hängt vom Engagement und dem Ideenreichtum des Tierheilpraktikers ab, welchen Umfang die Arbeit annimmt.

Auf jeden Fall kann sich jeder Tierheilpraktiker, der sich auf die Pionierarbeit der Tierphysiotherapie und -massage einläßt sicher sein, für seinen Einsatz mit einer partnerschaftlichen Zusammenarbeit mit den Tierärzten, einem intensiven Kontakt zum Tier und seinem Halter und nicht zuletzt durch den Behandlungserfolg belohnt zu werden.

Ein tierischer Traum oder „Die Geschichte der Frau B."

Puh – geschafft! Das erste Staatsexamen Jura in Freiburg hinter mir!

Doch was jetzt? Eins war klar:
Nie wieder Paragraphen!

Nun gut, zum Glück war da noch mein Mann, der unbedingt eine Bürokraft benötigte. Somit war ich beschäftigt, wenn auch nicht auf ewig; denn es war bestimmt nicht das, was ich für den Rest meines Lebens tun wollte.

Also wurstelte ich mich durch die Tükken eines Büros, die riesigen Papierberge wollten abgetragen werden.
In meinem Hinterkopf breitete sich jedoch ein Gedanke, der schon in meiner Kindheit den ersten Ansatz hat, immer weiter aus: Die Tiere.

Ich hatte das große Glück, in einem Elternhaus mit einem riesigen Garten aufzuwachsen. Dort spielte ich stundenlang mit meinen imaginären Pferden, Hunden und wilderen Tieren. Sie faszinierten mich unendlich.
Ich träumte von einem Hund, mit dem ich mich ohne Worte verstand.
Von einem Pferd, mit dem ich die Natur genoß.
Von einem Tiger, der zugleich mein Schoßkätzchen war.
Von einem Elefanten, auf dem ich in die Schule ritt.

Konnte ich nicht in den Garten, verschlang ich Tierbücher jeglicher Art.
Leider – wie sicherlich so viele Kinder –, holten mich meine Eltern in die Realität zurück – Haustiere schön und gut, aber wer kümmert sich in der Urlaubszeit um sie?

So blieb es letztendlich bei Hasen, Fröschen und Vögeln.

Meine Erlebnisse mit anderen Tieren beschränkten sich dann auf Zirkus-besuche, Zoos und Ferien auf dem Bauernhof:
Stellen Sie sich vor, ein kleines Mädchen steht vor einer grimmig aussehenden, für sie riesigen Boxerhündin namens Anja, jeder schreit: Nicht anfassen! und das Mädchen zuckelt quasi Arm in Arm mit Anja davon.
Oder dieses Mädchen stellt sich todesmutig vor eine Herde panischer Kühe, um sie aufzuhalten – Gott sei Dank wurde ich da schnell in Sicherheit gebracht!

Solche Erlebnisse kennt bestimmt jeder Tierliebhaber aus eigener Erfahrung.

Ich wurde größer und älter, langsam rückte eine Berufswahl in den Mittelpunkt des Interesses. Zwischenzeitlich hatte ich drei Gewichtungen:
Die Tiere, die Medizin und die Gerechtigkeit.
Medizin wäre toll gewesen, aber ich hätte wegen des NCs doch mehr in meine schulischen Leistungen investieren müssen. Entsprechend fiel die Veterinärmedizin aus der Entscheidung.
Was blieb, war die Juristerei:
Gerechtigkeit ist eine tolle Sache, doch leider mußte ich während meines Studiums immer wieder mit Entsetzen feststellen, daß die Gerechtigkeit in vielen Fällen für mich nicht mit dem geltenden Recht vereinbar war und ist.

Aber was man begonnen hat, zieht man durch und so kam ich 1988 an den Punkt wie anfangs beschrieben.

Prüfen Sie sich, ob Sie den Anforderungen des Heilpraktiker-Berufes entsprechen wollen

Transzendentale Meditation (TM)
Bewährte, unterstützende Therapie von Heilpraktikern und Homöopathen. Weltweit führende Tiefenentspannungstechnik. Signifikante Verbesserung des Allgemeinbefindens schon nach wenigen Tagen der Ausübung. Betreuung durch ein bundesweites Netz von Lehrinstituten. Auskunft: SAMHITA GmbH, Am Berg 13, 49143 Bissendorf; Tel.: 0 54 02 - 85 59, Fax: 0 54 02 - 8738.

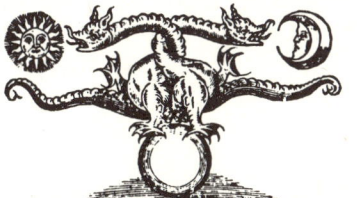

NATVRA NATVRANS
Traditionelle Abendländische Medizin

**Vorträge
Seminare
Ausbildungen**

**Kräuterheilkunde / Homöopathie
Alchimie / Astrologische Medizin
Exkursionen / Ferienseminare**

Kostenloses Gesamtprogramm c/o:
O. Rippe, Hiltenspergerstr. 35, 80798 München, 089/2725902

Gesund werden auf *natürliche* Art

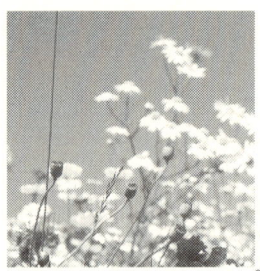

Für alle, die auf alternative Heilmethoden Wert legen, bieten wir jetzt den **neuen ambulanten Tarif**

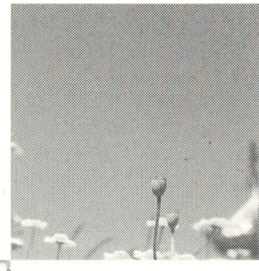

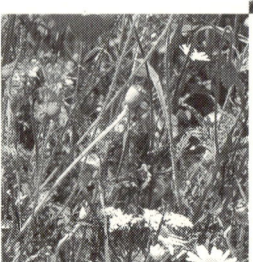

für **Naturheilverfahren und Heilpraktikerbehandlung** in der Vollversicherung.

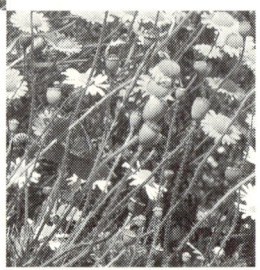

Die Nr. 1 in der Krankenversicherung
(Capital 12/95 und 2/96)

VICTORIA

Krankenversicherung AG
Hans-Böckler-Straße 36, 40198 Düsseldorf
Telefon 0211/477-4100, Telefax 0211/477-4333

Welche Therapieformen praktiziert der Heilpraktiker?

Durch die gesetzlichen Einschränkungen, zum Beispiel das Verbot zur Verordnung verschreibungspflichtiger Arzneimittel, wird der Heilpraktiker zwangsläufig mehr auf die seit alter Zeit überlieferten Therapien der Erfahrungsheilkunde und der Naturheilkunde ausweichen. Allerdings arbeitet der moderne Heilpraktiker auch schon mit technisch weiterentwickelten Methoden.

Grundsätzlich aber wird der Heilpraktiker im Interesse der Patienten eher dazu gedrängt, die Anregung und Stärkung der Selbstheilungskräfte seiner Patienten in den Mittelpunkt seiner Behandlung zu stellen. Der Heilpraktiker wird den Menschen als Einheit von Seele, Geist und Körper betrachten und behandeln, wenn er Erfolg haben will.

Dem Heilpraktiker stehen unter anderem folgende Therapiemethoden zur Verfügung:

1. Heilfastenkuren, Fastenkuren auch als Vorlaufkur zur Ernährungsumstellung oder bei Übergewichtigen vor einer Operation.
2. Ernährungstherapie, die Umstellung auf Vollwert-Ernährung oder zeitweise auf Rohkost als Heilnahrung, Hay´sche Trennkost.
3. F.X. Mayr-Kuren.
4. Bewegungstherapie, Heilgymnastik.
5. Physiotherapie; Wasser-, Licht- und Luftheilkunde in der von den Heilpraktikern Prießnitz, Pfarrer Kneipp, Felke, Rikli begründeten Form und in Erweiterung durch Höhensonnen-, Farblichtbestrahlung usw.
6. Atemtherapie.
7. Anwendung von Lehm und Moor zu Heilzwecken.
8. Aderlaß, Blutegelbehandlung, Schröpfkopftherapie und andere Ab- und Ausleitungsverfahren.
9. Phytotherapie (Pflanzenheilkunde), Schüsslersche Biochemie.
10. Mineraltherapie, Edelstein-Therapie.
11. Homöopathie, Bach-Blüten-Therapie.
12. Manuelle und neurale Behandlungsmethoden, so vor allem Chiropraktik, Lymphdrainage, Reflexzonentherapie, Neuraltherapie, Akupunktur, Akupressur, Massagen.
13. Regenerationsverfahren, Ozontherapie, Eigenblut- und Eigenharnbehandlungen.
14. Psychotherapie, Krankenführung.
15. Darüber hinaus gibt es zirka zweihundert weitere Naturheil-Methoden, die in folgenden Büchern beschrieben sind und die der praktizierende Heilpraktiker gelesen haben sollte, um daraus Anregungen für seine Therapie entnehmen zu können.
    Louis Kuhne: *Die neue Heilwissenschaft*
    Karl F. Liebau: *Handbuch für die Naturheilkunde*
    Heisler: *Dennoch Landarzt*
    F. Asbeck: *Naturheilmedizin in Lebensbildern*
    ZDN: *Dokumentation der besonderen Therapierichtungen und natürlichen Heilweisen in Europa, 5 Bände.*

Inzwischen haben die Ärzteorganisationen die Vorteile naturheilkundlicher Therapien erkannt, denn viele Ärzte lassen sich die Zusatzbezeichnung „Arzt für Naturheilverfahren" verleihen, nachdem sie die dafür als Voraussetzung geltenden Seminare absolviert haben. Hinter dem Begriff „Naturheilverfahren" versteckt sich allerdings vorrangig die Anwendung von technischen Verfahren und homöopathischen, phytotherapeutischen und mineralischen Medikamenten. Die Anwendung dieser „Naturheilverfahren" ermöglicht genauso bloße Symptombehandlung, wie sie von den Vertretern der reinen Schulmedizin seit Generationen mehrheitlich praktiziert wird.

Allerdings gibt es schon vereinzelt Ärzte, die den Weg zur medikamentenfreien Therapie ihrer Patienten gefunden haben, denn anläßlich eines Kongresses des „Zentralverbandes der Ärzte für Naturheilverfahren" in Freudenstadt erklärte mir ein alter erfahrener Arzt, daß er keine Medikamente mehr verschreibe, denn „Hand auflegen" sei die beste Methode. Dabei fragte er mich nach Literatur über Geistheilung.

Aureolus Philippus Paracelsus, eigentlich Theoprastus Bombastus von Hohenheim, der sich selber Paracelsus nannte, lebte von 1493 bis 1541. Von diesem bekannten Arzt, Lehrer, Prediger, Schriftsteller und Erneuerer stammen folgende Zitate:

„Behandelt aber den Geist, dann wird der Leib gesunden."

„Für das lange Leben ist die beste Lebensweise eine mäßige Diät."

„Die höchste Arznei ist die Liebe."

Paracelsus hatte folgende Erkenntnise über die Entstehung von Krankheiten, aus denen sich der Weg zur Heilung, die Therapie, ergibt:

„Krankheit entsteht, wenn der Mensch, dieses leiblich-seelisch-geistige Wesen, aus irgendeinem Grund aus dem harmonischen Gefüge der Natur herausfällt, wenn er sich absondert, sündigt.

Die Ursachen können dann folgende sein:

1. Der Lebensleib wird von siderischen oder astralischen Einflüssen überwältigt.
2. Die Elemente überwältigen den Menschen: Dazu zählt das Einnehmen von Giften und Unreinheiten, falsche Ernährung, schlechte Hygiene, Blockierungen des Kreislaufs oder des Stuhlgangs. Oder das Ausgesetztsein dem Wetter und den Elementen, wie Hitze, Kälte und Nässe.
3. Schlechte Angewohnheiten: Überessen, Saufen und Ausschweifungen.
4. Zügellosigkeit im Denken und Gefühlsleben: unnötige Sorgen, Angst, Zweifel, Verwirrung, falsches Urteilen und Selbstbemitleidung.
5. Geistige Ursachen, die mitunter aus der Vergangenheit stammen können."

Die Vertreter der modernen Schulmedizin berufen sich gern auf Paracelsus. Doch unser staatlich gelenktes Gesundheitswesen entfernt sich immer weiter von den Grundsätzen dieses Arztes, der vor 500 Jahren geboren wurde und zu seiner Zeit schon viel weiter dachte, als unsere Wissenschaftsmediziner, die eine verfeinerte medikamentöse und apparative Technik als höchsten Trumpf in der modernen Medizin betrachten.

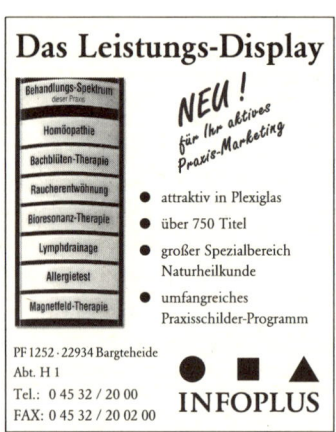

Das Leistungs-Display

Behandlungs-Spektrum
dieser Praxis

Homöopathie
Bachblüten-Therapie
Raucherentwöhnung
Bioresonanz-Therapie
Lymphdrainage
Allergietest
Magnetfeld-Therapie

NEU! für Ihr aktives Praxis-Marketing

• attraktiv in Plexiglas
• über 750 Titel
• großer Spezialbereich Naturheilkunde
• umfangreiches Praxisschilder-Programm

PF 1252 · 22934 Bargteheide
Abt. H 1
Tel.: 0 45 32 / 20 00
FAX: 0 45 32 / 20 02 00

● ■ ▲
INFOPLUS

Warum sollten gerade Sie Heilpraktiker werden?

Es gibt viele Ärzte und Heilpraktiker, die mehr oder weniger bloße Rezeptschreiber sind und ihren Lebensunterhalt hauptsächlich mit der Behandlung von Krankheitssymptomen verdienen. Anders gesagt: Es gibt zu wenige Ärzte und Heilpraktiker, die die Krankheiten der Menschen an den Ursachen behandeln. Die Menschen wünschen sich Ärzte und Heilpraktiker, die durch ihr „Vorleben" überzeugen und ihren Patienten das empfehlen, was sie im gegebenen Falle auch an sich selbst praktizieren würden. „In Gebieten mit großer Arztdichte nimmt die Lebenserwartung der Bevölkerung ab." Diese Feststellung traf das Wissenschaftsinstitut der deutschen Ortskrankenkassen schon vor einigen Jahren. Ärzte selbst geben zu, daß über 50 Prozent der Krankheiten iatrogen sind, das heißt, sie werden verursacht durch ärztliche Behandlungen, Operationen und die Nebenwirkungen von Apparatemedizin und Chemotherapie (siehe *Der Naturarzt* 12/89 „Krankes Denken – kranke Medizin – kranker

Mensch." von Dr. med. Hans-Christoph Scheiner und 12/90 „Medikamente – Segen oder Fluch?" von Dr. med. Wagner). Diese und andere Gründe veranlassen viele Menschen, sich der Naturheilkunde zuzuwenden, die ursprünglich nur von mehr oder weniger sachkundigen Laien, wenigen Ärzten und ab 1939, mit Inkrafttreten des Heilpraktikergesetzes, von Heilpraktikern ausgeübt wird.

Schon der angehende Heilpraktiker sollte überlegen, ob er sich der üblichen Symptombehandlung des Patienten anschließen oder sich für die Ursachenbeseitigung der Krankheiten einsetzen will. Letzteres ist gewiß die ethisch befriedigendere Aufgabe, auch wenn sie zunächst als der schwerere Weg erscheint. Denn dabei geht es darum, an das Verantwortungsbewußtsein des Patienten zu appellieren und ihn zur Mitarbeit an seiner Genesung zu gewinnen. Wenn Sie diesen Weg mit Überzeugung gehen wollen, sind Sie dem Erfolg im Beruf des Heilpraktikers nahe und sollten ihn wählen.

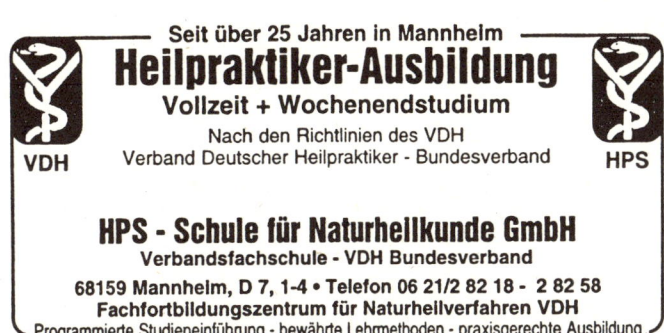

Seit über 25 Jahren in Mannheim

Heilpraktiker-Ausbildung
Vollzeit + Wochenendstudium

Nach den Richtlinien des VDH
Verband Deutscher Heilpraktiker - Bundesverband

VDH

HPS

HPS - Schule für Naturheilkunde GmbH
Verbandsfachschule - VDH Bundesverband

68159 Mannheim, D 7, 1-4 • Telefon 06 21/2 82 18 - 2 82 58
Fachfortbildungszentrum für Naturheilverfahren VDH
Programmierte Studieneinführung - bewährte Lehrmethoden - praxisgerechte Ausbildung

Gesetzliche Grundlagen

Die Berufsbezeichnung „Heilpraktiker" darf nur führen, wer hierzu eine behördliche Erlaubnis besitzt, die auf der Grundlage des „Gesetzes über die berufsmäßige Ausübung der Heilkunde ohne Bestallung" (Heilpraktikergesetz) vom 17. 2. 1939 und seiner Durchführungsverordnung vom 18. 2. 1939 erteilt worden ist.

Neben dem Arztberuf ist der Heilpraktikerberuf die einzige gesetzliche Möglichkeit, die Heilkunde legal durchzuführen. Das vorgenannte Gesetz sagt dazu folgendes:

§ 1

1. Wer die Heilkunde, ohne als Arzt bestallt zu sein, ausüben will, bedarf dazu der Erlaubnis.

2. Ausübung der Heilkunde im Sinne dieses Gesetzes ist jede berufs- oder gewerbsmäßig vorgenommene Tätigkeit zur Feststellung, Heilung oder Linderung von Krankheiten, Leiden oder Körperschäden beim Menschen, auch wenn sie im Dienste von anderen ausgeübt wird.

3. Wer die Heilkunde ausüben will, erhält die Erlaubnis nach Maßgabe der Durchführungsbestimmungen, er führt die Berufsbezeichnung „Heilpraktiker".

§ 2

1. Wer die Heilkunde, ohne als Arzt bestallt zu sein, bisher nicht ausgeübt hat, kann eine Erlaubnis nach § 1 in Zukunft erhalten.

Die Erlaubniserteilung zur „Ausübung der Heilkunde ohne Bestallung" wird durch die „Erste Durchführungsverordnung (DVO) zum Gesetz über die berufsmäßige Ausübung der Heilkunde ohne Bestallung (Heilpraktikergesetz) vom 18.02.1939" wie folgt geregelt:

§ 1

1. Die Erlaubnis wird nicht erteilt,
a) wenn der Antragsteller das fünfundzwanzigste Lebensjahr noch nicht vollendet hat,
d) wenn er nicht mindestens abgeschlossene Volksschulausbildung nachweisen kann,
f) wenn sich aus Tatsachen ergibt, daß ihm die sittliche Zuverlässigkeit fehlt, insbesondere wenn schwere strafrechtliche oder sittliche Verfehlungen vorliegen,
g) wenn ihm infolge eines körperlichen Leidens oder wegen Schwäche seiner geistigen oder körperlichen Kräfte oder wegen einer Sucht die für die Berufsausübung erforderliche Eignung fehlt,
i) wenn sich aus einer Überprüfung der Kenntnisse und Fähigkeiten des Antragstellers durch das Gesundheitsamt (d.h. durch den Amtsarzt, die Redaktion) ergibt, daß die Ausübung der Heilkunde durch den Betreffenden eine Gefahr für die Volksgesundheit bedeuten würde.

§ 3

1. Über den Antrag entscheidet die untere Verwaltungsbehörde im Benehmen mit dem Gesundheitsamt.

§ 11

2. Untere Verwaltungsbehörde im Sinne dieser Verordnung ist in Gemeinden mit staatlicher Polizeiverwaltung die staatliche Polizeibehörde, im übrigen in Stadtkreisen der Oberbürgermeister, in Landkreisen der Landrat.

Aus diesen Vorschriften ergibt sich, daß jeder unbescholtene, geistig und körperlich gesunde, suchtfreie Bürger aus einem Mitgliedsland der Europäischen Gemeinschaft, der Volksschulabschluß hat und mind. 25 Jahre alt ist, einen Antrag auf „Erlaubnis zur Ausübung der Heilkunde ohne Bestallung" stellen kann.

Möchten Sie haut- und umweltfreundlich
- Ihren **K**örper pflegen ?
- Ihre **W**äsche waschen ?
- Ihren **H**aushalt reinigen ?

Fordern Sie Ihren INFO-**G**utschein jetzt an:
Tel: 07142-64744
Fax: 07142-66771

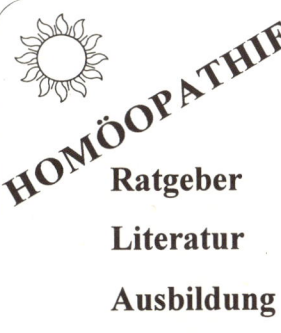

HOMÖOPATHIE

Ratgeber

Literatur

Ausbildung

Fordern Sie unser Gratis-Info an!

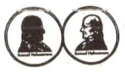

LAGE & ROY
Verlag + Buchversand
Hörnleweg 36
82418 Murnau
Tel. 08841/44 55 Fax 42 98

Heilpraktiker-ausbildung

berufsbegl. an Wochenenden durch erfahrene Fachkräfte.
Moderner, praxisbezogener Unterricht und intensive Vorbereitung auf die Überprüfung.
Gratisinfo: Sauter-Institut, Wehrstraße 12 D-73035 Göppingen-Faurndau Telefon (0 71 61) 2 60 25

Heilpraktikerschule

Bücher

Kreativität & Wissen

○ **Fundierte Ausbildung in Theorie und Praxis**
  - Vollzeit- , Wochenend- und Abendschule -

○ **Aufbaustudium Naturheilkunde**

○ **Aufbaustudium Sportmedizin**

Neu ! **Psychologie - Ausbildung** (Blockseminare - mit Vorbereitung auf die eingeschränkte HP-Prüfung)

○ **´Intensiv-Paket´:** Blockseminare zur Prüfungsvorbereitung in 15 - 24 Monaten

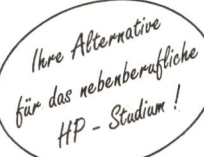

Ihre Alternative für das nebenberufliche HP - Studium !

○ **Crash-Kurse** zur Prüfungsvorbereitung

Kreativität & Wissen Medizin u. Naturheilkunde GmbH
Lange Straße 2   76199 Karlsruhe   Tel 0721-88 33 63
Fax: 0721 - 9 88 71 47   e-mail: kreawi@t-online.de
Jetzt auch im Internet: http://www.kreawi.de

○ Dr. Dr. Hildebrand / HP Kaiser:
  Lehrbuch f. Heilpraktiker
  (Inn. Medizin), 4. Aufl. ´97, DM 64.- incl. Versand

○ **Lehrbuch f. Heilpraktiker Bd. 2**
  (Nebenfächer), 2. Aufl. ´97, DM 66.- incl. Verand

○ Original Überprüfungsfragen mit komment. Antworten (Bücher, Karteikarten)

○ und anderes mehr: Bitte fordern Sie den kostenlosen Verlagsprospekt an!

Petra Hildebrand   Kreativität & Wissen Verlag
Friedrichstraße 11   74372 Sersheim
Tel. 07042 - 83 02 86   Fax: 07042 - 83 02 87

Gericht entschied: Prüfung war zu schwer

In der *Süddeutschen Zeitung* vom 5. Mai 1991 war folgendes zu lesen:
„Gericht korrigiert das Gesundheitsamt – Test für Heilpraktiker zu schwer – Zu Unrecht spezielles medizinisches Fachwissen verlangt.

Wer in München Heilpraktiker werden will, hat's schwerer, als es das Gesetz erlaubt. Wie der Bayerische Verwaltungsgerichtshof (VGH) jetzt im Falle eines durchgefallenen Prüflings festgestellt hat, verlangt das städtische Gesundheitsamt Kenntnisse, die einen Heilpraktiker-Anwärter überfordern. In seinem Urteil weist der VGH übrigens darauf hin, daß bereits das Bundesverwaltungsgericht Bedenken gegen die pauschale Regelung des Heilpraktikergesetzes erhoben und die Untätigkeit des Gesetzgebers moniert hat.

Im übrigen liest sich die nüchterne gerichtliche Beurteilung für den Berufsstand des Heilpraktikers wenig schmeichelhaft. Wer die Heilkunde ausüben will, ohne Arzt zu sein, muß – von einem Mindestmaß an allgemeinheilkundlichen Grundkenntnissen abgesehen – nämlich von der Gesundheitsbehörde keineswegs den Nachweis einer allgemeinen medizinischen Fachqualifikation erbringen. Es gibt nicht einmal Vorschriften für eine medizinische Ausbildung. Der Bewerber muß lediglich nachweisen, daß er keine Gefahr für die Volksgesundheit darstellen wird und erkennen kann, wo und wann ohne eine richtige ärztliche Behandlung ernsthafte Gesundheitsschäden für seine Kundschaft zu befürchten wären.

„In Anbetracht dessen, daß die Überprüfung der Kenntnisse und Fähigkeiten anhand eines Katalogs von nur 44 Fragen allein schon deshalb nur ein relativ bescheidener Eignungs- und Unbedenk-lichkeitstest sein kann, erscheint es sachgerecht, wenn die Eignung zu einer gefahrlosen Ausübung der Heilkunde bei weniger als 70 Prozent richtig beantworteter Fragen verneint wird", stellen die Richter fest. Dennoch seien einige Münchner Testfragen unverhältnismäßig schwer.

Zum Beispiel diese: „Welche Hormone werden in der Nebennierenrinde synthetisiert? In welche Hauptgruppen lassen sich diese einteilen? Nennen Sie je ein Beispiel?" Das setze „spezielles medizinisches Fachwissen" voraus, moniert das Gericht.

Unverhältnismäßig seien auch die Fragen, deren Gegenstand ausschließlich in der Übersetzung eines fremdwörtlichen medizinischen Fachbegriffs bestehe. So etwa die Frage nach einem Kropf: „Was versteht man unter einem euthyreoten Struma?" Die Beantwortung verlange vom Prüfling nicht nur ein vertieftes medizinisches Fachwissen, sondern auch die Fähigkeit, die Bedeutung der Fachbegriffe von ihrer griechischen oder lateinischen Sprachwurzel her zu erschließen – „beides geht über die an das Grundwissen eines Heilpraktikers zu stellenden Mindestanforderungen hinaus". Alle Prüfungsfragen müßten einfach, verständlich und ohne Fallstricke formuliert sein. Umgekehrte Fragestellungen, im Antwort-Auswahlverfahren bei ärztlichen und pharmazeutischen Prüfungen seit langer Zeit üblich, seien beim Heilpraktiker-Test „in hohem Maße sachwidrig". Denn die Fähigkeit zu logischem Denken oder eine besondere geistige Wendigkeit sei „nicht Gegenstand der behördlichen Überprüfung".

Der Verwaltungsgerichtshof hob deshalb den Bescheid der Stadt auf, der dem Kläger (Rechtsanwalt Gert Schroeder, Eggenfelden-Pfarrkirchen) bescheinigte, die Eignungsprüfung nicht bestanden zu haben. Die richterliche Begründung lautet: „Da dem Kläger zur Beantwortung der Fragen nur eine begrenzte Arbeitszeit zur Verfügung stand, kann nicht ausgeschlossen werden, daß er die Prüfung bei fehlerfreier Aufgabenstellung bestanden hätte, zumal der Anteil fehlerhafter Fragen mit nahezu 23 Prozent relativ hoch ist." (Aktenzeichen 7 B 90.3378). Revision gegen das Urteil wurde nicht zugelassen. (Ekkehard Müller-Jentsch)

Samuel-Hahnemann-Schule

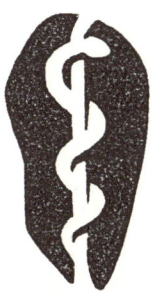

3-jährige Heilpraktikerausbildung mit Schwerpunkt Homöopathie

2-jährige Ausbildung in Prozeßorientierter Homöopathie

Praxisschulungen in naturheilkundlichen, alternativen Heilmethoden

Infos:
Samuel-Hahnemann-Schule
Fachverband Deutscher Heilpraktiker
LV Berlin-Brandenburg e.V.
Mommsenstr. 45
10629 Berlin
Tel.. 030 / 323 30 50
Mo. - Fr. von 10 bis 15 Uhr
Fax: 030 /324 97 61

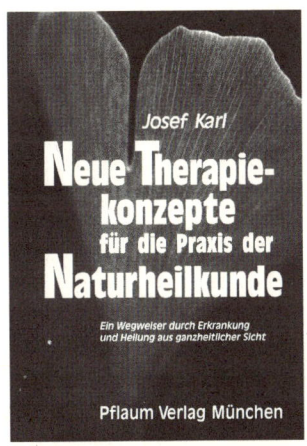

Josef Karl
Neue Therapiekonzepte für die Praxis der Naturheilkunde
Ein Wegweiser durch Erkrankung und Heilung aus ganzheitlicher Sicht
Pflaum Verlag München

432 S., 128 Abb., kart., DM 69,-
ISBN 3-7905-0685-0

Ausführliche phytotherapeutische Rezepte und Anwendungshinweise ergänzt Josef Karl durch Therapievorschläge aus anderen naturheilkundlichen Therapierichtungen. Dabei wird das gesamte Praxisspektrum, mit dem sich der naturheilkundliche Therapeut heute täglich konfrontiert sieht, abgedeckt. Zahlreiche Beispiele aus der eigenen Praxiserfahrung einerseits und das sorgfältige Eingehen auf die Pflanzenmonografien andererseits machen das Buch zum unentbehrlichen Hilfsmittel für jeden Heilpraktiker.

Diese Berufskunde bietet neben den kommentierten Gesetzen und Bestimmungen, welche die Arbeit des Heilpraktikers begründen oder abgrenzen, Informationen über Finanzierungshilfen, den berufsständischen Bereich wie z.B. Standesorganisationen, über Rechte und Pflichten im beruflichen Umfeld und alle anderen relevanten Bereiche. **Das neueste Gebührenverzeichnis liegt dem Buch bei.**

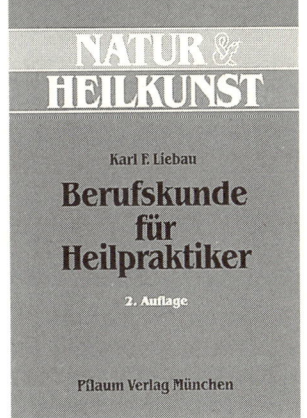

NATUR & HEILKUNST
Karl F. Liebau
Berufskunde für Heilpraktiker
2. Auflage
Pflaum Verlag München

2., aktualisierte Aufl., 488 S., kartoniert, DM 82,-
ISBN 3-7905-0684-2

Richard Pflaum Verlag GmbH & Co. KG
Lazarettstr. 4, 80636 München,
Tel. 089/12607-233, Fax 089/12607-200

Gerichtsurteil: Der Heilpraktiker ist zur Sorgfalt und Weiterbildung verpflichtet

Aus § 276 des Bürgerlichen Gesetzbuches (BGB) und aus folgend in Auszügen wiedergegebenem Gerichtsurteil ist abzuleiten:

Ein Heilpraktiker, der invasive Behandlungsmethoden bei seinen Patienten anwendet, hat insoweit dieselben Sorgfaltspflichten zu erfüllen, auch bezüglich seiner Fortbildung im Hinblick auf Nutzen und Risiken dieser Therapiearten, wie ein Arzt für Allgmeinmedizin, der sich solcher Methoden bedient (BGH, Urteil vom 29. Januar 1991 – VI ZR 206/90 – OLGBremen, LG Bremen).

Tatbestand:

Die Kläger machen gegen den Beklagten, einen Heilpraktiker, Unterhaltsschadensansprüche geltend.

Die damals 40jährige Frau T., Ehefrau des Erstklägers und Mutter der Zweit- und Drittkläger, wurde seit Mitte Januar 1981 vom Beklagten wegen verschiedener Beschwerden mit Ohrakupunktur, Ozoninjektion und Ionenbestrahlung behandelt. Am 4. Februar 1981 injizierte der Beklagte bei Frau T. im Liegen, nachdem er das Blut in ihrem rechten Oberschenkel durch eine Binde gestaut hatte, über einen Zeitraum von 5 bis 7 Minuten 10 ccm eines Ozon-Sauerstoffgemisches in eine oberflächliche Vene in Kniegelenksnähe des rechten Beines. Etwa 20 Minuten später wurde die Blutstauung wieder gelöst. Als sich Frau T. daraufhin erhob, brach sie zusammen. Sauerstoffgaben und Herzmassagen konnten den Eintritt des Todes nicht verhindern.

Durch rechtmäßiges Urteil des Schöffengerichts Bremen ist der Beklagte von dem Vorwurf der fahrlässigen Tötung freigesprochen worden.

Die Kläger haben behauptet, der Tod von Frau T. sei auf einen Behandlungsfehler des Beklagten zurückzuführen. Sie haben die Auffassung vertreten, die vom Beklagten angewandte Ozontherapie sei wertlos und verbiete sich wegen der mit ihr verbundenen Risiken.
Der Beklagte hat behauptet, die Ozontherapie sei von ihm entsprechend den damaligen Erkenntnissen eingesetzt worden. Die inzwischen gegen die intravenöse Anwendung aufgekommenen Bedenken hätten ihm im Februar 1981 noch nicht bekannt sein müssen.

Das Berufungsgericht ist aufgrund der in dem vorangegangenen Strafverfahren gegen den Beklagten eingeholten Gutachten davon überzeugt, daß die vom Beklagten vorgenommene Injektion bei Frau T. eine Luftembolie ausgelöst und damit zu deren Tod geführt habe. Dazu stellt es weiter fest, bei Frau T. sei ein offenes foramen ovale des Herzens (Verbindung vom rechten zum linken Herzvorhof) vorhanden gewesen. Dadurch hätten der venöse und der arterielle Kreislauf unter Umgehung der Lungenstrombahn miteinander in Kontakt gestanden, so daß Gasblasen des injizierten Gases direkt in das Gehirn hätten kommen können. Im Gehirn und auch in den Lungen seien nach dem Tod von Frau T. Gasblasen nachgewiesen worden. Verschiedene Organe hätten Anzeichen für das Anfangsstadium eines Schocks aufgewiesen. Pathomorphologische Veränderungen, die eine andere Todesursache hätten erklären können, seien nicht festgestellt worden.

Der Heilpraktiker hat eine umfassende Sorgfaltspflicht

Das Berufungsgericht lastet dem Beklagten einen Behandlungsfehler an. Es ist der Auffassung, der Beklagte habe bedenken müssen, daß bei einem verhältnismäßig großen Anteil der Bevölkerung ein foramen ovale auftrete und in solchen Fällen die Verhältnisse bei intraarterieller Gasgabe entsprächen, für die damals zahlreichen Hinweise auf die Möglichkeit lebensgefährdender Hirnembolien bestanden hätten. Hätte er sich entsprechend fortgebildet, dann hätte er erfahren, daß spätestens seit 1978 eine intraarterille Gastherapie bei peripheren Durchblutungsstörungen nicht mehr angezeigt sei. Der Beklagte habe damit nicht die von einem Heilpraktiker bei der Behandlung seiner Patienten zu verlangende Sorgfalt beachtet. Er sei nicht deshalb von der Verantwortung für die mit seinen Therapiemaßnahmen verbundenen Gefahren entbunden gewesen, weil der Gesetzgeber von den Heilpraktikern keine bestimmte Ausbildung fordere. Auch von einem Heilpraktiker müsse vielmehr verlangt werden, daß er die Voraussetzung fachgemäßer Behandlung kenne und beachte und sich über die Fortschritte der Heilkunde unterrichte. Wenn er auch nicht dieselben Kenntnisse wie ein approbierter Arzt haben könne, so müsse er doch wenigstens aufgrund der von ihm zu verlangenden Fortbildung in der Lage sein, die Gefahren seiner Behandlungsmethoden zu erkennen. Der Beklagte hätte bereits geraume Zeit vor der bei Frau T. angewendeten Ozon-Sauerstofftherapie die Möglichkeit gehabt, sich über deren Gefahren zu informieren. Er hätte sich nicht nur an dem Lehrbuch von Wolff über das medizinische Ozon orientieren dürfen. Obwohl der Beklagte das Ozon bei Frau T. in die Vene injiziert habe und nur einer der beschriebenen Komplikationsfälle der Ozontherapie eine intravasale Applikation in die Vene betreffe, alle anderen aber die Ozongabe in eine Arterie, sei der Beklagte nicht entlastet.

Auch „Außenseitermethoden" sind erlaubt

Mit Recht lastet das Berufungsgericht dem Beklagten nicht etwa schon deshalb einen Behandlungsfehler an, weil er überhaupt die Ozonsauerstofftherapie eingesetzt hat, obwohl sie von der sogenannten Schulmedizin damals weitgehend nicht anerkannt war, sondern im wesentlichen nur von unkonventionellen ärztlichen und nichtärztlichen Therapeuten vorgenommen worden ist.

Bei dieser Therapieform handelt es sich jedenfalls nicht um eine völlige Außenseitermethode. Sie wurde nicht nur von dem von der Revision als „Vater der Ozontherapie" bezeichneten Prof. Dr. Wolff propagiert, bei dem der Beklagte diese Behandlungsweise erlernt hatte; es handelte sich dabei vielmehr – wie der Sachverständige Prof. C. ausgeführt hat – um eine alte Behandlungsmethode, die in der Zeit nach 1950 von zahlreichen Ärzten als optimale Methode zur Behandlung von peripheren arteriellen Durchblutungsstörungen empfohlen worden war. Sie war auch seit längerer Zeit klinisch erprobt und wurde zum Beispiel, wie aus den vom Berufungsgericht erwähnten Stellen im medizinischen Schrifttum hervorgeht, in den früheren Jahren in den chirurgischen Universitätskliniken Innsbruck (vgl. Judmaier/Bischof, MMW 1953, 936) und Marburg (vgl. Scherer u. a., DMW 1954, 1119) sowie der medizinischen Klinik der Stadt Darmstadt (vgl. Ratschow, Med. Klinik, 1954, 691 und Dembowski/Hasse, DMW 1956, 936) angewendet. Dennoch gab es offenbar viele Vertreter der Schulmedizin, die diese Therapie nicht anwendeten, vor allem, weil sie nicht von ihrer Wirksamkeit überzeugt waren.

Die Anwendung solcher nicht allgemein anerkannter Therapieformen und sogar ausgesprochen paraärztlicher Behandlungsformen ist jedoch rechtlich grundsätzlich erlaubt.

Der Patient muß entscheiden können, welcher Behandlung er sich unterzieht

Entscheidend ist, daß jeder Patient, bei dem eine von der Schulmedizin nicht oder noch nicht anerkannte Methode angewendet wird, innerhalb der durch die §§ 138 BGB, 226 a StGB gezogenen Grenzen eigenverantwortlich entscheiden kann, welchen Behandlungen er sich unterziehen will. Schließt aber das Selbstbestimmungsrecht eines um die Tragweite seiner Entscheidung wissenden Patienten die Befugnis ein, jede nicht gegen die guten Sitten verstoßende Behandlungsmethode zu wählen, so kann aus dem Umstand, daß der Heilbehandler den Bereich der Schulmedizin verlassen hat, nicht von vornherein auf einen Behandlungsfehler geschlossen werden.

Der Heilpraktiker muß sich die Fähigkeit zur gefahrlosen Anwendung der von ihm genutzten Techniken aneignen

Wie auch die Revision nicht bezweifelt, muß nicht nur ein Arzt, sondern auch ein Heilpraktiker, für den keine besondere medizinische Ausbildung vorgeschrieben ist, und der nur nach einer Überprüfung seiner Kenntnisse und Fähigkeiten durch das zuständige Gesundheitsamt zur Heilbehandlung zugelassen wird, die Voraussetzungen fachgemäßer Behandlung kennen und beachten. Er ist also verpflichtet, sich eine ausreichende Sachkunde über die von ihm angewandten Behandlungsweisen einschließlich ihrer Risiken, vor allem die richtigen Techniken für deren ge-

fahrlose Anwendung, anzueignen. Demgemäß verstößt er in gleicher Weise wie ein Arzt gegen die gebotene Sorgfalt, wenn er eine Therapie wählt, mit deren Handhabung, Eigenarten und Risiken er sich zuvor nicht in erforderlichem Maße vertraut gemacht hat. Über die ihm durch Einzelgesetze ausdrücklich verbotenen Behandlungsmaßnahmen hinaus darf der Heilpraktiker Methoden, deren Indikationsstellung oder Risiken die medizinisch-wissenschaftliche Ausbildung und Erfahrung eines approbierten Arztes verlangen, nicht anwenden, solange er sich nicht ein entsprechendes Fachwissen und -können erworben hat. Zur Beachtung der im Verkehr erforderlichen Sorgfalt gehört ferner, daß er sich – ähnlich wie ein ärztlicher Berufsanfänger (vgl. insoweit BGHZ 88, 248, 258) – im Einzelfall jeweils selbstkritisch prüft, ob seine Fähigkeiten oder Kenntnisse ausreichen, um eine ausreichende Diagnose zu stellen und eine sachgemäße Heilbehandlung einzuleiten und bei etwaigen diagnostischen oder therapeutischen Eingriffen alle erforderlichen Vorsichtsmaßnahmen beachten zu können. Sind diese Kenntnisse und Fähigkeiten nicht vorhanden, dann muß er den Eingriff unterlassen.

Darüberhinaus ist er selbstverständlich auch verpflichtet, sich über die Fortschritte der Heilkunde und auch über anderweitig gewonnene Erkenntnisse von Nutzen und Risiken der von ihm angewandten Heilverfahren zu unterrichten.

Das Maß und der Umfang der von einem Heilpraktiker zu verlangenden Sorgfalt bestimmt sich dabei allerdings wie allgemein im Zivilrecht nach der Größe der übernommenen Gefahr und ist weitgehend abhängig von der Verkehrserwartung. Dabei ist, auch wenn es eine homogene „Heilpraktikerschaft" gäbe, nicht – wie das Berufungsgericht anscheinend (unter Bezugnahme auf Eberhardt, VersR 1986, 110, 114) meint – auf deren Verkehrsauffassung abzustellen. Maßgebend ist vielmehr der Erwartungshorizont eines durchschnittlichen Patienten, der einen Heilpraktiker aufsucht. Dieser wird mitgeprägt u. a. durch die allerdings nicht stets gerechtfertigte allgemeine Vorstellung des Laien, daß die Methoden des Heilpraktikers, insbesondere wo er sich solcher aus der Natur- und Volksheilkunde bedient, in aller Regel risikolos oder wenig belastend sind. Hierauf muß sich der Heilpraktiker in seinem medizinischen Vorgehen und insbesondere auch bei der Aufklärung eines Patienten über etwaige Risiken der Behandlung einstellen.

Hohe Sorgfaltsanforderungen

Andererseits sind bei der Beantwortung der Frage, ob der Beklagte fahrlässig gehandelt hat, nicht die Maßstäbe anzulegen, an denen das Verschulden eines Facharztes, z. B. eines Angiologen, in vergleichbarer Situation gemessen wird. Zwar gilt im Zivilrecht ein objektiver Fahrlässigkeitsbegriff, doch sind bei seiner Auslegung auch gewisse Differenzierungen unter dem Gesichtspunkt der Gruppenfahrlässigkeit, sowie aufgrund der Verkehrserwartung geboten. So schuldet ein Facharzt ein anderes Maß an Sorgfalt und Können als ein Arzt für Allgemeinmedizin. Auch von einem Heilpraktiker kann nicht dasselbe Maß von allgemeiner Ausbildung und Fortbildung verlangt werden wie von einem Facharzt. Wenn und soweit er invasive Behandlungsmethoden anwendet, müssen an ihn aber auch bezüglich seines Wissens und seiner Fortbildung die Sorgfaltsanforderungen wie an einen Allgemeinmediziner gestellt werden, der solche Methoden ebenfalls anwendet.

Das Studium der Fachzeitschrift ist geboten

Aber auch von einem Arzt verlangt die Rechtsprechung nicht in jedem Fall, daß er alle medizinischen Veröffentlichungen

alsbald kennt und beachtet. Gefordert wird nur das regelmäßige Lesen einschlägiger Fachzeitschriften auf dem entsprechenden Gebiet (z. B. von Fachärzten nicht die Lektüre medizinischer Spezialliteratur eines anderen Fachgebietes; von Ärzten, die sich mit der Behandlung einer bestimmten Krankheit, z. B. Tuberkulose, befassen, aber auch die Lektüre von Zeitschriften, welche über die medikamentöse Behandlung dieser Krankheit und deren Risiken berichten).

Auch auf medizinischen Kongressen informieren

Der Beklagte, der eine zunächst von verschiedenen Ärzten, auch von Hochschullehrern, empfohlene Therapie angewendet und dabei über mehrere Jahre keinerlei Komplikationen erlebt hat, war lediglich gehalten, sich über die Ergebnisse der (auch die Heilpraktiker ansprechenden) Kongresse von Ozontherapien in Deutschland zu erkundigen, ohne zeitliche Verzögerung die einem Allgemeinmediziner verständliche und zugängliche Literatur zu sichten und vor allem alle organisatorischen Vorkehrungen dafür zu treffen, daß ihn die aus schulmedizinischer Sicht gegen eine intravenöse Injektion eines Ozon-Sauerstoff-Gemisches aufkommenden Bedenken unverzüglich erreichten. Für letzteres wäre etwa in Betracht gekommen, daß der Beklagte – unmittelbar oder über eine berufsständische Organisation – Kontakt mit der Ärztlichen Gesellschaft für Ozontherapie aufgenommen hätte und diese um entsprechende Unterrichtung ersucht hätte. Er war dagegen nicht verpflichtet, so vorzugehen, wie der Sachverständige, Prof. C., nämlich Literaturrecherchen durch „Zuhilfenahme des Deutschen Instituts für medizinische Dateninformation" vorzunehmen. Er brauchte deshalb auch nicht den vom Berufungsgericht erwähnten Aufsatz von Pencz in der Zeitschrift „Diagnostik und

Intensivtherapie" aus dem Jahre 1978 zu kennen, in dem vor der Behandlung von Frau T. erstmals über einen Zwischenfalls bei einer intravenösen Ozon-Sauerstoff-Injektion berichtet worden ist (die allerdings in die Kubitalvene erfolgt ist und mit 20 ccm doppelt so hoch war wie diejenige, die der Beklagte bei Frau T. vorgenommen hat).

Neue Auffassungen an eigenen Erfahrungen messen

Im übrigen muß es auch einem Heilprak-tiker ebenso wie einem Arzt gestattet sein, neue medizinische Veröffentlichungen und Aufdfassungen an den eigenen Kenntnisse und Erfahrungen zu messen und zu beobachten, ob diese in der übrigen Fachwelt auf Zustimmung oder Ablehnung stoßen.

Patienten aufklären

Ärzte und Heilpraktiker haben auch bei solchen Behandlungsarten nur über diejenigen Gefahren aufzuklären, die für sie im Bereich des Möglichen liegen.

Das perfekte Darmpflege-Programm:

Darmreinigung nach R. Gray

- *Seit 15 Jahren bewährte Kräuterkur*
- Von Robert Gray in 9 Jahren entwickelt
- Die Selbsthilfekur mit individueller Handhabung

- Stabilisierung der Darmflora von Beginn an
- kombinierbar mit Diät und Fasten
- **Einfach, effektiv, preiswert**

Info kostenlos (Freiumschlag),
Broschüre für DM 5,- (evt. Briefmarken)
Das Darm-Heilungsbuch von Robert Gray gegen DM 15,- (incl. Porto) Bitte per Vorauskasse

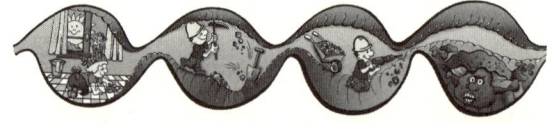

Groß- & Einzelhandel für
GESUNDHEITS-MITTEL
Isabella Birkeneder
Rätikonweg 45, 88239 Wangen
Tel: 0 75 28 - 77 39, Fax: - 77 19

Erlesene Produkte in bester Qualität:
- z.B. Yucca, Heilerde u.a. Darmhilfen
- Spirulina u.a. Algen zur Entsäuerung
- Vitamine, Lecithin u.a. Aufbaunahrung
- Muschel-Vit-Gelenknahrung, Gerstenextrakt u.a.

Verbandspolitik: Ausbildungs- und Prüfungsordnung?

Heilpraktiker Norbert Seidl, Fachverband Deutscher Heilpraktiker (FDH), Landesverband Bayern e.V., hielt anläßlich der 45. Tagung seiner Organisation in München (1991) den folgenden Vortrag:

„Das Gesetz verlangt von uns Heilpraktikern Kenntnisse und Fähigkeiten zur Ausübung unseres Berufes – sicherlich kein unbilliges Erfordernis. Im Gegensatz zu anderen Heilberufen ist die Ausbildung zum Heilpraktiker jedoch gesetzlich nicht geregelt. Wie der Heilpraktiker seine Qualifikation erwirbt, bleibt ihm weitgehend selbst überlassen. Im Zweifel werden jedoch hohe Anforderungen an ihn gestellt.

Der Landesverband Bayern des FDH hat auch deshalb (wie andere Landesverbände und berufsständische Organisationen) die Berufsausbildung in eigener Verantwortung organisiert. Sie dient auch der Bestandssicherung unseres Berufes. Unser Konzept der dreijährigen Ausbildung an Tagesschulen mit Unterricht und praktischen Unterweisungen durch erfahrene Kollegen mit eigener Praxis hat sich bestens bewährt. An unserer Josef-Angerer-Schule vermitteln wir profunde Kenntnisse in den medizinischen Basisdisziplinen wie Physiologie, Anatomie, Histologie, Pathologie und Labormedizin. In den unserem Beruf spezifischen Diagnostik- und Therapieverfahren wie Phytotherapie, Homöopathie, Chiropraktik, Akupunktur, Augendiagnostik und anderen Verfahren erfolgt sodann eine Spezialisierung, die wesentlich weiter geht als das Hochschulstudium der Medizin. Auf einer gemeinsamen Basis, ohne die keine Heilkunde möglich ist, unterscheidet sich unser Beruf damit hinreichend und erkennbar vom Beruf des Arztes. Damit leisten wir – weithin anerkannt – einen eigenständigen Beitrag zur Gesundheitsversorgung der Bevölkerung.

Unsere eigenständige Position als freier Heilberuf haben wir bisher mit dieser Art der berufsständischen Ausbildung in den Verbänden erhalten können. Dieses bewährte Modell einer dreijährigen Ausbildung hat nachweislich den höchsten Prozentsatz von praktizierenden Heilpraktikerinnen und Heilpraktikern hervorgebracht, im Verhältnis zur Zahl der Auszubildenden in den verschiedenen Formen der Ausbildung.

Angesichts der ständig steigenden Forderungen nach Qualifikation und der drohenden Einschränkungen unserer Berufsausübung durch EG-Richtlinien, wurde die Forderung nach einem Ausbildungsgesetz für den Heilpraktiker und einer entsprechenden Prüfungsordnung laut.

Diese Position ist – wie bekannt – innerhalb unseres Berufes nicht unumstritten. Es gibt Kolleginnen und Kollegen, die befürchten, daß jede Änderung des Heilpraktikerrechts mit der Gefahr einer Berufseinschränkung (die im ungünstigsten Fall so weitgehend sein könnte, daß sie einem Berufsverbot gleichkäme) verbunden sei. Deshalb solle man keinerlei gesetzliche Änderungen anstreben. Wir glauben indes nicht, daß solche Art von absichtsvoller Untätigkeit ein Dienst für unseren Beruf sein kann. Wie jeder Beruf steht auch der des Heilpraktikers unter der Garantie des Grundgesetzes, hat also eine sehr feste Rechtsgrundlage. Das Bundesverfassungsgericht hat einmal hervorgehoben: ‚Art. 12 Abs. 2 GG konkretisiert das Grundrecht auf freie Entfaltung der Persönlichkeit im Bereich der individuellen Leistung und Existenzerhaltung und zielt auf eine möglichst unreglementierte berufliche Betätigung ab. Die aus Gründen des Gemeinwohls unumgänglichen Einschränkungen des Grundrechts stehen unter dem Gebot der strikten Wahrung des Prinzips des Verhältnismäßigkeit. Eingriffe in die Berufsfreiheit dürfen deshalb nicht weitergehen, als die sie legitimierenden öffentlichen Interessen erfordern,' (BVerfG 54, 301 [313]. Ein Schutz vor Konkurrenz (den die Ärzteverbände immer wieder für sich fordern) wurde durch Art. 12 GG nicht gewährt (BVerfG 55, 261 [269]). Wenn demnach mehrere Heilberufe nebeneinander bestehen, sind diese – ungeachtet eventueller Konkurrenz – gleichermaßen geschützt.

Die Garantie zur freien Berufsausübung findet jedoch für Heilpraktiker – wie jene des Arztes – ihre Grenze dort, wo die gleichermaßen geschützten Belange der Patienten betroffen sein könnten. Aus dem Behandlungsvertrag ergibt sich, daß Patienten einen Rechtsanspruch auf qualifizierte Behandlung haben, die ohne profunde Ausbildung gar nicht erbracht werden kann. Der von Amerika kommenden Tendenz der zunehmenden Verrechtlichung des Behandler-Patienten-Verhältnisses können wir uns nicht entziehen. Wir müssen auch vor Gericht Rechenschaft über unsere Berufsausübung geben.

Ich persönlich sehe auf unseren Berufsstand Entwicklungen zukommen, die im Ergebnis eine Einschränkung unserer Therapiefreiheit mit sich bringen werden. Ich sehe deshalb auch die Notwendigkeit, daß sich die gewählten Vertreter der verschiedensten Berufsorganisationen unseres Heilpraktikerstandes an einen ‚Runden Tisch' setzen, um zum einen eine Situationsanalyse zu machen und zum anderen ein gemeinsames Konzept zu entwickeln, wie wir diesen drohenden Gefahren entgegenarbeiten können. Eine absichtsvolle Untätigkeit scheint mir kein geeignetes Mittel, die drohenden Gefahren abzuwenden. Es sollte bei diesen Gesprächen kein Tabuthema geben, auch das nicht einer Ausbildungs- und Prüfungsordnung. Ziel sollte es jedoch sein, ein gemeinsames Vorgehen aller Verbände zu erzielen, wobei die Interessen des Berufsstandes Vorrang haben müssen. Kein Vertreter der einen oder anderen Strategie kann für sich in Anspruch nehmen, den einzig wahren und richtigen Weg zu wissen. Von jedem muß jedoch gefordert werden, daß seine Auffassungen und Überzeugungen geprägt sind von dem Willen, Unheil von unserem Berufsstand abzuwenden, und seine Überzeugung muß frei sein von Eigennutz. Wenn die Heilpraktikerschaft mit dem Resultat einer solchen Diskussion gemeinsam an die Öffentlichkeit geht, so ist jeder eingeschlagene Weg machbar. Lassen Sie uns deshalb den zerstörerischen Kampf in Wort und Schrift über sogenannte Patentlösungen beenden und einen gemeinsamen Weg suchen."

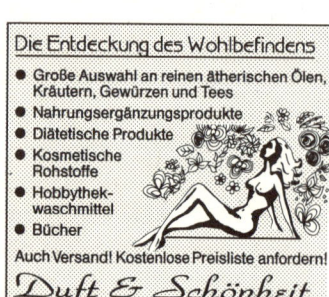

Die Entdeckung des Wohlbefindens
- Große Auswahl an reinen ätherischen Ölen, Kräutern, Gewürzen und Tees
- Nahrungsergänzungsprodukte
- Diätetische Produkte
- Kosmetische Rohstoffe
- Hobbythekwaschmittel
- Bücher

Auch Versand! Kostenlose Preisliste anfordern!

Duft & Schönheit
Kosmetik zum Selbermachen
Sendlinger Straße 46, 80331 München
Telefon (089) 260 82 59, Fax (089) 3 54 36 53

SAUERSTOFF-THERAPIE-Geräte
direkt vom Hersteller
Wir informieren und beraten Sie!

BIO=KLION® Bruno Wertz GmbH
52385 Nideggen, Tel.: 0 24 27 - 63 87

Ein Heilpraktiker äußert sich kritisch

In der Heilpraktiker-Fachzeitschrift *Volksheilkunde aktuell* Nr. 4/91 schrieb der Heilpraktiker und Chefredakteur Armin Reuter an seine „Lieben Leserinnen, Lieben Leser" folgenden Kommentar:
„Mit Recht bemängeln wir die Versuche der Ärzte, uns aus den verschiedensten Behandlungsmöglichkeiten hinauszudrängen. Es gibt Akupunktur-Arbeitsgemeinschaften, Homöopathie-Zirkel, Ozon-Therapie-Kreise u.v.a.m., die uns nicht mehr zugänglich sind. Häufig übten zunächst nur wir diese Heilweisen aus – wenn es gut ging, belächelt, wenn es schlecht ging, als Scharlatane beschimpft. Haben sich die Verfahren als erfolgreich erwiesen und/oder zeigt sich deren wirtschaftliche Attraktivität, stellen sich sofort Bestrebungen ein, diese Therapie der ärztlichen Durchführung vorzubehalten.

Was mich bestürzt, ist der Umstand, daß ähnliche Ausgrenzungstendenzen auch in der Heilpraktiker-Kollegenschaft zu beobachten sind. Akupunktur, ja, aber bitte nur klassisch chinesisch, alles andere ist keine Akupunktur, ist Schwindel. Die gleichen, die den rein naturwissenschaftlichen Ansatz der sogenannten Schulmedizin kritisieren, greifen die Radiästhesieanhänger an. „Spinner" ist noch ein mildes Wort, das man in diesem Zusammenhang hören kann. Anthroposophen werden als Träumer oder Schwärmer, Hypnosetherapeuten als Gaukler abqualifiziert. Der Einzelhomöopath trägt das Banner Hahnemanns (gut so!), verurteilt aber die, die sich um eine Integration dieser Kunst in andere Denk- und Heilweisen bemühen, als gefährliche Abweichler. Natürlich ist es nur eine Minderheit von Kolleginnen und Kollegen, die so denken und sich so äußern. Aber schon die Intoleranz weniger ist Intoleranz zuviel. „Wer heilt, hat recht" sagen die Engländer, vielleicht sollten wir ihnen recht geben."

Aus dem vorstehenden Kommentar kann man unter anderem folgenden Schluß ziehen: Sobald bestimmte Therapietechniken, sogenannte „Naturheilverfahren" zu genormten Anwendungsverfahren geworden sind, die als nachvollziehbare „Behandlungsverfahren" in Seminaren weitervermittelt werden, kann sie jeder Arzt und jeder Heilpraktiker mehr oder weniger gut anwenden. Die Anwendung ist eine Seite, die Reaktion des Patienten ist ein nicht immer kalkulierbarer Faktor, denn hier wirken Kräfte in und aus der Person des Patienten heraus. Intuition und Gefühl für Art und Weise und Zeitpunkt einer Anwendung sind wichtige Voraussetzungen. Es kommt deshalb darauf an, neue Beobachtungen, Erkenntnisse, Erfahrungen und Therapiemöglichkeiten mit dem vorhandenen Wissen und Können zu verknüpfen und mit umsichtiger Sensibilität anzuwenden. Erst dann wird eine Naturheilweise zum Eigentum des Therapeuten, der sich durch sein Können profilieren wird.

Bei jeder Patienten-Beratung und Behandlung ist Ursachenbeseitigung der Vorzug vor Symptombehandlungen zu geben. Wenn der Patient keine Verantwortung für die Linderung oder Heilung seines Leidens übernehmen will, wird es oft bei einer Symptombehandlung bleiben. Wer seinem Patienten klar sagt, welche Fehler er in der Lebensführung unterlassen muß, um gesund zu werden, wird mehr Anerkennung und Achtung bei seinen Patienten erwerben als ein Therapeut, der stillschweigend zur Symptombehandlung übergeht und sich damit einen Dauerpatienten heranzieht.

Wollen Sie wirklich Heilpraktiker werden?

Neben dem Arztberuf gehört der Beruf des Heilpraktikers zu den edelsten und schönsten Berufen für alle die Menschen, die in der Aufgabe, anderen Menschen bei Krankheit und Leiden beizustehen und zu helfen, ein Lebensideal sehen. Wenn Sie diese Aufgabe von ganzem Herzen anstreben, sollten Sie weiter prüfen:

1. Sind Sie bereit, die hohe Verantwortung zu tragen, die der Beruf des Heilpraktikers gegenüber den Patienten verlangt?

2. Liegt es Ihnen wirklich, Kontakt mit kranken oder leidenden Menschen aller Gesellschaftsschichten zu pflegen, in die intimsten Lebensbereiche dieser Menschen einfühlsam einzudringen und darüber zu schweigen?

3. Besitzen Sie die Fähigkeiten, die psychischen und materiellen Voraussetzungen, um sich trotz angeblicher „Ärzteschwemme" in diesem Beruf zu behaupten?

4. Sind Sie bereit, Menschen in persönlichen Gesprächen, in Vorträgen oder in Presseveröffentlichungen über naturgemäße Heilungsmöglichkeiten zu informieren und dabei Ihren eigenen Weg zu gehen? Denn auf den vorgenannten Wegen an die Öffentlichkeit zu treten, sind einige der wenigen erlaubten Möglichkeiten, um auf sich aufmerksam zu machen.

5. Was sagen Familie und Lebenspartner zu Ihrem Entschluß, Heilpraktiker zu werden?

6. Haben Sie sich überlegt, daß in diesem Beruf sehr häufig die Arbeit erst richtig beginnt, wenn andere Menschen bereits Feierabend haben?

7. Ist Ihre Familie bereit, in der zwei- bis fünfjährigen Ausbildungsphase zu ertragen, daß Sie sich auf dieses Ziel konzentrieren und eventuell weniger Zeit für Familie und Partnerschaft übrig haben?

8. Besitzen Sie das psychische und physische Durchhaltevermögen für eine mehrjährige Lernphase?

9. Besteht das finanzielle Polster oder die Bereitschaft, Ihren derzeitigen Lebensstandard einzuschränken, um eine mehrjährige Ausbildungzeit und eventuell eine mehrjährige berufliche Startphase durchzustehen? Die Ausbildungskosten können 5.000,– bis 20.000,– DM und mehr betragen.

10. Besitzen Sie nach der Ausbildung noch genügend Geldmittel, um die Praxis einzurichten, die Miete zu bezahlen und Ihren Lebensunterhalt zu bestreiten?

11. Sind sie bereit, sich gegebenenfalls wiederholt der amtsärztlichen Überprüfung nach dem Heilpraktikergesetz zu unterziehen (Durchfallquote 40 bis 50 Prozent)?

Zwischen Ethik und Profit – grundsätzliche Überlegungen zur Entscheidung über die berufliche Richtung

Einige der bekanntesten Urheber der medikamenten- und nebenwirkungsfreien Naturheilkunde waren die Gebrüder Hahn, auch als die „Wasserhähne" bezeichnet, sowie der Landwirt Vincenz Prießnitz und sein Nachahmer, Pfarrer Sebastian Kneipp. Diese waren naturheilkundige Laien, zunächst ohne medizinische Kenntnisse.

Diese frühesten Heilpraktiker, deren Methoden der Wasserheilkunde heute auch von Ärzten, insbesondere Badeärzten, praktiziert und empfohlen werden, würden heute bei einer Überprüfung ihrer Kenntnisse und Fähigkeiten durch den Amtsarzt gewiß keine „Erlaubnis zur berufsmäßigen Ausübung der Heilkunde ohne Bestallung" erhalten. Inhalt einer solchen „Überprüfung durch den Amtsarzt" ist nämlich in erster Linie schulmedizinischer Wissensstoff und Gesetzeskunde, daneben Anatomie, Physiologie, Pathologie, speziell Infektionskrankheiten, Symptome erkennen, Anameseerhebung, Untersuchungsmethoden, Laborwissen, Therapie, Erste Hilfe, Reanimation, Hygiene, Sterilisation, Desinfektion. Dem Heilpraktiker ist die Behandlung von Infektionskrankheiten nach dem Bundesseuchengesetz und das Verschreiben rezeptpflichtiger Medikamente verboten. Diese Regelung wiederum prädestiniert die Ärzte zu den Vertretern der heute in weiten Bevölkerungskreisen in Mißkredit gekommenen Apparatemedizin und Chemotherapie.

Die Heilpraktiker sollten das ihnen verbliebene Reservat nutzen und sich zu den Therapeuten der nebenwirkungsfreien Naturheilweisen machen, die heute von immer mehr Menschen gefragt sind. Doch nur eine Minderheit der Heilpraktiker hat diese Chance bisher erkannt, denn auch die Heilpraktikermehr-

heit therapiert mit medikamenten- und apparateabhängigen Naturheilverfahren. Dabei gibt es heute unzählige Möglichkeiten, sich mit medikamenten- und apparatefreien Therapien erfolgreich zu profilieren, denn beispielsweise 80 Prozent aller chronischen Krankheiten sind ernährungsbedingt und könnten durch Ernährungsanalyse und gezielte Ernährungsberatung direkt an den Ursachen behandelt werden.

Man darf es nicht mit Dummheit entschuldigen, wenn wissenschaftlich gebildete Therapeuten ihre Patienten mit Symptome unterdrückenden Medikamenten zu abhängigen Dauerpatienten erziehen, obwohl in vielen Fällen chronisch gewordener Erkrankungen eine Beseitigung der Beschwerden oder gar völlige Heilung möglich gewesen wäre, nämlich durch Aktivierung der Selbstheilungskräfte, durch Ausschaltung der krankmachenden Fehler in der Lebensführung, durch medikamentenfreie Heilweisen. Es ist schlicht unethisch, das Gespräch mit dem Patienten über diese Heilungsmöglichkeiten zu unterlassen und ihn zum Rezeptjäger und lebenslänglichen Medikamentenverbraucher zu verführen. Diese weitverbreitete Praxis zeigt, daß die so unverantwortlich handelnden Therapeuten vergessen haben, daß sie vom Lieben Gott eine Denkdrüse geschenkt bekommen haben. Es scheint einfacher zu sein, die Therapiekonzepte der chemisch-pharmazeutischen Industrie zu übernehmen, als die eigene Denkdrüse zu benutzen.

Daß bei chronischen Erkrankungen eine Heilung ohne Medikamente möglich ist, bezeuge ich mit sieben Therapeuten in dem Buch „So besiegte ich Arthrose, Gicht, Rheuma, Infekte und Verstopfung", Unikat-Verlag. In den darin wiedergegebenen Berichten über erlebte Heilungen kommt immer wieder zum Ausdruck, daß in vielen Fällen, die von der Schulmedizin als unheilbar aufgegeben worden sind, noch Heilung möglich ist.

Dem Patienten müssen die Fehler in seiner Lebensführung vor Augen geführt werden, die seine Krankheit verursachen. Bei 80 Prozent der chronisch Kranken genügt der Prozeß einer Bewußtseinsänderung hin zu einer positiven, liebevollen und demütigen Lebensauffassung, in Verbindung mit einer konsequenten Umstellung der Ernährungsweise, um den Heilungsprozeß einzuleiten. Der chronisch Kranke muß lernen loszulassen, was ihn krank macht, damit die Heilung beginnen kann.

Ergänzung durch die Ausbildung zum Gesundheitsberater oder Gesundheitstrainer

Diese Erkenntnis bedeutet, daß sich der ernsthafte Heilpraktiker psychologische und ernährungsphysiologische Kenntnisse aneignen sollte. Dafür wäre die ergänzende Ausbildung zum Gesundheitsberater oder Fastenleiter in idealer Weise geeignet.

Inzwischen bestehen mehrere Dutzend private Institutionen, die neben einer Reihe von Volkshochschulen Gesundheitsberater ausbilden. Adressen und weitere Informationen finden Sie in dem Existenzgründer- und Praxismanagement-Leitfaden „Erfolgreich als Gesundheitsberater, Gesundheitstrainer, Gesundheitspraktiker, Fastenleiter, Ernährungs- und Lebensberater", im Unikat-Verlag etwa ab Frühjahr 1998. Dieses Buch enthält zusätzlich rund 40 Erfahrungsberichte erfolgreicher Gesundheitsberater zu dem Thema „So eröffnete und so führe ich meine Praxis als Gesundheitsberater".

Auch in dem „Gesundheitsberater- und Therapeuten-Adreßbuch", Unikat-Verlag, finden Sie zahlreiche Anregungen.

Adressen von seriösen Seminarveranstaltern verschiedener naturheilkundlicher Diagnoseverfahren und Therapien von A bis Z erfahren Sie bei den Heilpraktiker-Verbänden.

Wer als Heilpraktiker arbeiten will, sollte sich vorher überlegen, welche therapeutische Richtung er einschlagen möchte. Er muß dies ohnehin meist bei der Anmeldung zur „Überprüfung nach dem Heilpraktikergesetz" angeben. Das schließt jedoch nicht aus, später andere Therapierichtungen einzuschlagen.

Heilpraktikergesetz nebst Durchführungsverordnung verlangen vom angehenden Heilpraktiker weder Studium noch vorbereitende Schulung. Der angehende Heilpraktiker muß bei der Überprüfung durch den Amtsarzt und seine Beisitzer (Heilpraktiker) überzeugend darlegen, daß die Ausübung der Heilkunde durch ihn „keine Gefahr für die Volksgesundheit" bedeuten würde.

Der Langsamste, der sein Ziel nur nicht aus den Augen verliert, geht noch immer geschwinder als der, der ohne Ziel herumirrt.

Lessing

Die Berufsordnung für Heilpraktiker (BOH)

Hier geben wir die Berufsordnung für Heilpraktiker (BOH) wieder, weil diese wesentliche Kriterien der Tätigkeit eines Heilpraktikers gewissermaßen als Rahmenbedingungen spiegelt. Es ist die verbindliche Berufsordnung, die sich alle sechs Heilpraktiker-Verbände 1992 gegeben haben. Die BOH stellt, soweit keine Gesetze, Verordnungen sowie einschlägige Rechtsprechung angesprochen werden, kein verbindliches Recht dar und unterliegt somit den Satzungsbestimmungen entsprechend dem Vereinsrecht. Eine grundsätzliche und allgemeine Rechtsverbindlichkeit kann aus der BOH nicht abgeleitet werden.

Artikel 1 – Berufsgrundsätze

1. Der Heilpraktiker dient der Gesundheit des einzelnen Menschen und des ganzen Volkes. Er erfüllt seine Aufgabe nach bestem Gewissen sowie nach den Erfahrungen der heilkundlichen Überlieferungen und dem jeweiligen Erkenntnisstand der Heilkunde. Der Heilpraktiker hat den hohen ethischen Anforderungen seines freien Heilberufes zu dienen und alles zu vermeiden, was dem Ansehen seines Berufsstandes schadet.
2. Der Heilpraktiker übt einen freien Beruf aus. Er behandelt seine Patienten eigenverantwortlich. Er muß in seiner Eigenverantwortlichkeit stets für den Patienten erkennbar sein.

Artikel 2 – Berufspflichten

1. Der Heilpraktiker verpflichtet sich, seinen Beruf gewissenhaft auszuüben. Bei seinen Patienten wendet er stets diejenigen Heilmethoden an, die nach seiner Überzeugung einfach und kostengünstig zum Heilerfolg oder zur Linderung der Krankheit führen können.
2. Der Heilpraktiker hat sich der Grenzen seines Wissens und Könnens bewußt zu sein. Er ist verpflichtet, sich eine ausreichende Sachkunde über die von ihm angewandten Diagnose- und Behandlungsverfahren einschließlich der Risiken, vor allem die richtigen Techniken für deren gefahrlose Anwendung, anzueignen.
3. Der Heilpraktiker ist verpflichtet, sich über die für die Berufsausübung geltenden Vorschriften zu unterrichten und sie zu beachten. Soweit ihm gesetzlich die Untersuchung oder Behandlung einzelner Leiden und Krankheiten sowie andere Tätigkeiten untersagt sind, sind die Beschränkungen zu beachten.
4. Der Heilpraktiker ist bei der Ausübung seines Berufes frei. Er kann die Behandlung ablehnen. Seine Verpflichtung, in Notfällen zu helfen, bleibt davon unberührt.
5. Der Heilpraktiker darf kostenlose oder briefliche Behandlung (Fernbehandlung) nicht anbieten. Fernbehandlung liegt u. a. vor, wenn der Heilpraktiker den Kranken nicht gesehen und untersucht hat. Es ist ferner nicht zulässig, Diagnosen zu stellen und Arzneimittel oder Heilverfahren zu empfehlen, wenn ausschließlich eingesandtes Untersuchungsmaterial oder andere Unterlagen zur Verfügung stehen.
6. In allen die Öffentlichkeit berührenden Standesfragen gilt der Grundsatz der Wahrung von Takt und Zurückhaltung.

Artikel 3 — Schweigepflicht

1. Der Heilpraktiker verpflichtet sich, über alles Schweigen zu bewahren, was ihm bei der Ausübung seines Berufes anvertraut oder zugänglich gemacht wird.

2. Der Heilpraktiker hat seine Gehilfen oder jene Personen, die zur Vorbereitung auf den Beruf unter seiner Aufsicht tätig sind, über die Pflicht zur Verschwiegenheit zu belehren und dies schriftlich festzuhalten.

3. Der Heilpraktiker hat die Pflicht zur Verschwiegenheit auch gegenüber seinen Familienangehörigen zu beachten.

4. Der Heilpraktiker darf ein Berufsgeheimnis nur offenbaren, wenn der Patient ihn von der Schweigepflicht entbunden hat. Dies gilt auch gegenüber den Angehörigen eines Patienten, wenn nicht die Art der Erkrankung oder die Behandlung eine Mitteilung notwendig macht.

5. Auskünfte über den Gesundheitszustand eines Arbeitnehmers an seinen Arbeitgeber dürfen nur mit Zustimmung des Ersteren erfolgen.

6. Notwendige Auskünfte an Krankenversicherungen müssen nach bestem Wissen und Gewissen gegeben werden.

Artikel 4 — Aufklärungs-, Dokumentations- und Sorgfaltspflicht

1. Der Heilpraktiker stellt sein ganzes Wissen und Können in den Dienst seines Berufes und wendet jede mögliche Sorgfalt in der Betreuung seiner Patienten an.

2. Der Patient ist über seine Erkrankung sowie über die Art und voraussichtliche Dauer der Behandlung aufzuklären. Dabei entscheidet der Heilpraktiker unter Berücksichtigung des kör-

perlichen und seelischen Zustandes des Patienten nach seiner Erfahrung, inwieweit der Kranke unter seinem derzeitigen Zustand aufzuklären ist. Ebenso muß der Kranke bei einer vorgesehenen Behandlung auf eventuelle Risiken aufmerksam gemacht werden.

3. Im Rahmen der wirtschaftlichen Aufklärungspflicht wird er die Patienten nach bestem Wissen und Gewissen über die voraussichtlich entstehenden ungefähren Behandlungskosten unterrichten.

4. In Fällen, in denen eine Spezialuntersuchung, eine Operation oder eine sonstige Heilmaßnahme erforderlich ist, die der Heilpraktiker selbst nicht vornehmen kann, ist rechtzeitig mit allem Nachdruck auf die Vornahme einer solchen Maßnahme hinzuweisen. Führt auch eine neue, eindringliche Warnung an den Patienten und dessen Angehörige nicht zum Ziel, so kann die Ablehnung der Behandlung bzw. Weiterbehandlung geboten sein. Über diesen Vorgang sollte der Heilpraktiker in eigenem Interesse eine Niederschrift fertigen.

5. Der Heilpraktiker ist zur Dokumentation der wichtigsten Daten einer Krankenbehandlung verpflichtet.

6. Heilungsversprechen sind nicht zulässig.

7. Die Ausstellung von Attesten ohne vorgenommene Untersuchung ist nicht zulässig.

8. In Bescheinigungen und Befundberichten hat der Heilpraktiker seiner Überzeugung gewissenhaft Ausdruck zu verleihen.

9. Im Rahmen einer eventuellen gutachterlichen Tätigkeit für Gerichte, private Krankenversicherungen, Beihilfestellen oder andere Institutionen hat sich der Heilpraktiker in seinen gutachterlichen Aussagen ausschließlich auf die sachliche Beurteilung der jeweiligen Behandlung zu beschränken.

Artikel 5 – Fortbildungspflicht

1. Der Heilpraktiker ist zur ständigen Fortbildung verpflichtet. Die Fortbildung ist nachzuweisen. Die Berufsorganisationen sind nach ihren Satzungen verpflichtet, fachliche Fortbildung anzubieten.
2. Die Verbände geben Fortbildungsnachweise aus.
3. Fortbildungsnachweise und auch Fachkundenachweise für besondere Fachdisziplinen können nur anerkannt werden, wenn sie von einem Berufsverband oder von durch ihn anerkannte Institutionen ausgestellt sind.

Artikel 6 – Praxisort

1. Der Heilpraktiker übt seine Tätigkeit am Ort seiner Niederlassung aus. Einem Ruf nach auswärts darf Folge geleistet werden (Hausbesuch). Es ist nicht zulässig, Patienten in Sammelbestellungen oder einzeln an einen anderen Ort als den der Niederlassung zur Behandlung zu bestellen.
2. Ändert der Heilpraktiker seinen Praxisort, teilt er dies unter Angabe der neuen Anschrift den zuständigen Behörden sowie seinem Verband mit.

Artikel 7 – Praxisräume

1. Die Praxisräume müssen den hygienischen und gesetzlichen Anforderungen entsprechen.
2. Die Vertraulichkeit der Gespräche und Behandlungen muß gewährleistet sein.

Artikel 8 – Werbung

Der Heilpraktiker unterliegt keinem generellen gesetzlich normierten Werbeverbot.

Jedoch hat er bei jeder unmittelbaren oder mittelbaren Werbung, sei es für seine Person, seine Praxis oder seine Tätigkeit, die gesetzlichen Bestimmungen, insbesondere diejenigen des „Gesetzes über den unlauteren Wettbewerb (UWG)", des Gesetzes über die „Werbung auf dem Gebiete des Heilwesens (HWG)", die wesentliche werbliche Einschränkungen enthalten, zu beachten.

Die einschlägige laufende Rechtsprechung ist zu berücksichtigen.

Bezüglich UWG und HWG wird ausdrücklich auf den Anhang (nach Artikel 29) verwiesen.

1. Unzulässig ist jede irreführende Werbung, die mit den guten Sitten der Heilberufe nicht zu vereinbaren ist. (UWG, § 1)
2. Die Mitwirkung des Heilpraktikers an aufklärenden Veröffentlichungen medizinischen Inhaltes in Presse, Funk und Fernsehen sowie anläßlich von Vorträgen *sollte* so erfolgen, daß sich seine Mitwirkung auf sachliche Informationen beschränkt.
3. Er verpflichtet sich, darauf hinzuweisen, daß jede unzulässige Werbung, die ohne seine Kenntnis oder Mitwirkung erfolgt ist, richtiggestellt wird oder künftig unterbleibt.

Artikel 9 – Praxisschilder

1. Der Heilpraktiker hat auf seinem Praxisschild seinen Namen und die Berufsbezeichnung Heilpraktiker anzugeben.
   Eventuelle weitere Angaben *sollten* sich auf Sprechzeiten, Fernsprechnummer, Stockwerk, Privatadresse, eine Bezeichnung wie „Naturheilpraxis" und bis zu höchstens drei Verfahren, für die der Heilpraktiker über die besondere Qualifikation verfügt, beschränken. Die Angabe der Verfahren *sollte* bei allen Verwendungsmöglichkeiten identisch sein.

Das Praxisschild ist in unauffälliger Form zu gestalten. Die Größe *sollte* sich den örtlichen Gepflogenheiten (etwa 35 cm x 50 cm) anpassen. Je nach örtlicher Gegebenheit können zwei Praxisschilder erforderlich werden. Bei Wechsel der Praxisstätte ist vorübergehend das Belassen eines Hinweisschildes an der früheren Praxis möglich.

Artikel 10 – Drucksachen und Stempel

Die Angaben für Drucksachen und Stempel *sollten* über die in Artikel 9 gemachten Angaben nicht hinausgehen.

Artikel 11 – Eintragung in Verzeichnisse und Sonderverzeichnisse

Die Eintragung *sollte* nur im Einzugsbereich des Niederlassungsortes erfolgen. Über den kostenlosen Eintrag hinausgehende Informationen *sollten* sich auf höchstens fünf Zeilen und die in Artikel 9 erwähnten Angaben beschränken.

Artikel 12 – Inserate

Inserate dienen der Information des Patienten und dürfen keinen darüber hinausgehenden unsachgemäßen, mit den guten Sitten des Heilberufs nicht zu vereinbarenden werblichen Charakter aufweisen. Ihnen *sollte* in der Regel ein besonderer Anlaß zugrunde liegen, insbesondere Neuniederlassungen, Umzug, längere Abwesenheit oder Änderung der Telefonnummer.

Für Inserate *sollten* folgende Hinweise beachtet werden:
1. Eine Anzeige nach der Niederlassung, nach dem Umzug oder Änderung der Telefonnummer sollte außer den Angaben der Praxisstätte nicht mehr als die in Artikel 9 angeführten Angaben enthalten und nur in den im Einzugsbereich des Niederlassungsortes erscheinenden Tages-, Orts- und Stadtteilzeitungen (Werbezeitungen mit redaktionellem Teil) innerhalb der ersten drei Monate nach der Niederlassung oder dem Umzug veröffentlicht werden.
2. Eine Hinweisanzeige vor und nach einer längeren Abwesenheit (mindestens eine Woche) in einer der unter Absatz 1 genannten Zeitungen sollte außer den Daten, welche den Zeitpunkt der Praxisunterbrechung angeben, keine weiteren als die in Artikel 9 erwähnten Angaben enthalten.
3. Die Anzeige *sollte* in Form und Größe dem Informationszweck entsprechen und die Maße einspaltig 60 mm hoch und zweispaltig 30 mm hoch nicht überschreiten.

Artikel 13 – Besondere Bezeichnungen

1. Der Heilpraktiker verzichtet auf die Bezeichnung „Spezialist" sowie auf andere Zusatzbezeichnungen, die ihn gegenüber seinen Standeskollegen hervorheben.
   Er darf neben der Berufsbezeichnung „Heilpraktiker" keine Bezeichnungen wie z. B. „Akupunkteur", „Chiropraktiker", Homöopath", „Psychologe", Psychotherapeuth" u.a. führen, die durch diese Koppelung den Eindruck einer ebenfalls gesetzlich und/ oder behördlich genehmigten Berufsausübung bzw. Berufsbezeichnung wie der des Heilpraktikers erwecken.
2. Akademische Grade dürfen nur in Verbindung mit der Fakultätsbezeichnung verwendet werden. Ausländische akademische Grade, Titel und Bezeichnungen wie Professor, dürfen nur geführt werden, wenn das zuständige Ministerium eine entsprechende Genehmigung erteilt hat. Sie sind so

zu führen, daß ihre ausländische Herkunft erkennbar ist.

Artikel 14 – Krankenbesuche

1. Bei Krankenbesuchen muß jeder Patient in dessen Wohnung oder dem vorübergehenden Aufenthaltsort behandelt werden.
2. Patienten in Kliniken, Kurheimen usw. können nur mit vorherigem Einverständnis des leitenden Arztes oder Heilpraktikers beraten, untersucht und behandelt werden.

Artikel 15 – Heilpraktiker und Arzneimittel

Die Herstellung sowie der Verkauf von Arzneimitteln unterliegt den gesetzlichen Bestimmungen.

Artikel 16 – Verordnung von Arzneimitteln, Provisionen, Rabatte

1. Verbandszugehörigkeiten sollten auf Rezepten, Rechnungen u.a. durch Abdruck des Mitgliedstempels kenntlich gemacht werden.
2. Der Heilpraktiker läßt sich für die Verordnung oder Empfehlung von Arzneimitteln, medizinischen Geräten usw. keine Vergütung oder sonstige Vergünstigungen gewähren.
3. Patienten dürfen ohne hinreichenden Grund nicht an bestimmte Apotheken verwiesen werden.

Artikel 17 – Haftpflicht

1. Der Heilpraktiker verpflichtet sich, eine ausreichende Berufshaftpflichtversicherung abzuschließen. Der Abschluß einer Strafrechtsschutzversicherung wird empfohlen.
2. Im eigenen Interesse sollte der Heilpraktiker von der Einleitung und dem Fortgang eines Strafverfahrens sowie von der Geltendmachung berufsbedingter Schadensersatzansprüche gegen ihn unverzüglich seinem Verband schriftlich Mitteilung machen. Die erforderlichen Angaben sind dabei lückenlos und in aller Offenheit darzulegen.

Artikel 18 – Meldepflicht

Der Heilpraktiker hat sich mit der Praxisaufnahme nach den gesetzlichen Vorschriften anzumelden (z.B. Gesundheitsamt, Finanzamt).

Artikel 19 – Beschäftigung von Hilfskräften

Beschäftigt der Heilpraktiker in seiner Praxis Angestellte (Sprechstundenhilfe usw.), so hat er die für Beschäftigungsverhältnisse geltenden Vorschriften zu beachten.

Artikel 20 – Berufsinsignien

1. Der Heilpraktiker erhält von seiner Standesorganisation einen Berufsausweis und einen Mitgliederstempel. Beide bleiben Eigentum des ausgebenden Verbandes und müssen bei Beendigung der Mitgliedschaft zurückgegeben werden. Unberechtigter Besitz und Gebrauch werden gerichtlich verfolgt. Die Berrufsinsignien werden nur an Heilpraktiker ausgegeben.
2. Der Berufsausweis dient dazu, sich bei Behörden und in erforderlichen Situationen als Heilpraktiker ausweisen zu können.
3. Ausweis und Stempel müssen die Mitgliedsnummer und den Namen des Verbandes (Berufsorganisation) enthalten. Weitere eventuelle Vorschrif-

ten über Ausgabe usw. sind in den Verbandsstatuten zu regeln.

Artikel 21 – Berufsaufsicht

1. Der Heilpraktiker unterstellt sich im Interesse des Berufsstandes der Berufsaufsicht seines Verbandes (Berufsorganisation).
2. Es liegt im eigenen Interesse des Heilpraktikers
   - von seinem Verband erbetene Auskünfte über seine Praxistätigkeit wahrheitsgemäß zu erteilen,
   - den gewählten Vertretern seiner Berufsorganisation bzw. deren autorisierten Beauftragten es zu ermöglichen, sich über seine geordnete Berufstätigkeit an Ort und Stelle zu unterrichten,
   - notwendigen Anordnungen seines Verbandes nachzukommen, wobei gegen Anordnungen, die nach ansicht des Heilpraktikers nicht gerechtfertigt sind, entsprechend der Satzung des zuständigen Verbandes Einspruch erhoben werden kann,
   - bei Ausübung spezieller Behandlungsmethoden wie Akupunktur, Chiropraktik, Osteopathie u. a. die besondere Kenntnisse und Fähigkeiten erfordern, im Bedarfsfalle einen entsprechenden Befähigungsnachweis zu erbringen.

Artikel 22 – Prüfungen

1. Eine Prüfung kann im Interesse des Standes vom Verband als notwendig erachtet werden, wenn aufgrund von Tatsachen erhebliche Zweifel am Wissen und an der Befähigung eines Heilpraktikers mit Gefahren für den Patienten entstehen. Wird einem Prüfungsverlangen nicht entsprochen, berechtigt dies den Verband zu satzungsmäßigen Maßnahmen.

2. Die Bestätigung als Mitglied eines Verbandes kann von einer kollegialen Prüfung abhängig gemacht werden.
3. Über jede Prüfung ist eine Niederschrift zu fertigen, die von allen Mitgliedern der Prüfungskommission zu unterzeichnen ist.

Artikel 23 – Standesdisziplin

1. Der Heilpraktiker als Mitglied eines Verbandes verpflichtet sich zur Standesdisziplin. Kollegen begegnet er sowohl am Krankenbett als auch in privatem Rahmen mit Kollegialität.
2. Herabsetzende Äußerungen über die Person, die Behandlungsweise oder das berufliche Wissen eines Berufskollegen sind zu unterlassen.

Artikel 24 – Hinzuziehung eines zweiten Heilpraktikers

1. Sofern es vom Kranken oder dessen Angehörigen gewünscht wird, oder wenn der behandelnde Heilpraktiker unter Zustimmung des Kranken oder der Angehörigen es befürwortet, können weitere Heilpraktiker zur gemeinsamen Behandlung einbezogen werden.
2. Wird ein weiterer Heilpraktiker einbezogen, so darf er nur die Untersuchung durchführen. Er darf nicht die weitere Behandlung vornehmen, es sei denn, der Patient selbst, seine Angehörigen oder der bisher behandelnde Heilpraktiker im Einvernehmen mit dem Patienten wünschen weiterhin seine Tätigkeit.

Artikel 25 — Vertrauliche Beratung

1. Der Meinungsaustausch und die Beratung von mehreren einbezogenen Heilpraktikern müssen geheim bleiben und dürfen nicht in Gegenwart des Patienten stattfinden; auch dürfen

die Angehörigen bei der Beratung nicht zugegen sein.

2. Das Ergebnis der gemeinsamen Beratung soll in der Regel vom behandelnden Heilpraktiker dem Patienten mitgeteilt werden.

Artikel 26 – Zuweisung gegen Entgelt

Es ist standeswidrig, wenn Heilpraktiker sich Patienten gegen Entgelt zuweisen.

Artikel 27 – Vertretung

Jeder Heilpraktiker sorgt bei vorübergehender oder langandauernder Verhinderung dafür, daß die notwendige Weiterbehandlung von Patienten in dringenden Krankheitsfällen sichergestellt ist.

Artikel 28 – Verstöße gegen die Berufsordnung

1. Verstöße gegen die Berufsordnung können im Wege eines satzungsmäßigen Verfahrens geahndet werden. Vorher sollte jedoch immer der Versuch einer kollegialen Bereinigung durch die satzungsmäßig zuständigen Berufsvertreter unternommen werden.
2. In einem solchen Verfahren kann auch darüber entschieden werden, ob ein Heilpraktiker im Interesse des Standes aus dem Verband auszuschließen ist.
3. Die Bestimmungen des HeilprG vom 17.02.1939 und der Durchführungsverordnung sowie anderer gesetzlicher Bestimmungen werden hiervon nicht berührt.

Artikel 29

1. Diese BHO wird von dem Berufsverband satzungsmäßig beschlossen.

2. Sie tritt am 31. Oktober 1992 in Kraft.

Anhang

zur Berufsordnung für Heilpraktiker (BOH) – Gesetzliche Beschränkungen in der Werbung:

A. Auszug aus
Gesetz gegen den unlauteren Wettbewerb

Vom 07. Juni 1909 (RBGI. 499), zuletzt geändert durch Gesetz vom 22. Oktober 1987 (BGBI. IS. 2294), (BGBl. III 43-1).

§ 1 [Generalklausel]
Wer im geschäftlichen Verkehr zu Zwecken des Wettbewerbes Handlungen vornimmt, die gegen die guten Sitten verstoßen, kann auf Unterlassung und Schadensersatz in Anspruch genommen werden.

§ 3 [Unerlaubte Werbung]
Wer im geschäftlichen Verkehr zu Zwecken des Wettbewerbes über geschäftliche Verhältnisse, insbesondere über die Beschaffenheit, den Ursprung, die Herstellungsart oder die Preisbemessung einzelner Waren oder gewerblicher Leistungen oder des gesamten Angebots, über Preislisten, über die Art des Bezugs oder die Bezugsquelle von Waren, über den Besitz von Auszeichnungen, über den Anlaß oder den Zweck des Verkaufs oder über die Menge der Vorräte irreführende Angaben macht, kann auf Unterlassung der Angaben in Anspruch genommen werden.

§ 4 [Strafbare Werbung]
(1) Wer in der Absicht, den Anschein eines besonders günstigen Angebots hervorzurufen, in öffentlichen Bekanntmachungen oder in Mitteilungen, die für einen größeren Kreis von Personen bestimmt sind, über geschäftliche Verhältnisse insbesondere über die Beschaffenheit, den Ursprung, die Herstellungsart oder die Preisbemessung von Waren

oder gewerblicher Leistungen, über die Art des Bezugs oder die Bezugsquelle von Waren, über den Besitz von Auszeichnungen, über den Anlaß oder den Zweck des Verkaufs oder über die Menge der Vorräte wissentlich unwahre und zur Irreführung geeignete Angaben macht, wird mit Freiheitsstrafe bis zu einem Jahr oder mit Geldstrafe bestraft.

B. Auszug aus

Gesetz über die Werbung auf dem Gebiete des Heilwesens (HWG)

In der Fassung der Bekanntmachung vom 18. Oktober 1978 (BGBI. IS. 1677), geändert durch Gesetz vom 16. August 1986 (BGBl. IS. 1296), (BGBl. IIIS. 2121-20).

Artikel 1

§ 1

(1) Dieses Gesetz findet Anwendung auf die Werbung für
   1. Arzneimittel im Sinne des § 2 des Arzneimittelgesetzes,
   2. andere Mittel, Verfahren, Behandlungen und Gegenstände, soweit sich die Werbeaussage auf die Erkennung, Beseitigung oder Linderung von Krankheiten, Leiden, Körperschäden oder krankhaften Beschwerden bei Mensch oder Tier bezieht.

(2) Andere Mittel im Sinne des Absatzes 1 Nr. 2 sind kosmetische Mittel im Sinne des § 4 des Lebensmittel- und Bedarfsgegenständegesetzes. Gegenstände im Sinne des Abs. 1 Nr. 2 sind auch Gegenstände zur Körperpflege im Sinne des § 5 Abs. 1 Nr. 4 des Lebensmittel- und Bedarfsgegenständegesetzes.

(3) Eine Werbung im Sinne dieses Gesetzes ist auch das Ankündigen oder Anbieten von Werbeaussagen, auf die dieses Gesetz Anwendung findet.

(4) Dieses Gesetz findet keine Anwendung auf die Werbung für Gegenstände zur Verhütung von Unfallschäden.

§ 2

Fachkreise im Sinne dieses Gesetzes sind Angehörige der Heilberufe oder des Heilgewerbes, Einrichtungen, die der Gesundheit von Mensch oder Tier dienen, oder sonstige Personen, soweit sie mit Arzneimitteln, Verfahren, Behandlungen, Gegenständen oder anderen Mitteln erlaubterweise Handel treiben oder sie in Ausübung ihres Berufes anwenden.

§ 3

Unzulässig ist eine irreführende Werbung. Eine Irreführung liegt insbesondere vor,
   1. wenn Arzneimittel, Verfahren, Behandlungen, Gegenständen oder anderen Mitteln eine therapeutische Wirkung oder Wirkungen beigelegt werden, die sie nicht haben,
   2. wenn fälschlich der Eindruck erweckt wird, daß
      a) ein Erfolg mit Sicherheit erwartet werden kann,
      b) bei bestimmungsmäßigen oder längerem Gebrauch keine schädlichen Wirkungen eintreten,
      c) die Werbung nicht zu Zwecken des Wettbewerbs veranstaltet wird,
   3. wenn unwahre oder zur Täuschung geeignete Angaben
      a) über die Zusammensetzung oder Beschaffenheit von Arzneimitteln, Gegenständen oder anderen Mitteln oder über die Art und Weise der Verfahren oder Behandlungen oder
      b) über die Person, Vorbildung, Befähigung oder Erfolge des Herstellers, Erfinders oder der für sie tätigen oder tätig gewesenen Personen gemacht werden.

§ 9

Unzulässig ist eine Werbung für die Erkennung oder Behandlung von Krankheiten, Leiden, Körperschäden oder krankhafte Beschwerden, die nicht auf eigener Wahrnehmung an dem zu behandelnden Menschen oder Tier beruht (Fernbehandlung).

§ 11

Außerhalb der Fachkreise darf für Arzneimittel, Verfahren, Behandlungen, Gegenstände oder andere Mittel nicht geworben werden,

1. mit Gutachten, Zeugnissen, wissenschaftlichen oder fachlichen Veröffentlichungen sowie mit Hinweisen darauf,
2. mit Angaben, daß das Arzneimittel, das Verfahren, die Behandlung, der Gegenstand oder das andere Mittel ärztlich, zahnärztlich, tierärztlich oder anderweitig fachlich empfohlen oder geprüft ist oder angewendet wird,
3. mit der Wiedergabe von Krankengeschichten sowie Hinweisen darauf,
4. mit der bildlichen Darstellung von Personen in der Berufskleidung oder bei der Ausübung der Tätigkeit von Angehörigen der Heilberufe, des Heilgewerbes oder des Arzneimittelhandels,
5. mit der bildlichen Darstellung
   a) von Veränderungen des menschlichen Körpers oder seiner Teile durch Krankheiten oder Leiden oder Körperschäden
   b) der Wirkung eines Arzneimittels, eines Verfahrens, einer Behandlung, eines Gegenstandes oder eines anderen Mittels durch vergleichende Darstellung des Körperzustandes oder des Aussehens vor und nach der Anwendung
   c) des Wirkungsvorganges eines Arzneimittels, eines Verfahrens, einer Behandlung, eines Gegenstandes oder eines anderen Mittels am menschlichen Körper oder an seinen Teilen,
6. mit fremd- oder fachsprachlichen Bezeichnungen, soweit sie nicht in den allgemeinen deutschen Sprachgebrauch eingegangen sind,
7. mit einer Werbeaussage, die geeignet ist, Angstgefühle hervorzurufen oder auszunutzen,
8. durch Werbevorträge, mit denen ein Feilbieten oder eine Entgegennahme von Anschriften verbunden ist,
9. mit Hauszeitschriften, deren Werbezweck mißverständlich oder nicht deutlich erkennbar ist,
10. mit Veröffentlichungen, die dazu anleiten, bestimmte Krankheiten, Leiden, Körperschäden oder krankhafte Beschwerden beim Menschen selbst zu erkennen und mit den in der Werbung bezeichneten Arzneimittel, Gegenständen, Verfahren, Behandlungen oder anderen Mitteln zu behandeln, sowie mit entsprechenden Anleitungen in audiovisuellen Medien,
11. mit Äußerungen Dritter, insbesondere mit Dank-, Anerkennungs- oder Empfehlungsschreiben, oder mit Hinweisen auf solche Äußerungen,
12. mit Werbemaßnahmen, die sich ausschließlich oder überwiegend an Kinder oder an Jugendliche unter 18 Jahren richten,
13. mit Preisausschreiben, Verlosungen oder anderen Verfahren, deren Ergebnis vom Zufall abhängig ist,
14. durch die nicht verlangte Abgabe von Mustern oder Proben oder durch Gutscheine dafür.

§ 12

(1) Die Werbung für Arzneimittel außerhalb der Fachkreise darf sich nicht auf die Erkennung, Verhütung, Beseitigung oder Linderung der in der Anlage zu diesem Gesetz aufgeführten Krankheiten oder Leiden beim Menschen oder Tier beziehen.

(2) Die Werbung für andere Mittel, Verfahren, Behandlungen oder Gegenstände außerhalb der Fachkreise darf sich nicht auf die Erkennung, Beseitigung oder Linderung dieser Krankheiten oder Leiden beziehen. Dies gilt nicht für die Werbung für Verfahren oder Behand-

lungen in Heilbädern, Kurorten und Kuranstalten.

Anlage zu § 12 HWG
Krankheiten und Leiden, auf die sich die Werbung gemäß § 12 nicht beziehen darf

A) Krankheiten und Leiden beim Menschen
1. Nach dem Bundesseuchengesetz in der im Bundesgesetzblatt Teil III, Gliederungsnummer 2126-1, veröffentlichte Fassung, zuletzt geändert durch Artikel 4 des Gesetzes vom 10. August 1978 (BGBl. IS. 1217), meldepflichtige Krankheiten,
2. Geschwulstkrankheiten,
3. Krankheiten des Stoffwechsels und der inneren Sekretion, ausgenommen Vitamin- und Mineralstoffmangel und alimentäre Fettsucht,
4. Krankheiten des Blutes und der blutbildenden Organe, ausgenommen Eisenmangelanämie,
5. organische Krankheiten,
   a) des Nervensystems,,
   b) der Augen und Ohren,
   c) des Herzens und der Gefäße, ausgenommen allgemeine Arteriosklerose, Varikose und Frostbeulen,
   d) der Leber und des Pankreas,
   e) der Harn- und Geschlechtsorgane,
6. Geschwüre des Magens und des Darms,

7. Epilepsie,
8. Geisteskrankheiten,
9. Trunksucht,
10. krankhafte Komplikationen der Schwangerschaft, der Entbindung und des Wochenbetts.

§ 14
Wer dem Verbot der irreführenden Werbung (§ 3) zuwiderhandelt, wird mit Freiheitsstrafe bis zu einem Jahr oder mit Geldstrafe bestraft.

§ 15
(1) Ordnungswidrig handelt, wer vorsätzlich oder fahrlässig
   5. entgegen § 9 für eine Fernbehandlung wirbt,
   7. auf eine durch § 11 verbotene Weise außerhalb der Fachkreise wirbt,
   8. entgegen § 12 eine Werbung betreibt, die sich auf die in der Anlage zu § 12 aufgeführten Krankheiten oder Leiden bezieht,
(2) Ordnungswidrig handelt ferner, wer fahrlässig dem Verbot der irreführenden Werbung (§ 3) zuwiderhandelt.
(3) Die Ordnungswidrigkeit nach Absatz 1 kann mit einer Geldbuße bis zu fünfzigtausend Deutsche Mark, die Ordnungswidrigkeit nach Absatz 2 mit einer Geldbuße bis zu fünfundzwanzigtausend Deutsche Mark geahndet werden.

Berufsbezeichnung „Heilpraktiker" (Aus „Naturheilpraxis" 4/97)

Zur Werbung für Ausbildungen zum „Sportheilpraktiker", Heilpraktiker für Kinderheilkunde", „Tierheilpraktiker" und „Kosmetikheilpraktiker" erklären die Deutschen Heilpraktikerverbände: „Es gibt neben dem Arztberuf nur einen selbständig tätigen Heilberuf. Gemäß Heilpraktikergesetz ist die Berufsbezeichnung „Heilpraktiker" zu führen. Andere Begrifflichkeiten sind Fantasieschöpfungen, die aus unserer Sicht irreführend sind, da hierdurch der Eindruck erweckt werden kann, es gäbe außer dem „Heilpraktiker" spezifische Heilpraktiker mit spezifischen Bezeichnungen bzw. Zulassungen. Zahlreiche Heilpraktiker spezialisieren sich zwar auf bestimmte Diagnose- und Therapieverfahren sowie auch auf bestimmte Beschwerdebilder. Eine Änderung der Berufsbezeichnung ist hiermit jedoch nicht verbunden und sieht das Gesetz auch nicht vor.

Die Deutschen Heilpraktikerverbände distanzieren sich in aller Deutlichkeit von den o. g. Werbeaussagen kommerzieller Ausbildungsunternehmen. Wir werden Heilpraktikerschulen, die weiterhin auf den – nach unserer Auffassung – irreführenden Werbeaussagen bestehen, auch zukünftig jede Unterstützung und Anerkennung als qualifizierte Ausbildungsstätten versagen ."

Deutsche Leitlinien für die Überprüfung von Heilpraktiker-Anwärtern

Gemäß § 2 Abs. 1 Buchstabe i) der Ersten Durchführungsverordnung zum Heilpraktikergesetz, hat das deutsche Bundesministerium für Gesundheit folgende Leitlinien für die deutschen Bundesländer herausgegeben. Die einzelnen Bundesländer erlassen ihre eigenen Leitlinien. Hier die Originalfassung des Bundesministeriums für Gesundheit, Bonn:

Rechtslage

Im Rahmen des Verfahrens über einen Antrag auf Erteilung einer Erlaubnis nach § 1 Abs.1 des Heilpraktikergesetzes (HPG) vom 17. Februar 1939 (RGBl. I S. 251 - BGBl. III 2122-2), geändert durch Gesetz vom 02. März 1974 (BGBl. I S. 469), ist gemäß § 2 Abs. 1 Buchstabe i) der Ersten DVO zum HPG vom 18. Februar 1939 (RGBl. I S. 259 - BGBl. III 2122-2-1), zuletzt geändert durch Verordnung vom 18. April 1975 (BGBl. I S. 967), eine Überprüfung des Heilpraktiker-Anwärters durch das Gesundheitsamt durchzuführen.

Nach der genannten Vorschrift ist die Erlaubnis zu versagen, „wenn sich aus einer Überprüfung der Kenntnisse und Fähigkeiten des Antragstellers durch das Gesundheitsamt ergibt, daß die Ausübung der Heilkunde durch den Betreffenden eine Gefahr für die Volksgesundheit bedeuten würde".

Die Überprüfung dient der Abwehr von Gefahren für die Gesundheit einzelner Bürger und der Bevölkerung. Sie ist keine Prüfung im Sinne einer Leistungskontrolle zur Feststellung einer bestimmten Qualifikation. Daraus folgt, daß sie sich auf die Feststellung beschränken muß, ob der Stand der Kenntnisse und Fähigkeiten des Antragstellers keine Anhaltspunkte dafür bietet, daß eine heilkundliche Tätigkeit durch ihn zu Schäden an der menschlichen Gesundheit führen könnte. In diesem Rahmen muß sie allerdings die wesentlichen Gegenstände umfassen, die für eine solche Feststellung relevant sind. Dies bedingt, daß neben der Kenntnis der einschlägigen gesundheitsrechtlichen Vorschriften auch solche fachlichen Grundlagenkenntnisse der Medizin zu überprüfen sind, ohne deren Beherrschung heilkundliche Tätigkeiten leicht mit Gefahren für die menschliche Gesundheit verbunden sein können. Aufgrund der Überprüfung muß insbesondere auch festgestellt werden können, ob der Antragsteller die Grenzen seiner Fähigkeiten und der Handlungskompetenzen des Heilpraktikers klar erkennt, sich der Gefahr bei einer Überschreitung dieser Grenzen bewußt und bereit ist, sein Handeln entsprechend einzurichten.

Verfahren bei der Überprüfung

1. Zuständigkeit der Überprüfung

Eine bundesweit an einheitlichen Maßstäben ausgerichtete Überprüfung ist notwendig. Um dieses Ziel zu erreichen, wird die Durchführung der Überprüfung zentralisiert. Eine solche Zentralisierung gibt es in einigen Ländern bereits seit längerer Zeit.

Für kleinere Länder empfiehlt es sich, die Überprüfungen auf ein bestimmtes Gesundheitsamt zu konzentrieren. In größeren Ländern erscheint er zweckmäßig, hierfür einige wenige Gesundheitsämter – ein Gesundheitsamt je Regierungsbezirk – zu bestimmen. Für eine entsprechende Organisation sprechen positive Erfahrungen in mehreren Ländern.

Eine Konzentration der Überprüfungen auf ein Gesundheitsamt bzw. einige wenige Gesundheitsämter pro Land kann am ehesten gewährleisten, daß die Überprüfungen formell und inhaltlich landeseinheitlich durchgeführt werden. Bei der Ansiedlung der Überprüfungen bei einem Gesundheitsamt ist dies zwangsläufig. Aber auch bei einer Konzentration auf einige wenige Gesundheitsämter kann eine landeseinheitliche Handhabung realisiert werden, weil eine Abstimmung unter wenigen Gesundheitsämtern ohne größere Schwierigkeiten möglich ist. Wird in jedem Land einheitlich verfahren, ist das Ziel einer ländereinheitlichen Überprüfungspraxis durch Abstimmung unter den Ländern unschwer erreichbar.

2. Durchführung der Überprüfung

I.   Die Überprüfung besteht aus einem schriftlichen und einem mündlichen Teil.

II. Der schriftliche Teil der Überprüfung wird vor dem mündlichen Teil durchgeführt.

III. Im schriftlichen Teil der Überprüfung werden dem Antragsteller vom Amtsarzt 60 bis 80 Fragen schriftlich zur schriftlichen Beantwortung gestellt.
Für neun Zehntel der Fragen ist das Antwort-Wahl-Verfahren anzuwenden. Für das restliche Zehntel sind Fragen zu wählen, die in Form einer wörtlichen Darlegung zu beantworten sind.
Die Fragen sind klar und verständlich zu formulieren und auf den Bereich der unerläßlichen Kenntnisse zu beschränken. Dem Antragsteller stehen für die Beantwortung einer Frage nach dem Antwort-Wahl-Verfahren

zwei Minuten, für die Beantwortung einer Frage durch eine wörtliche Darlegung vier Minuten zur Verfügung.
Antragsteller, die mindestens drei Viertel vom Hundert der im Antwort-Wahl-Verfahren zu beantwortenden Fragen und drei Viertel der in wörtlicher Darlegung zu beantwortenden Fragen zutreffend beantwortet haben, werden zur Fortsetzung der Überprüfung im mündlichen Teil zugelassen.
Falls der Antragsteller den Anforderungen des schriftlichen Teils nicht gerecht wird, wird die Überprüfung abgebrochen und festgestellt, daß angenommen werden muß, daß die Ausübung der Heilkunde durch den Antragsteller eine Gefahr für die Volksgesundheit bedeuten würde. Der Amtsarzt teilt dies der für die Erteilung der Erlaubnis zuständigen Behörde mit. Das gleiche gilt, wenn beim Antragsteller während der schriftlichen Überprüfung Täuschungsversuche oder sonstige Unregelmäßigkeiten festgestellt worden sind.

IV. Die mündliche Überprüfung dauert mindestens fünfzehn und höchstens fünfundvierzig Minuten.
Es kann in Gruppen bis zu vier Antragstellern überprüft werden.
Die mündliche Überprüfung wird vom Amtsarzt und einem von ihm zu berufenden gutachtlich mitwirkenden Heilpraktiker durchgeführt. Der Amtsarzt kann einen weiteren, ebenfalls von ihm zu berufenden gutachtlich mitwirkenden Heilpraktiker hinzuziehen. Die Berufsverbände der Heilpraktiker können dem Amtsarzt Heilpraktiker für die Teilnahme an der Überprüfung vorschlagen.
Im mündlichen Teil der Überprüfung sind die gestellten Fragen vom Antragsteller in freier Form zu beantworten. Dem Antragsteller soll auch eine praktische Aufgabe gestellt werden, die er in Anwesenheit aller Mit-

glieder des Überprüfungsgremiums zu erledigen hat.

Über die mündliche Überprüfung ist eine Niederschrift zu fertigen, aus der Gegenstand, Ablauf und Ergebnis der Überprüfung, die gutachtliche Stellungnahme des gutachtlich beteiligten Heilpraktikers bzw. die gutachtlichen Stellungnahmen der gutachtlich beteiligten Heilpraktiker und ggf. vorgekommene Unregelmäßigkeiten hervorgehen.

Aufgrund des Ergebnisses der mündlichen Überprüfung entscheidet der Amtsarzt nach Anhören des gutachtlich beteiligten Heilpraktikers bzw. der gutachtlich beteiligten Heilpraktiker, ob beim Antragsteller Anhaltspunkte dafür vorliegen, daß die Ausübung der Heilkunde durch ihn eine Gefahr für die Volksgesundheit bedeuten würde. Er teilt die getroffene Entscheidung mit dem Ergebnis der schriftlichen Überprüfung der für die Erlaubniserteilung zuständigen Behörde mit.

Der Amtsarzt unterrichtet den Antragsteller über das Ergebnis der Überprüfung.

3. Inhalt der Überprüfung

Die Überprüfung der Kenntnisse und Fähigkeiten des Antragstellers dient der Feststellung, ob beim Antragsteller Anhaltspunkte dafür vorliegen, daß die Ausübung der Heilkunde durch ihn eine Gefahr für die Volksgesundheit bedeuten würde. Unter diesem Aspekt sind in der Überprüfung die nachfolgend genannten Gegenstände zu behandeln. Dabei ist insbesondere auch darauf zu achten, ob der Antragsteller die Grenzen seiner Befähigung und der Handlungskompetenzen eines Heilpraktikers klar

erkennt, sich der Gefahren bei einer Überschreitung dieser Grenzen bewußt und bereit ist, sein Handeln entsprechend einzurichten.

Gegenstände der Überprüfung

– Berufs- und Gesetzeskunde einschließlich rechtliche Grenzen der Ausübung der Heilkunde ohne Approbation als Arzt,
– Grenzen und Gefahren diagnostischer und Therapeutischer Methoden des Heilpraktikers,
– Grundkenntnisse der Anatomie, pathologischen Anatomie, Physiologie und Pathophysiologie,
– Grundkenntnisse in der allgemeinen Krankheitslehre, Erkennung und Unterscheidung von Volkskrankheiten, insbesondere der Stoffwechselkrankheiten, der Herz-Kreislauf-Krankheiten, der degenerativen Erkrankungen sowie der übertragbaren Krankheiten,
– Erkennung und Erstversorgung akuter Notfälle und lebensbedrohender Zustände,
– Technik der Anamneseerhebung; Methoden der unmittelbaren Krankenuntersuchung (Inspektion, Palpation, Perkussion, Auskultation, Reflexprüfung, Puls- und Blutdruckmessung),
– Praxishygiene, Desinfektion und Sterilisation,
– Injektions- und Punktionstechniken,
– Deutung grundlegender Laborwerte.

Soweit die Empfehlung der deutschen Bundesregierung an ihre Länder. Sie können die Leitlinien der Länder bei den obersten Landesgesundheitsbehörden anfordern. Aber belasten sollten Sie sich damit eigentlich nicht, denn Ihre Heilpraktiker-Schule weiß besser, was an dem für Sie zuständigen Überprüfungsort verlangt wird.

Bücher des Wissens einer höheren Dimension

Gesundheit

für Seele und Leib

altbewährte und neueste Erkenntnisse

kostenlose Buchprospekte bei:

AP-Buchversand GmbH

Am Vogelherd 17 · D-97295 Waldbrunn

Telefon 0 93 06 / 17 84 · Fax 0 93 06 / 27 84

Entwicke die Selbstheilungskräfte

Das Ur-Licht

Heile Dich mit der Christus-Gottes-Kraft

Cassette, DM/SFr 15,-, ÖS 110,-

AP-Buchversand GmbH

Am Vogelherd 17 · D-97295 Waldbrunn

Telefon 0 93 06 / 17 84 · Fax 0 93 06 / 27 84

MEDITATIONS- & KREATIVFERIEN

in Griechenland, Spanien, Sinai, Tirol. vegetar. & norm. Kost, offenes Angebot aus den Bereichen: YOGA-TAIJI-QI-GONG-TANTRA-TANZ-MASSAGE-ATEM- & KÖRPERERFAHRUNG MALEN-ZEICHNEN-SEIDENMALEN KERAMIK uam. Spirituelle Kurse mit qualif. Leitern im Ges.-Prospekt bei:

TIT-Trans Inside Travel

PF 1631, D-83506 Wasserburg

Tel. 08071 / 2781, Fax. 5824

Gesundheitsberater Heilpraktiker

Praxisnahe Ausbildung seit 1980. Schwerpunkte: energ. Diagnose/Therapie, Allergie, Mykosen, Krebs, Psychosomatik.

Studiengemeinschaft N.&P.

Ulla Kinon, Ludwigstr. 21, 61231 Bad Nauheim

Alternative Wege

über die Schulmedizin hinaus

NEU

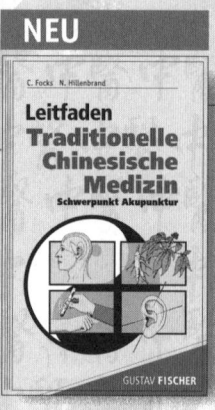

1997. 864 S., 126 Abb.,
geb. DM 86,– / ÖS 628,– / SFr 78,–
ISBN 3-437-51030-4

Yin Yang

Das erste praxisorientierte Handbuch zur Traditionellen Chinesischen Medizin (TCM). Von der westlichen Diagnose zum Syndrom aus chinesischer Sicht: Dieser Leitfaden ist Bindeglied zwischen westlichen und östlichen Krankheitsvorstellungen und ermöglicht einen differenzierten Therapieansatz.

- Umfassende Darstellung der TCM mit Grundlagen, Pathogenese, diagnostischen Methoden und Arbeitstechniken – von Akupunktur über Heilkräutertherapie bis zu Diätetik, Moxibustion und Schröpfen
- Anamnese, Zungen- und Pulsdiagnostik
- Ausführlicher Therapieteil

Zur raschen Orientierung

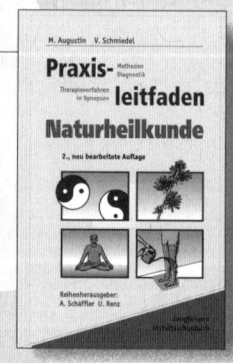

- Das übersichtliche Nachschlagewerk für die schnelle und gezielte Information zur ganzheitsmedizinischen Therapie. Alle wichtigen Therapieformen, diagnostische Methoden, notwendige Adressen
- Ideal für die integrierte Verwendung naturheilkundlicher Verfahren in der Praxis

Bereits mehr als 20.000 Leser!

2., neubearb. Aufl. 1994.
704 S., 120 Abb.,
geb. DM 72,– / ÖS 526,– / SFr 69,50
ISBN 3-8243-1349-9

Irrtümer und Preisänderungen vorbehalten.

Ganzheitsmedizin bei Gustav Fischer

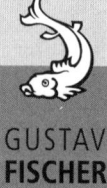

GUSTAV FISCHER

Vorbereitung auf die Überprüfung durch den Amtsarzt

Ausbildungswege

Für die Ausübung des Heilpraktikerberufes sind bisher weder Heilpraktiker-Schule noch Studium Eingangsvoraussetzung. Die derzeitige Situation des Überprüfungswesens kann als glücklich aufgefaßt werden, weil sie dem Individualismus mit den unterschiedlichsten Eingangsvoraussetzungen sehr große Chancen einräumt. Eine intensive Vorbereitung auf die Überprüfung durch den Amtsarzt ist heute unumgänglich, möchte man die Überprüfung auf Anhieb bestehen.

Dem Heilpraktiker-Anwärter stehen verschiedene Wege der Ausbildung und Vorbereitung offen:

1. Besuch einer Ganztagsschulungsstätte
2. Besuch einer Wochenendschule
3. Abendschule
4. Kombination Abend- und Wochenendschule
5. Fernunterricht
6. Kombination von Fernunterricht mit Wochen- und Wochenendseminaren
7. Intensivseminare in wöchentlichen Seminarabschnitten, verteilt über sechs bis zwölf Monate
8. Selbststudium
9. Kombination der Ausbildungswege 1. bis 8.

Unterschiedlich qualifizierte Schulen bieten ihre Leistungen auf den vorgenannten Wegen zu unterschiedlichen Preisen an.

Fernunterricht und ausschließliches Selbststudium ermöglichen eine völlig freie Einteilung der Lernzeiten, sind aber nur für Menschen mit guter Lerndisziplin geeignete Wege. Der Unterricht in der Klasse, im Gespräch mit Dozenten und Mitschülern, hat gewiß manche Vorteile. Ein intensives Selbststudium ist auf allen Wegen Voraussetzung. Welchen Ausbildungs- beziehungsweise Vorbereitungsweg der Heilpraktiker-Anwärter geht, wird von seinen terminlichen und finanziellen Prioritäten bestimmt. Aber auch Lerngewohnheiten und Selbstdisziplin müssen berücksichtigt werden. Wer über genügend Selbstdisziplin verfügt und dabei völlig unabhängig in der Einteilung seiner Lerntermine bleiben will, wird das Selbststudium vorziehen, das je nach Vorbildung nach zirka ein bis fünf Jahren intensiven Literaturstudiums durch eine Serie von Intensivseminaren ergänzt werden kann. Je besser der augenblickliche Beruf und die Vorbildung der späteren Heilpraktikertätigkeit entsprechen, um so kürzer kann die Lernphase als Vorbereitung für die Heilpraktiker-Überprüfung sein.

Lernstoff – wie gliedern?

Der Heilpraktiker-Anwärter sollte sich immer bewußt sein, daß er für seine spätere Praxisausübung lernt. Es ist sinnvoll, den Lernstoff und die Lernphasen nach folgendem Ablauf zu gliedern, wie es auch verschiedene Ausbildungsstätten schon im folgenden Sinne praktizieren:

A) Erste Lernphase als ausschließliche Vorbereitung auf die Heilpraktiker-Überprüfung, Lernstoff inhaltlich auf die HP-Überprüfung abgestimmt. Die Inhalte sind hauptsächlich schulmedizinisch und gesetzeskundlich ausgerichtet.

B) Zweite Lernphase nach bestandener Heilpraktiker-Überprüfung zur eigentlichen Vorbereitung auf die geplante naturheilkundliche Tätigkeit. Sie sollten sich in dieser Lernphase mit den naturheilkundlichen Therapie- und Diagnoseverfahren auseinandersetzen, welche Sie später anwenden möchten, und sich ein ausreichendes Wissen zur Praxisführung aneignen.

Wenn der Heilpraktiker-Anwärter allerdings in seiner Anmeldung zur amtsärztlichen Überprüfung bestimmte Therapien für die spätere Heilpraktiker-Praxis angegeben hat, sollte er diese mit in die erste Lernphase einbeziehen, denn diese Therapien können dann auch Überprüfungsthemen sein.

Zweck der amtsärztlichen Überprüfung ist die Feststellung, ob der Kandidat eine „Gefahr für die Volksgesundheit" darstellt. Beispiele sind: Nichterkennen von Erkrankungen, die der Heilpraktiker nicht behandeln darf, wie Geschlechtskrankheiten, Krankheiten nach dem Bundesseuchengesetz usw. In diesen Fällen müßte der Heilpraktiker den Patienten zu einem Facharzt schicken.

Überprüfungsschädlich sind auch mangelhafte Kenntnisse in Erste Hilfe, Anamneseerhebung, körperliche Untersuchung, Injektionstechniken, Laborwerte, Desinfektionen, Sterilisation usw. Bei der Überprüfung ist die Fähigkeit wichtig, Zusammenhänge darzustellen, damit die Prüfungskommission merkt, daß der Kandidat sich auf sicherem Parkett bewegt.

Die optimale Lerntechnik

Für die optimale Lerntechnik gibt es bewährte Methoden, die in den Büchern empfohlen sind. Einige wesentliche Erkenntnisse seien hier zusammengefaßt:

1. Entscheidend für Ihren Lernerfolg ist Ihre Motivation. Deshalb versetzen Sie sich gedanklich in die Situation des erreichten Zieles. Stellen Sie sich bildlich vor, wie Sie die Früchte Ihres Lernerfolges genießen. Schreiben Sie auf, wie Ihr ideal verwirklichtes Ziel aussieht.

2. Klären Sie jedes auftauchende Fremdwort, bevor Sie weiterlernen. Schreiben Sie den deutschen Begriff mit Bleistift neben/über das Fremdwort und legen Sie zugleich ein Karteiblatt mit dem neuen Begriff nebst kurzer Erläuterung für Ihre Lernkartei an.

3. Informieren Sie sich über Lernen mit Lernkartei in der empfohlenen Literatur. Die ideale Karteigröße liegt bei 75 mm Höhe x 105 mm Breite, für mehr Text nehmen Sie die doppelte Größe, die Sie auf das vorgenannte Format gefalzt im gleichen Karteikasten unterbringen.

4. Lernen Sie durch Verständnis der Zusammenhänge. Gleichzeitig ist häufige Wiederholung des Lernstoffes sinnvoll. Wer häufig mit dem Auto oder in der Bahn unterwegs ist, kann diese Zeit auch als Lernzeit nutzen. Dafür ist es zweckmäßig, den Lernstoff in Form von Fragen auf eine Tonbandkassette zu sprechen, mit der jeweils dazu richtigen Antwort – mit einer kurzen Pause wohlgemerkt. Der gesamte Lernstoff läßt sich schon beim Besprechen des Tonbandes lernen. Abhören und wiederholen können Sie dann mit Kassettenrecorder im PKW und/oder mit Walkman in der Bahn oder auch beim Spazierengehen.

5. Komplizierte Zusammenhänge, wie zum Beispiel die Funktion des Herzens mit Blutkreislauf, zeichnen Sie sich mit Farbstiften auf, möglichst auch auf Lernkarteigröße (doppeltes Format wie unter 3. empfohlen).

6. Über schwierige Lernthemen schreiben Sie Ausarbeitungen, getreu der Empfehlung: Wer eine Sache nicht verstanden hat, schreibe über das Problem einen Aufsatz. Der es dann immer noch nicht verstanden hat,

schreibe ein Buch, denn bei der Recherche wird er zum Experten.

7. Zu bestimmten Themen ist es sinnvoll, Schema-Merkblätter anzufertigen, die sich nach den verschiedensten Gesichtspunkten sortieren und ordnen lassen. Wenn Sie zum Beispiel die Fakten „Infektionskrankheiten" auf solche Formblätter, wie sie im Anhang enthalten sind, zusammenstellen, können Sie damit wie mit Karteikarten umgehen und darauf alle Einzelheiten speichern. Diese Karten lassen sich nach wechselnden Gesichtspunkten sortieren, entweder nach den Paragraphen des Bundes-Seuchengesetzes oder nach den Arten des Infektes, oder nach Kinderkrankheiten usw.

Daraus läßt sich auch ein Gesellschaftsspiel unter Heilpraktiker-Anwärtern gestalten.

8. Die optimale Vorbereitung auf die Überprüfung durch den Amtsarzt muß die spezielle Vorbereitung auf die am Überprüfungsort „üblicherweise" gestellten schriftlichen und mündlichen Fragen einschließen. Auf jeden Fall empfiehlt sich der Kontakt zu ehemaligen Absolventen, die in vielen Fällen die ihnen gestellten schriftlichen und mündlichen Fragen aus dem Gedächtnis notiert haben. An solche Listen mit Prüfungsfragen kommen Sie auch über Ihre Heilpraktiker-Schule. Kontakte zu ehemaligen Überprüflingen knüpfen Sie über Bekannte, die Heilpraktiker-Schule, einen Heilpraktiker-Fachverband oder über eine Anzeige in einer Heilpraktiker-Fachzeitschrift. Eine Zusammenfassung allgemein üblicher Überprüfungsfragen finden Sie komplett mit Antworten in den Bücherempfehlungen.

Allerdings weichen die an den jeweiligen Orten gestellten Fragen in der Praxis sehr oft von diesem in Büchern zusammengefaßten Fragenkatalog ab. Deshalb sollte man sich auf die Fragenpraxis des vorgesehenen Überprüfungsortes einstellen.

9. Bei der Vorbereitung kann es entscheidend sein, bestimmte praktische Fertigkeiten erprobt zu haben. Das ist mit einem Arzt oder Heilpraktiker aus dem Freundes- oder Bekanntenkreis oder sogar aus der Familie ideal. Denken Sie daran, daß der Patient mit Beschwerden in die Praxis kommt. Hier sind Sie durch Anamnese und körperliche Untersuchung gefordert. Sie müssen feststellen, woran der Patient leidet. Dabei klären Sie, ob Sie als Heilpraktiker den Patient behandeln dürfen oder zu einem Arzt schicken müssen. Proben Sie unter Anleitung eines Arztes oder Heilpraktikerrs Anamnese und körperliche Untersuchung (Check up), möglichst auch mit Venenblutentnahme und Injektionstechniken.

10. Klären Sie, welche Komplikationen auftreten können und was bei Komplikationen zu tun ist. Dabei ist es empfehlenswert, die üblichen Diagnosemethoden zu beherrschen, um beispielsweise Herzerkrankungen festzustellen. Aus Gründen der Sorgfaltspflicht sind zur Absicherung einer Diagnose alternative Untersuchungen und Diagnosemethoden anzuwenden. Sofern sich Hinweise auf Ihnen unbekannte oder für den Heilpraktiker mit Behandlungsverbot belegte Erkrankungen ergeben, sind diese fachärztlich abklären zu lassen. Wenn Sie das vor der Prüfungskommission demonstrieren, wird diese zu der Überzeugung kommen, daß Sie „keine Gefahr für die Volksgesundheit" darstellen.

11. Lesen Sie das Buch *Lernstreß ade*, um Ihre Lerntechnik weiter zu optimieren.

12. Bereiten Sie sich mit dem Buch „In zehn Schritten zum erfolgreichen Examen" auf die Überprüfung vor.

Nur wer durchhält, erreicht sein Ziel. Nutzen Sie die Methode „Erfolgszyklus."

Reime als Lernhilfen

Fuß-Knochenbau:

Das **Spangenbein**
und das **Fersenbein**
wollen in den **Kahn** hinein   *oder*
und bekommen **3 x Keile**
von dem **Würfelbein**.

Nach den rettenden **Sp**rung
in den **Kahn**
mit drei **(Keilen)** Kerlen
auf den **Fersen**
sind die **Würfel** gefallen.

Die acht Handwurzelknochen:

(Kahnbein, Mondbein, Dreieicksbein, Erbsenbein, großes Vieleck, kleines Vieleck, Kopfbein, Hakenbein)

Ein **Kahn**, der fährt im **Mond**enschein,
ums **Dreiecks-** und ums **Erbsenbein**.
Vieleck groß, Vieleck klein,
am **Kopfbein** muß ein **Haken** sein.

Die zwölf Hirnnerven

(Olfaktorius, Optikus, Okkulomotorius, Trochlearis, Trigeminus, Abduzens, Fazialis, Statoakustikus, Glossopharyngeus, Vagus, Akzessorius, Hypoglossus)

Ohre **o**rdentliche **O**rchideen **t**riff'ste **T**rübsal, **a**ber frische **S**träuße **g**eben **v**iele **a**ufgeschlossene **H**erzen.

Bundesseuchengesetz § 3,1: (Melodie: Alle meine Entchen ...)

Boten	**Chö**re	**Ent**en		
Botulismus	Cholera	Enteritis infectiosa		
Clostridium botulinum	Virio Comma	Salmonella enter		
B	B	B		
0,5 Stunde–6 Tage	3–5 Tage	Stunden–Tage		
fliegen	**lep**sch	**mit**		
Fleckfieber	Lepra	Milzbrand		
Rickettsia prowzecki		Bazillus anthracis		
11 Tage	2–4 Jahre	Stunden–3 Tage		
ordentlichen	**Pa** ...	**Pe** ...	**Po** ...	**Pol**lenmyelitis
Ornithose	Parathyphus	Pest	Pocken	Poliomyelitis
Chlamydia psittica	Salmon. pratyphi ABC	Quarantäne	Variola	Polio-Virus
10–14 Tage	3–8 Tage	1–6 Tage	12–14 Tage	5–14 Tage
Rüber	**Shi**cken	**Toll**	**Tul**	**Typ**en
Rückfallfieber	Shigellenruhr	Tollwut	Tularämie	Typhus
spirochäten/Borrelien	Shigellen	Tollwut-Virus	Pasturella-Tula	Salmonellen
5–7 Tage	2–7 Tage	1–3 Monate	2–4 Tage resis	1–3 Wochen
Viele	**Heiße**	**Früchte**		
Virusbedingtes	hämorhagisches	Fieber		
3–16 Tage	Quarantäne			

Bundesseuchengesetz § 3,2

(Cytomegalie, Listeriose, Lues connata, Toxoplasmose, Rötelnembryopathie, Brucellose, Gelbfieber, Malaria, Meningitis/Enzephalitis, Q-Fieber, Rotz, Trachom, Trichinose, Tuberkulose, Virushepatitis, Gasbrand, Tetanus)

In Zürich liebt Lutz 'ne tolle Römerin,
bringt die gelbe Leiter,
weil die macht mich so heiter,
mag meene quirlige Rotznase trächtig,
triftig, tugendhafte Wirkungen gar nicht
testen.

Weitere Reime und Liedertexte:
Rolf Benzin
Heilpraktikerschule Baju
31595 Steyerberg.

Bundesseuchengesetz § 3,3

(In Kenia machen Kinder Scharlach)

Influenza infectiosa

Kenia   **Ma**chen
Keuchhusten   Masern

Kindbettfieber   **Scharlach**
= Puerperalsepsis

INTENSIVKURS

für die

AMTSÄRZTLICHE
Prüfung zum Heilpraktiker

ganztägige Schulung an neun Tagen

Differentialdiagnostik, Infektionslehre, Labordiagnostik, Physiologie, Gesetzeslehre etc.

Produktives Lernklima durch begrenzte Teilnehmerzahl
in landschaftlich schöner Umgebung

Termine telefonisch zu erfragen

DR. JOSEF FLORENZ SPEZIALSEMINARE
31840 Hessisch Oldendorf * Telefon 05152 - 2026

Formblatt Lernhilfe Infektionskrankheiten

Name der Infektionskrankheit

Meldepflicht: A:

Verbot: Qu:

Berufskrankheit:

Kurzcharakteristik: _____

Verbreitung: _____

Erreger: _____

Inkub.-Zeit: _____

Infekt.-Quelle: _____

Eintrittspforte: _____

Lokalisation: _____

Leitsymptome: _____

Krankheitsbild: _____

_____

_____

_____

_____

_____

_____

_____

_____

Komplikationen: _____

_____

_____

Differentialdiagnose: _____

_____

_____

_____

_____

Nachweis: _____

Immunität: _____ Krankheitsdauer: _____ Ansteckungsdauer: _____

Impfschutz möglich? _____

Buchempfehlungen zur Heilpraktiker-Ausbildung

Soweit Preise genannt, dienen sie nur als Anhalt, da Preisänderungen möglich sind

Wörterbücher

Pschyrembel Klinisches Wörterbuch
DM 68,00

Duden: Das Wörterbuch medizinischer Fachausdrücke DM 39,80

Spezielle Heilpraktiker-Lehrbücher

Richter: Lehrbuch für Heilpraktiker, medizinische und juristische Grundlagen, 112 Abbildungen DM 78,00

Richter: Atlas für den Heilpraktiker, Anatomie, Physiologie, Krankheitsbilder, Verlag Urban und Schwarzenberg

Liebau: Berufskunde für Heilpraktiker, Pflaum-Verlag DM 68,00

Prüfungsfragen für Heilpraktiker-Anwärter

Richter: Prüfungsfragen für Heilpraktiker, Urban und Schwarzenberg

Koch, V.: Repetitorium für Heilpraktiker-Anwärter aller Schulen, Sommer-Verlag
DM 65,00

Anatomie, Physiologie, Psychologie

Netolitzky, H. J.: Innere Medizin in Frage und Antwort, ThiemeVerlag DM 30,00

Lippert, H.: Anatomie, Text und Atlas, mit 1.200 z. T. farbigen Abbildungen
DM 48,00

Faller, A.: Der Körper des Menschen, Thieme-Verlag DM 22,80

Infektionskrankheiten

Studt. H. H.: Spezielle Infektionslehre
DM 22,00

Diagnose, Untersuchung

Holldack, K./Gahl, K.: Auskalkulation und Perkussion. Inspektion und Palpation. Lehrbuch und Kassette mit Auskalkulationsbeispielen. TB DM 44,00

Horny. J.: Differentialdiagnostisches Kompendium. Symptome, Befunde, Krankheiten, Laborwerte, EKG-Befunde, Röntgenbefunde DM 28,00

Tischendorf: Der diagnostische Blick. Atlas zur Differntialdiagnose innerer Krankheit. 437 Seiten, 768 Abbildungen
ca. DM 100,00

Labortechnik

Rieck, W.: Klinische Chemie und Mikroskopie, Springer-Verlag

Notfallmedizin

Knop: Notfallmedizin für Heilpraktiker
DM 38,00

Bücher, die ein praktizierender Heilpraktiker kennen sollte, soweit an anderer Stelle nicht genannt

Kollath, W.: Die Ordnung unserer Nahrung DM 37,50

Bircher-Benner: Geheimarchiv der Ernährungslehre DM 22,00

Wendt, L.: Gesund werden durch Abbau von Eiweißüberschüssen DM 24,00

Rauch: Die Darmreinigung nach Dr. med. F. X. Mayr DM 17,50

Buchinger (sen.): Das Heilfasten DM 38,00

Rauch: Naturheilbehandlung der Erkältungs- und Infektionskrankheiten DM 16,80

Heede: Millionen könnten geheilt werden DM 49,80

Heisler: Dennoch Landarzt DM 58,00

von Rosendorff: Neue Erkenntnisse der Naturheilbehandlung DM 19,80

Schmidt. K. O.: Senca, Der Lehrmeister DM 14,00

Carnegie: Wie man Freunde gewinnt DM 39,80

Carnegie: Sorge Dich nicht – lebe DM 38,00

Tierheilkunde

Karmann, G.:D. Ost, Naturheilkunde für Katzen, Econ Verlag

Gosh, G.: Naturheilkunde für Hunde, Econ Verlag

Wolff: Unsere Hunde gesund durch Homöopathie, Johannes Sonntag Verlagsbuchhandlung

Wolff: Unsere Katzen gesund durch Homöopathie, Johannes Sonntag Verlagsbuchhandlung

Edelmann, R.: Mit Bachblüten unsere Haustiere heilen, Ansata Verlag, Interlaken

Griem, Chr.: Der homöopathische Haustierarzt, Reprintverlag

Lindenberg, A.: Bach-Blütentherapie für Haustiere, Econ Verlag

Gäbler, H.: Arzneipflanzen in Medizin und Pharmazie, Müller und Steinicke

Dr. Fox, M. W.: Massier Dein Tier, Verlag Zweitausendeins

Müller, B./Günther H. H.: Reiki – Heile Dich selbst, Peter Erd Verlag, München

Baginski, B. J./Shalila Sharamon: Reiki – Universale Lebensenergie, Synthesis-Verlag

Löffler, K.: Anatomie und Physiologie der Haustiere

Drossard, M./Letschert, U.: Naturheilkunde für Kleintiere, Econ Verlag

Dr. med. vet. Becvar, W.: Naturheilkunde für Hunde, Kosmos Verlag

Walter, S.: Naturheilkunde für Pferde, Econ Verlag

International und national vereinbarte Definitionen

Was man durch seinen Ausbilder nicht vermittelt bekam, erfährt man schlechterdings bei der Heilpraktiker-Überprüfung vom Amtsarzt, nämlich daß sich die Gesundheitsbehörden national oder/und international auf bestimmte Daten geeinigt haben, beispielsweise: Was ist Gesundheit? – Laut WHO (Weltgesundheitsorganisation) ist „Gesundheit der Zustand völligen körperlichen, psychischen und sozialen Wohlbefindens."

Wie wird eine chronische Bronchitis laut WHO definiert? – „Wenn Husten und Auswurf über mindestens insgesamt drei Monate innerhalb zwei aufeinanderfolgender Jahre auftreten, handelt es sich um eine chronische Bronchitis."

Was versteht man laut WHO unter Cor pulmonale? – „Cor pulmonale ist eine Rechtsherzinsuffizienz mit Hypertrophie oder Dilatation des rechten Ventrikels, als Folge von Lungenfunktions-, Lungen-struktur- oder Lungenzirkulationsstörungen."

Diese Reihe läßt sich fortsetzen. Verlangen Sie von Ihren Ausbildern die verbindlichen Definitionen, zum Beispiel auch der Inkubationszeiten von Infektionskrankheiten, denn gerade darüber gibt es individuelle Auffassungen. Aber für den, der seine Überprüfung bestehen will, ist zum Beispiel das Merkblatt Nr. 26 mit den „Richtlinien für die Wiederzulassung in Schulen und sonstigen Gemeinschaftseinrichtungen nach dem 6. Abschnitt des Bundesseuchengesetzes" zu empfehlen. Dieses Merkblatt Nr. 26 und weitere vom Bundesgesundheitsamt herausgegebene Richtlinien erhalten Sie weder beim Bundesgesundheitsamt noch bei Ihrem örtlichen Gesundheitsamt, sondern beim Deutschen Ärzteverlag, Dieselstraße 2, Postfach 40 04 40, 50996 Köln.

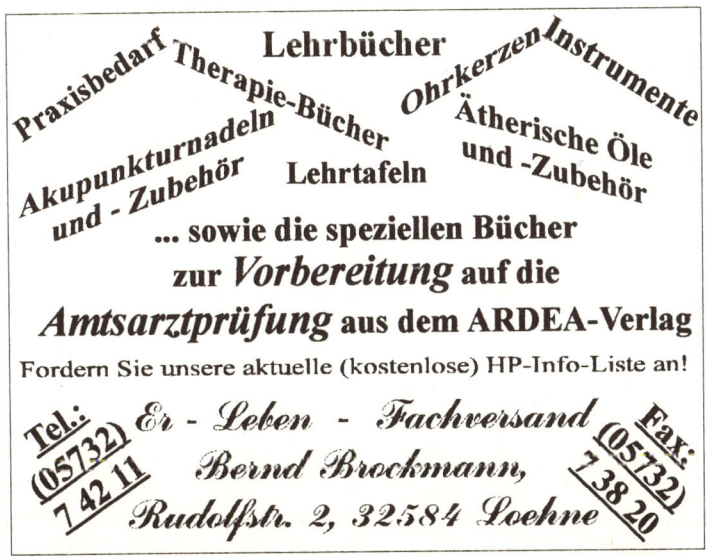

Praxisbedarf Therapie-Bücher **Lehrbücher** Ohrkerzen Instrumente
Akupunkturnadeln und -Zubehör **Lehrtafeln** Ätherische Öle und -Zubehör

... sowie die speziellen Bücher
zur _Vorbereitung_ auf die
Amtsarztprüfung aus dem ARDEA-Verlag

Fordern Sie unsere aktuelle (kostenlose) HP-Info-Liste an!

Tel.: (05732) 7 42 11 *Er - Leben - Fachversand* Fax: (05732) 7 38 20
Bernd Brockmann,
Rudolfstr. 2, 32584 Loehne

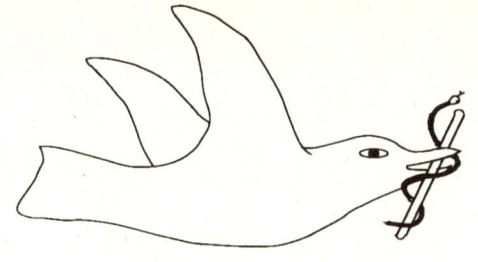

BAJU

Eine etwas andere
HeilpraktikerInnenschule

Unser Gehirn ist die komplexeste Struktur unseres Planeten. So sei ihm erlaubt, auf alle erdenkliche Art zu lernen und auf die komplexeste Weise zu leben. Alle Eltern wissen, wie immens ablenkbar ihre Kinder sind. Das läßt sich nutzen, denn bei genauerem Hinsehen handelt es sich um nichts anderes, als daß etwas weniger Interssantes von etwas Interessanterem verdrängt wird. Ein Beispiel: Das menschliche Herz läßt sich nicht nur verbal beschreiben und auf Bildern betrachten, man kann es auch in Zeichnungen farbenfroh ausmalen, seine Strukturen in einem Präparat auskundschaften, seinem Rhythmus lauschen, die Pulsbewegungen ertasten und ihnen in einem Kreislaufspiel tanzend folgen. Wenn die/der LehrerIn sich um das Wesentliche kümmert, vermag die/der SchülerIn phantasievoll auszuschweifen und trotzdem bei das Sache zu bleiben.

Wir geben seit zehn Jahren berufsbegleitende Seminare in medizinischer Grundausbildung als Vorbereitung für die Heilpraktiker-Prüfung. Bhati ist NLP-Trainerin und Lehrerin mit einer Zusatzausbildung in Suggestopädie und Superlearning; Rolf ist Arzt, Musiker und Psychotherapeut.

Heilpraktikerschule Baju
Rolf Benzin
Ginsterweg 1 in 31595 Steyerberg
tel 05764/2369 fax 05764/2578
ab Sept. 98 Andersenweg 2, 31787 Hameln

Erreichen Sie Ihre Ziele mit dem Erfolgszyklus

In Europa stehen jedem Bürger alle Entfaltungsmöglichkeiten im persönlichen, gesellschaftlichen und beruflichen Bereich offen. Eingangs hatten Sie schon gelesen, daß in unserem Land jeder unbescholtene und gesunde Mensch Heilpraktiker werden kann. Welche Schwierigkeiten kann es denn da noch geben?

Den Erfahrungsberichten in diesem Buch können Sie entnehmen, daß jeder der Berichterstatter seine individuellen Schwierigkeiten auf dem Weg bis zur Überprüfung durch den Amtsarzt oder zur Eröffnung und Führung seiner Praxis zu überwinden hatte. Die verschiedenen Beiträge machen klar: es gibt eigentlich keine Hürde, die sich nicht überspringen oder umgehen läßt, wenn Wunsch, Wille und Selbstdisziplin stark genug sind. Der Mangel an finanziellen Mitteln ist ebensowenig eine ernsthafte Hürde, wie die Versorgung einer Familie mit fünf Kindern. Alle Schwierigkeiten sind zu meistern. In ihrem Beitrag „Selbststudium und Selbsterfahrung" macht Angelika Hohmann deutlich: die größte Hürde, die es zu überwinden gilt, ist man oder frau selbst!

Durchhalten und dranbleiben, das sind die wichtigsten Erfolgsvoraussetzungen, die als Erkenntnisse aus den Erfahrungsberichten zu entnehmen sind. Wer bei einer Überprüfung durchgefallen ist, sollte sich gleich wieder für die nächste anmelden. Das ist eine weitere Erkenntnis, die aus den Erfolgsvoraussetzungen „Durchhalten" und „Dranbleiben" resultiert.

Wer sein Ziel sicher erreichen will, dem ist die Orientierung an dem folgenden Erfolgszyklus zu empfehlen. Was braucht man denn, um sein Ziel zu erreichen?

Erfolgszyklen bewußt durchführen

Sie können alle Vorgänge, beim Lernen, bei der Verfolgung Ihrer Ziele, im Leben und in Ihrer Umwelt, in den folgenden, der Natur abgeschauten, Aktionszyklus gliedern. Wenn Sie das bewußt tun, beschleunigen und steigern Sie Ihren Erfolg:

1. Schöpfungsakt = beginnen: Vor dem äußeren Beginn steht eine schöpferische geistige Leistung.
2. Lebensphase = Regie führen: Dies beinhaltet Kontrolle ebenso wie Korrekturen.
3. Abschluß = beenden: Nach dem Abschluß wird man das Ergebnis analysieren. Auf dieser Analyse kann der nächste Zyklus optimal gestartet werden.

Sie können Ihre Effizienz enorm steigern, indem Sie möglichst alle begonnenen Zyklen abschließen, so daß Ihre Aufmerksamkeit nicht mehr auf angefangene Zyklen abschweift. Diese können Ihnen sogar Kopfweh verursachen. Also schließen Sie alle ihre Zyklen ab. Entscheiden Sie, ob Sie hoffnungslose Zyklen weiterführen wollen oder durch vorzeitiges Beenden abschließen wollen. Und dann tun Sie das. Damit machen Sie Ihren Kopf frei für neue, lohnende Zyklen.

Ein starker Wunsch ist Erfolgsvoraussetzung

Schon Goethe sagte: „Eure Wünsche sind die Vorboten Eurer Erfolge." Goethe wußte also schon, daß ein starker

Wunsch eine wichtige Erfolgsvoraussetzung ist. Also prüfen Sie sich, ob Ihr Wunsch stark genug ist. Das fällt Ihnen um so leichter, wenn Sie sich überlegen, welche beruflichen Alternativen Ihnen außerdem noch bleiben. Der Wunsch allein, möglichst viel Geld zu verdienen, ist wertlos.

Schopenhauer formulierte das Gesetz von Ursache und Wirkung. Er stellte fest, daß alles, was in unserem Universum geschieht, zuvor verursacht wird. Das ist ein Naturgesetz. Es fällt kein Blatt vom Baum, ohne daß dies vorher verursacht worden wäre. Das trifft beispielsweise zu für die Pflanze, die wächst, wenn zuvor der keimfähige Samen vorhanden ist und sich in der richtigen Keimtemperatur, Belichtung und Feuchtigkeit zum Keimling und dann zur Pflanze entwickeln kann. Schopenhauer wußte, daß sich alle Ziele erreichen lassen, wenn wir die Verursachungsfaktoren für die Zielerreichung kennen, unter unsere Kontrolle bringen und so einsetzen und zielgerichtet steuern, daß wir das gesteckte Ziel erreichen.

Unser Weg zum Erfolg besteht also aus mehreren Voraussetzungen. Es ist ein Zyklus, der sich für die verschiedensten Arten von Zielen immer wieder nach dem gleichen Prinzip wie folgt in drei Phasen gliedern läßt:

1. **Beginnen wir. Machen wir unsere innigsten Wünsche zu Zielen**, um uns unser Wünsche zu erfüllen. Sind unsere Wünsche stark genug, dann wird es uns leichter fallen, diesen unsere ganze Aufmerksamkeit und Kraft zu widmen. Werden wir uns also über unser Ziel klar und formulieren wir es schriftlich so, als hätten wir es schon erreicht. Beispiel: „Aus dem Dienst an meinen Patienten fließt mir in meiner Heilpraktiker-Praxis Anerkennung zu, die mich ideell und materiell im höchsten Grade befriedigt." Aus dieser Zielformulierung

läßt sich entnehmen, daß die Überprüfung durch den Amtsarzt nur ein Etappenziel ist. Dies halte ich für wichtig, denn der Erfolg in der eigenen Heilpraktiker-Praxis ist ja wohl das wirkliche Ziel. Setzen wir zunächst Prioritäten, um unsere Schritte der Wichtigkeit nach zu ordnen. Tun wir den ersten Schritt mit einer guten Erfolgsvorbereitung. Es gibt aber Leute, die den Beginn durch endlose Vorbereitungen immer wieder hinausschieben. Lassen wir uns durch nichts aufhalten. Werden wir uns klar darüber, welche Faktoren wir zur Verursachung unseres Erfolges unter unsere Kontrolle bringen müssen. Schreiben wir diese Faktoren auf eine Liste und dazu, wie wir sie einsetzen oder verändern müssen. Schieben wir nichts auf. „Tu es gleich" ist eine gute Erfolgsformel. Erfolgsfaktoren können sein:

• Meine Familie werde ich im Gespräch für mein Berufsziel und die Voraussetzungen gewinnen.

• Ich schaffe mir in meiner Wohnung einen Lernplatz, an dem ich alles zur Hand habe und nicht gestört werde.

• Ich schaffe mir diese (nennen!) Fachliteratur an.

• Ich bastle/kaufe mir einen kleinen, zuklappbaren Karteikasten als Lernkartei.

• Ich lerne an den folgenden Tagen zu folgenden festgesetzten Stunden.

2. **Führen wir Regie über die Durchführung**. Bleiben wir dran. Lassen wir uns nicht durch vorübergehende Schwierigkeiten aufhalten. Will uns ein Zeitdieb Zeit stehlen oder ablenken, erklären wir ihm, daß wir uns jetzt in einer wichtigen Lernphase befinden, bitten ihn damit um sein Verständnis und lassen ihn gehen. Schwierigkeiten fassen wir als Lernphasen auf, an denen wir unsere Fähigkeiten messen und steigern können. Insofern sind Rückschläge Anlaß zu besonders intensiven, problembezogenen Lernphasen. Trotzdem bleibt das schriftlich formulierte Ziel für uns der Leitstern.

Aber vergleichen wir den jeweiligen Stand unserer Fortschritte mit dem richtigen Weg zum Ziel, damit wir nicht ganz woanders landen. Wenn die Überprüfung durch den Amtsarzt Etappenziel ist, dann ist der Weg dazu zunächst das Verstehen und Erlernen der schulmedizinischen Voraussetzungen. Die Aneignung naturheilkundlichen Wissensstoffes ist zunächst nur in dem Rahmen erforderlich, wie es Überprüfungsthema sein könnte.

3. Beenden und belohnen. Ist der gewünschte Erfolg eingetreten, haben wir unser Ziel erreicht, so schließen wir den Zyklus ab. Freuen wir uns über unseren Erfolg. Belohnen wir uns selber und alle, die am Erfolg mitgewirkt haben, sei es die Familie durch Verzicht oder durch tatkräftige Unterstützung. Machen wir uns nicht abhängig von Zustimmung und Anerkennung anderer Leute, so sehr uns diese auch guttun. Nach Beendigung eines Zyklus schauen wir auf unsere Prioritätenliste und beginnen den nächsten Zyklus.

Erscheint uns ein Ziel zu groß, dann gliedern wir unser Ziel in Streckenabschnitte, in Etappenziele, die wir im Rahmen eines Zeitplans erreichen wollen.

Durch unvorhergesehene Schwierigkeiten, zum Beispiel Krankheit oder besondere finanzielle Belastung, kann es erforderlich werden, daß wir unseren Zeitplan korrigieren müssen. Das soll uns aber nicht von unserem Ziel abbringen. Ein Ziel, das wir als ethisch und richtig erkannt haben, wird sich lohnen. Wir werden es konsequent realisieren.

So meistern Sie Schwierigkeiten auf dem Weg zum Ziel

Es ist durchaus menschlich, daß nicht alles gleich so klappt, wie Sie sich das vorgestellt haben. Suchen Sie die Hemmnis-se nicht in den Umständen, die Ihnen Schwierigkeiten bereiten. Diese kündigen nur eine neue Lernphase für Sie an, denn Schwierigkeiten sind da, um gemeistert zu werden. Und zwar von Ihnen. Machen Sie nicht andere Leute für irgendwelche Umstände und Schwierigkeiten verantwortlich, denn sonst machen Sie sich zur Wirkung und bleiben nicht mehr der Meister Ihres Schicksals, der Verursacher des von Ihnen gewollten Geschehens. Gewinnen Sie zunächst Abstand, denn in der Entspannung, die Sie beispielsweise durch Meditation erreichen können, gewinnt Ihre Kreativität Spielraum und Sie werden mit der Zeit eine Lösung für das aufgetretene Problem finden. Vielleicht suchen Sie ein Gespräch mit einer vertrauten Person oder vielleicht gehen Sie in der Natur spazieren. Warum wohl hatte Goethe ein Stehpult? Während er in seinem Zimmer hin und herging, kamen ihm die besten Ideen. Bewegung fördert also nicht nur die Gesundheit, sondern auch die Kreativität.

Lernhemmnisse treten gewöhnlich auf, wenn man ein Wort nicht verstanden hat. Wenn Sie das nicht klären, werden Sie die daraus folgenden Zusammenhänge ebensowenig verstehen und Sie ermüden. Deshalb stellen Sie ein medizinisches Lexikon in Armlänge zu Ihrem Lernplatz. Stoßen Sie auf ein Wort, das Sie nicht verstehen, dann schlagen Sie im Lexikon oder Duden nach und tragen das Wort in Ihre Lernkartei ein.

Hemmnisse, überhaupt beginnen zu können, sind häufig. Sie treten dann auf, wenn man nicht weiß, wo man anfangen soll. In diesem Fall machen Sie einen Spaziergang durch die Natur oder meditieren Sie mit dem Ziel, herauszufinden, wo Sie anfangen sollen. Wissen Sie dann noch nicht, mit welchem Lernstoff Sie beginnen sollen, dann nehmen Sie sich ein Lehrbuch, zum Beispiel das von Richter und orientieren sich bei Ihrem Lernweg an dessen Gliederung. Zur Vertiefung des Wissens können Sie dann immer noch auf spezielle Bücher zurückgreifen, müssen aber dabei aufpassen, daß Sie sich nicht in diesen verlieren.

Aufmerksamkeit abgelenkt? Richten Sie Ihre volle Aufmerksamkeit auf Ihren augenblicklichen Lernprozeß. Schweifen Ihre Gedanken ab, dann sollten Sie prüfen, warum es Ihnen nicht gelingt, Gegenwartsbewußtsein aufrecht zu erhalten. Gewöhnlich sind es unvollendete Zyklen, also unvollendete Aufgaben, die Ihre Gedanken immer wieder von der Gegenwart abziehen.

Dann beenden Sie diese angefangenen Zyklen, die Ihre Aufmerksamkeit immer wieder beanspruchen.

Danach werden Sie ein Gefühl der Zufriedenheit und der Meisterschaft empfinden und Sie werden sich dann Ihrem Lernprozeß voll zuwenden können.

*Menschen schaffen Verhältnisse und Umstände,
und sowohl geistig als auch wirtschaftlich
ist jeder seines eigenen Glückes Schmied.*

Thomas Carlyle

Homöopathische Fachliteratur

Wenn Sie für Ihre Heilpraktikerausbildung Fachliteratur suchen, sind wir der ideale Ansprechpartner. Wir führen eine große Anzahl deutsch- und englischsprachiger Titel zur Homöopathie.

Unser Standardwerk:

Boericke
Homöopathische Mittel und ihre Wirkungen
Materia Medica und Repertorium, 5. verb. Aufl. 1995
XX u. 1027 S., ISBN 3-921229-72-3, DM 160,—

Fordern Sie bitte unser Gesamtverzeichnis an.

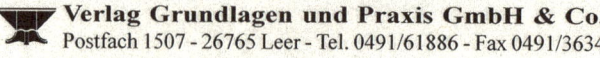 **Verlag Grundlagen und Praxis GmbH & Co.**
Postfach 1507 - 26765 Leer - Tel. 0491/61886 - Fax 0491/3634

Wählen Sie die richtigen Partner für Ausbildung und Beruf

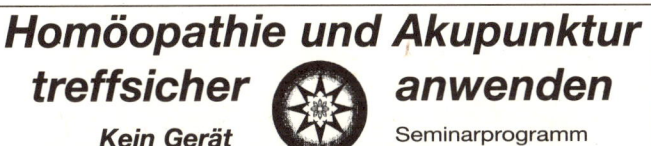

Homöopathie und Akupunktur
treffsicher **anwenden**
Kein Gerät
Seminarprogramm
Tel. 08131/95386
Alle Medikamente und Meridianenergien können mit den Händen erspürt werden.
Training dieser Fähigkeit in Seminaren.

Man muß Ärger aushalten können;
wenn man es nicht kann,
wenn man ihm überall aus dem Wege geht,
erreicht man nichts.

Theodor Fontane

Wählen Sie den rechtlich sicheren Weg !

HEILPRAKTIKER

Wir unterrichten alle Fächer, die Sie für die Überprüfung brauchen und nicht mehr!

So können Sie bei uns das notwendige Wissen in Vormittags-, Abend-, Wochenend- oder Blockkursen in Frankfurt oder in 6-wöchigen Urlaubskompaktkursen erlernen

Wir unterrichten kompetent mit „hirngerechten" Unterrichtsmethoden und eigenem Schulungsmaterial seit ´89

Bitte fordern Sie unsere Unterlagen an:

**Humanum Institut
Gerlachstrasse 49
65929 Frankfurt**

Tel./Fax: 069 / 316642

Info und Bilder auch im Internet:
http://www.sawadee.net/humanum

Der richtige Heilpraktiker-Fachverband

Schon bei der Vorbereitung auf die Überprüfung durch den Amtsarzt kann es sinnvoll und nützlich sein, Kontakt mit einem Heilpraktiker-Fachverband aufzunehmen.

Bei der Auswahl des geeigneten Fachverbandes sind dessen Leistungen zu beurteilen und die Möglichkeit der persönlichen Mitarbeit in Arbeitskreisen oder innerhalb von Landesgruppen. Als Entscheidungshilfe bei der richtigen Auswahl des für Sie passenden Heilpraktiker-Fachverbandes oder Landesverbandes lassen Sie sich eine Referenzliste von wenigstens sechs Mitgliedern aus Ihrer Nähe senden und befragen Sie diese über

- Vor- und Nachteile einer Mitgliedschaft, wie sie von diesen Mitgliedern beurteilt wird,
- Leistungen des Verbandes, zum Beispiel bezüglich Fortbildungsveranstaltungen mit Häufigkeit, Qualität und Kosten,
- Möglichkeit, kollegiale Kontakte zu knüpfen,
- Fähigkeit des Verbandes, Ihnen für die Auskunft in bestimmten Fachfragen qualifizierte Kollegen zu nennen

- Fähigkeit des Verbandes, Sie in berufsständischen Fragen zu beraten oder rechtlich zu vertreten.

Lassen Sie sich vor allem die Satzungen der einzelnen Fachverbände senden und prüfen Sie, ob geheime Wahlen bei der Wahl des Vorstandes und der Mitglieder anderer Gremien des Fachverbandes als Regel in den Satzungen vorgeschrieben sind.

Lehnen Sie die Mitgliedschaft in solchen Verbänden ab, die in ihrer Satzung auf geheime Wahlen von vornherein verzichten. In solchen Vereinen und Verbänden sind Personalveränderungen und ebenso eine fortschrittliche Entwicklung erschwert, denn nur bei den in konsequent demokratisch orientierten Organisationen üblichen geheimen Wahlen ist die freie Meinungsäußerung der Mitglieder gewährleistet.

Es kann auch sehr nützlich sein, mit den bestehenden Naturheilvereinen oder Kneippvereinen zusammenzuarbeiten oder selbst einen solchen Verein zu gründen. Im Rahmen eines solchen Vereines sind die vielfältigsten Aktivitäten möglich. Es können hier verschiedene Therapeuten, Heilpraktiker und auch Ärzte zusammenarbeiten.

Adressen der Heilpraktiker-Verbände

Fachverband Deutscher
Heilpraktiker
Landesverband Sachsen e. V.
Schönnbrunnstr. 11, 01097 Dresden
Tel. 0351/8 02 28 53, Fax 0351/8 04 13 93

Freier Verband
Deutscher Heilpraktiker e. V.
Landesverband Sachsen

Bernd Steffin, HP
Gerichtsstr. 5, 01237 Dresden
Tel. 0351/4 59 33 12

Fachverband Deutscher
Heilpraktiker
Landesverband Berlin-Brandenburg e. V.
Mommsenstr. 45, 10629 Berlin
Tel. 030/3 23 30 50, Fax 030/3 24 97 61

Freier Verband Deutscher Heilpraktiker
e. V., Landesverband Berlin/Brandenbg.
Winfried Nadolny, HP
Riehlstraße 3, 14057 Berlin
Tel. 030/3 25 87 28

Freier Verband Deutscher Heilpraktiker
e. V., Landesverband Mecklenburg-
Vorpommern
Regina Wacker, HP
Georg-Büchner-Str. 23, 18055 Rostock
Tel. 0381/4 90 91 86

Fachverband Deutscher Heilpraktiker
Landesverband Mecklenburg-
Vorpommern e. V.
Margaretenstr. 12, 18057 Rostock
Tel./Fax 0381/4 90 80 27

Fachverband Deutscher Heilpraktiker,
Landesverband Hamburg e. V.
Conventstr. 14, 22089 Hamburg
Tel. 040/257575, Fax 040/25 75 76

Freier Verband Deutscher Heilpraktiker
e. V., Landesverband Hamburg/
Schleswig-Holstein
Karin Waack, HP
Rügelsbarg 69b, 22851 Norderstedt
Tel. 040/5 29 33 99

Fachverband Deutscher Heilpraktiker
Landesverband Schleswig-Holstein e. V.
Beselerallee 15, 24105 Kiel
Tel. 0431/56 48 88, Fax 0431/56 48 89

Freier Verband Deutscher Heilpraktiker
e. V., Landesverband Bremen
Brunhild Zechelius, HP
Am Brill 1, 28195 Bremen
Tel. 0421/17 16 75

Bremer Heilpraktikerverband e. V.
Landesverband im Fachverband Deut-
scher Heilpraktiker e. V.
Celler Str. 2, 28205 Bremen
Tel. 0421/44 01 16, Fax 0421/4 91 92 54

Freier Verband Deutscher Heilpraktiker
e. V., Landesverband Niedersachsen

Michael Schwedler
Spichernstr. 11 A, 30161 Hannover
Tel. 0511/3 88 46 46

Niedersächsischer Heilpraktikerverband
e. V, Landesverband im Fachverband
Deutscher Heilpraktiker e. V.
Alte Bahnhofstr. 26, 31515 Wunstorf
Tel. 05031/9 52 00, Fax 05031/95 20 32

Freier Verband Deutscher Heilpraktiker
e. V., Landesverband Hessen
Yvonne Kroll-Müller, HP
Marburger Str. 20, 35315 Homberg-Ohm
Tel. 06633/76 37

Fachverband Deutscher Heilpraktiker
Landesverband Sachsen-Anhalt e. V.
Basedowstr. 4, 39104 Magdeburg
Tel. 0391/40 80 06, Fax 0391/40 80 04

Freier Verband Deutscher Heilpraktiker
e. V., Landesverband Sachsen-Anhalt
Karin Schollbach, HP
Schleinufer 18, 39104 Magdeburg
Tel. 0391/5419999

Fachverband Deutscher Heilpraktiker
Landesverband Nordrhein-Westfalen e. V.
Dorstener Str. 415, 44809 Bochum
Tel. 0234/90 43 50, Fax 0234/9 04 35 60

Freier Verband Deutscher Heilpraktiker
e. V., Landesverband Nordrhein-Westfalen
Siegfried Schierstedt, HP
Weselerstr. 19-21, 48151 Münster
Tel. 0251/52 65 41

Bund Deutscher Heilpraktiker e. V.
Südstr. 11, 48231 Warendorf
Tel. 02581/6 15 50, Fax 02581/63 33 29

Heilpraktikerverband Rheinland e. V.
Landesverband im Fachverband
Deutscher Heilpraktiker e. V.
Glück-Auf-Str. 7, 50169 Kerpen
Tel. 02273/45 15, Fax 02273/62 46

Fachverband Deutscher Heilpraktiker
e. V.

Maarweg 10, 53123 Bonn
Tel. 0228/61 10 49, Fax 0228/62 73 59

Heilpraktiker-Fachverband, Rheinland-Pfalz e. V., Landesverband im Fachverb. Deutscher Heilpraktiker e. V.
Koblenzer Str. 2, 56626 Andernach
Tel. 02632/4 64 63, Fax 02632/18 44

Hessischer Heilpraktikerverband e. V. Landesverband im Fachverband Deutscher Heilpraktiker e. V.
Spessartstr. 24, 61118 Bad Vilbel
Tel. 06101/8 58 55, Fax 06101/8 38 75

Freier Verb. Deutscher Heilpraktiker e. V. Landesverband Rheinland-Pfalz
Otto Hoffmann, HP
Hohenloheplatz 6, 65193 Wiesbaden
Tel. 0611/30 01 87

Freier Verb. Deutscher Heilpraktiker e. V. Landesverband Saarland
Dr. Günther Becker, HP
Siedlerstr. 7, 66299 Friedrichsthal
Tel. 06897/8 84 47

Heilpraktiker Verband Saar e. V. Landesverband des Fachverband Deutscher Heilpraktiker e. V.
Metzer Str. 17, 66740 Saarlouis
Tel. 06831/46 00 00, Fax 06831/46 00 04

Fachverband Deutscher Heilpraktiker Landesverband Baden-Württemberg e.V.
Sonnenplatz 1, 76530 Baden-Baden
Tel. 07221/3 13 45, Fax 07221/39 03 92

Freier Verb. Deutscher Heilpraktiker e. V. Landesverband Baden-Württemberg
Rolf T. Kellenberger, HP
Reiterweg 27, 76597 Loffenau
Tel. 07083/92 20 44

Freier Verb. Deutscher Heilpraktiker e. V. Landesverband Bayern
Eduard Lempertseder, HP
Sonnenstraße 19, 80331 München
Tel. 089/59 24 51
Tel. 089/8 64 33 46 (Praxis)

Fachverband Deutscher Heilpraktiker Landesverband Bayern e. V.
Neumarkter Str. 87, 81673 München
Tel. 089/4 31 41 40, Fax 089/4 31 03 04

Freier Verband Deutscher Heilpraktiker e. V.
Landesverband Thüringen
Peter Broja, HP
Papiermühlenweg 6, 99089 Erfurt
Tel. 0381/72 14 82

Fachverband Deutscher Heilpraktiker Landesverband Thüringen e. V.
Karolinenstr. 17, 99817 Eisenach
Tel. 03691/73 22 00, Fax 03691/21 02 19

Schweiz

Schweizerischer Verband für Natürliches Heilen (SVNH)
Postadresse: Sekretariat SVNH
Postfach
CH - 3004 Bern
Tel. 0049-31-3024440
Fax 0049-31-3025510

Freier Verb. Deutscher Heilpraktiker e. V.
Katharina Poggi, HP
Zürcherstr. 23
CH - 8640 Rapperswil
Tel. 055-2109449

Naturärzte-Vereinigung der Schweiz, NVS
Postfach
CH - 9101 Herisau
Tel. 0049-71-3525880
Fax 0049-71-3525881

Österreich

Freier Verband
Deutscher Heilpraktiker e. V.
N.N.
Prinz-Eugen-Str. 70/2/4
A-1040 Wien
Tel. 0043-1-5054474

Adressen der Tierheilpraktiker-Verbände

VfT
Verband freier Tierheilpraktiker e.V.
Vorstand: Jutta Schröter
Auestr. 99, 27432 Bremervörde
Tel. 04764/12 42, Fax 04764/13 48

DGT
Deutsche Gesellschaft der Tierheilpraktiker e.V.
Vorstand: Marion Ramcke/Andreas Benzko
Husemannstr. 25-27
45879 Gelsenkirchen
Tel. 0209/20 13 13, Fax 0209/2 29 33

THP
Verband der Tierheilpraktiker Deutschlands, Bundes- und Dachverband e.V.
Vorstand: Hanns Terhardt/Friedrich Weinkath
Kirchgasse 7, 74582 Gerabronn
Tel. 07952/62 66, Fax 07952/67 87

DTU
Deutsche Tierheilpraktiker Union e.V.
Vorstand: Edeltraud Hanser/Ursula Bachner
Burgauerstr. 4, 89358 Kammeltal
Tel. 08223/13 04, Fax 08223/27 57

Fordern Sie kostenlose

Probeexemplare an!

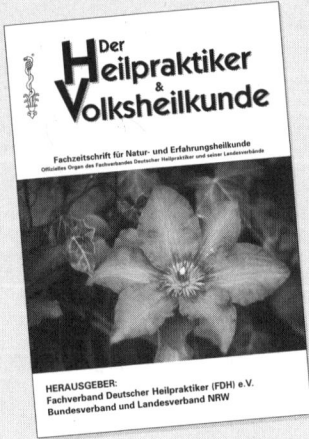

Der Heilpraktiker & Volksheilkunde

Fachzeitschrift für Natur- und Erfahrungsheilkunde
Offizielles Organ des Fachverbandes Deutscher Heilpraktiker und seiner Landesverbände

HERAUSGEBER:
Fachverband Deutscher Heilpraktiker (FDH) e.V.
Bundesverband und Landesverband NRW

VERLAG VOLKSHEILKUNDE
Dorstener Str. 415 · 44809 Bochum
Tel: (02 34) 9 04 35 - 40 · Fax: (02 34) 9 04 35 - 60

Die richtige Fachzeitschrift

Der (angehende) Heilpraktiker wird sich Probeexemplare der in die engere Wahl gezogenen Fachzeitschriften kommen lassen, um entscheiden zu können, welche er zur ständigen Information abonnieren will. Zeitschriften, die getarnte Public-Relations-Artikel abdrucken, das sind Textbeiträge, in denen die Anwendung bestimmter Präparate mit dem Markennamen hervorgehoben ist, sollten von vornherein ausscheiden, weil es sich dabei selten um unabhängige Berichte handelt. Für die Heilpraktiker-Praxis sind vorrangig solche Zeitschriften sinnvoll, die nicht von Firmen beeinflußte, unabhängige Erfahrungsberichte von Kollegen oder Ärzten veröffentlichen.

Die Wahl der Fachzeitschrift wird wesentlich davon abhängig sein, ob Sie sich für allgemeine Informationen interessieren oder ob Sie den Themen und Therapieberichten den Vorrang geben, die Ihr spezielles Arbeitsgebiet beeinflussen können. Deshalb sind hier auch Zeitschriften genannt, die sich mit allgemeinen Gesundheitsthemen und speziell Ernährungsfragen beschäftigen.

Ca. 80 Prozent der chronischen Erkrankungen sind ernährungsbedingt. Wer sich damit als Problemlösung für seine Patienten befaßt, wird den meisten seiner Kollegen einen großen Vorsprung voraus haben. Und warum sollten Sie nicht einige dieser Zeitschriften für Ihr Wartezimmer abonnieren, denn die üblichen Illustrierten finden Ihre Patienten auch bei Ihren Kollegen oder beim Friseur.

1. Naturheilkundliche Fachzeitschriften

Naturheilpraxis mit Naturmedizin
Pflaum Verlag, Lazarettstr. 4, 80636 München, monatl., Jahres-Abo 12 Hefte ca. DM 153,60
Tel. 089/12 60 72 08, Fax 089/12 60 73 33
Fachzeitschrift für Naturheilkunde, Erfahrungsheilkunde und biologische Heilverfahren

Der Heilpraktiker & Volksheilkunde
Verlag Volksheilkunde, Dorstener Str. 415, 44809 Bochum, monatl., Jahres-Abo 12 Hefte DM 85,00
Tel. 0234/9 04 35 40
Fax 0234/9 04 35 60

Heilpraxis-Magazin
Medon Verlag GmbH
Gewerbestr. 9, 79219 Staufen, 10 x jährl., 10 Hefte, DM 60,-, Ausland 10 Hefte DM 72,00
Tel. 07633/98 20 07, Fax 07633/98 20 60

Co'Med
Das Fachmagazin für Complementär-Medizin, Co'Med Verlags GmbH, Am Holzweg 10, 65843 Sulzbach, 2-monatlich, 6 Hefte DM 81,80
Tel. 06196/57 40 57, Fax 06196/57 40 07

Ärztezeitschrift für Naturheilverfahren
Medizinisch Literarische Verlagsgesellschaft mbH, Postfach 1151/1152, 29501 Uelzen; monatl. Jahres-Abo 12 Hefte DM 126,00
Tel. 0581/80 81 50, Fax 0581/80 81 58

Erfahrungsheilkunde
Organ der Ärzte für Erfahrungsheilkunde e.V, Haug Verlag, Postfach 102840, 69018 Heidelberg, Jahres-Abo 14 Hefte DM 196,00
Tel. 06221/4 06 20, Fax 06221/40 07 27

Zeitung für Umweltmedizin
Medi Verlagsgesellsch. für Wissenschaft

und Medizin mbH, Mattentwiete 2, 20457 Hamburg-Altstadt, quartalsweise, 4 Hefte DM 49,00
Tel. 040/3 69 76 70, Fax 040/36 97 67 70

2. Naturheilkundliche Publikumszeitschriften

Natur & Heilen
Die Monatszeitschrift für gesundes Leben und naturgemäße Heilweisen, Verlag Natur & Heilen, Nikolaistr. 5, 80802 München, monatl., Jahres-Abo 12 Hefte DM 69,00
Tel. 089/38 01 59 10, Fax 089/38 01 59 16

Gesundheitspolitische Umschau
Albert Amann Verlag, Inhaber Hans Volkhardt, Richterstr. 2, 63916 Amorbach, monatl., Jahres-Abo 12 Hefte DM 79,00
Tel. 09373/97 14 15, Fax 09373/97 14 44

fit fürs Leben, Das Magazin für Ihre Gesundheit, Waldthausen Verlag, Stendorfer Str. 3, 27718 Ritterhude, alle 2 Monate, 6 Hefte DM 35,80
Tel. 04292/81 63 10, Fax 04292/81 63 29

Waerland-Monatshefte
Zeitschrift für Gesundheitsvorsorge, Günter A. Ulmer Verlag, Hauptstr. 16, 78609 Tuningen, monatl., Juli/August als Doppelheft, 11 Hefte DM 50,00
Tel. 07464/15 83, Fax 07464/30 54

raum & zeit
Ehlers Verlag, Mühlweg 2 c, 82054 Sauerlach, 2-monatl., 6 Hefte DM 90,00
Tel. 08104/6 63 50, Fax 08104/66 35 15

Kulturmagazin Forum
Forum-Verlag, Lübecker Str. 37, 28203 Bremen, quartalsweise 8 Hefte DM 50,00
Tel. 0421/70 52 58, Fax 0421/7 82 55

3. Publikumszeitschrift für Behinderte

Deutsche Behinderten-Zeitschrift

Reha-Verlag GmbH, Roonstr. 30, 53175 Bonn, 2-monatl., 6 Hefte DM 30,00
Tel. 0228/35 23 28, Fax 0228/35 95 69

4. Ernährung

Vegetarier
Vegetarier-Bund Deutschland e.V, Geschäftsstelle Blumenstr. 3, 30159 Hannover, 2-monatl., 6 Hefte DM 38,00
Tel. 0511/3 63 20 50, Fax 0511/3 63 20 07

Vegetarisch fit!
HCM-Verlag, Lorsbacher Str. 31, 65719 Hofheim, monatl. Jahres-Abo 12 Hefte DM 66,00
Tel. 06192/99 00 50, Fax 06192/9 90 05 97

Natürlich leben
Bund für Gesundheit e.V, Talstr. 36, 52525 Heinsberg, 2-monatl., 6 Hefte DM 58,00, Mitglieder des Bundes für Gesundheit e.V. erhalten die Zeitschrift kostenlos.

5. Baubiologie, Geobiologie

„ Wohnung + Gesundheit"
Institut für Baubiologie + Oekologie, Holzham 25, 83115 Neubeuern, quartalsweise, 4 Hefte DM 60,00
Tel. 08035/20 39, Fax 08035/81 64

Wetter – Boden – Mensch
Zeitschrift für Geobiologie, Forschungskreis für Geobiologie, Dr. Hartmann e.V., Adlerweg 1, 69429 Waldbrunn-Wk., 2-monatl., 6 Hefte DM 45,00
Tel. 06274/68 68, Fax 06274/17 02

6. Ökologischer Landbau

Gäa Journal
Verlag Gäa e. V., Plauenscher Ring 40, 01187 Dresden, quartalsweise, 4 Hefte DM 20,00

Tel. + Fax 0351/4 01 23 89

Ökologie und Landbau
Stiftung Ökologie & Landbau, Weinstr. Süd 51, 67098 Bad Dürkheim, quartalsweise, 4 Hefte DM 40,00
Tel. 06322/6 60 02, Fax 06322/98 97 01

bio-land
Fachzeitschrift für den ökologischen Landbau, Nördliche Ringstr. 91, 73033 Göppingen, 2-monatl., 6 Hefte DM 48,00
Tel. 07161/91 01 20, Fax 07161/91 01 27

7. Kosmetik und Körperpflege

Kosmetik international
Kosmetik international Verlag GmbH, Schulstr. 12, 76526 Baden-Baden, monatl., Jahres-Abo 12 Hefte DM 116,40
Tel. 07221/50 79-0, Fax 07221/50 79 52

Beauty Forum
Kosmetik-Fachzeitschrift, Verlag G. Braun, Fachverlage GmbH & Co. KG, Karl-Friedrich-Str. 14-18, 76133 Karlsruhe monatl., Jahres-Abo 12 Hefte DM 99,00
Tel. 0721/16 53 75, Fax 0721/16 51 91

8. Seminarzeitschriften

Kurskontakte
Anzeiger für ganzheitliche Bildung & Kultur, Kurskontakte Verlag, Flurweg 4, monatl., 10 Hefte DM 30,00
Tel. 08041/54 39, Fax 08041/7 38 14

Regenbogen–Mandala
Mandala Verlag, Lange Str. 1, 76530 Baden-Baden, monatl., 10 Hefte DM 30,00
Tel. 07221/39 18 73, Fax 07221/39 17 83

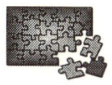

Praxis - Management

Der Erfolg einer Praxis ist abhängig von einem guten therapeutischen Können und Wissen - und von einem funktionierenden Praxis-Management. Eine Praxis ist optimal organisiert, wenn wir für die Verwaltung und Abrechnung wenig Zeit benötigen und in die Behandlung unserer Patienten viel Zeit investieren können.
In meiner Praxis habe ich eine einfache und klare Form der Organisation realisiert. Das Verwaltungs-, Abrechnungs- und Buchhaltungssystem ist übersichtlich und auch für den Nicht-Kaufmann schnell zu erlernen.

Seminarthemen: **Praxis-Organisation**
Erscheinungsbild der Praxis - Logo usw.
Patientenwerbung - wie?
Öffentlichkeitsarbeit - Vorträge
Diagnostik - ein wichtiges Element
Gebührenabrechnung
kreative Rechnungsgestaltung
einfaches Buchhaltungssystem usw.

Seit vielen Jahren veranstalte ich Praxis-Management-Seminare, die nicht nur für den Praxisanfänger, sondern auch für den erfahrenen Therapeuten von großem Nutzen sind. Ich stelle die Erkenntnisse aus meiner Tätigkeit im Verlagsmanagement und aus 12jähriger Praxistätigkeit zur Verfügung. **Es gibt dabei keine Geheimnisse.**

Infos: **HP Lothar Ursinus * Frahmredder 14 * 22393 Hamburg**
Tel 040 60012280 FAX 040 60012290

Der Geist ist dem selben Gesetz unterworfen, wie der Körper: Beide können sich nur durch ständige Nahrung unterhalten.

Vauvenargues

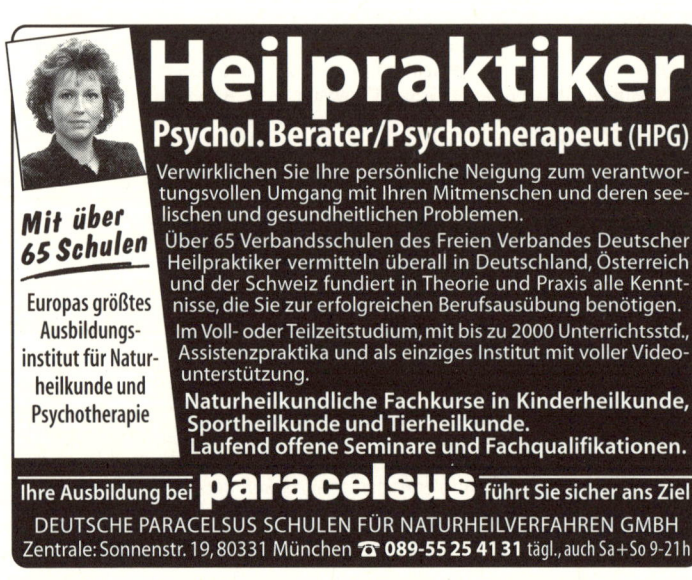

Heilpraktiker
Psychol. Berater/Psychotherapeut (HPG)

Verwirklichen Sie Ihre persönliche Neigung zum verantwortungsvollen Umgang mit Ihren Mitmenschen und deren seelischen und gesundheitlichen Problemen.

Über 65 Verbandsschulen des Freien Verbandes Deutscher Heilpraktiker vermitteln überall in Deutschland, Österreich und der Schweiz fundiert in Theorie und Praxis alle Kenntnisse, die Sie zur erfolgreichen Berufsausübung benötigen.

Im Voll- oder Teilzeitstudium, mit bis zu 2000 Unterrichtsstd., Assistenzpraktika und als einziges Institut mit voller Videounterstützung.

Naturheilkundliche Fachkurse in Kinderheilkunde, Sportheilkunde und Tierheilkunde.
Laufend offene Seminare und Fachqualifikationen.

Mit über 65 Schulen

Europas größtes Ausbildungsinstitut für Naturheilkunde und Psychotherapie

Ihre Ausbildung bei **paracelsus** führt Sie sicher ans Ziel

DEUTSCHE PARACELSUS SCHULEN FÜR NATURHEILVERFAHREN GMBH
Zentrale: Sonnenstr. 19, 80331 München ☎ 089-55 25 41 31 tägl., auch Sa+So 9-21h

Wählen Sie das richtige Lehrinstitut

Wer sich für eine bestimmte Ausbildungs-Einrichtung entscheidet, wird mit der betreffenden Schule gewiß einen Ausbildungsvertrag abschließen müssen. Dazu einige Empfehlungen:

1. Schlafen Sie mehrere Nächte zwischen dem Lesen des Vertragstextes sowie der Schul- und Unterrichtsunterlagen und der Unterzeichnung des Vertrages.

2. Bedenken Sie, daß Sie sich mit einem Ausbildungsvertrag für mehrere Jahre festlegen, einen bestimmten Geldbetrag zu bezahlen.

3. Prüfen Sie die Kündigungsmöglichkeiten, die wichtig werden, sobald sich Ihre Finanzsituation oder Ihre beruflichen Pläne ändern. Deshalb halten Sie sich die Kündigung während der Ausbildung offen.

4. Beachten Sie, daß Nebenabreden in fast allen Verträgen ausdrücklich als ungültig erklärt werden. Deshalb lassen Sie sich eventuell mündlich getroffene Absprachen oder vom Vertrag abweichende Vereinbarungen von der juristisch zuständigen Gegenseite schriftlich bestätigen. Das ist durch einen kurzen Zusatzvertrag oder durch einen Briefwechsel möglich.

5. Im Zweifelsfalle besprechen Sie den Vertragstext mit einem Rechtsanwalt Ihres Vertrauens. Im Zweifelsfalle lassen Sie sich einen Rechtsanwalt von Ihrer Rechtsschutzversicherung oder von einer Verbraucherberatung nennen.

6. Nehmen Sie die Lehrinhalte (Themen) und die vorgesehene Stundenzahl unter die Lupe. Für die Heilpraktiker-Ausbildung benötigen Sie mindestens 1.000 bis 1.500, im Mittel 2.000 bis 3.000 Unterrichtsstunden.

Hinzuzurechnen ist die Zeit für das Selbststudium, die Nacharbeit, mit etwa einem Drittel bis zur Hälfte der Unterrichtsstunden.

7. Lassen Sie sich schriftlich bestätigen, daß die maximale Klassenstärke unter 25 Schülern liegt.

8. Lassen Sie sich mit dem Vertragstext die Schulordnung aushändigen, die Sie gründlich lesen sollten, denn sie ist meist Vertragsbestandteil, und darauf wird oft nur in einem Nebensatz hingewiesen.

9. Prüfen Sie die Möglichkeiten der Schul-unterbrechung, zum Beispiel bei Krankheit oder Zahlungsunfähigkeit, und die Möglichkeiten der außerplanmäßigen (ordentlichen) Kündigung.

10. Können Sie vor Vertragsunterzeichnung die Lehrer und die Klassenräume kennenlernen, mehrmals unverbindlich und kostenlos am Unterricht teilnehmen und dabei mit Schülern ins Gespräch kommen?

11. Bei Fernunterricht informieren Sie sich, wie die Hausaufgaben korrigiert (Qualifikation) und an Sie zurückgeschickt werden.

12. Gibt es nach Fernunterricht-Lehrstufen genügend Direktunterricht in Form von Intensiv-Seminaren, bei denen Ihre Fragen beantwortet werden?

13. Informieren Sie sich bei ehemaligen Absolventen über den Ruf des betreffenden Lehrinstitutes oder bei der „Staatlichen Zentralstelle für Fernunterricht der Länder der BRD", 50676 Köln 1, Peter-Welter-Platz 2, Tel. 02 21/23 55 38.

14. Lassen Sie sich von der Schule eine Referenzliste der Absolventen der letzten 12 Monate senden und treten

Sie mit wenigstens sechs von ihnen in Verbindung. Fragen Sie nach Zufriedenheit der Absolventen mit
– der Qualität der Dozenten (sind es erfahrene Heilpraktiker oder Ärzte),
– Präsenz der Dozenten und der Kontinuität des Unterrichtes,
– der Fähigkeit der Dozenten, den Stoff zu vermitteln,
– Fähigkeit der Dozenten, Fragen der Studierenden zu beantworten,
– Tauglichkeit des vermittelten Lehrstoffes als Voraussetzung für die erfolgreiche Überprüfung durch den Amtsarzt.

Gibt man Ihnen keine Referenzliste oder fällt Ihre Befragung der Absolventen negativ aus, verzichten Sie lieber auf den weiteren Kontakt mit der betreffenden Heilpraktiker-Ausbildungsstätte.

Bewertungsfreie Übersicht von Heilpraktiker-Schulen

in Deutschland, Österreich, Schweiz, nach Postleitzahlen aufsteigend geordnet

Deutsche Paracelsus Schule Dresden
Schweizer Straße 3a, 01069 Dresden
Tel. 0351/4 72 15 15

Deutsche Paracelsus Schule Leipzig
Berliner Straße 65, 04129 Leipzig
Tel. 0341/9 11 12 16

Deutsche Paracelsus Schule Jena
Am Planetarium 8, 07743 Jena
Tel. 03641/42 02 34

VDH-Praxisschule Chemnitz
Ltg. Hp Ulrich Erdmann
Barbarossastr. 76, 09112 Chemnitz
Tel. 0371/36 21 35

Deutsche Paracelsus Schule Chemnitz
Rößlerstraße 33, 09120 Chemnitz
Tel. 0371/61 79 81

Samuel-Hahnemann-Schule
Mommsenstr. 45, 10629 Berlin
Tel. 030/3 23 30 50, Fax 030/3 24 97 61

Deutsche Paracelsus Schule Berlin
Nestorstraße 7, 10709 Berlin
Tel. 030/89 09 21 93

Heilpraktikerakademie
Akascha
Roßbachstraße 1
10829 Berlin-Schöneberg
Tel. 030/7 82 73 40

Thalamus Berlin
Dieffenbachstraße 33, 3. Hof, Aufgang C
10967 Berlin
Tel. 030/6 94 94 96, Fax 030/6 94 93 96

VDH-Praxisschule Frankfurt/Oder
Ltg. Hp Karl-Heinz Ney
Mussehlstr. 23, 12101 Berlin
Tel. 030/7 86 50 30

VDH-Praxisschule Genthin
Ltg. Hp Karl-Heinz Ney
Mussehlstr. 23, 12101 Berlin
Tel. 030/7 86 50 30

VDH-Praxisschule Rostock
Ltg. Karl-Heinz Ney
Mussehlstr. 23
12101 Berlin
Tel. 030/7 86 50 30

Deutsche Paracelsus Schule
Potsdam
Charlottenstraße 65, 14471 Potsdam
Tel. 030/89 09 21 93

Deutsche Paracelsus Schule
Neubrandenburg
Gartenstraße 1, 17033 Neubrandenburg
Tel. 0395/7 79 01 01

Deutsche Paracelsus Schule Rostock
Georg-Büchner-Str. 23, 18055 Rostock
Tel. 0381/4 90 91 86

SFN-Schulen für Naturheilkunde GmbH
Heidenkampsweg 84, 20097 Hamburg
Tel. 040/23 17 77, Fax 040/23 48 38

Verband Deutscher Heilpraktiker e. V.
HPS Verbandsschule
Horner Weg 34, 20535 Hamburg
Tel. 040/21 79 00

Arcana-Heilpraktiker-Fachschule
Conventstraße 14
22089 Hamburg/Eilbek
Tel. + Fax 040/2 51 21 51

Deutsche Paracelsus Schule Hamburg
Drosselstr. 1, 22305 - Hamburg
Tel. 040/6 91 11 91

amara Praxisschule
Am Born 19, 22765 Hamburg-Altona
Tel. 040/3 90 44 84, Fax 040/3 90 66 65

Deutsche Paracelsus Schule Kiel
Flintkampsredder 1–3, 24106 Kiel
Tel. 0431/33 04 04

Deutsche Paracelsus Schule Oldenburg
Kanalstr. 23, 26135 Oldenburg
Tel. 0441/9 25 02 60

Deutsche Paracelsus Schule Bremen
Hankestr. 3, 28195 Bremen
Tel. 0421/1 68 51 51

SFN-Schulen für Naturheilkunde GmbH
Wandschneider Str. 6, 28195 Bremen
Tel. 0421/1 26 32, Fax 0421/1 57 04

amara Praxisschule
Bismarckstr. 42, 28203 Bremen
Tel. 0421/70 69 62, Fax 0421/70 75 70

Freie Heilpraktiker Schule, verbandsun-
abhängige private Fachschule
Alter Dorfweg 16, 28259 Bremen
Tel. 0421/58 86 10

Deutsche Paracelsus Schule Hannover
Spichernstr. 11 A, 30161 Hannover
Tel. 0511/3 88 46 46

amara Praxisschule
Drostestr. 14, 30161 Hannover
Tel./Fax 0511/3 94 04 97

Wilhelm-Rehberg-Schule
Alte Bahnhofstr. 26, 31515 Wunstorf
Tel. 05031/9 52 00, Fax 05031/95 20 32

Lehrinstitut für Naturheilverfahren
Herminenstraße 17f und 23a
31675 Bückeburg
Tel. 05722/95 15 11, Fax 05722/95 15 13

Dr. Josef Florenz Spezialseminare
31840 Hessisch Oldendorf
Tel./Fax 05152/20 26

Deutsche Paracelsus Schule Bielefeld
Herforder Str. 76, 33602 Bielefeld
Tel. 0521/1 36 80 63

Schule für Naturheilkunde
Elvira Bierbach
Friedensstraße 1, 33602 Bielefeld
Tel. 0521/6 74 12

amara Praxisschule
Kladowerweg 10, 33619 Bielefeld
Tel. 0521/16 21 04, Fax 0521/9 11 29 31

Thalamus Kassel
Sickingenstr. 10, 34117 Kassel
Tel. 0561/1 42 79, Fax 0561/1 42 83

Deutsche Paracelsus Schule Kassel
Wilhelmshöher Allee 268, 34131 Kassel
Tel. 0561/9 32 47 47

Deutsche Paracelsus Schule Gießen
Bahnhofstr. 52, 35390 Gießen
Tel. 0641/7 69 19

Deutsche Paracelsus Schule Göttingen
Markt 6, 37073 Göttingen
Tel. 0551/5 73 47

Deutsche Paracelsus Schule
Braunschweig
Ernst-Amme-Str. 24, 38114 Braunschweig
Tel. 0531/2 50 21 41

Deutsche Paracelsus Schule Magdeburg
Schleinufer 18, 39104 Magdeburg
Tel. 0391/5 41 99 99

Deutsche Paracelsus Schule Düsseldorf
Graf-Adolf-Str. 16, 40212 Düsseldorf
Tel. 0211/1 37 37 41

Thalamus Heilpraktikerschule und
Fernlehrakademie GmbH
Linienstr. 70, 40227 Düsseldorf
Tel. 0221/9 77 90 11, Fax 0221/9 77 90 12

Thalamus Düsseldorf
Linienstr. 70, 40227 Düsseldorf
Tel. 0211/9 77 90 10

SFN-Schulen für Naturheilkunde
Hamburg, Bremen, Düsseldorf
Kaiserstr. 46, 40479 Düsseldorf
Tel. 0211/4 92 03 14, Fax 0211/4 92 03 24

Deutsche Paracelsus Schule
Mönchengladbach
Hindenburgstr. 296
41061 Mönchengladbach
Tel. 02161/20 40 51

Akademie für ganzheitliche Lebens- und
Heilweisen (ALH)
Memeler Str. 25, 42781 Haan
Tel. 02129/3 20 38, Fax 02129/5 36 03

Deutsche Paracelsus Schule Dortmund
Königswall 1, 44137 Dortmund
Tel. 0231/9 14 31 21

Heilpraktiker-Fachschule
Walter-Knäpper-Schule
Dorstener Str. 415, 44809 Bochum
Tel. 0234/90435-30

Deutsche Paracelsus Schule Essen
Girardetstr. 2–38, Aufgang 4
45131 Essen
Tel. 0201/8 77 55 51

Thalamus Essen
Geißlerstr. 12 a, 45143 Essen
Tel. + Fax 0201/64 44 21

Deutsche Paracelsus Schule Münster
Weseler Str. 19–21, 48143 Münster
Tel. 0251/4 78 83

Thalamus Münster
Bahnhofstr. 44, 48143 Münster
Tel. 0251/51 18 23, Fax 0251/8 34

Deutsche Paracelsus Schule Osnabrück
Goethering 22–24, 49074 Osnabrück
Tel. 0541/2 02 05 52

Deutsche Paracelsus Schule Köln
Barbarossaplatz 4, 50674 Köln
Tel. 0221/9 23 07 70

Thalamus Köln
Marsiliusstraße 36, 50937 Köln
Tel. 0221/94 40 09 15

Deutsche Paracelsus Schule Aachen
Friedrichstr. 17–19, 52070 Aachen
Tel. 0241/9 01 94 94

Thalamus Bonn
Justus-von-Liebig-Str. 22
53121 Bonn-Dransdorf
Tel. 0228/66 01 10, Fax 0228/66 02 58

Bad Honnefer Heilpraktiker-Schule
Frau Angelika Freese
Linzerstraße 75, 53604 Bad Honnef
Tel. 02224/7 07 22, Fax 02224/66 44

Frauenbildungshaus e. V.
Prälat-Franken-Str. 13
53909 Zülpich-Lövenich
Tel. 02252/65 77

Thalamus Mainz
Hintere-Christofgasse 3a, 55116 Mainz
Tel. + Fax 06131/22 88 86

Deutsche Paracelsus Schule Mainz
Rheinallee 105, 55118 Mainz
Tel. 06131/96 16 96

Deutsche Paracelsus Schule Siegen
Brucknerweg 15, 57076 Siegen
Tel. 0271/7 71 11 01

Deutsche Paracelsus Schule Frankfurt
Schäfergasse, 60313 Frankfurt
Tel. 069/91 39 98 01

Medicus Heilpraktikerschule
Waldschmidtstr. 47
60316 Frankfurt am Main
Tel./Fax 069/4 96 02 64

Medizinisches Lehr- und Fortbildungsinstitut für Heilpraktiker, Ausbildungsstätte
der Union Dt. Heilpraktiker LV Hessen e.
V.
Waldstr. 21, 61137 Schöneck
Tel. 06187/84 28
(Fächer aus der Erfahrungsheilkunde
und aus der traditionellen ganzheitlichen Medizin)

Gemeinschaft Naturheilkunde & Psycho-
logie
Ludwigstr. 21, 61231 Bad Nauheim
Tel. 06032/89 42, Fax 06032/89 43

Thalamus Darmstadt
Alsfelder Str. 11/2.OG, 64289 Darmstadt
Tel. 06151/78 28 73, Fax 06151/78 24 77

Deutsche Paracelsus Schule Koblenz
Hohenloheplatz 6, 65193 Wiesbaden
Tel. 0611/9 51 88 88

Erich-Ausmeier-Schule
Königsberger Ring 2-8, 65239 Hochheim
Tel. 06146/7121, Fax 06146/61582

Sylvia Dauborn, Heilpraktikerin
Goethestr. 26, 65462 Ginsheim/Gbg. 2
Tel. 06144/35 44

Gisbert Redecker
Heilpraktiker, Abt. Psychotherapie
Neugasse 1 a, 65510 Idstein
Tel. 06126/87 38

Humanum, Lehr- und Förderinstitut für
Heilkunde und Psychotherapie
Gerlachstraße 49
65929 Frankfurt/M.-Höchst
Tel. 069/31 66 42

Deutsche Paracelsus Schule Saarbrücken
Viktoriastr. 6, 66111 Saarbrücken
Tel. 0681/3 22 62

Thalamus Saarbrücken
Saarbrücker Str. 27–29
66292 Riegelsberg
Tel. 06806/44 06 75, Fax 06806/44 23

Heilpraktikerschule der Union Deut-
scher Heilpraktiker, Landesverband
Rheinland-Pfalz e.V.
Kaiserstr. 2a, 66955 Pirmasens
Tel. 06331/7 85 54, Fax 06331/7 85 34

Deutsche Paracelsus Schule Mannheim
Augusta-Anlage 37, 68165 Mannheim
Tel. 0621/4 18 32 32

Deutsche Paracelsus Schule Stuttgart
Marienstr. 46, 70178 Stuttgart
Tel. 0711/6 15 91 91

Thalamus Stuttgart
Mozartstraße 51, 70180 Stuttgart
Tel. 0711/6070337, Fax 0711/60 54 44

Deutsche Paracelsus Schule Tübingen
Konrad-Adenauer-Str. 23
72072 Tübingen
Tel. 07071/97 38 38

Sauter-Institut für Psychologie, Metaphy-
sik und geistige Heilweisen, Abteilung:
Heilpraktikerausbildung
Wehrstr. 12
7303 Göppingen-Faurndau
Tel. 07161/2 60 25, Fax 07161/1 31 01

Deutsche Paracelsus Schule Heilbronn
Fleinerstr. 29, 74072 Heilbronn
Tel. 07131/62 98 41

Deutsche Paracelsus Schule Pforzheim
Stuttgarter Str. 41, 75179 Pforzheim
Tel. 07231/91 22 60

Deutsche Paracelsus Schule Karlsruhe
Kaiserallee 121, 76185 Karlsruhe
Tel. 0721/9 55 33 43

Kreativität + Wissen, Medizin u. Natur-
heilkunde GmbH
Lange Str. 2, 76199 Karlsruhe
Tel. 0721/88 33 63, Fax 0721/9 88 71 47

Heilpraktikerfachschule Baden-Baden
Hahnemann-Colleg
Luisenstraße 20, 76530 Baden-Baden
Tel. 07221/39 11 97, Fax 07221/39 12 28

Heilpraktiker-Fachschule
Sonnenplatz 1, 76530 Baden-Baden
Tel. 07221/3 13 45, Fax 07221/39 03 92

Deutsche Paracelsus Schule Villingen-
Schwenningen, Rietstr. 20–22, 78050 Vil-
lingen-Schwenningen
Tel. 07721/50 21 31

Deutsche Paracelsus Schule Konstanz
Münzgasse 4, 78462 Konstanz
Tel. 07531/914161

Konstanzer Heilpraktikerschule
Andreas Schlegel
Neugasse 12, 78462 Konstanz
Tel. 07531/2 39 27, Fax 1 88 26

Deutsche Paracelsus Schule Freiburg
Talstr. 1, 79102 Freiburg
Tel. 0761/70 28 71

Thalamus
Schule für ganzheitliche Heilkunde
Heilpraktikerschule GmbH
Engelbergerstr. 19, 79106 Freiburg
Tel. 0761/27 75 09, Fax 0761/28 68 07

Thalamus Freiburg Ellcrys Hp-Schule
Klarastraße 69, 79106 Freiburg
Tel. 0761/2 61 86, Fax 0761/2 90 75 32

Institut für berufliche Weiterbildung
Käppelinstraße 12–14
79576 Weil am Rhein
Tel. 07621/79 92 50

Heilpraktikerschule Verimeer
Schweigmatt 3, 79650 Schopfheim
Tel. 07622/76 04

Deutsche Paracelsus Schule
für Naturheilverfahren GmbH,
Zentrale:
Sonnenstraße 19
80331 München
Tel. 089/55 25 41 - 0, Fax 089/59 78 04

Heilpraktikerschule und Fortbildungs-
zentrum Rheinhold Thoma
Hirtenstraße 26, 80335 München
Tel. 089/545931-0, Fax 089/545931-99

Thalamus München
Pettenkoferstr. 22g, 80336 München
Tel. 089/53 75 05, Fax 089/5 30 94 28

VDH-Praxisschule München
Ltg. Hp Manfred Gramminger
Schmuzerstr. 1, 81373 München
Tel. 089/71 65 71

Berufsfachschule für Naturheilweisen
„Josef-Angerer"
Neumarkter Str. 87, 81673 München
Tel. 089/4 31 22 55, Fax 089/4 31 03 04

Deutsche Paracelsus Schule Rosenheim
Münchner Str. 27, 83022 Rosenheim
Tel. 08031/21 91 24

Deutsche Paracelsus Schule Landshut
Innere-Münchner-Str. 18, 84036 Landshut
Tel. 0871/43 00 22

Deutsche Paracelsus Schule Augsburg
Halderstr. 29, 86150 Augsburg
Tel. 0881/13 19

Freier Arbeitskreis für Naturheilkunde
und Ganzheitliche Medizin
Maximilianstraße 21, 86150 Augsburg
Tel. 0821/31 29 60

Deutsche Paracelsus Schule Kempten
Bodmanstr. 1, 87435 Kempten
Tel. 0831/51 15 71
Bayerische Gesellschaft für Ganzheitli-
che Medizin
Drehergasse 12, 87629 Füssen
Tel. 08362/92 11 97, Fax 08362/92 11 98

Freier Arbeitskreis für Naturheilkunde
und ganzheitliche Medizin, Heilpraktikerausbildung und Weiterbildung
Auf dem Ruhbühl 175
88090 Immenstaad
Tel. 07545/66 92, Fax 07545/39 72

Deutsche Paracelsus Schule Lindau
Maximilianstr. 20, 88131 Lindau
Tel. 08382/94 42 02

Deutsche Paracelsus Schule Ulm
Bahnhofstr. 17, 89073 Ulm
Tel. 0731/6 02 08 81

VDH-Praxisschule Nürnberg
Ltg. Hp Elisabeth Hossfeld
Breite Gasse 69, 90402 Nürnberg
Tel. 0911/22 32 94

Deutsche Paracelsus Schule Nürnberg
Am Plärrer 2, 90429 Nürnberg
Tel. 0911/2 79 69 26

„Su Wen" – Ausbildung zur Heilpraktikerin, Bali Schreiber u. Elisabeth Ben-
zing
Glockendonstraße 16, 90429 Nürnberg
Tel. 0911/26 75 94

Deutsche Paracelsus Schule Regensburg
Malergasse 4, 93047 Regensburg
Tel. 0941/5 99 92 11

Deutsche Paracelsus Schule Passau
Leopoldstr. 9, 94032 Passau
Tel. 0851/73961

Bayreuther Berufsfachschule
Maximilianstraße 65, 95444 Bayreuth
Tel. 0921/6 12 10, Fax 0921/6 12 50

Deutsche Paracelsus Schule Würzburg
Beethovenstr. 1a, 97080 Würzburg
Tel. 0931/57 33 22
Deutsche Paracelsus Schule Erfurt
Josef-Ries-Str. 73, 99086 Erfurt
Tel. 0361/5 66 11 66

Verbandsschule für Heilpraktiker

Prof. Dr. sc. phil. M. Eichel
Schobersmühlenweg 6, 99089 Erfurt
Tel. 0361/5 66 79 38

Österreich

Deutsche Paracelsus Schule Wien
Prinz-Eugen-Str. 16
A - 1040 Wien
Tel. 0043-1-5054474

Deutsche Paracelsus Schule Linz
Freistädter Str. 236
A - 4040 Linz

Deutsche Paracelsus Schule Innsbruck
Gletscherblick 32
A - 6030 Innsbruck/Igls
Tel. 0043-512-570793

Deutsche Paracelsus Schule Graz
Köröstistr. 3
A - 8010 Graz
Tel. 0043-463-592020

Deutsche Paracelsus Schule Klagenfurt
Körösistr. 3
A - 8010 Graz
Tel. 0043-463-592020

Deutsche Paracelsus Schule
Salzburg/Freilassing
Hauptstr. 13, 83395 Freilassing
Tel. 0043 - 663 - 9162847

Schweiz

Deutsche Paracelsus Schule Basel
Tannenmattli
CH - 3703 Aeschi/Spietz
Tel. 0041-61-2714992

Deutsche Paracelsus Schule Bern
Tannenmattli
CH - 3703 Aeschi/Spietz
Tel. 0041-31-3723138

Birvani AG, Schule für Naturheilkunde
Kohlenberggasse 21

PF 159
CH - 4011 Basel
Tel. 0049-61-2819040
Fax 0049-61-2817111

Schule für Naturheilkunde
Postfach 128
CH - 8004 Zürich
Tel. 0049-1-2415683
Fax 0049-1-2410204

Deutsche Paracelsus Schule Zürich
Forchstr. 138
CH - 8032 Zürich
Tel. 0041-1-2714233

Bio-Medica-Fachschule
Landenbergstr. 18
CH - 8037 Zürich

Tel. 0049-1-2726411
Fax 0049-1-2733249

Deutsche Paracelsus Schule Chur
Zuericherstr. 23
CH - 8640 Rapperswil
Tel. 0041-81-2521164

Deutsche Paracelsus Schule St. Gallen
Zuericherstr. 23
CH - 8640 Rapperswil
Tel. 0041-55-2109489

NVS-Schule AG für Naturärzte
Postfach
CH - 9101 Herisau
Tel. 0049-71-3525511
Fax 0049-71-3525518
Schulorte: Bern, Zürich, Hernau

Schulen zur Ausbildung von Tier-Heilpraktikern

ATM Akademie für Tiernaturheilkunde
Bimöhler Str. 32, 24576 Bad Bramstedt
Tel. 04192/59 37
Überregionale Schule mit mehreren Aus-
bildungsstätten

IAT Bürschel Schulen
Alexanderstr. 28, 40210 Düsseldorf
Tel. 0211/32 63 40
Überregionale Schule mit mehreren
Ausbildungsstätten; Ausbildung zum
Tierheilpraktiker erst nach vorheriger
Ausbildung zum Heilpraktiker

Institut Kappel, HP Volker Koch
Therapiezentrum Wuppertal e. V.
Postfach 13652, 42043 Wuppertal
Tel. 0202/44 04 21

Tierheilpraktikerschule
Husemannstr. 25/27, 45879 Gelsenkirchen
Tel. 0209/20 13 13
Überregionale Schule mit mehreren
Ausbildungsstätten

Thalamus Heilpraktikerschule/Tierheil-
praktikerschule
Engelbergerstraße 19

79106 Freiburg/Breisgau
Tel. 0761/27 75 09, Fax 0761/28 68 07

Thalamus Heilpraktikerschul, Fachbe-
reich alternative Tierheilkunde
Dieffenbachstraße 33, 10967 Berlin
Tel. 030/6 94 94 96

Höferlin Institut für berufliche Weiterbildung GmbH
Käppelinstraße 12
79576 Weil am Rhein
Tel. 07621/7 10 55 (Anrufbeantworter)

Paracelsus Schulen
Sonnenstr. 19, 80331 München
Tel. 089/5 52 54 10
Überregionale Schule mit mehreren Aus-
bildungsstätten; Ausbildung zum Tier-
heilpraktiker erst nach vorheriger Ausbil-
dung zum Heilpraktiker

Ausbildungsinstitut für Tierheilpraktiker
Frau E. Hanser
Burgauerstr. 4, 89358 Kammeltal
Tel. 08223/13 04
Tierheilpraxis mit angeschlossener Schu-
le.

Selbstdarstellungen 1:

Heilpraktiker-
Ausbildungsinstitute
stellen sich vor.

Wir danken den Heilpraktiker-Ausbildungsinstituten,
die sich auf den folgenden Seiten
zur Information unserer Leser ausführlich vorstellen.

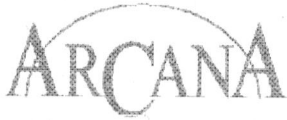

HEILPRAKTIKER - FACHSCHULE
des Vereins zur Ausbildung der HeilpraktikerInnen in Hamburg e.V.
im Fachverband Deutscher Heilpraktiker, LV Hamburg e.V.

Seit Ende 1993 gibt es in Hamburg die ARCANA-Heilpraktiker-Fachschule des gemeinnützigen Vereins zur Ausbildung der Heilpraktiker und Heilpraktikerinnen in Hamburg e.V. im Fachverband Deutscher Heilpraktiker, Landesverband Hamburg e.V.
Gemeinsam von ehemaligen Dozenten und Studierenden einer anderen Schule in Hamburg gegründet, steht diese Schule für ein neues, von Schülermitbestimmunggeprägtes Konzept.

Die Dozenten - mit teilweise mehr als 20-jähriger Lehrerfahrung - sind überwiegend in eigener Praxis tätig und bringen Erfahrungen und Standpunkte aus allen naturheilkundlichen Richtungen in den Unterricht mit ein.

Das Ziel der Schule ist es, eine fundierte, berufsvorbereitende Grundausbildung auf hohem Niveau anzubieten, um den Absolventen einen guten Einstieg in die Praxis zu ermöglichen und dadurch den Ruf des Berufsstandes der Heilpraktiker-Innen in der Öffentlichkeit noch weiter zu verbessern.
Die Ausbildung dauert 3 Jahre (5 Tage / Woche, 9 - 13 Uhr) und wird in festen Klassenverbänden absolviert.

Der Umfang beträgt - wie bei den anderen Schulen des Fachverbandes Deutscher Heilpraktiker e.V. - ca. 3000 Unterrichtsstunden.

Dazu gehören nicht nur naturwissenschaftliche Grundlagen und Kenntnisse von Anatomie, Physiologie, Pathologie, Chemie und Laboruntersuchungen, sondern insbesondere von Anfang an naturheilkundliche Therapieverfahren wie Homöopathie, Hydrotherapie,Massagetechniken, Pflanzenheilkunde und verschiedene Diagnoseverfahren wie z.B. Irisdiagnose und Segmentdiagnose.

Im dritten Ausbildungsjahr stehen den Studierenden die Praxen der Dozenten für das Ambulatorium zur Verfügung. Hier haben sie die Möglichkeit, unter Supervision praktische Erfahrungen mit eigenen Patienten zu machen.

Die Ausbildung wird begleitet von Leistungsnachweisen in Form von Klausuren, Referaten, einer Zwischenprüfung nach der Hälfte der Ausbildung und einer Abschlußprüfung mit Zertifikat .

Arcana - Heilpraktiker - Fachschule
Conventstraße 14   22089 Hamburg-Eilbek
Tel.+Fax: 040 / 251 21 51

Heilpraktikerausbildung in der Akademie für ganzheitliche Lebens- und Heilweisen, ALH

Als eines der ältesten und erfolgreichsten deutschen Fernlehrinstitute begeht die Akademie für ganzheitliche Lebens- und Heilweisen, ALH, Haan, 1997 ihr dreißigjähriges Jubiläum. Viele Jahre unter dem Namen Bildungs- und Gesundheitszentrum, BGZ, bekannt, wurde 1996 wegen der Ausweitung des Lehrprogramms die Namensänderung vorgenommen, um dem umfangreichen Lehrprogramm gerechter zu werden.

Neben der Heilpraktikeraus- und -fortbildung, die den Schwerpunkt des Institutes bildet, gehört der Fachbereich Psychologie mit der Ausbildung von Psychologen, Graphologen, Psychotherapeuten und Seelsorgern ebenso zum Studienangebot wie der Fachbereich Ökologie. Hier werden Ökologiereferenten und Ökowirte (Ökologischer Land- und Gartenbau) ausgebildet. Im Herbst 1996 neu hinzugekommen ist die Ausbildung von Gesundheitsberatern, die bereits innerhalb weniger Monate großen Zuspruch gefunden hat. Weitere Lehrgangsangebote sind in Vorbereitung.

Alle Lehrgänge befassen sich mit dem Menschen als Leib-Seele-Geistwesen unmittelbar oder seiner bedrohten Umwelt. Mit dieser Spezialisierung ist die ALH in Deutschland einzigartig und besonders leistungsfähig, wie es sich an Tausenden erfolgreicher Absolventen gezeigt hat. Die Lehrgänge bestehen in der Regel aus Fern- und Direktunterricht, einem Verbund, der sich über Jahre hin als berufsbegleitende Ausbildung bewährt hat.

Alle Lehrgänge und Ausbildungsverträge wurden durch die Staatliche Zentralstelle für Fernunterricht (ZFU), überprüft und zugelassen. Das gewährleistet, daß der Lehrstoff vollständig, fachlich einwandfrei und pädagogisch aufbereitet ist. Schon vor Inkrafttreten des Fernunterrichtschutzgesetzes zählte die ALH nach Wertung der Verbraucherorganisation Aktion Bildungsinformation e. V., Stuttgart, zu den empfehlenswerten und korrekt arbeitenden Fernschulen.

Über die Heilpraktikerschule wurden mehrere Tausend Heilpraktiker aus- bzw. fortgebildet, die nach behördlicher Zulassung überall in Deutschland – teilweise schon seit Jahrzehnten – praktizieren. Das Lehrmaterial ist reich illustriert und in aufgelockertem Stil verfaßt und wird laufend aktualisiert und überarbeitet. Den Studienbriefen liegen Einsendeaufgaben bei, die von Hp-Dozenten korrigiert werden. Ergänzt wird der Fernunterricht durch Seminare in 17 Städten. In kleinen Studiengruppen werden hier unter der bewährten Leitung qualifizierter Heilpraktiker praktische Übungen (Untersuchungen, Labortechnik, Therapien) durchgeführt. Zur Einführung in spezielle diagnostische und therapeutische Methoden, die nicht zur Grundausbildung gehören, bietet die ALH regelmäßig entsprechende Kurse an. Ein Kollegium von etwa 40 Dozenten schult ständig etwa eintausend Studierende. Gute Kontakte zu Heilpraktikerverbänden sichern eine faire Mitwirkung bei der behördlichen Überprüfung durch die Beisitzer zu.

Kurstermine sowie aktuelle Berufs- und Akademienachrichten, Hinweise auf Studiengemeinschaften, Arbeitskreise und Tagungen werden dreimal jährlich in den ALH-Nachrichten veröffentlicht.

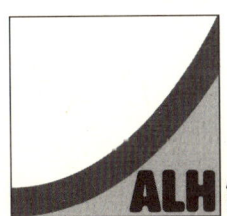

Memeler Str. 24
42781 Haan
Tel. 02129/3 20 38
Fax 5 36 03

ALH Akademie für ganzheitliche Lebens- und Heilweisen

Seminarleiterausbildungen

- Autogenes Training
- Mentaltraining und Streßprophylaxe
- Yoga-Lehrer-Ausbildungen
- Autogenes Training für Kinder und Jugendliche
- Hypnose

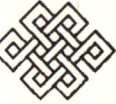

Abschluß mit Zertifikat

Institut MetaTrance
Ulmenweg 6 · 71364 Winnenden · Telefon/Fax (0 71 95) 17 87 80

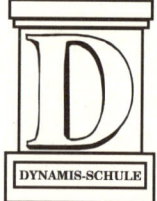

DYNAMIS-SCHULE FÜR HOMÖOPATHIE

Leitung: S. Reis, M. Terlinden

Alle zwei Jahre beginnt ein neuer Lehrgang *Klassische Homöopathie*, der nächste im **Oktober 1998**. Es handelt sich um eine umfassende Ausbildung an insgesamt 22 Wochenenden, verteilt auf zwei Jahre.
Schulort: Neuss (bei Düsseldorf).
Gesamtkosten: DM 4450,–; vierteljährliche Zahlung à DM 595,– ist möglich.

Ziel des bewährten Lehrplans ist es, eine fundierte, methodisch klare Homöopathie praxisnah zu vermitteln:

- Grundlagen der Homöopathie
- Anamnese in akuten und chronischen Fällen
- Bewertung und Gewichtung der Symptome
- Repertorisation nach Kent und v. Bönninghausen
- Korrekte Wahl des homöopathischen Heilmittels
- Gabenlehre (C- und Q-Potenzen)
- Nach der ersten Verordnung
- Komplizierte Fälle
- Arzneimittellehre
- Computer in der Praxis
- Durchführung einer homöopathischen Arzneimittelprüfung

Über die Zulassung zum Lehrgang entscheidet ein persönliches Gespräch mit der Schulleitung.
Die Teilnehmerzahl ist auf 30 begrenzt. Bitte, fordern Sie ausführliches Informationsmaterial rechtzeitig an.

DYNAMIS-SCHULE FÜR HOMÖOPATHIE
Am Vogelherd 18, 46147 Oberhausen
Tel.: 02 08/67 65 25, Fax: 02 08/67 70 47

Selbstdarstellungen 2:

Heilpraktiker-Ausbildungsinstitute stellen sich auf Erhebungsbogen vor.

Wir danken den Heilpraktiker-Ausbildungsinstituten,
die sich auf den folgenden Seiten zur Information unserer Leser
mit ihren Antworten auf den veröffentlichten Fragebogen vorstellen.

Vergebens werden ungebundene Geister
nach der Vollendung reiner Höhe streben.
Wer Großes will, muß sich zusammenraffen.
In der Beschrämkung zeigt sich erst der Meister
und das Gesetz nur kann uns Freiheit geben.

Johann Wolfgang von Goethe

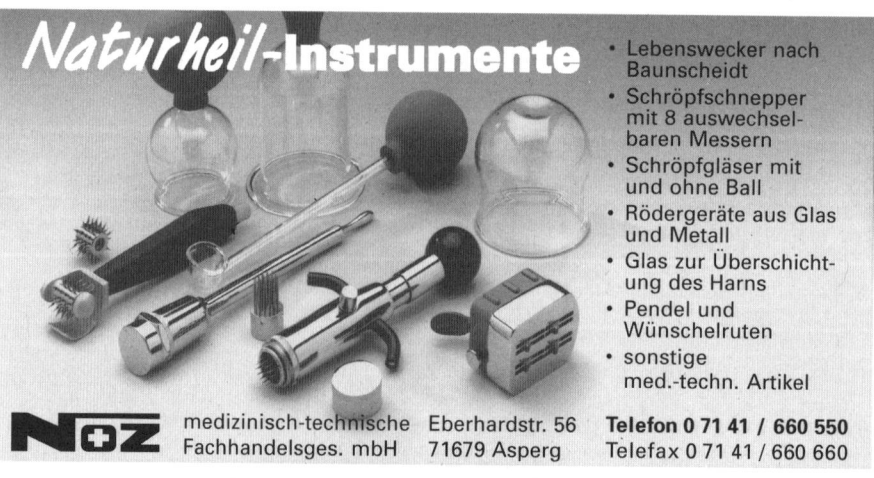

Naturheil-Instrumente

- Lebenswecker nach Baunscheidt
- Schröpfschnepper mit 8 auswechselbaren Messern
- Schröpfgläser mit und ohne Ball
- Rödergeräte aus Glas und Metall
- Glas zur Überschichtung des Harns
- Pendel und Wünschelruten
- sonstige med.-techn. Artikel

NOZ medizinisch-technische Eberhardstr. 56 Telefon 0 71 41 / 660 550
Fachhandelsges. mbH 71679 Asperg Telefax 0 71 41 / 660 660

1. **Name und Adresse des Ausbildungsinstitutes:** **Alchemilla e. V.**
   Verein zur Förderung der Selbstheilungskräfte von Frauen
   Bartelsstr.12, 20357 Hamburg
   Tel. 040/4 30 36 29

   Nur für Frauen!

2. **Bürozeit:** Di–Do 11.00–15.00 Uhr

3. **Eigentümer des Ausbildungsinstitutes:** Selbstverwaltetes Frauenprojekt

4. **Mitglied in Verband:** Lachesis e. V., Heilpraktikerinnenverband

5. **An welchen Orten wird unterrichtet:** Hamburg, Sternschanze

6. Art des Unterrichts	Beginn der Ausbildung	Unterrichts-Tageszeiten	Ausbildungs-Dauer/Monate	Gesamt-Stunden	Gesamt-Kosten DM
Ganztags-unterricht					
Halbtags-unterricht	Oktober	3–4 x 1/2 Tag	3 Jahre	1.500–1.800	36 x 340,– 12.240,–
Abend-schule					
Wochend-semiar					
Block-Intensiv-Kurse					
Fern-unterricht					

7. **Weitere Kosten** **A.** Fachliteratur nach Bedarf **C.** Einschreibgebühr –
   B. Hilfsmittel nach Bedarf **D.** Prüfungsgebühr nur beim Amtsarzt

8. **Welche Berufs-/Lehrpraktika, Art, Dauer gehören zur Ausbildung für den Abschluß an Ihrem Lehrinstitut?** Praktikum in Lehrpraxis, Prüfungsvorbereitungskurs, Jahresgruppen, Spritzen- und Laborkurse, alles inklusive

9. **Schwerpunkte der obligatorischen Lehrinhalte:** Phyto, TCM, Homöopathie, Immunologie, medizinisches Grundwissen, Psychologie, DD, Untersuchungsmethoden

10. **Wahlfächer:** Bachblüten, Massagen, Irisdiagnose, Humuraltherapie, Kinesiologie, Astrologie

11. **Zahl der Absolventen Ihrer Ausbildungsstätte pro Jahr/Klassenstärke:** 20/25

12. **Sind kostenlose „Schnupperstunden" möglich?** Ja

13. **Besteht Gasthörermöglichkeit für bestimmte Fächer gegen Gebühr?** Ja

14. **In welchem Jahr wurde Ihre Schule gegründet?** 1986

15. **Welche Kündigungsregelung besteht?** Monatliche Küdigung mit 2. Monatsfrist

16. **Welche Finanzierungs- und Förderungsmöglichkeiten bieten Sie oder empfehlen Sie Ihren Studierenden?** Teilzeitarbeit nebenher

17. **Was empfehlen Sie einem Berufsanwärter grundsätzlich?** Weiterbildung

1. **Name und Adresse des Ausbildungsinstitutes:** **Arcana-Heilpraktiker-Fachschule**
   Conventstraße 14, 22089 Hamburg-Eilbek
   Tel. 040/2 51 21 51, Fax 040/2 51 21 51

2. **Geschäftsführer/in, Frau, Herr:** Bernd C. Steffin

3. **Eigentümer des Ausbildungsinstitutes:** Verein zur Ausbildung der HeilpraktikerInnen
   in Hamburg e. V.

4. **Mitglied im Verband:** Fachverband Deutscher Heilpraktiker, Landesverband
   Hamburg

5. **An welchen Orten wird unterrichtet:** Hamburg-Eilbek

6. Art des Unterrichts	Beginn der Ausbildung	Unterrichts-Tageszeiten	Ausbildungs-Dauer/Monate	Gesamt-Stunden	Gesamt-Kosten DM
Ganztags-unterricht	Anfang Mai	Mo–Fr 9–13.00	3 Jahre	ca. 3.000	18.720,00
Halbtags-unterricht					
Abend-schule					
Wochend-semiar					
Block-Intensiv-Kurse					
Fern-unterricht					

7. **Weitere Kosten** **A.** Fachliteratur DM bis 1.500,00 **C.** Einschreibgebühr DM 250,00
   B. Hilfsmittel DM bis 500,00 **D.** Prüfungsgebühr DM 250,00

8. **Welche Berufs-/Lehrpraktika, Art, Dauer gehören zur Ausbildung für den Abschluß an Ihrem Lehrinstitut?** Vorbereitung zum Ambulatorium (klinische Untersuchungen, Injektionskurse) Ambulatorium in den Praxen der Dozenten im 3. Jahr der Ausbildung, Laborkurs

9. **Schwerpunkte der obligatorischen Lehrinhalte:** Naturwissenschaftlich-medizinisches Grundwissen, naturheilkundliche Therapieverfahren, ganzheitliche Diagnoseverfahren

10. **Wahlfächer:** Sonderseminare zu naturheilkundlichen diagnostischen und therapeutischen Themen

11. **Zahl der Absolventen Ihrer Ausbildungsstätte pro Jahr/Klassenstärke:** 40/55

12. **Sind kostenlose „Schnupperstunden" möglich?** Ja

13. **Besteht Gasthörermöglichkeit für bestimmte Fächer gegen Gebühr?** Ja, DM 60,00/Vorlesung

14. **In welchem Jahr wurde Ihre Schule gegründet?** 1993

15. **Welche Kündigungsregelung besteht?** 3 x jährlich zum Trimesterende

16. **Welche Finanzierungs- und Förderungsmöglichkeiten bieten Sie oder empfehlen Sie Ihren Studierenden?** Für Zeitsoldaten gibt es die Möglichkeit der Förderung durch den Berufsförderungsdienst der Bundeswehr

17. **Was empfehlen Sie einem Berufsanwärter grundsätzlich?** Im Anschluß an die 3-jährige Ausbildung sollte noch eine Assistenzzeit bei einem erfahrenen Praktiker durchgeführt werden.

172

1. **Name und Adresse des Ausbildungsinstitutes:** **Freie Heilpraktikerschule**
   Alter Dorfweg 16, 28259 Bremen
   Tel. 0421/58 86 10, Fax 0421/5 79 79 75

2. **Geschäftsführer/in, Frau, Herr:** G. Frank und J. Leclaire, Heilpraktiker

3. **Eigentümer des Ausbildungsinstitutes:** G. Frank und J. Leclaire

4. **Mitglied im Verband:** –

5. **An welchen Orten wird unterrichtet:** Bremen

6. Art des Unterrichts	Beginn der Ausbildung	Unterrichts-Tageszeiten	Ausbildungs-Dauer/Monate	Gesamt-Stunden	Gesamt-Kosten DM
Ganztags-unterricht					
Halbtags-unterricht	Jan. 1998	9–12.30	11	270	4.350,00
Abend-schule	Jan. 1998	Di 17–22.00 Fr 14.30–20.00	11	270	4.350,00
Wochend-semiar					
Block-Intensiv-Kurse					
Fern-unterricht					

7. **Weitere Kosten** **A.** Fachliteratur DM min. 700,00 **C.** Einschreibgebühr DM –
   B. Hilfsmittel DM in A. enthalten **D.** Prüfungsgebühr DM –

8. **Welche Berufs-/Lehrpraktika, Art, Dauer gehören zur Ausbildung für den Abschluß an Ihrem Lehrinstitut?** –

9. **Schwerpunkte der obligatorischen Lehrinhalte:** Grundausbildung in Anatomie, Physiologie, Krankheitslehre, Differentialdiagnose, klinische Untersuchung, Notfallmedizin

10. **Wahlfächer:** Fachausbildung/-fortbildung: Klass. Homöopathie, traditionelle chir. Medizin, Pflanzenheilkunde, Bach-Blütentherapie, Fußreflexzonenmassage, Psychotherapie, Chiropraktik

11. **Zahl der Absolventen Ihrer Ausbildungsstätte pro Jahr/Klassenstärke:** 30/10–20

12. **Sind kostenlose „Schnupperstunden" möglich?** Ja

13. **Besteht Gasthörermöglichkeit für bestimmte Fächer gegen Gebühr?** –

14. **In welchem Jahr wurde Ihre Schule gegründet?** 1990

15. **Welche Kündigungsregelung besteht?** –

16. **Welche Finanzierungs- und Förderungsmöglichkeiten bieten Sie oder empfehlen Sie Ihren Studierenden?** Ratenzahlung

17. **Was empfehlen Sie einem Berufsanwärter grundsätzlich?** –

1. **Name und Adresse des Ausbildungsinstitutes:** **Heilpraktikerschule BAJU**
   Ginsterweg 1, 31595 Steyerberg
   Tel. 05764/23 69, Fax 05764/25 78

2. **Geschäftsführer/in, Frau, Herr:** Rolf Benzin

3. **Eigentümer des Ausbildungsinstitutes:** Rolf Benzin

4. **Mitglied in Verband:** –

5. **An welchen Orten unterrichten Sie:** Steyerberg bzw. Nagelhof, Spalt bei Nürnberg

6. Art des Unterrichts	Beginn der Ausbildung	Unterrichts-Tageszeiten	Ausbildungs-Dauer/Monate	Gesamt-Stunden	Gesamt-Kosten DM
Ganztags-unterricht					
Halbtags-unterricht					
Abend-schule					
Wochend-semiar					
Block-Intensiv-Kurse	Frühjahr/ Herbst	9–18.30	6–12	364/156	5.500,00/ 3.000,00
Fern-unterricht					

7. **Weitere Kosten**   **A.** Fachliteratur DM ca. 300,00   **C.** Einschreibgebühr DM –
                   B. Hilfsmittel DM ca. 150,00   **D.** Prüfungsgebühr DM –

8. **Welche Berufs-/Lehrpraktika, Art, Dauer gehören zur Ausbildung für den Abschluß an Ihrem Lehrinstitut?** –

9. **Schwerpunkte der obligatorischen Lehrinhalte:** Theoretisches und praktisches Wissen des Prüfungsstoffes, Anatomie, Pathologie, Anamnese, Befunderhebung, Labor, Gesetzeskunde, Notfallmedizin, Sprechstunde, ganzheitliche Lehrmethode mit NLP-Begleitung

10. **Wahlfächer:** Psychotherapie, Heilpraktiker, NLP

11. **Zahl der Absolventen Ihrer Ausbildungsstätte pro Jahr/Klassenstärke:** 40/20

12. **Sind kostenlose „Schnupperstunden" möglich?** Ja

13. **Besteht Gasthörermöglichkeit für bestimmte Fächer gegen Gebühr?** Ja

14. **In welchem Jahr wurde Ihre Schule gegründet?** 1995

15. **Welche Kündigungsregelung besteht?** ohne Angabe von Gründen nach der ersten Woche

16. **Welche Finanzierungs- und Förderungsmöglichkeiten bieten Sie oder empfehlen Sie Ihren Studierenden?** Arbeitsamt-Umschulung ect.

17. **Was empfehlen Sie einem Berufsanwärter grundsätzlich?** Lebensfreude und zu wissen, was man/Frau will!

174

1. **Name und Adresse des Ausbildungsinstitutes:** **Schule für Naturheilkunde E. Bierbach**
Friedenstr. 1, 33602 Bielefeld
Tel./Fax 0521/6 74 12

2. **Geschäftsführer/in, Frau, Herr:** Elvira Bierbach

3. **Eigentümer des Ausbildungsinstitutes:** Elvira Bierbach

4. **Mitglied in Verband:** Bund Deutscher Heilpraktiker
Südstr. 11, 48231 Warendorf

5. **An welchen Orten wird unterrichtet:** Bielefeld

6. Art des Unterrichts	Beginn der Ausbildung	Unterrichts-Tageszeiten	Ausbildungs-Dauer/Monate	Gesamt-Stunden	Gesamt-Kosten DM
Ganztags-unterricht					
Halbtags-unterricht					
Abend-schule	März und Sept.	Mi 18–21.30	24–42	min. 450 max. 900	10.800,00
Wochen-semiar	März und Sept.	Sa 14–21.00 So 8.30–15.30	24–42	min. 450 max. 900	10.800,00
Block-Intensiv-Kurse					
Fern-unterricht					

7. **Weitere Kosten** A. Fachliteratur DM inklusive C. Einschreibgebühr DM 1.800,00
B. Hilfsmittel DM ca. 180,00 D. Prüfungsgebühr DM –

8. **Welche Berufs-/Lehrpraktika, Art, Dauer gehören zur Ausbildung für den Abschluß an Ihrem Lehrinstitut?** Wir sind behilflich bei der Suche von Assiestenz- bzw. Praktikumsstellen. In unserer Schulpraxis (Ambulatorium) können unsere Schüler ab dem 2. Studienjahr praktische Erfahrungen machen.

9. **Schwerpunkte der obligatorischen Lehrinhalte:** Anatomie, Physiologie, Gesetzeskunde, Notfalltherapie, Untersuchungsmethoden, Laborkunde, Infektionskrankheiten, Injektionstechnik, Diagnose, Differentialdiagnose, Einführung in naturheilkundliche Verfahren, Prüfungsvorbereitung, regelm. Wiederholungsunterrichte.

10. **Wahlfächer:** Erlernen verschiedener naturheilkundlicher Diagnose- und Therapieverfahren ist im Unterrichtspreis inbegriffen.

11. **Zahl der Absolventen Ihrer Ausbildungsstätte pro Jahr/Klassenstärke:** 30/15–20

12. **Sind kostenlose „Schnupperstunden" möglich?** Selbstverständlich!

13. **Besteht Gasthörermöglichkeit für bestimmte Fächer gegen Gebühr?** Ja

14. **In welchem Jahr wurde Ihre Schule gegründet?** 1986

15. **Welche Kündigungsregelung besteht?** Reguläre Kündigungsmöglichkeit alle sechs Monate

16. **Welche Finanzierungs- und Förderungsmöglichkeiten bieten Sie oder empfehlen Sie Ihren Studierenden?** Zinslose Ratenzahlung für Einschreib- und Studiengebühren über 30 Monate, in besonderen Fällen auch über einen längeren Zeitraum. Empfänger von Arbeitslosen- oder Sozialhilfe erhalten Ermäßigung.

17. **Was empfehlen Sie einem Berufsanwärter grundsätzlich?** Gespräch mit dem Schulleiter und mit Absolventen der Schule, nehmen Sie an einem Probeunterricht teil.

1. **Name und Adresse des Ausbildungsinstitutes:** **IAT Bürschel-Bildungseinrichtungen GmbH**
Alexanderstraße 28, 40210 Düsseldorf
Tel. 0211/32 63 40, Fax 0211/13 41 00

2. **Geschäftsführer/in, Frau, Herr:** Wolfgang Bürschel

3. **Eigentümer des Ausbildungsinstitutes:** Wolfgang Bürschel

4. **Mitglied im Verband:** Verein Deutscher Heilpraktiker VeDH (e. V.)
Streesemannstr. 16, 40210 Düsseldorf

5. **An welchen Orten wird unterrichtet:** Düsseldorf, Köln, Dortmund, Essen, Aachen

6. Art des Unterrichts	Beginn der Ausbildung	Unterrichts-Tageszeiten	Ausbildungs-Dauer/Monate	Gesamt-Stunden	Gesamt-Kosten DM
Ganztags-unterricht					
Halbtags-unterricht	Mai u. Nov.	3 x wöchentl. 8.30–12.15	24		11.640,00
Abend-schule	Mai u. Nov.	2 x wöchentl. 18.30–22.00	36		12.420,00
Wochend-semiar	Mai u. Nov.	Fr 18.30–22.00	36		12.420.00
Block-Intensiv-kurse					
Fern-unterricht					

7. **Weitere Kosten**   **A.** Fachliteratur DM ca. 600,00   **C.** Einschreibgebühr DM 545,00
B. Hilfsmittel DM –   **D.** Prüfungsgebühr DM –

8. **Welche Berufs-/Lehrpraktika, Art, Dauer gehören zur Ausbildung für den Abschluß an Ihrem Lehrinstitut?** Diverse Praxistage sind in der Ausbildung enthalten.

9. **Schwerpunkte der obligatorischen Lehrinhalte:** Gesamte Naturheilkunde, Prüfungsvorbereitung

10. **Wahlfächer:** Fachfortbildungen über den Verein Deutscher Heilpraktiker e. V. oder Verein Dt. Psychologen u. Psychotherapeuten e. V. (kostenpflichtig)

11. **Zahl der Absolventen Ihrer Ausbildungsstätte pro Jahr/Klassenstärke:** ca. 120/10–15

12. **Sind kostenlose „Schnupperstunden" möglich?** Ja, 3 x kostenloser Gasthörunterricht

13. **Besteht Gasthörermöglichkeit für bestimmte Fächer gegen Gebühr?** Nein

14. **In welchem Jahr wurde Ihre Schule gegründet?** 1974

15. **Welche Kündigungsregelung besteht?** Jederzeit zum Monatsende mit Kündigungsfrist von drei Monaten

16. **Welche Finanzierungs- und Förderungsmöglichkeiten bieten Sie oder empfehlen Sie Ihren Studierenden?** Gesamtzahlung mit 12 % Rabatt, Anzahlung mit 7,5 % Rabatt, Praktikantenstelle, monatliche Ratenzahlung

17. **Was empfehlen Sie einem Berufsanwärter grundsätzlich?** Interesse an Naturheilkunde und Medizin, Lernbereitschaft, humanistisches/ethisches Denken

1. **Name und Adresse des Ausbildungsinstitutes:** **Akademie für ganzheitliche Lebens- und Heilweisen (ALH)**
   Memeler Str. 25, 42781 Haan
   Tel. 02129/3 20 38, Fax 02129/5 36 03

2. **Geschäftsführer/in, Frau, Herr:** Dipl.-Kfm. Reinhold Hardt

3. **Eigentümer des Ausbildungsinstitutes:** Dipl.-Kfm. Reinhold Hardt

4. **Mitglied im Verband:** Deutscher Fernschulverband (DFV)

5. **An welchen Orten wird unterrichtet:** Wochenendseminare in Hamburg, Berlin, Hannover, Essen, Düsseldorf, Mönchengladbach, Wuppertal, Köln, Kassel, Leipzig, Frankfurt, Saarbrücken, Nürnberg, Stuttgart, Augsburg, München, Konstanz

6. Art des Unterrichts	Beginn der Ausbildung	Unterrichts-Tageszeiten	Ausbildungs-Dauer/Monate	Gesamt-Stunden	Gesamt-Kosten DM
Ganztags-unterricht					
Halbtags-unterricht					
Abend-schule					
Wochend-semiar					
Block-Intensiv-Kurse					
Fern-unterricht	jederzeit		3 Jahre FU komb. mit Direktunter-richt (Wochenendseminare)	4.488,00	

7. **Weitere Kosten** **A.** Fachliteratur DM 743,700 **C.** Einschreibgebühr DM –
   B. Hilfsmittel DM 200,00 **D.** Prüfungsgebühr DM –

8. **Welche Berufs-/Lehrpraktika, Art, Dauer gehören zur Ausbildung für den Abschluß an Ihrem Lehrinstitut?** Sind bei der Vermittlung von Praktika-Stellen behilflich.

9. **Schwerpunkte der obligatorischen Lehrinhalte:** Histologie, Anatomie, Physiologie, Hygiene, Krankheitslehre, Naturheilverfahren, Rezeptkunde, Desinfektion und Sterilisation sowie Berufs- und Gesetzkunde

10. **Wahlfächer:** Augendiagnostik, klass. Homöopathie, Phytotherapie, Psychotherapie, Gesprächstechniken, Akupunktur, Neuraltherapie, Chiropraktik, Ausleitungsverfahren, Kinesiologie, Hypnose-, Fußreflexzonen-, Bach-Blüten-, Edelsteintherapie, Shiatsu, craniosakrale Therapie, Antlitzdiagnostik, Repetitorien für behördliche Überprüfung und Differentialdiagnose innerer Krankheiten u. a.

11. **Zahl der Absolventen Ihrer Ausbildungsstätte pro Jahr/Klassenstärke:** 550/10–15 im Direktunterr.

12. **Sind kostenlose „Schnupperstunden" möglich?** Lehrmaterial z. Ans., Probebesuch des Direktunterr.

13. **Besteht Gasthörermöglichkeit für bestimmte Fächer gegen Gebühr?** –

14. **In welchem Jahr wurde Ihre Schule gegründet?** 1967

15. **Welche Kündigungsregelung besteht?** 14täg. kostenl. Rücktrittsrecht, danach sechs Wochen zum Ablauf des 1. Halbjahr, danach jederzeit mit einer Frist von drei Monaten.

16. **Welche Finanzierungs- und Förderungsmöglichkeiten bieten Sie oder empfehlen Sie Ihren Studierenden?** Ratenzahlung 12 oder 14 Monate ohne Aufpreis

17. **Was empfehlen Sie einem Berufsanwärter grundsätzlich?** Vor Studienbeginn Bestandsaufnahme der zeitl. Möglichkeiten, Vergleiche des Preis-/Leistungsverhältnisses der Anbieter, Prüfung der Kündigungsmögl.

1. **Name und Adresse des Ausbildungsinstitutes:** **Heilpraktikerschule Leyendecker**
   Eifelstr. 108, 53498 Bad Breisig
   Tel. 02633/9 53 82

2. **Geschäftsführer/in, Frau, Herr:** Hans-Jos. Leyendecker

3. **Eigentümer des Ausbildungsinstitutes:** Hans-Jos. Leyendecker

4. **Mitglied im Verband:** Heilpraktiker-Fachverband Rheinl./Pf.

5. **An welchen Orten wird unterrichtet:** Bad Breisig

6. Art des Unterrichts	Beginn der Ausbildung	Unterrichts-Tageszeiten	Ausbildungs-Dauer/Monate	Gesamt-Stunden	Gesamt-Kosten DM
Ganztags-unterricht					
Halbtags-unterricht					
Abend-schule	2 x jährlich März u. Sept.	18–21.00	24		8.400,00
Wochend-semiar					
Block-Intensiv-Kurse					
Fern-unterricht					

7. **Weitere Kosten** **A.** Fachliteratur DM ca. 300,00 **C.** Einschreibgebühr DM –
   B. Hilfsmittel DM ca. 200,00 **D.** Prüfungsgebühr DM –

8. **Welche Berufs-/Lehrpraktika, Art, Dauer gehören zur Ausbildung für den Abschluß an Ihrem Lehrinstitut?** Laboruntersuchungen, klin. Untersuchungsmethoden, Einführung in die naturheilkundlichen Fächer

9. **Schwerpunkte der obligatorischen Lehrinhalte:** Anatomie, Physiologie, Pathophysiologie, Prüfungsvorbereitunng usw.

10. **Wahlfächer:** Fachseminare, z. B. Chiropraktik, Akupunktur, Neuraltherapie etc.

11. **Zahl der Absolventen Ihrer Ausbildungsstätte pro Jahr/Klassenstärke:** 30/10

12. **Sind kostenlose „Schnupperstunden" möglich?** Werden durch intensive Beratungen ersetzt.

13. **Besteht Gasthörermöglichkeit für bestimmte Fächer gegen Gebühr?** Nein

14. **In welchem Jahr wurde Ihre Schule gegründet?** 1990

15. **Welche Kündigungsregelung besteht?** 3-monatige Kündigungsfrist jederzeit möglich

16. **Welche Finanzierungs- und Förderungsmöglichkeiten bieten Sie oder empfehlen Sie Ihren Studierenden?** Fachfortbildung der Verbände und der Pharmaindustrie, Fachf. im Hause

17. **Was empfehlen Sie einem Berufsanwärter grundsätzlich?** –

1. **Name und Adresse des Ausbildungsinstitutes:** **Medicus Heilpraktikerschule**
   Sandweg 15, 60316 Frankfurt/M.
   Tel. 069/4 96 05 58, Fax 069/4 96 08 09

2. **Geschäftsführer/in, Frau, Herr:** Gudrun Thielmann

3. **Eigentümer des Ausbildungsinstitutes:** GmbH, Volker und Gudrun Thielmann

4. **Mitglied im Verband:** –

5. **An welchen Orten wird unterrichtet:** Frankfurt/M.

6. Art des Unterrichts	Beginn der Ausbildung	Unterrichts-Tageszeiten	Ausbildungs-Dauer/Monate	Gesamt-Stunden	Gesamt-Kosten DM
Ganztags-unterricht	mehrmals jährl.	Mo, Di, Do 9–13.30	24	850 UStd.	17.000,00
Halbtags-unterricht	–	–	–	–	
Abend-schule	mehrmals jährl.	Mo u. Do 19–21.45	30	462 UStd.	9.240,00
Wochend-schule	mehrmals jährl.	Sa 9–13.30	30	450 UStd.	9.000,00
Block-Intensiv-Kurse	2 x jährlich	So 10–18.30 Woch.end, Abend	2 Sonntage	16–18 UStd.	440,00
Fern-richt	–	–	–	–	–

7. **Weitere Kosten** **A.** Fachliteratur DM 720,60 **C.** Einschreibgebühr DM 450,00
   B. Hilfsmittel DM – **D.** Prüfungsgebühr DM –

8. **Welche Berufs-/Lehrpraktika, Art, Dauer gehören zur Ausbildung für den Abschluß an Ihrem Lehrinstitut?** keine

9. **Schwerpunkte der obligatorischen Lehrinhalte:** Anatomie, Physiologie, Pathologie

10. **Wahlfächer:** Manuelle Untersuchungsmethoden, Differential- und Blickdiagnose, Notfalltherapie

11. **Zahl der Absolventen Ihrer Ausbildungsstätte pro Jahr/Klassenstärke:** 30/18

12. **Sind kostenlose „Schnupperstunden" möglich?** Ja

13. **Besteht Gasthörermöglichkeit für bestimmte Fächer gegen Gebühr?** Ja

14. **In welchem Jahr wurde Ihre Schule gegründet?** 1992

15. **Welche Kündigungsregelung besteht?** Außerordentliche Kündigung

16. **Welche Finanzierungs- und Förderungsmöglichkeiten bieten Sie oder empfehlen Sie Ihren Studierenden?** Ratenzahlung, Berufsgenossenschaft

17. **Was empfehlen Sie einem Berufsanwärter grundsätzlich?** –

1. **Name und Adresse des Ausbildungsinstitutes:** **Medizinisches Lehr- und Fortbildungsinstitut für Heilpraktiker**
Waldstr. 21, 61137 Schöneck
Tel. 06187/84 28, Fax 06187/84 28

2. **Geschäftsführer/in, Frau, Herr:** Monika Gerhardus

3. **Eigentümer des Ausbildungsinstitutes:** Monika Gerhardus

4. **Mitglied im Verband:** UDH – Union Deutscher Heilpraktiker, Landesverband Hessen e. V., Waldstr. 21, 61137 Schöneck 1

5. **An welchen Orten wird unterrichtet:** Schöneck

6. Art des Unterrichts	Beginn der Ausbildung	Unterrichts-Tageszeiten	Ausbildungs-Dauer/Monate	Gesamt-Stunden	Gesamt-Kosten DM
Ganztags-unterricht					
Halbtags-unterricht					
Abend-schule					
Wochen-semiar	frei, bzw. Sa und So	36			2.160,00
Block-Intensiv-Kurse					
Fern-unterricht					

7. **Weitere Kosten**   **A.** Fachliteratur DM ca. 200,00   **C.** Einschreibgebühr DM 520,00
                              B. Hilfsmittel DM –   **D.** Prüfungsgebühr DM 150,00

8. **Welche Berufs-/Lehrpraktika, Art, Dauer gehören zur Ausbildung für den Abschluß an Ihrem Lehrinstitut?** –

9. **Schwerpunkte der obligatorischen Lehrinhalte:** Anatomie, Physiologie, Massagen, Chiropraxis, Irisdiagnose, Homöopathie, Amtsarzt-relevante Fragen

10. **Wahlfächer:** –

11. **Zahl der Absolventen Ihrer Ausbildungsstätte pro Jahr/Klassenstärke:** 18/20

12. **Sind kostenlose „Schnupperstunden" möglich?** Nein

13. **Besteht Gasthörermöglichkeit für bestimmte Fächer gegen Gebühr?** Ja

14. **In welchem Jahr wurde Ihre Schule gegründet?** 1972

15. **Welche Kündigungsregelung besteht?** Nach einem Jahr

16. **Welche Finanzierungs- und Förderungsmöglichkeiten bieten Sie oder empfehlen Sie Ihren Studierenden?** –

17. **Was empfehlen Sie einem Berufsanwärter grundsätzlich?** Ein langes Grundstudium, keine Schnell- bzw. Fernkurse

1. **Name und Adresse des Ausbildungsinstitutes:** **Sylvia Dauborn, Heilpraktikerin**
   Goethestr. 26, 65462 Ginsheim/Gbg. 2
   Tel. 06144/35 44

2. **Geschäftsführer/in, Frau, Herr:** Sylvia Dauborn

3. **Eigentümer des Ausbildungsinstitutes:** Sylvia Dauborn

4. **Mitglied im Verband:** Verband Deutscher Heilpraktiker

5. **An welchen Orten wird unterrichtet:** Ginsheim, Psychotherapie in 65510 Idstein

6. Art des Unterrichts	Beginn der Ausbildung	Unterrichts-Tageszeiten	Ausbildungs-Dauer/Monate	Gesamt-Stunden	Gesamt-Kosten DM
Ganztags-unterricht					
Halbtags-unterricht	März und Okt.	9.30	2,5 Jahre	300	ca. 5.000,00
Abend-schule	März und Okt.	18.00	2,5 Jahre	300	ca. 5.000,00
Wochend-semiar					
Block-Intensiv-Kurse					
Fern-unterricht					

7. **Weitere Kosten** **A.** Fachliteratur DM ca. 300,00 **C.** Einschreibgebühr DM –
   B. Hilfsmittel DM ca. 160,00 **D.** Prüfungsgebühr DM beim Gesundh.amt

8. **Welche Berufs-/Lehrpraktika, Art, Dauer gehören zur Ausbildung für den Abschluß an Ihrem Lehrinstitut?** Injektions- und Untersuchungstechniken, Differential- und Labordiagnose, Anamneseverfahren

9. **Schwerpunkte der obligatorischen Lehrinhalte:** Anatomie, Physiologie, Pathophysiologie, Gesetzeskunde, Hygiene, Mikrobiologie, Infektionskrankheiten, Biochemie

10. **Wahlfächer:** Tierheilkunde, Irisdiagnose, Bach-Blütentherapie, Phytotherapie, Psychotherapie, Ausleitungsverfahren, Praxisorganisation und Abrechnung, Notfalltherapie

11. **Zahl der Absolventen Ihrer Ausbildungsstätte pro Jahr/Klassenstärke:** ca. 160/12

12. **Sind kostenlose „Schnupperstunden" möglich?** Nein

13. **Besteht Gasthörermöglichkeit für bestimmte Fächer gegen Gebühr?** Ja

14. **In welchem Jahr wurde Ihre Schule gegründet?** 1986

15. **Welche Kündigungsregelung besteht?** Keine

16. **Welche Finanzierungs- und Förderungsmöglichkeiten bieten Sie oder empfehlen Sie Ihren Studierenden?** Keine

17. **Was empfehlen Sie einem Berufsanwärter grundsätzlich?** Assistenzpraktika, Weiterbildung über Verbände, eimal jährlich Notfallkurs und intensives Lernen und Wiederholen der medizinischen Grundlagen.

1. **Name und Adresse des Ausbildungsinstitutes:** **Humanum Institut**
   Gerlachstr. 49, 65929 Frankfurt
   Tel. 069/31 66 42, Fax 069/31 66 42

2. **Geschäftsführer/in, Frau, Herr:** Burkhard Schröder

3. **Eigentümer des Ausbildungsinstitutes:** Burkhard Schröder

4. **Mitglied im Verband:** –

5. **An welchen Orten wird unterrichtet:** Frankfurt und Thailand

6. Art des Unterrichts	Beginn der Ausbildung	Unterrichts-Tageszeiten	Ausbildungs-Dauer/Monate	Gesamt-Stunden	Gesamt-Kosten DM
Ganztags-unterricht					
Halbtags-unterricht	Mai und Okt.	9–12.00	12	210	3.750,00
Abend-schule	Mai und Okt.	18–21.00	12	210	3.750,00
Wochend-semiar	Februar	15–17.30	10	210	3.750,00
Block-Intensiv-Kurse (Thailand)		tägl. 6 Std.	6 Wochen	210	3.750,00
Fern-unterricht					

7. **Weitere Kosten** **A.** Fachliteratur DM ca. 300,00 **C.** Einschreibgebühr DM –
   B. Hilfsmittel DM ca. 160,00 **D.** Prüfungsgebühr DM –

8. **Welche Berufs-/Lehrpraktika, Art, Dauer gehören zur Ausbildung für den Abschluß an Ihrem Lehrinstitut?** Lehrpraktika können extern vermittelt werden.

9. **Schwerpunkte der obligatorischen Lehrinhalte:** Alle Fächer für die Überprüfung in Theorie und Praxis.

10. **Wahlfächer:** Akupunktur, Kinesiologie, Massage, Psychotherapie (Extrakurse)

11. **Zahl der Absolventen Ihrer Ausbildungsstätte pro Jahr/Klassenstärke:** 80/begrenzt auf 15

12. **Sind kostenlose „Schnupperstunden" möglich?** Ja

13. **Besteht Gasthörermöglichkeit für bestimmte Fächer gegen Gebühr?** Nein

14. **In welchem Jahr wurde Ihre Schule gegründet?** 1989

15. **Welche Kündigungsregelung besteht?** Rücktritt in den ersten zwei Wochen, danach Umschreibung auf anderen Kursus.

16. **Welche Finanzierungs- und Förderungsmöglichkeiten bieten Sie oder empfehlen Sie Ihren Studierenden?** Individuelle Beratung. Teilzahlung möglich.

17. **Was empfehlen Sie einem Berufsanwärter grundsätzlich?** Prüfung der eigenen Motivation und Lernbereitschaft. Information über das Berufsbild.

1. **Name und Adresse des Ausbildungsinstitutes:** **HPS Schule für Naturheilkunde GmbH**
   Verbandsfachschule VDH
   68159 Mannheim
   Tel. 0621/2 82 25

2. **Geschäftsführer/in, Frau, Herr:** HP Walter Wetzler

3. **Eigentümer des Ausbildungsinstitutes:** HPS GmbH

4. **Mitglied im Verband:** Verband Deutscher Heilpraktiker (VDH)

5. **An welchen Orten wird unterrichtet:** Mannheim

6. Art des Unterrichts	Beginn der Ausbildung	Unterrichts- Tageszeiten	Ausbildungs- Dauer/Monate	Gesamt- Stunden	Gesamt- Kosten DM
Ganztags- unterricht	März, Juni, November	8.30–14.00	26, inkl. Einf.	ca. 1.800	9.995,00
Halbtags- unterricht					
Abend- schule					
Wochend- semiar	März, Juni, Nov.	Sa 9–17.00 So 9–16.00	26, inkl. Einf.	ca. 1.000	6.000,00
Block-Intensiv- Kurse					
Fern- unterricht					

7. **Weitere Kosten** **A.** Fachliteratur DM in C. enthalten **C.** Einschreibgebühr DM 1.495,00
   B. Hilfsmittel DM in C. enthalten **D.** Prüfungsgebühr DM keine

8. **Welche Berufs-/Lehrpraktika, Art, Dauer gehören zur Ausbildung für den Abschluß an Ihrem Lehrinstitut?** Praktische Ausbildung im Unterricht und bei den Dozenten

9. **Schwerpunkte der obligatorischen Lehrinhalte:** Prüfungsvorbereitung, Homöopathie, Phytotherapie, Naturheilverfahren

10. **Wahlfächer:** Akupunktur, Neuraltherapie, Hypnose u. a.

11. **Zahl der Absolventen Ihrer Ausbildungsstätte pro Jahr/Klassenstärke:** 70–80/30

12. **Sind kostenlose „Schnupperstunden" möglich?** Gasthörer möglich

13. **Besteht Gasthörermöglichkeit für bestimmte Fächer gegen Gebühr?** ohne Gebühr

14. **In welchem Jahr wurde Ihre Schule gegründet?** 1966

15. **Welche Kündigungsregelung besteht?** Zum Trimesterende

16. **Welche Finanzierungs- und Förderungsmöglichkeiten bieten Sie oder empfehlen Sie Ihren Studierenden?** Faire Ratenzahlung von Seiten der HPS-Schule

17. **Was empfehlen Sie einem Berufsanwärter grundsätzlich?** Sich gut zu informieren.

1. **Name und Adresse des Ausbildungsinstitutes:** **KURATOR**
Heilpraktikerschule
Schlenkgasse 14, 72535 Heroldstatt
Tel. 07389/7 40, Fax 07389/14 49

2. **Geschäftsführer/in, Frau, Herr:** Wolfgang Küther

3. **Eigentümer des Ausbildungsinstitutes:** Wolfgang Küther

4. **Mitglied im Verband:** –

5. **An welchen Orten wird unterrichtet:** Heroldstatt

6. Art des Unterrichts	Beginn der Ausbildung	Unterrichts-Tageszeiten	Ausbildungs-Dauer/Monate	Gesamt-Stunden	Gesamt-Kosten DM
Ganztags-unterricht					
Halbtags-unterricht					
Abend-schule	April und Okt.	18.50–21.50 und 9–13.00	12	315	6.050,00
Wochend-semiar	Jan./Februar Okt./Nov.	9.00–12.00 14.00–17.00		6	nur für Schüler im Fernunterr.
Block-Intensiv-Kurse					
Fern-unterricht	jederzeit		18		3.600,00

7. **Weitere Kosten**   A. Fachliteratur   inklusive   C. Einschreibgebühr DM 400,00
   B. Hilfsmittel   inklusive   D. Prüfungsgebühr   –

8. **Welche Berufs-/Lehrpraktika, Art, Dauer gehören zur Ausbildung für den Abschluß an Ihrem Lehrinstitut?**   Ambulatorium speziell mit körperlicher Untersuchung und Labor

9. **Schwerpunkte der obligatorischen Lehrinhalte:**   Anatomie, Physiologie, Differentialdiagnose, Untersuchung, Krankheitslehre, Prüfungstraining

10. **Wahlfächer:**   Keine

11. **Zahl der Absolventen Ihrer Ausbildungsstätte pro Jahr/Klassenstärke:**   5–6/6

12. **Sind kostenlose „Schnupperstunden" möglich?**   Ja

13. **Besteht Gasthörermöglichkeit für bestimmte Fächer gegen Gebühr?**   Nein

14. **In welchem Jahr wurde Ihre Schule gegründet?**   1994

15. **Welche Kündigungsregelung besteht?**   Drei Monate Probezeit, danach aus wichtigem Grund.

16. **Welche Finanzierungs- und Förderungsmöglichkeiten bieten Sie oder empfehlen Sie Ihren Studierenden?**   Ratenzahlung, max. 24 Raten.

17. **Was empfehlen Sie einem Berufsanwärter grundsätzlich?**   Vor Studienbeginn ausführliches Beratungsgespräch mit dem Schulleiter.

1. **Name und Adresse des Ausbildungsinstitutes:** **Sauter-Institut**
   Wehrstraße 5, 73035 Göppingen-Faurndau
   Tel. 07161/2 60 25, Fax 07161/1 31 01

2. **Geschäftsführer/in, Frau, Herr:** Johannes Sauter

3. **Eigentümer des Ausbildungsinstitutes:** Johannes Sauter

4. **Mitglied im Verband:** Persönliches Mitglied der Union Deutscher Heilpraktiker

5. **An welchen Orten wird unterrichtet:** Sauter-Institut, Göppingen-Faurndau

6. Art des Unterrichts	Beginn der Ausbildung	Unterrichts-Tageszeiten	Ausbildungs-Dauer/Monate	Gesamt-Stunden	Gesamt-Kosten DM
Ganztags-unterricht					
Halbtags-unterricht					
Abend-schule					
Wochend-semiar	Sept. 97	Sa 10–18.00 So 10–15.00	18	144	5.850,00
Block-Intensiv-Kurse					
Fern-unterricht					

7. **Weitere Kosten** **A.** Fachliteratur DM ca. 200,00   **C.** Einschreibgebühr DM –
   B. Hilfsmittel DM –   **D.** Prüfungsgebühr DM –

8. **Welche Berufs-/Lehrpraktika, Art, Dauer gehören zur Ausbildung für den Abschluß an Ihrem Lehrinstitut?** Praktischer Unterricht ist in der Ausbildung beinhaltet.

9. **Schwerpunkte der obligatorischen Lehrinhalte:** Anatomie/Pathologie, Gesetzeskunde, Notfallmedizin

10. **Wahlfächer:** Keine

11. **Zahl der Absolventen Ihrer Ausbildungsstätte pro Jahr/Klassenstärke:** 60/30

12. **Sind kostenlose „Schnupperstunden" möglich?** Nein, aber Vorgespräche

13. **Besteht Gasthörermöglichkeit für bestimmte Fächer gegen Gebühr?** Nein

14. **In welchem Jahr wurde Ihre Schule gegründet?** 1982

15. **Welche Kündigungsregelung besteht?** Schriftliche Kündigung, Beginn 14 Tage Widerrufsrecht, danach 6 Wochen aufs Quartal.

16. **Welche Finanzierungs- und Förderungsmöglichkeiten bieten Sie oder empfehlen Sie Ihren Studierenden?** Keine

17. **Was empfehlen Sie einem Berufsanwärter grundsätzlich?** Sein Studium ernst zu nehmen, Disziplin zu üben, um die Verantwortung in diesem Beruf übernehmen zu können.

1. **Name und Adresse des Ausbildungsinstitutes:** **Kreativität & Wissen**
Medizin und Naturheilkunde GmbH
Lange Str. 2, 76199 Kalrsruhe
Tel. 0721/88 33 63, Fax 0721/9 88 71 47
internet: http//www.kreawi.de
e-mail: kreawi@t- online.de

2. **Geschäftsführer/in, Frau, Herr:** Ingo Laubenthal

3. **Eigentümer des Ausbildungsinstitutes:** GmbH

4. **Mitglied im Verband:** —

5. **An welchen Orten wird unterrichtet:** Karlsruhe, auswärtige Kurse auf Anfrage

6. Art des Unterrichts	Beginn der Ausbildung	Unterrichts-Tageszeiten	Ausbildungs-Dauer/Monate	Gesamt-Stunden	Gesamt-Kosten DM
Ganztags-unterricht					
Halbtags-unterricht	3 x jährlich	9–13.00	ca. 20	1060	8.850,00
Abend-schule	3 x jährlich	2 x wöchentlich 19–21.30	ca. 20	318	5.600,00
Wochend-semiar	3 x jährlich	Sa 9–14.00	ca. 20	318	5.600,00
Block-Intensiv-Kurse	3 x jährlich	9–17.00	15–24	372	6.050,00
Fern-unterricht	in Planung				

7. **Weitere Kosten** **A.** Fachliteratur DM ca. 500,00 **C.** Einschreibgebühr DM —
   B. Hilfsmittel DM bis 400,00 **D.** Prüfungsgebühr DM auf Wunsch: 100,00

8. **Welche Berufs-/Lehrpraktika, Art, Dauer gehören zur Ausbildung für den Abschluß an Ihrem Lehrinstitut?** Praktische Einheiten im Unterricht integriert.

9. **Schwerpunkte der obligatorischen Lehrinhalte:** Grundlagen, Prüfungsvorbereitung

10. **Wahlfächer:** Umfangreiches, begleitendes Kursprogramm

11. **Zahl der Absolventen Ihrer Ausbildungsstätte pro Jahr/Klassenstärke:** 40/20

12. **Sind kostenlose „Schnupperstunden" möglich?** Ja, auch mehrmals

13. **Besteht Gasthörermöglichkeit für bestimmte Fächer gegen Gebühr?** Ja

14. **In welchem Jahr wurde Ihre Schule gegründet?** 1994 (Seminarprogramm seit 1990)

15. **Welche Kündigungsregelung besteht?** Erstmalig nach Ablauf von 6 Monaten, dann zum Quartal

16. **Welche Finanzierungs- und Förderungsmöglichkeiten bieten Sie oder empfehlen Sie Ihren Studierenden?** Privat

17. **Was empfehlen Sie einem Berufsanwärter grundsätzlich?** Grundlagen zuerst, Lernen nicht nach Skripten, sondern nach Büchern.

1. **Name und Adresse des Ausbildungsinstitutes:** **Heilpraktikerfachschule Baden-Baden**
   Hahnemann-Colleg
   Luisenstraße 20, 76530 Baden-Baden
   Tel. 07221/39 11 97, Fax 07221/39 12 28

2. **Geschäftsführer/in, Frau, Herr:** Alexander Fahnemann

3. **Eigentümer des Ausbildungsinstitutes:** dto.

4. **Mitglied im Verband:** −

5. **An welchen Orten wird unterrichtet:** −

6. Art des Unterrichts	Beginn der Ausbildung	Unterrichts-Tageszeiten	Ausbildungs-Dauer/Monate	Gesamt-Stunden	Gesamt-Kosten DM
Ganztags-unterricht	1. Juli		24		
Halbtags-unterricht					
Abend-schule	ständig auf Anfrage	Die + Do 18.30–21.00	24–28		
Wochend-seminar	ständig auf Anfrage	Sa 9–13.15	24–28		
Block-Intensiv-Kurse					
Fern-unterricht					

7. **Weitere Kosten** **A.** Fachliteratur DM   **C.** Einschreibgebühr DM
   B. Hilfsmittel DM   **D.** Prüfungsgebühr DM

8. **Welche Berufs-/Lehrpraktika, Art, Dauer gehören zur Ausbildung für den Abschluß an Ihrem Lehrinstitut?**

9. **Schwerpunkte der obligatorischen Lehrinhalte:** Klassische Homöopathie, Ausbildung nach den Richtlinien des Ministeriums für A., G. und S. in BW

10. **Wahlfächer:**

11. **Zahl der Absolventen Ihrer Ausbildungsstätte pro Jahr/Klassenstärke:** −/16

12. **Sind kostenlose „Schnupperstunden" möglich?** Nein

13. **Besteht Gasthörermöglichkeit für bestimmte Fächer gegen Gebühr?** Ja

14. **In welchem Jahr wurde Ihre Schule gegründet?**

15. **Welche Kündigungsregelung besteht?**

16. **Welche Finanzierungs- und Förderungsmöglichkeiten bieten Sie oder empfehlen Sie Ihren Studierenden?**

17. **Was empfehlen Sie einem Berufsanwärter grundsätzlich?** Einen Motivations- und Eignungstest für den Heilpraktikerberuf bei uns kostenlos zu absolvieren.

1. **Name und Adresse des Ausbildungsinstitutes:** **THALAMUS, Schulen für ganzheitliche Heilkunde, Heilpraktikerschulen GmbH**
Engelbergerstr. 19, 79106 Freiburg
Tel. 0761/27 75 09, Fax 0761/28 68 07

2. **Geschäftsführer/in, Frau, Herr:** Werner Schuhmacher

3. **Eigentümer des Ausbildungsinstitutes:** Werner Schuhmacher

4. **Mitglied im Verband:** –

5. **An welchen Orten wird unterrichtet:** Köln, Stuttgart, München, Darmstadt, Riegelsberg/Saarbr., Essen, Berlin, Freiburg, Kassel, Bonn, Münster, Mainz.
Ab 1998 in Frankfurt, Konstanz, Leipzig, Mannheim, Nürnberg, Zürich

6. Art des Unterrichts	Beginn der Ausbildung	Unterrichts-Tageszeiten	Ausbildungs-Dauer/Monate	Gesamt-Stunden	Gesamt-Kosten DM
Ganztags-unterricht	April und Okt.	Mo–Do 9–12.30	2 Jahre	1.230	14.800,00
Halbtags-unterricht	April und Okt.	1 x pro Woche 9.30–12.15	2 Jahre	351	7.320,00
Abend-schule	April und Okt.	1 x pro Woche 18.30–21.15	2 Jahre	351	7.320,00
Wochend-semiar					
Block-Intensiv-Kurse	2 x/J. März u. Okt. nur in Berlin	7 x 5 Tage 10–17.00	12 Monate 10 Blöcke/5 Tage	333	5.100,00
Fern-unterricht	jederzeit		ca. 18		4.860,00

7. **Weitere Kosten** **A.** Fachliteratur DM ca. 500,00 **C.** Einschreibgebühr DM 250,00
B. Hilfsmittel DM – **D.** Prüfungsgebühr DM 300–500,00

8. **Welche Berufs-/Lehrpraktika, Art, Dauer gehören zur Ausbildung für den Abschluß an Ihrem Lehrinstitut?** Vermittlung von Assistenzstellen in Heilpraktiker-Praxen

9. **Schwerpunkte der obligatorischen Lehrinhalte:** Pathologie, Immunologie, Onkologie, Differentialdiagnose, Endokrinologie, Mikrobiologie, Infektionskrankheiten, Notfallerkrankungen, Gesetzeskunde, Hygiene, Injektionstechniken, Labor, Untersuchungsmethoden, Ausleitungsverfahren, Psychosomatik

10. **Wahlfächer:** Psychotherapie, Shiatsu- und Akupressur, Kinesiologie, craniosakrale Körpertherapie, Farbpunktur, Kirleandiagnose, Reiki, Homöopathie, Akupunktur, Aura Soma, Sterbebegleitung, Chakra- und Auralesen, Geistheilen, Bach-Blütentherapie, Fußreflexzonenmassage

11. **Zahl der Absolventen Ihrer Ausbildungsstätte pro Jahr/Klassenstärke:** 320/15–20

12. **Sind kostenlose „Schnupperstunden" möglich?** Ja

13. **Besteht Gasthörermöglichkeit für bestimmte Fächer gegen Gebühr?** Ja

14. **In welchem Jahr wurde Ihre Schule gegründet?** 1989

15. **Welche Kündigungsregelung besteht?** 6monatige oder einjährige Kündigungsfrist

16. **Welche Finanzierungs- und Förderungsmöglichkeiten bieten Sie oder empfehlen Sie Ihren Studierenden?** Ratenzahlung. Zeitsoldaten werden Ausbildungskosten von der Bundeswehr erstattet.

17. **Was empfehlen Sie einem Berufsanwärter grundsätzlich?** Eindeutige Motivation, also wissen, wozu man was lernen will und Vision.

1. **Name und Adresse des Ausbildungsinstitutes:**   **Thalamus Heipraktikerschulen**
Fachbereich Tierheilkunde
Engelberger Str. 19, 79106 Freiburg
Tel. 0761/27 75 09, Fax 0761/28 68 07

2. **Geschäftsführer/in, Frau, Herr:**   Werner Schuhmacher

3. **Eigentümer des Ausbildungsinstitutes:**   Thalamus – Seminare für Körper Geist & Seele GmbH

4. **Mitglied im Verband:**   Verband der Tierheilpraktiker Deutschlands, Bundes- und Dachverband, Victor-v.-Scheffelstr. 16, 91315 Höckstadt

5. **An welchen Orten wird unterrichtet:**   Freiburg, Darmstadt, Berlin
geplant: Bonn, Kassel, Stuttgart

6. Art des Unterrichts	Beginn der Ausbildung	Unterrichts-Tageszeiten	Ausbildungs-Dauer/Monate	Gesamt-Stunden	Gesamt-Kosten DM
Ganztags-unterricht					
Halbtags-unterricht					
Abend-schule	2 x jährlich Frühj. u. Herbst	1 x wöchentlich am Abend	24	348	8.100,00
Wochend-semiar	2 x jährlich Frühj. u. Herbst	Sa. 10–18 Uhr So. 10–18 Uhr	24	400	9.100,00
Block-Intensiv-Kurse					
Fern-unterricht	jederzeit		18–24		5.310,00

7. **Weitere Kosten**   A. Fachliteratur   DM 600–2.000,00   C. Einschreibgebühr   DM 250,00
                           B. Hilfsmittel   DM 200,00   D. Prüfungsgebühr   DM 125,00

8. **Welche Berufs-/Lehrpraktika, Art, Dauer gehören zur Ausbildung für den Abschluß an Ihrem Lehrinstitut?**   –

9. **Schwerpunkte der obligatorischen Lehrinhalte:**   Anatomie, Physiologie, Pathologie mit Schwerpunkt Pferd, Hund, Katze; Naturheilkunde, gesetzliche Grundlagen, Untersuchungsmethoden, Diagnose und Differentialdiagnose

10. **Wahlfächer:**   –

11. **Zahl der Absolventen Ihrer Ausbildungsstätte pro Jahr/Klassenstärke:**   13/10–15

12. **Sind kostenlose „Schnupperstunden" möglich?**   Nein

13. **Besteht Gasthörermöglichkeit für bestimmte Fächer gegen Gebühr?**   Ja

14. **In welchem Jahr wurde Ihre Schule gegründet?**   1989

15. **Welche Kündigungsregelung besteht?**   Nach 12 Monaten, zwei Monte vorher, schriftlich

16. **Welche Finanzierungs- und Förderungsmöglichkeiten bieten Sie oder empfehlen Sie Ihren Studierenden?**   Vorauszahlung, Teilzahlung, Ratenzahlung

17. **Was empfehlen Sie einem Berufsanwärter grundsätzlich?**   Erfahrung und Feingefühl im Umgang mit Tieren

1. **Name und Adresse des Ausbildungsinstitutes:** **Deutsche Paracelsus Schulen**
Sonnenstr. 19, 80331 München
Tel. 089/5 52 54 10, Fax 089/55 34 89

2. **Geschäftsführer/in, Frau, Herr:** Eckhardt Martin

3. **Eigentümer des Ausbildungsinstitutes:** GmbH

4. **Mitglied in Verband:** Freier Verband Deutscher Heilpraktiker (FVDH)
in Münster

5. **An welchen Orten wird unterrichtet:** Bundesweit, Österreich, Schweiz, Holland

6. Art des Unterrichts	Beginn der Ausbildung	Unterrichts-Tageszeiten	Ausbildungs-Dauer/Monate	Gesamt-Stunden	Gesamt-Kosten DM
Vollzeit-unterricht	ca. 4 x jährlich	Mo–Do 9–13.00	26	1.800	14.381,00
Halbtags-unterricht					
Abend-schule	ca. 4 x jährlich	2 x wöchentl. 19–21.30	30	1.000	11.475,00
Wochend-semiar	ca. 4 x jährlich	Sa 9–14.00	30	1.000	11.475,00
Block-Intensiv-Kurse	ca. 4 x jährlich	Kombi, Vollzeit. Woch.end, Abend	14	ca. 1.800	12.545,00
Video-studium	Video geht jederzeit!	+ Regional- und Zentralsymposien	je nach Unter-richtsart	ca. 200 UStd. auf Video	Kauf/Leihe Preis erfragen!

7. **Weitere Kosten** **A.** Fachliteratur DM ca. 1.500,00 **C.** Einschreibgebühr DM –
B. Hilfsmittel DM ca. 400,00 **D.** Prüfungsgebühr DM nur beim Amtsarzt

8. **Welche Berufs-/Lehrpraktika, Art, Dauer gehören zur Ausbildung für den Abschluß an Ihrem Lehrinstitut?** Assistenzpraktikum während der Regelstudienzeit in unserem Hause

9. **Schwerpunkte der obligatorischen Lehrinhalte:** Schulmedizinisches Basiswissen, naturheilkundliche Therapieverfahren, Rechts- und Berufskunde

10. **Wahlfächer:** Sonderseminare, extra zu belegen

11. **Zahl der Absolventen Ihrer Ausbildungsstätte pro Jahr/Klassenstärke:** ca. 4.000/30

12. **Sind kostenlose „Schnupperstunden" möglich?** Ja

13. **Besteht Gasthörermöglichkeit für bestimmte Fächer gegen Gebühr?** Nein

14. **In welchem Jahr wurde Ihre Schule gegründet?** 1976, Eckhardt Martin, München

15. **Welche Kündigungsregelung besteht?** Ordentliche Kündigung = 12., resp. 14. Monat und Kündigung aus wichtigem Grund

16. **Welche Finanzierungs- und Förderungsmöglichkeiten bieten Sie oder empfehlen Sie Ihren Studierenden?** BFD (Berufsförderungsdienst der Bundeswehr), bei Reha-Fällen möglich über BfA u. LVA, Meister-Bafög für Berechtigte, individuelle Abprachen mit uns möglich

17. **Was empfehlen Sie einem Berufsanwärter grundsätzlich?** Fleiß, Spaß, immer positiv denken

1. **Name und Adresse des Ausbildungsinstitutes:** **Zentrum für Naturheilkunde**
Heilpraktikerschule und Fortbildungszentrum
Hirtenstr. 26, 80335 München
Tel. 089/54 59 31-0, Fax 089/54 59 31-99

2. **Geschäftsführer/in, Frau, Herr:** H. R. Thoma

3. **Eigentümer des Ausbildungsinstitutes:** H. R. Thoma

4. **Mitglied im Verband:** –

5. **An welchen Orten wird unterrichtet:** München

6. Art des Unterrichts	Beginn der Ausbildung	Unterrichts-Tageszeiten	Ausbildungs-Dauer/Monate	Gesamt-Stunden	Gesamt-Kosten DM
Ganztags-unterricht					
Halbtags-unterricht	9. 9. 97	Mo–Do 8.45–12.30	24	1.275 à 45 min	9.590,00
Abend-schule	9. 9. 97	Di u. Do *) 18.30–21.45	30	800 à 45 min	8.350,00
Wochend-schule	13. 9. 97	Sa 9.30–17.30 So 9.30–13.00	30	800 à 45 min	8.350,00
Block-Intensiv-Kurse					
Fern-unterricht					

*) 4.–5. Semester Mo und Di

7. **Weitere Kosten**   **A.** Fachliteratur DM ca. 300,00/Sem.   **C.** Einschreibgebühr DM 300,00
B. Hilfsmittel DM ca. 250,00   **D.** Prüfungsgebühr DM –

8. **Welche Berufs-/Lehrpraktika, Art, Dauer gehören zur Ausbildung für den Abschluß an Ihrem Lehrinstitut?** Diverse naturheilkundliche Ausbildungen, mit Ambulatorium

9. **Schwerpunkte der obligatorischen Lehrinhalte:** Klinische Fächer, Physiologie, Pathologie, Anatomie, Pathophysiologie, naturheilkundliche Einführungen und Rezepturen, Rechtskunde

10. **Wahlfächer:** mit zusätzlichen Kosten verbunden: Phytotherapie, Homöopathie, chinesische Medizin

11. **Zahl der Absolventen Ihrer Ausbildungsstätte pro Jahr/Klassenstärke:** ca. 180/25–35

12. **Sind kostenlose „Schnupperstunden" möglich?** Ja

13. **Besteht Gasthörermöglichkeit für bestimmte Fächer gegen Gebühr?** Ja

14. **In welchem Jahr wurde Ihre Schule gegründet?** 1987

15. **Welche Kündigungsregelung besteht?** Zwei Monate Probezeit, dann jeweils zum Semesterende

16. **Welche Finanzierungs- und Förderungsmöglichkeiten bieten Sie oder empfehlen Sie Ihren Studierenden?** –

17. **Was empfehlen Sie einem Berufsanwärter grundsätzlich?** Ausführliches Gespräch über Lebensplanung, Lebenziele und Berufsaussichten, Information über mögliche naturheilkundliche Ausbildung

1. **Name und Adresse des Ausbildungsinstitutes:** **Freier Arbeitskreis für Naturheilkunde und ganzheitliche Medizin**
   Auf dem Ruhbühl 175, 88090 Immenstaad
   Tel. 07545/66 92, Fax 07545/39 72

2. **Geschäftsführer/in, Frau, Herr:** Hans Peter Letz-Zeller, Heilpraktiker UDH

3. **Eigentümer des Ausbildungsinstitutes:** Hans-Peter Letz-Zeller

4. **Mitglied in Verband:** Union Deutscher Heilpraktiker

5. **An welchen Orten wird unterrichtet:** Immenstaad und Augsburg

6. Art des Unterrichts	Beginn der Ausbildung	Unterrichts-Tageszeiten	Ausbildungs-Dauer/Monate	Gesamt-Stunden	Gesamt-Kosten DM
Ganztags-unterricht					
Halbtags-unterricht	alle 2,5 Jahre	9–13.00	30	ca. 2.600	15.000
Abend-schule					
Wochend-semiar	alle 2,5 Jahre	9–17.00	30	ca. 1.500	12.000
Block-Intensiv-Kurse					
Fern-unterricht					

7. **Weitere Kosten** **A.** Fachliteratur DM ca. 1.000,00 DM **C.** Einschreibgebühr DM ca. 1.000,00
   B. Hilfsmittel DM ca. 100,00 DM **D.** Prüfungsgebühr DM –

8. **Welche Berufs-/Lehrpraktika, Art, Dauer gehören zur Ausbildung für den Abschluß an Ihrem Lehrinstitut?** Praxisassistenz

9. **Schwerpunkte der obligatorischen Lehrinhalte:** 50 % Schulmedizin, 50 % Naturheilkunde, Schwerpunkte Naturheilkunde: Homöopathie, Akupunktur, Phytotherapie

10. **Wahlfächer:** –

11. **Zahl der Absolventen Ihrer Ausbildungsstätte pro Jahr/Klassenstärke:** ca. 10/zwischen 6 und 12

12. **Sind kostenlose „Schnupperstunden" möglich?** Ja, sind sogar empfohlen.

13. **Besteht Gasthörermöglichkeit für bestimmte Fächer gegen Gebühr?** Ja

14. **In welchem Jahr wurde Ihre Schule gegründet?** 1983

15. **Welche Kündigungsregelung besteht?** 6 Wochen zum Quartal

16. **Welche Finanzierungs- und Förderungsmöglichkeiten bieten Sie oder empfehlen Sie Ihren Studierenden?** –

17. **Was empfehlen Sie einem Berufsanwärter grundsätzlich?** Mindestens zwei Jahre Assistenz nach der Prüfung.

1. **Name und Adresse des Ausbildungsinstitutes:** **Medicare Akademie für medizinische Bildung**
Stifterstraße 9, Postfach 52, 95369 Untersteinach
Tel. 09225/9 60 44, Fax 09225/9 60 46

2. **Geschäftsführer/in, Frau, Herr:** —

3. **Eigentümer des Ausbildungsinstitutes:** Gabriele Ossmann

4. **Mitglied im Verband:** Ohne Verbandszwang!

5. **An welchen Orten wird unterrichtet:** —

6. Art des Unterrichts	Beginn der Ausbildung	Unterrichts-Tageszeiten	Ausbildungs-Dauer/Monate	Gesamt-Stunden	Gesamt-Kosten DM
Ganztags-unterricht					
Halbtags-unterricht	6 x im Jahr	8–12.00	4 Wochen	80–100	5.990,00
Abend-schule					
Wochen-seminar					
Block-Intensiv-Kurse					
Selbst-studienpaket	jedezeit				1.900,00

7. **Weitere Kosten**   **A.** Fachliteratur DM inklusive   **C.** Einschreibgebühr DM nein
   B. Hilfsmittel DM inklusive   **D.** Prüfungsgebühr DM nein

8. **Welche Berufs-/Lehrpraktika, Art, Dauer gehören zur Ausbildung für den Abschluß an Ihrem Lehrinstitut?** —

9. **Schwerpunkte der obligatorischen Lehrinhalte:** Prüfungsvorbereitung, Anatomie, Praxisführung

10. **Wahlfächer:** —

11. **Zahl der Absolventen Ihrer Ausbildungsstätte pro Jahr/Klassenstärke:** —/höchstens vier Personen

12. **Sind kostenlose „Schnupperstunden" möglich?** Ja

13. **Besteht Gasthörermöglichkeit für bestimmte Fächer gegen Gebühr?** Nein

14. **In welchem Jahr wurde Ihre Schule gegründet?** 1989

15. **Welche Kündigungsregelung besteht?** Frei vereinbar

16. **Welche Finanzierungs- und Förderungsmöglichkeiten bieten Sie oder empfehlen Sie Ihren Studierenden?** Ratenzahlung

17. **Was empfehlen Sie einem Berufsanwärter grundsätzlich?** —

1. **Name und Adresse des Ausbildungsinstitutes:** **NVS-Schule AG für Naturärzte**
   Schützenstr. 42, CH-9101 Herisau
   Tel. 0 04 17 13 52 55 11, Fax 0 04 17 13 52 55 18

2. **Geschäftsführer/in, Frau, Herr:** Sonja Honauer

3. **Eigentümer des Ausbildungsinstitutes:** AG/Mehrheitsaktionär NVS Verband

4. **Mitglied im Verband:** NVS – Naturärztevereinigung der Schweiz

5. **An welchen Orten wird unterrichtet:** Bern, Herisau, Zürich

6. Art des Unterrichts	Beginn der Ausbildung	Unterrichts-Tageszeiten	Ausbildungs-Dauer/Monate	Gesamt-Stunden	Gesamt-Kosten DM
Ganztags-unterricht	Jan. u. Aug.	Sa 9–15.00	3 Jahre	440 Unterricht 2260 Heimstud.	13.500,00
Halbtags-unterricht					
Abend-schule					
Wochend-semiar					
Block-Intensiv-Kurse					
Fern-unterricht					

7. **Weitere Kosten**   **A.** Fachliteratur   inklusive   **C.** Einschreibgebühr   Fr. 650,00
   B. Hilfsmittel   inklusive   **D.** Prüfungsgebühr   Fr. 600,00

8. **Welche Berufs-/Lehrpraktika, Art, Dauer gehören zur Ausbildung für den Abschluß an Ihrem Lehrinstitut?**   Praxistage, körperliche Untersuchung und Diagnostik wird von der Schule angeboten

9. **Schwerpunkte der obligatorischen Lehrinhalte:**   Anatomie, Pathologie, Physiologie und diverse Diagnose- und Therapiemöglichkeiten

10. **Wahlfächer:**   4. Jahr Homöopathie, Beginn jeweils August

11. **Zahl der Absolventen Ihrer Ausbildungsstätte pro Jahr/Klassenstärke:**   120/18–20

12. **Sind kostenlose „Schnupperstunden" möglich?**   Ja

13. **Besteht Gasthörermöglichkeit für bestimmte Fächer gegen Gebühr?**   Ja

14. **In welchem Jahr wurde Ihre Schule gegründet?**   1992

15. **Welche Kündigungsregelung besteht?**   30 Tage auf Semesterende

16. **Welche Finanzierungs- und Förderungsmöglichkeiten bieten Sie oder empfehlen Sie Ihren Studierenden?**   Ratenzahlung monatlich, vierteljährlich

17. **Was empfehlen Sie einem Berufsanwärter grundsätzlich?**   –

Wie finanzieren Sie Ihre Heilpraktiker-Ausbildung?

Mit welchen Kosten müssen Sie rechnen?

Die Kosten sind individuell verschieden und schwanken von zirka 5.000 DM bei überwiegendem Selbststudium bis zu etwa 20.000 DM und mehr bei Besuch einer Tagesschule. Deshalb müssen die Kosten individuell erfaßt werden, nämlich

1. Fachliteratur, Fachzeitschriften, Kassetten
2. Lehrmaterial, Modelle
3. Diagnosebesteck (Stethoskope, Blutdruckmeßgerät, Teststreifen für Blut- und Urinproben usw.)
4. Seminargebühren, Aufnahmegebühren
5. Fahrtkosten
6. Kosten für Außer-Haus-Verpflegung
7. Übernachtungskosten
8. gegebenenfalls persönlicher Nachhilfeunterricht zur speziellen Vorbereitung auf die Überprüfung
9. Mitgliedsbeitrag für Heilpraktiker-Verbände
10. Zinsen bei Kreditaufnahme (nicht empfehlenswert)
11. Anmeldegebühr, Überprüfungsgebühr

Finanzierung

Gehen Sie davon aus, daß Ihre Bank das Kreditlimit für Sie ganz erheblich senkt, sobald Sie den Schritt vom Angestelltendasein in die Selbständigkeit tun, denn als Selbständiger verfügen Sie in den Augen der Bank nicht mehr über die Sicherheit eines festen Einkommens, es sei denn, Sie beweisen das Gegenteil. Hier einige Möglichkeiten der Finanzierung:

1. Steuerliche Behandlung der Ausbildungskosten

Informieren Sie sich durch einen telefonischen Anruf bei Ihrem Finanzamt, denn dieses ist verpflichtet, Sie optimal zu beraten. Auch Ihr Steuerberater gibt Ihnen Auskunft über die Abzugsmöglichkeiten von Ausbildungskosten.
Nach § 10 (7) EStG können Sie Kosten für die Ausbildung in einem nicht ausgeübten Beruf bis zu einem festgesetzten Höchstbetrag als Sonderausgaben steuerlich geltend machen. Dazu zählen alle Kosten, die im Rahmen der Bildungsmaßnahme anfallen, zum Beispiel auch Fahrt- und Übernachtungskosten, Fachliteratur, Prüfungsgebühren und mehr.

2. Förderungsmaßnahmen durch das Arbeitsamt

Die Bundesanstalt für Arbeit fördert nach ihren eigenen Richtlinien die berufliche Aus- und Weiterbildung, sowie Umschulungsmaßnahmen. Maßgeblich dafür ist das Arbeitsförderungsgesetz (AFG).
Nach dem AFG werden nur Antragsteller berücksichtigt, die „eine Beitragspflicht begründende Beschäftigung im Geltungsbereich dieses Gesetzes (§ 36 Nr. 1 AFG)" aufzunehmen oder fortzusetzen beabsichtigen. Das heißt also, daß nach dem AFG nur Arbeitnehmer gefördert werden. Der angehende Heilpraktiker müßte also nachweisen, daß er nach erfolgreicher Ausbildung eine Anstellung in einer Heilpraktiker-Praxis findet.
Wenn Sie als Arbeitsloser mit Ihrem Arbeitsamt sprechen, wird man Ihnen für den Start Ihres Berufes, auch in die Selbständigkeit, das Arbeitslosengeld oder die Arbeitslosenhilfe bis zu 26 Wochen

als Überbrückungsgeld weiterzahlen. Dafür ist ein spezieller Antrag zu stellen.

3. Förderung nach dem Bundes-Ausbildungsförderungs-Gesetz (BAföG)

Nach dem Bundes-Ausbildungsförderungs-Gesetz wird nur eine Erstausbildung gefördert. Die Ausbildungstätten zur Heilpraktiker-Ausbildung fallen nicht unter dieses Gesetz, weil es sich bei dem Beruf des Heilpraktikers nicht um einen sogenannten staatlich anerkannten Beruf handelt.

4. Förderung durch den Arbeitgeber

a) Kaum ein Arbeitgeber wird Sie beruflich fördern, wenn Sie die Arbeitsstelle aufgeben wollen. Als Förderung durch den Arbeitgeber wird fast immer nur ein zinsloses oder zinsbegünstigtes Arbeitnehmerdarlehen infrage kommen, dessen Rückzahlung jedoch fällig wird, sobald Sie die Stelle aufgeben. Hier bietet sich nur an, das Dalehen aufzunehmen und dann zu versuchen, die Ganztagsbeschäftigung in eine Teilzeittätigkeit umzuwandeln, damit Ihnen das zinsbegünstigte Darlehen möglichst lange erhalten bleibt.

Häufig wird mit dem Wechsel von der Ganztagstätigkeit in eine Teilzeitstelle auch ein Wechsel des Tätigkeitsbereiches verbunden sein. Die Haltung Ihres Arbeitgebers zu diesem Problem können Sie ja gesprächsweise ausloten. Eine Teilzeittätigkeit hätte den wertvollen Vorteil, daß Sie nicht nur über ein gewisses Mindesteinkommen verfügen, sondern gleichzeitig genügend Zeit für die Lernphase haben. Außerdem könnten Sie auf dieser Basis Ihre Heilpraktiker-Praxis nebenher aufbauen. Ihre Teilzeittätigkeit brauchten Sie erst aufzugeben, wenn Sie sicher sind, daß Sie mit Ihrer

Praxis ein gesichertes Einkommen erwirtschaften.

b) Ist die Bundeswehr Ihr Arbeitgeber, dann können Sie sich an folgende Information halten: Die Ausbildung von Soldaten auf Zeit zum Beruf des Heilpraktikers wird nach Beendigung der Dienstzeit grundsätzlich gefördert. Die Förderungsberatung durch den Berufsförderungsdienst der Bundeswehr erfolgt immer bezogen auf den speziellen Fall wie zum Beispiel Dienstzeit, Vorbildung und so weiter.

5. Förderung durch LVA und BfA

Im Rahmen einer Umschulungsmaßnahme werden Ihnen LVA bzw. BfA unter Beteiligung des Arbeitsamtes die Umschulung zum Beruf des Heilpraktikers finanzieren, wenn Sie aufgrund einer erforderlichen Rehabilitationsmaßnahme den entsprechenden Antrag stellen. Dies könnte beispielsweise möglich sein, wenn Sie aus gesundheitlichen Gründen nicht weiter in Ihrem bisherigen Beruf tätig sein können. Grundlage dafür ist die Sozialgesetzgebung. In ein solches Vorhaben sollten Sie gut vorbereitet gehen, nach Rücksprache mit Ihrer Heilpraktikerschule. Lassen Sie sich nicht vom Berufsberater des Arbeitsamtes abschmettern.

6. Kredit (?)

Einen Kredit oder ein Darlehn sollten Sie wirklich nur im äußersten Notfall aufnehmen und auch nur dann, wenn die persönliche finanzielle Situation überschaubar, nicht „erdrückend" und die Rückzahlung gesichert erscheint. Kalkulieren Sie dabei nicht von vornherein mit den Lorbeeren, die Sie eventuell ernten werden, wenn Sie Ihr gewünschtes Berufsziel erreichen. Schulden zusammen mit Unerwartetem im Leben können Sie und Ihre Angehörigen ins Unglück stürzen! Doch wenn Sie um eine Kreditaufnahme nicht herumkommen, ist es meist am günstigsten, zuerst einmal die Möglichkeiten in der eigenen Familie auszuschöpfen. Lesen Sie dazu auch die vorstehenden Hinweise unter Förderung durch den Arbeitgeber. Auch die Beleihung einer eventuell abgeschlossenen Lebensversicherung bis zur Höhe der bereits angesparten Versicherungsbetrages könnte in Frage kommen. Sprechen Sie in diesem Falle mit Ihrer Versicherungsgesellschaft über die günstigsten gültigen Konditionen. Bei den heute bei Banken üblichen Darlehenszinsen von 11 bis 15 Prozent ist es sinnvoll, einen Vorschuß auf die bisher durch Prämien angesparte Summe zu beantragen. Die Zinsen dafür liegen bei 7,5 Prozent. Der Vorschuß kann zurückgezahlt werden, damit Ihnen die volle Versicherungssumme wieder für den bei Vertragsabschluß vorgesehenen Zweck zur Verfügung steht.

Sensibel, sauber, saugstark!

Medizinische Blutegel aus Biebertal

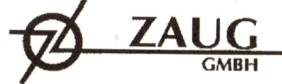 **ZAUG** GMBH

BIEBERTALER
BLUTEGELZUCHT UND -IMPORT
GIESSENER STR. 52 - 35444 Biebertal
TELEFON (06409) 2376 - TELEFAX (06409) 9944

Für weitere, ausführliche Informationen
und/oder ein persönliches Beratungsgespräch
senden Sie diesen Coupon ausgefüllt zurück an:

ZAUG GmbH, Gießener Str. 52,
35444 Biebertal
Antwort kommt prompt!

Name:...
Beruf:...
Straße:..
PLZ/Wohnort:..
Telefon:...
Telefax:...

Funktionsdiagnostik und Therapie zur Elektroakupunktur nach Voll

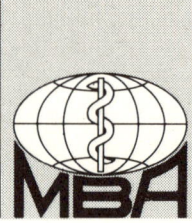

Diese EAV-Gerätegeneration wurde nach dem neusten Stand der EAV-Wissenschaft und -Technik entwickelt.
Sie ermöglicht u.a. mit den beiden Gerätetypen SL 1 und SL 2:

- Leitwertmessung
- Quadrantenmessung über Multitest
- Punktlokalisationsmöglichkeit
- Diagnostik mit Medikamententest
- Unverträglichkeitstest zahnärztl. Werkstoff
- Lebensmittel- und Allergietest
- integrierte Testwabe

- trägheitslose, gut übersichtliche Lichtbalkenanzeige
- Computeranschluß

bevorzugter Einsatz mit SL 1:
- Therapie mit niederfrequentierten Kippschwingungen
- Schmerztherapie
- Herdtestung + Potentialmessung

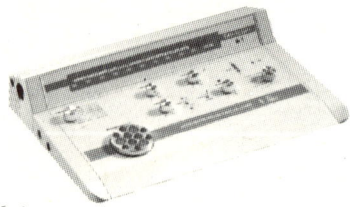

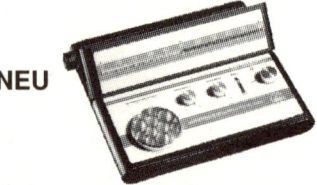

NEU

SL 1
Das elagante, technisch hochentwickelte SL 1-Gerät ist ideal für den stationären Praxiseinsatz.
Es zeichnet sich durch hohe Zuverlässigkeit und lange Einsatzzeiten aus.

SL 2
Das handlich, kleine Gerät eignet sich besonders gut für Hausbesuche. Hohe Flexibilität wird durch 2 Steckakkumulatoren und die externe Ladestation erreicht. Keine (jährliche) MedGV-Prüfung mehr, daher sehr wartungsfreundlich und leichte Bedienung.

Neuentwicklung: MBA-EAV Software

Die MBA ist der betreuende medizintechnische Partner der EAV-Seminare im In- und Ausland. Wir senden Ihnen gerne ausführliche Informationen.

Medizinische Bedarfsartikel GmbH · Im grauen Berg 9 · 56414 Wallmerod
Tel.: 0 64 35-13 69 · Fax 0 64 35-14 17

Die Anmeldung zur Überprüfung durch den Amtsarzt

Die einzelnen Verwaltungsbehörden, bei denen sich der Heilpraktiker-Anwärter laut Paragraphen 3 und 11 der „Ersten Durchführungsverordnung zum Gesetz über die berufsmäßige Ausübung der Heilkunde ohne Bestallung" anzumelden hat, verfügen von Bundesland zu Bundesland und von Ort zu Ort über unterschiedliche Anmeldemodalitäten.

Vor allem die Überprüfungsmodalitäten weichen von Amt zu Amt sehr voneinander ab. An manchen Orten gibt es nur mündliche, an anderen nur schriftliche Überprüfungen; die Tendenz geht aber zu mündlichen und schriftlichen Überprüfungen, die in unterschiedlichem Abstand voneinander abgehalten werden.

Zudem gibt es bei einzelnen Behörden Wartezeiten von mehr als zwölf Monaten, bei anderen kann man sich alle sechs bis acht Wochen überprüfen lassen, an vielen Orten finden Überprüfungen im Frühjahr (April oder Mai) und im Herbst (Oktober/November) statt, so daß der richtige Anmeldetermin von ausschlaggebender Bedeutung sein kann.

Da angeblich bis zu 90 Prozent der Kandidaten bei den Überprüfungen durchfallen, sollte der Heilpraktiker-Anwärter bei der Terminplanung für die Praxiseröffnung unbedingt berücksichtigen und sich von vornherein damit vertraut machen, daß er eventuell nicht nur *einen* Anlauf benötigt, um die Überprüfung mit Erfolg zu absolvieren.

Weitere Überlegungen: Bei einer Verwaltungsbehörde, die nur im Frühjahr und im Herbst Heilpraktiker-Überprüfungen abhält, kann sich die Aushändigung der „Erlaubnis zur Ausübung der Heilkunde ohne Bestallung" von einem halben Jahr zum nächsten verschieben, wenn der Heilpraktiker-Anwärter mehrere Überprüfungsanläufe braucht, um sein Ziel zu erreichen. Deshalb kann es sinnvoll sein, sich bei einer Verwaltungsbehörde anzumelden, die häufiger im Jahr Überprüfungen vornimmt.

Die erste möglicherweise nicht bestandene Überprüfung sollte der Kandidat als „Nagelprobe" betrachten, bei der er feststellt, wie das Überprüfungsverfahren an dem betreffenden Ort grundsätzlich abläuft und wie er sich für den nächsten Anlauf am gleichen Ort optimal vorbereiten sollte. Die Überprüfung kann beliebig oft wiederholt werden, allerdings verlangen manche Verwaltungsbehörden schon bei der Anmeldung Auskunft darüber, ob sich der Heilpraktiker-Anwärter bereits zuvor bei einer anderen Behörde angemeldet hat. Deshalb ist es auch von Interesse, von vornherein zu wissen, daß bei dem ins Auge gefaßten Amt die Anmeldung zur Überprüfung gegebenenfalls mehrmals hintereinander vorgenommen werden kann. Da das für den Wohnort des Kandidaten zuständige Gesundheitsamt leicht feststellbar ist, muß man davon ausgehen, daß sich die einzelnen Gesundheitsämter untereinander austauschen können.

In einigen Bundesländern sind Gesundheitsämter als zentrale Überprüfungsstellen für ein jeweils bestimmtes Einzugsgebiet vorgesehen. So ist zum Beispiel Heilbronn auch für die Kreise Schwäbisch Hall und Schwäbisch Gmünd zuständig, Mainz für ganz Rheinland-Pfalz. Die Anmeldung hat jedoch bei der für den betreffenden Wohnsitz zuständigen Ordnungsbehörde zu erfolgen.

Bei der Anmeldung und auch bei der schriftlichen sowie bei der mündlichen Überprüfung muß normalerweise der Personalausweis vorgelegt werden und gleichzeitig ist der derzeitige Hauptwohnsitz mitzuteilen bzw. in manchen

Fällen durch Bestätigung des Einwohnermeldeamtes nachzuweisen. Deshalb kann schon etwas Organisationsvermögen erforderlich sein, wenn sich der Heilpraktiker-Anwärter nicht bei der für seinen bisher ständigen Hauptwohnsitz zuständigen Verwaltungsbehörde überprüfen lassen will, sondern an einem anderen Ort. Es spielt nicht nur der Hauptwohnsitz eine Rolle, sondern auch der voraussichtliche Niederlassungsort, sofern dieser bereits bekannt ist.

Einzelne Gesundheitsämter bzw. Verwaltungsbehörden machen die Anmeldung nicht unbedingt vom Hauptwohnsitz in ihrem Einzugsbereich abhängig, sondern verlangen bei der Anmeldung nur die Bestätigung eines Immobilienmaklers, in der dieser bescheinigt, daß der betreffende Prüfungskandidat den Auftrag zur Vermittlung von geeigneten Räumen zur Einrichtung einer Naturheilpraxis in einer bestimmten Stadt oder in einem bestimmten Einzugsbereich erteilt hat.

Die Adressen der Amtsarzt-Dienststellen bzw. der Gesundheitsämter erhält man bei den zuständigen obersten Landesgesundheitsbehörden der einzelnen Bundesländer (Ministerien), für Hessen beispielsweise beim hessischen Sozialministerium in Wiesbaden.

Durch einen Anruf bei dem betreffenden Gesundheitsamt läßt sich feststellen,

– wann ungefähr die nächsten Überprüfungstermine geplant sind,
– in welchem zeitlichen Rhythmus jährlich überprüft wird,
– ob die Überprüfung nur mündlich oder nur schriftlich zu absolvieren ist,
– ob bei der schriftlichen Überprüfung

Multiple-choise-Fragen obligat sind,
– auf welche Schwerpunkte sich die Überprüfung erstreckt, zum Beispiel Diagnose, Untersuchung oder Pathologie,
– Überprüfungsdauer.

Will der Heilpraktiker-Anwärter wissen, welche Unterlagen er bei der Anmeldung einzureichen hat, so fragt er bei der für ihn zuständigen Verwaltungsbehörde. Er wird dann normalerweise ein Merkblatt erhalten, dem er die Anmeldevoraussetzungen entnehmen kann. Folgende Unterlagen sind gewöhnlich der Anmeldung beizufügen, weil sie sich aus Paragraph 2 des Heilpraktikergesetzes ergeben:

– Geburtsurkunde (zum Nachweis, daß der Antragsteller das 25. Lebensjahr vollendet hat).
– Nachweis mindestens des Volksschulabschlusses (Nachweis durch Schulabgangszeugnis oder Zeugnis einer Prüfung, die mindestens Volksschule voraussetzt, zum Beispiel Hochschulzeugnis).
– Nachweis des sittlichen Zuverlässigkeit und Freiheit von sittlichen und strafrechtlichen Verfehlungen (polizeiliches Führungszeugnis).
– Nachweis der körperlichen und geistigen Gesundheit, Suchtfreiheit, ausdrückliche Bestätigung der Eignung zur Ausübung des Heilpraktikerberufes (Nachweis durch Gesundheitszeugnis des Hausarztes).
– Einige Anmeldevorschriften verschiedener Verwaltungsbehörden sind in diesem Buch wiedergegeben.

Zentrum für ganzheitliche Heilverfahren (ZgH)
Heilpraktikerschule • Seminarzentrum • Naturheilpraxis
Angelika Fend
Heilpraktikerin / Touch-for-Health-Instructor
Zur Waldwiese 13 / 41515 Grevenbroich / Tel.: 02181/3792
Regelmäßige Lehrgänge in: Touch-for-Health, Allergiebehandlung mit Kinesiologie, Psychologische Kinesiologie

Anschriften der obersten Landesgesundheitsbehörden der Länder der Bundesrepublik Deutschland

Diese Behörden geben darüber Auskunft, an welchen Orten die Überprüfung nach dem Heilpraktikergesetz stattfindet:

Baden-Württemberg:
Umweltministerium Baden-Württemberg
Postfach 103439, 70029 Stuttgart

Bayern:
Bayerisches Staatsministerium
für Arbeit und Sozialordnung,
Familie, Frauen und Gesundheit
80792 München

Stadt Berlin:
Senatsverwaltung für Gesundheit Berlin
Sächsische Str. 28–30, 10707 Berlin

Bundesinstitut für gesundheitlichen Verbraucherschutz und Veterinärmedizin
Postfach 330013, 14191 Berlin

Brandenburg:
Ministerium für Ernährung, Landwirtschaft und Forsten des Landes Brandenburg
Heinrich-Mann-Allee 103
14473 Potsdam

Stadt Bremen:
Senator für Gesundheit, Jugend und Soziales der Freien Hansestadt Bremen
28195 Bremen

Stadt Hamburg:
Behörde für Arbeit, Gesundheit und Soziales der Freien und Hansestadt Hamburg
Tesdorpfstr. 8, 20148 Hamburg

Hessen:
Hessisches Ministerium für Frauen, Arbeit und Sozialordnung
Postfach 3140, 65021 Wiesbaden

Mecklenburg-Vorpommern:
Ministerium für Landwirtschaft und Naturschutz des Landes Mecklenburg-Vorpommern
19048 Schwerin

Niedersachsen:
Niedersächsisches Ministerium für Ernährung, Landwirtschaft und Forsten
Postfach 243, 30002 Hannover

Nordrhein-Westfalen:
Ministerium für Umwelt, Raumordnung und Landwirtschaft des Landes Nordrhein-Westfalen
40190 Düsseldorf

Rheinland-Pfalz:
Ministerium für Umwelt und Forsten des Landes Rheinland-Pfalz
Postfach 3160, 55021 Mainz

Saarland:
Ministerium für Frauen, Arbeit, Gesundheit und Soziales des Saarlandes
Postfach 102453, 66024 Saarbrücken

Sachsen:
Sächsisches Staatsministerium für Soziales, Gesundheit und Familie
Postfach 100941, 01076 Dresden

Sachsen-Anhalt:
Ministerium für Ernährung, Landwirtschaft und Forsten des Landes Sachsen-Anhalt
Postfach 3760, 39012 Magdeburg

Schleswig-Holstein:
Minister für Natur und Umwelt des Landes Schleswig-Holstein
Postfach 6209, 24123 Kiel

Thüringen:
Thüringer Ministerium für Soziales und Gesundheit
Postfach 612, 99012 Erfurt

Informationen über Überprüfungsmodalitäten bei einigen Gesundheitsämtern

Ort	Wartezeit/Termine	Art der Überprüfung	Weitere Informationen
Bayern			
Amberg	April u. Okt.	schriftl., evtl. muliple-choice-Fragen	Dr. Enslein
Aschaffenburg	ca. alle 8 Wochen	mündl. ca. 1 Std.	Dr. Spatz u. HP-Beisitzer, Gesetzeskunde, Infektionskrankheiten, übertragbare Krankheiten
Bad Kissingen	2–3 Monate	mündl., praxisnah	
Bamberg	3 Monate	schriftl. u. mündl.	
Fürth	6–8 Wochen	schriftl. u. mündl.	praxisbezogenes Wissen
Nürnberg	April u. Okt./Nov.	schriftl. 40 multiple-choice-Fragen, 2 Std.	Gesetzekunde, Infektionskrankheiten, übertragbare Krankheiten
Schweinfurt	April u. Okt.	mündlich	Frau Dr. Jahn
Würzburg	6–8 Wochen	mündl. ca. 1,5 Std.	Dr. Kless Pathologie, Infektionskrankheiten, Gesetzeskunde, Therapieformen
Baden-Württemberg			
Heilbronn	6 Monate	schriftl. u. mündl. 5 Fragen, ca. 1,5 Std.	
Karlsruhe	6–8 Wochen	schriftl. ca. 5 Fragen, mündl.	
Hessen			
Bad Homburg	April u. Okt.	schriftl. 100 multiple-choice-Fragen, 3 Std. mündl. 1,5 Std.	Fr. Dr. Batz-Löw, ca. 80 % Pathologie, 2 % Gesetze, 5 % Infektionskrankh.
Friedberg	Frühjahr u. Herbst		
Lauterbach		schriftl. 100 multiple-choice-Fragen, 2 Std.	
Offenbach	1 Jahr		
Niedersachsen			
zentral in Hannover	2 x im Jahr	mündl. ca. 1 Std.	Differntial-Diagnose u. a.
Münster		schriftl. u. mündl.	
Steinfurt	2 x im Jahr	schriftl. (teils multiplechoice) u. mündl.	Frau Dr. Hövelmann

Die vorstehenden Überprüfungsmodalitäten wurden 1992 telefonisch erfragt. Es ist davon auszugehen, daß jetzt, nach Herausgabe der Bundesleitlinien zur Überprüfung von Heilpraktiker-Anwärtern, bei der Mehrzahl der Gesundheitsämter, die schriftliche und die mündliche Überprüfung eingeführt worden ist.

Übersicht über die Mißerfolgsquoten bei Überprüfungen von Heilpraktiker-Anwärtern

(Quelle: Bundesminister für Jugend, Familien, Frauen und Gesundheit)

Land	Jahr	Anzahl der Überprüften	Anzahl der erfolglosen Heilpraktikeranwärter
Baden-Württemb.	1987	307 (erneut Überprüfte 50)	138 (45 %)
	1988 (1.Hj.)	169 (erneut Überprüfte 34)	78 (46 %)
Bayern	1987	486 (ern. Überprüfte 151*)	223 (46 %) (erneut Überprüfte 85*)
	1988 (1.Hj.)	240 (ern. Überprüfte 55*)	96 (40 %) (erneut Überprüfte 29*)
Berlin	1987	97	29 (29,9 %)
	1988 (1.Hj.)	73	14 (19,2 %)
Bremen	1987	8 (erneut Überprüfte 2)	4 (50 %)
	1988 (1.Hj.)	kein Überpfürungstermin	
Hamburg	1987	165	83 (50 %)
	1988 (1.Hj.)	86	41 (47,7 %)
Hessen	1987	227 (erneut Überprüfte 34)	105 (46 %)
	1988(1.Hj.)	99 (erneut Überprüfte 18)	34 (37 %)
Niedersachsen	1987	76	49 (65 %)
	1988 (1.Hj.)	32	25 (68 %)
Nordrhein-Westfalen	1987	542 (erneut Überprüfte 81)	247 (46 %)
	1988 (1.Hj.)	217 (erneut Überprüfte 35)	98 (45 %)
Rheinland/Pfalz	1987 (1.Hj.)	keine Überprüfung	
	1987 (2.Hj.)	114	61 (53,5 %)
Saarland	1.10.87 bis 30.9.88	38	15 (39 %) (erneut Überprüfte 3)
Schleswig-Holstein	1987	73	14 (19,1 %)
	1988 (1.Hj.)	43	20 (46 %)
Bund	1987	1981 (318**)	892 (45 %**)
	1988	1103 (144	482 (44 %)

*) soweit bekannt; **) ohne Rheinland/Pfalz und Saarland

Die Mißerfolgsquoten bei Überprüfungen von Heilpraktiker-Anwärtern haben sich auch nach Einführung des Bundesleitlinien zur Überprüfung von Heilpraktiker-An-wärtern nur teilweise wesentlich verschlechtert. Auf eine Umfrage kurz vor Druck dieses Buches erreichten uns folgende Angaben, jeweils für das Jahr 1993:

		Anmeldungen	Überprüft	Bestanden
Rheinland-Pfalz	1993	138	133	58
Land Brandenburg	1993	?	38	28
Nordrhein-Westfalen	1991	656	656	292

Überprüfungsmodalitäten und Durchfallquoten

Nach Bekanntmachung der deutschen Leitlinien für die Überprüfung von Heilpraktiker-Anwärtern durch das deutsche Bundesministerium für Gesundheit 1994 hat die Mehrzahl der deutschen Bundesländer die Überprüfung von Heilpraktiker-Anwärtern zentralisiert.

Im telefonischen Kontakt mit einzelnen Gesundheitsämtern, bei denen die Überprüfung der Heilpraktiker-Anwärter zentral für einen Regierungsbezirk oder für ein ganzes Bundesland durchgeführt wird, haben wir den Eindruck erhalten, daß die früher übliche dezentrale Überprüfung nicht mehr gängige Praxis ist.

Unsere telefonische Umfrage bei einigen Gesundheitsämtern, bei denen die Überprüfungen von Heilpraktiker-Anwärtern zentral durchgeführt werden, hat ergeben, daß die Durchfallquoten heute gegenüber 1987/88 mit etwas unter 50 Prozent etwa gleich geblieben sind. Berlin dürfte hier eine Ausnahme bilden. Mit einer vergleichsweise sehr niedrigen Durchfallquote von 29,9 und 19,2 Prozent für 1987 und 1988 war klar, daß viele Heilpraktiker-Anwärter in der Erwartung einer vergleichsweise leichten Überprüfung noch bis 1997 nach Berlin pilgerten. Diese Erwartung wurde 1997 plötzlich nicht mehr erfüllt, denn die beiden Berliner Überprüfungsbezirke hatten das neue Überprüfungsmodell von Bayern übernommen, wo die Durchfallquote heute noch unter 50 Prozent liegt. Wenn in Berlin die Mißerfolgsquote für Heilpraktiker-Anwärter 1997 bei 95 Prozent gelegen hat, so ist das auf diese Umstellung der Überprüfungsmodalitäten zurückzuführen, wobei gleichzeitig der Anteil mangelhaft vorbereiteter Heilpraktiker-Anwärter die Mißerfolgsquote

der Überprüfung offenbar vergrößert hat. Es lohnt sich also nicht mehr, nach Berlin zu fahren, um sich dort der Überprüfung in der Erwartung zu unterziehen, hier leicht über die Runden zu kommen.

Wer wissen möchte, wo die Zuständigkeit für die Überprüfung für den eigenen Wohnbereich liegt, kann sich entweder beim Sozialministerium des betreffenden Bundeslandes informieren oder beim örtlichen Gewerbeamt, bei dem normalerweise die Anmeldung zur Überprüfung einzureichen ist. Im Interesse unserer Leser haben wir uns bei einzelnen Gesundheitsämtern stichprobenartig über die Praxis der Überprüfung informiert.

Sachsen: Für den gesamten Freistaat Sachsen wird die Überprüfung von Heilpraktiker-Anwärtern durch das Gesundheitsamt beim Landratsamt Löbau-Zittau vorgenommen. Dr. med. Detlef Hitziger gab dazu folgende Informationen:

Für den Freistaat Sachsen finden jährlich zwei Überprüfungstermine statt. Wartezeiten entstehen nur dadurch, daß sich Heilpraktiker-Anwärter anmelden, ohne schon vorbereitet zu sein. Dies zeigt sich darin, daß beispielsweise von 160 angemeldeten und demzufolge daraufhin zur Überprüfung eingeladenen Anwärtern nur ca. 60 als zur Überprüfung bereit melden. Wenn sich von vornherein nur die Anwärter zur Überprüfung anmelden, die so vorbereitet sind, daß sie dann wirklich der Einladung zur Überprüfung folgen können, dann würde es keine Wartezeiten geben.

Die Überprüfung selbst gliedert sich in

eine schriftliche mit ausschließlich Multiple-Choice-Fragen und eine mündliche Überprüfung. Bei der mündlichen Überprüfung muß der Heilpraktiker-Anwärter sein praktisches Können und seine Kenntnisse der Untersuchung und Diagnose und ebenso der Injektionstechniken unter Beweis stellen. Dr. Hitziger stellt fest, daß viele Heilpraktiker-Anwärter die Überprüfung im praktischen Teil nicht bestehen, weil sie offenbar zu wenig Gelegenheit zur praktischen Übung genutzt haben. Wer aber keine zuverlässige Diagnose stellen kann, bedeutet eine Gefahr für die Volksgesundheit.

Übrigens wird in Löbau-Zittau die Überprüfung nicht auf die Gebiete begrenzt, die der Anwärter in seiner Anmeldung als künftige Therapieschwerpunkte angegeben hat, denn der Heilpraktiker darf ja im Extremfall theoretisch auch beispielsweise eine Herzoperation durchführen, meinte Dr. Hitziger.

Berlin ist in zwei Überprüfungsbezirke gegliedert, nämlich Berlin-Hohenschönhausen und Berlin-Tempelhof. Amtsärztin Dr. med. Brunhilde Kleibeler, für Berlin-Tempelhof zuständig, sagte, daß es bei ihrer Dienststelle Wartezeiten von ca. eineinhalb Jahren gibt, verursacht auch durch die hohe Durchfallquote von 95 Prozent bei der letzten Überprüfung. Davon stellen sich viele wiederholt zur Überprüfung. Diese besteht aus einem schriftlichen Teil mit ausschließlich Multiple-Choise-Fragen. Dabei sind beim letzten Überprüfungstermin 95 Prozent durchgefallen. Jährlich gibt es zwei Überprüfungstermine. Es zeigt sich immer wieder, daß sich ein Crash-Kurs als Überprüfungsvorbereitung nicht lohnt, meinte Dr. Kleibeler, denn viele Kandidaten lernen nur schematisch auswendig. Bei der Beantwortung von Überprüfungsfragen kommt es aber darauf an, das Verständnis der tieferen Zusammenhänge erkennen zu lassen. In der mündlichen Prüfung kommt nicht systematisch jeder Kandidat mit praktischen Prüfungsfragen bzw. Übungen an die Reihe, sondern eher nach dem Zufallsprinzip.

Laut Dr. Kleibeler zeigt sich immer wieder, daß Prüfungskandidaten im Vorteil sind, die eine Heilpraktiker-Schule mit der Möglichkeit von praktischen Übungen besucht haben.

Die hohe Durchfallquote von 95 Prozent in 1997 für Berlin führt das Gesundheitsamt Würzburg auf das sehr unterschiedliche Klientel der Berliner Heilpraktiker-Anwärter zurück. Dort hat man die Überprüfungsmodalitäten von der offenbar bisher leichteren Version auf die strengere bayerische Überprüfungsvariante umgestellt. Dabei sind in Berlin die schwächeren Anwärter auf der Strecke geblieben.

Bayern: Im Gespräch mit dem für den Regierungsbezirk Würzburg zuständigen Amtsarzt erhielten wir folgende Informationen: In Bayern findet die Überprüfung jeweils am Sitz der Bezirksregierung des jeweiligen Regierungsbezirkes statt. Die Wartezeiten in Bayern sind nicht länger als die sechs Monate, die zwischen den festgelegten Überprüfungsterminen im März und Oktober jeden Jahres liegen.

Auch in Bayern gliedert sich die Überprüfung in einen schriftlichen und einen mündlichen Teil. Der schriftliche Teil besteht aus 60 Multiple-Choice-Fragen, die in zwei Stunden zu beantworten sind.

Frühestens drei Wochen nach Bestehen der schriftlichen Prüfung erfolgt die Einladung zur mündlichen Überprüfung, die 30 bis 45 Minuten dauert und in einen theoretischen und einen praktischen Teil gegliedert ist. Nach Auffassung des Gesundheitsamtes Würzburg ist am durchschnittlich erheblich besseren Ausbildungsstand der Heilpraktiker-Anwärter aus München deutlich zu merken, daß sich dort mehrere Heilpraktiker-Schulen konzentriert haben. Das Ergebnis ist eine deutlich niedrigere Durchfallquote bei diesen Anwärtern. Die Durchfallquote für Bayern dürfte auch heute noch in dem für 1987/88 veröffentlichten Bereich von unter 50 Prozent liegen. Genauere Auskunft wollte man dazu nicht geben.

Die Überprüfung der sich als Psychotherapeuten anmeldenden Heilpraktiker-Anwärter kann an jedem Überprüfungsort stattfinden, aber auch bundesweit zentral erfolgen. Für diese Anwärtergruppe werden m schriftlichen Teil 28 Multiple-Choice-Fragen gestellt, die in 55 Minuten zu beantworten sind. Die mündliche Überprüfung dauert 20 Minuten.

KRÄUTER-MISCHEN PER COMPUTER

Eine große Arbeitshilfe für Pflanzenheilkundige und solche, die es werden wollen!

„Wohl das beste Kräuterrepertorium auf dem Markt zu einem sehr günstigen Preis."
(NATURHEILPRAXIS 12/95 · Dr. Jochen Schleimer)

Werden auch Sie ein erfolgreicher PhytoTherapeut - mit dem Phyto Magister 7.7 entwickeln Sie spielend leicht eigene Kräuter-Medikamente mit breitem Wirkungsspektrum! Beispiel: HUSTEN-RHEUMA-MITTEL: Sie tippen nur: Suche Drogen gegen HUSTEN und RHEUMA, die gleichzeitig viruzid und immunstimulierend wirken. Und sofort stellt Ihnen der PhytoMagister aus seiner Datenbank (über 470 Teedrogen) eine Rezeptur zusammen, die Sie noch verändern, anschliessend archivieren, auf Ihr Rezeptformular drucken und dem Patienten aushändigen können. Kein zeitraubendes Suchen in Büchern mehr! Datenbank kann beliebig erweitert werden! Indikationssuche auch innerhalb der Rezepturen-Datenbank möglich! **Patienten-Kartei mit alphabetischer Schnellsuche im Lieferumfang enthalten.** *GRATIS-INFO (rufen Sie an)!*

Für 486 + Pentium • Preise (zzgl. Versand): **398,- DM Einführungspreis** *(Windows)* / **298,- DM** *(DOS)* • *Demo für DOS* **20,- DM** *(in Briefm.)!*

KAUFHOLD SOFTWARE, Mühlenstr. 65, D-45731 Waltrop, Tel. 02309/79930

Info H1 kostenlos !

Heimstudien-Lehrgänge
Nach pädagogischen Gesichtspunkten aufgebaut und unterstützt durch Video-u. Audiokassetten.

Heilpraktiker/in
Aromatherapie
Edelsteintherapie
Bachblütentherapie
HP-Prüfungsvorbereitung
Praxiseröffnung und Führung
PC-Programm
"Die neue HP-Prüfung"
läuft ab WIN 3.1 u. WIN 95
(fast 2.000 Fragen in Multiple choice)

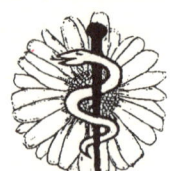

KURATOR - Institut
Interessengemeinschaft der Heilpraktiker
D-72535 Heroldstatt - Schlenkgasse 14

Tel. 07389 / 740
Fax 07389 / 1449

ACHTUNG !
HP-Anwärter können unseren Prüfungstest kostenlos anfordern !
Kennwort HP-Test

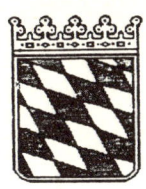

Landratsamt Würzburg

Landratsamt Würzburg
Gesundheitsamt
Theaterstr. 23
97070 Würzburg

MERKBLATT

für Heilpraktikeranwärter und für Antragsteller,
die eine auf das Gebiet der heilkundlichen Psychotherapie
beschränkte Erlaubnis beantragen

Rechtliche Grundlagen

Es gilt das Gesetz über die berufsmäßige Ausübung der Heilkunde ohne Bestallung (Heilpraktikergesetz, BGBl. III 2122-2) samt Durchführungsverordnung (BGBl. III 2122-2-1). Nach § 1 des Heilpraktikergesetzes bedarf der Erlaubnis, wer „die Heilkunde, ohne als Arzt bestallt zu sein, ausüben will". Ausübung der Heilkunde ist dabei „jede berufs- oder erwerbsmäßig vorgenommene Tätigkeit zur Feststellung, Heilung oder Linderung von Krankheiten, Leiden oder Körperschäden bei Menschen, auch wenn sie im Dienste von anderen ausgeübt wird".

Die Bekanntmachung des Bayerischen Staatsministeriums für Arbeit und Sozialordnung, Familie, Frauen und Gesundheit zum Vollzug des Gesetzes über die berufsmäßige Ausübung der Heilkunde ohne Bestallung vom 5.8.1994 Nr. VII 2a-5370/10-1/94 (AllMBl Nr. 19/1994), geändert durch die Bekanntmachung vom 5.12.1995 Nr. VII 2a-5370/10-1/95 (AllMBl Nr. 22/1995) enthält u.a. Hinweise zu:
– Erfordernis der Erlaubnis,
– Erlaubnisvoraussetzungen,
– Erlaubnisverfahren,
– Kenntnisüberprüfung,
– Kosten des Überprüfungsverfahrens,
– Gutachterausschuß.

Anmeldung

Voraussetzungen

Wenn Sie einen Antrag stellen, müssen Sie
– das 25. Lebensjahr vollendet haben,
– mindestens die Hauptschule erfolgreich abgeschlossen haben,
– die erforderliche Eignung und sittliche Zuverlässigkeit für die Berufsausübung besitzen,
– sich einer Überprüfung durch das Gesundheitsamt unterziehen.

Ferner ist eine hinreichende Beherrschung der deutschen Sprache erforderlich.

207

Sie stellen Ihren Antrag bei der Verwaltungsbehörde (Landratsamt kreisfreie Stadt), die für Ihren Wohnort oder für den Ort Ihrer künftigen heilkundlichen Tätigkeit zuständig ist. Dort erfahren Sie auch, welche Unterlagen Sie vorlegen müssen, wie z. B.:

- Geburtsurkunde,
- ärztliches Zeugnis (nicht älter als drei Monate), wonach keine Anhaltspunkte dafür vorliegen, daß Ihnen infolge eines körperlichen Leidens oder wegen Schwäche Ihrer geistigen oder körperlichen Kräfte oder wegen einer Sucht die für die Berufsausübung erforderliche Eignung fehlt,
- amtliches Führungszeugnis (nicht älter als drei Monate),
- Nachweis über Schulabschluß.

Bei der Antragstellung müssen Sie außerdem angeben,

- ob gegen Sie ein gerichtliches Strafverfahren oder ein staatsanwaltschaftliches Ermittlungsverfahren anhängig ist,
- ob und gegebenenfalls bei welcher Behörde Sie zuvor bereits eine Erlaubnis nach dem Heilpraktikergesetz beantragt haben,
- ob Sie die allgemeine Heilpraktikererlaubnis oder eine auf die heilkundliche Psychotherapie beschränkte Erlaubnis beantragen.

Termine

Die Überprüfungen werden in Bayern einheitlich durchgeführt, und zwar jeweils **am dritten Mittwoch im März** sowie am **zweiten Mittwoch im Oktober**. Aufgrund der hohen Zahl von Anträgen benötigen wir eine ausreichende Vorlauffrist, um Prüfungsräume, Aufsichts- und Korrekturpersonal – sowie für den mündlichen Teil der Überprüfungen Beisitzer – bereithalten zu können.

Anmeldeschluß für die Überprüfung im März ist der **31. Dezember** des Vorjahres, für die Überprüfung im Oktober der **30. Juni** des laufenden Jahres.

Durchführung der Kenntnisüberprüfung

Allgemeine Heilpraktikererlaubnis

Die Überprüfung besteht aus einem schriftlichen und einem mündlichen Teil. Der schriftliche Teil wird vor dem mündlichen durchgeführt. Eine Einladung zum schriftlichen Überprüfungsteil erhalten Sie ca. drei Wochen vor dem Termin.

Der *schriftliche Teil der Überprüfung* besteht aus 60 Fragen im Antwort-Wahl-Verfahren (Multiple-Choice). Die Bearbeitungszeit beträgt 120 Minuten. Wenn Sie mindestens 45 Fragen (75%) richtig beantwortet haben, werden Sie zum mündlichen Teil zugelassen.

Die *mündliche Überprüfung* dauert pro Person mindestens 30 Minuten. Sie wird unter Vorsitz eines Arztes des Gesundheitsamtes durchgeführt. An ihr wirken in der Regel zwei Angehörige des Heilpraktikerberufes als Beisitzende gutachtlich mit. Danach entscheidet der Vorsitzende nach Anhörung der Beisitzer, ob die Ausübung der Heilkunde durch Sie „eine Gefahr für die Volksgesundheit" bedeuten würde. Das Ergebnis wird Ihnen gleich im Anschluß mitgeteilt, im Fall des Nichtbestehens erfahren Sie auch die maßgeblichen Entscheidungsgründe.

Die zuständige Verwaltungsbehörde wird über das Ergebnis der Überprüfung informiert. Von dort erhalten Sie dann einen schriftlichen Bescheid.

Gegenstände der Überprüfung:

– Berufs- und Gesetzeskunde einschließlich rechtlicher Grenzen der nichtärztlichen Ausübung der Heilkunde
– Grenzen und Gefahren diagnostischer und therapeutischer Methoden der Heilpraktiker
– Grundkenntnisse der Anatomie, pathologischen Anatomie, Physiologie und Pathophysiologie
– Grundkenntnisse in der allgemeinen Krankheitslehre, Erkennung und Unterscheidung von Volkskrankheiten, insbesondere der Stoffwechselkrankheiten, der Herz-Kreislauf-Krankheiten, der degenerativen und der übertragbaren Krankheiten, der bösartigen Neubildungen sowie schwerwiegender seelischer Krankheiten
– Erkennung und Erstversorgung akuter Notfälle und lebensbedrohender Zustände
– Technik der Anamneseerhebung; Methoden der unmittelbaren Krankenuntersuchung (Inspektion, Palpation, Perkussion, Auskultation, Reflexprüfung, Puls- und Blutdruckmessung)
– Praxishygiene, Desinfektion und Sterilisation
– Injektions- und Punktionstechniken
– Deutung grundlegender Laborwerte

Eingeschränkte Erlaubnis (Psychotherapie)

Die Überprüfung besteht aus einem schriftlichen und einem mündlichen Teil. Der schriftliche Teil wird vor dem mündlichen durchgeführt. Eine Einladung zum schriftlichen Überprüfungsteil erhalten Sie ca. drei Wochen vor dem Termin.

Der *schriftliche Teil der Überprüfung* besteht aus 28 Fragen im Antwort-Wahl-Verfahren (Multiple-Choice). Die Bearbeitungszeit beträgt 55 Minuten. Wenn Sie mindestens 21 Fragen (75%) richtig beantwortet haben, werden Sie zum mündlichen Teil zugelassen.

Die *mündliche Überprüfung* dauert pro Person mindestens 20 Minuten. Die Überprüfung wird unter Vorsitz eines Arztes des Gesundheitsamtes durchgeführt. An ihr wirken in der Regel zwei Beisitzer aus dem Kreis der ärztlichen bzw. nichtärztlichen Psychotherapeuten gutachtlich mit. Danach entscheidet der Vorsitzende nach Anhörung der Beisitzer, ob die Ausübung der Heilkunde (beschränkt auf das Gebiet der Psychotherapie) durch Sie „eine Gefahr für die Volksgesundheit" bedeuten würde. Das Ergebnis wird Ihnen gleich im Anschluß mitgeteilt, im Fall des Nichtbestehens erfahren Sie auch die maßgeblichen Entscheidungsgründe.

Die zuständige Verwaltungsbehörde wird über das Ergebnis der Überprüfung informiert. Von dort erhalten Sie dann einen schriftlichen Bescheid.

Gegenstände der Überprüfung:

Wer die eingeschränkte Überprüfung zur erlaubnispflichtigen Ausübung der Heilkunde auf dem Gebiet der Psychotherapie beantragt, muß, „um nicht die Volksgesundheit zu gefährden, ausreichende Kenntnisse über die Abgrenzung heilkundlicher Tätigkeit, insbesondere im psychotherapeutischen Bereich, gegenüber der den Ärzten und den allgemein als Heilpraktiker tätigen Personen vorbehaltenen heilkundlichen Behandlungen" sowie „auch ausreichende diagnostische Fähigkeiten in bezug auf das einschlägige Krankheitsbild" nachweisen „und die Befähigung haben, Patienten entsprechend der Diagnose psychotherapeutisch zu behandeln".

Der Überprüfungskandidat hat danach nachzuweisen, daß er insbesondere in der Lage ist, seelische Krankheiten und Leiden einschließlich Anzeichen, die auf eine Selbsttötungsgefahr hindeuten, als solche zu erkennen und von körperlichen Krankheiten und Psychosen, deren Primärbehandlung in die Hände entsprechend befugter Therapeuten gehört, zu unterscheiden sowie therapeutisch auf den Befund so zu reagieren, daß der Patient durch die konkrete Behandlung keinen gesundheitlichen Schaden erleidet. In diesem Zusammenhang sind auch Kenntnisse im öffentlichen Unterbringungsrecht sowie im Betreuungsrecht erforderlich.

Sonderfälle

Für Sonderfälle wenden Sie sich bitte an die für Ihre Anmeldung zuständige Behörde zur Klärung von Detailfragen.

Für Antragsteller, die – ohne zur ärztlichen Berufsausübung zugelassen zu sein – mindestens das Bestehen des Dritten Abschnitts der Ärztlichen Prüfung nach der Approbationsordnung für Ärzte oder eine abgeschlossene Ausbildung für den ärztlichen Beruf im Sinn des § 10 Abs. 1 der Bundesärzteordnung nachweisen, erstreckt sich die Kenntnisüberprüfung ausschließlich auf die Berufs- und Gesetzeskunde einschließlich rechtlicher Grenzen der nichtärztlichen Ausübung der Heilkunde. Die Überprüfung wird hier nur in mündlicher Form durchgeführt.

Für Antragsteller, die eine auf das Gebiet der heilkundlichen Psychotherapie beschränkte Erlaubnis begehren und anhand eines Prüfungszeugnisses einer inländischen Universität oder ihr gleichgestellten Hochschule nachweisen, daß die Diplomprüfung im Studiengang Psychologie erfolgreich abgeschlossen wurde und das Fach „Klinische Psychologie" Gegenstand dieser Prüfung war, gelten die erforderlichen Kenntnisse als nachgewiesen. Eine Kenntnisüberprüfung durch das Gesundheitsamt entfällt insoweit. Dies gilt auch, wenn die Kenntnisse des Fachs „Klinische Psychologie" durch Aus-, Fort- oder Weiterbildungsnachweise auf dem Gebiet der Psychotherapie belegt werden (und diese Nachweise einer entsprechenden Bewertung standhalten).

Kosten

Die Verwaltungsbehörde erhebt Gebühren für das Verwaltungsverfahren. Daneben werden auch Gebühren und Auslagen für die Überprüfung durch das Gesundheitsamt fällig, die ebenfalls durch die Verwaltungsbehörde abgerechnet werden. Diese betragen derzeit: Schriftliche Überprüfung 300,– DM, mündliche Überprüfung 200,– DM zusätzlich der Kosten für Beisitzer (nur fällig bei tatsächlich erfolgter mündlicher Überprüfung). Bei Rücktritt oder Terminverschiebung auf Wunsch des Antragstellers werden vom Gesundheitsamt 50,– DM für den entstandenen Verwaltungsaufwand berechnet.

Wir helfen Ihnen bei der Finanzierung Ihrer Heilpraktiker-Ausbildung!

Wir bieten Ihnen schon während Ihres Studiums einen attraktiven Zusatzverdienst. Als freier Mitarbeiter unseres medizinischen Beratungsdienstes können Sie nebenberuflich viel Geld verdienen. Und nach Ihrer Prüfung helfen wir Ihnen beim Aufbau Ihrer Heilpraktiker-Praxis.

Info-Unterlagen erhalten Sie gratis von unserer Abteilung:
Ärzte- und Heilpraktiker-Service.

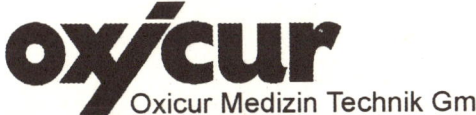

Oxicur Medizin Technik GmbH

Edekastr. 1 - 93083 Obertraubling Tel.: 09401 / 607100 - Fax.: 607 / 111

RADIONIK

COPEN MK 12

- ■ Einfach zu bedienendes Instrument zur radionischen Analyse und Balancierung

- ■ Translationssystem zum aufprägen von Medikamenteninformation auf Träger

- ■ Arzneimitteltestung (Medikament und Potenz) ohne Testsätze (!)

- ■ Vertrauen Sie über 50 Jahren Erfahrung der Bruce Copen Laboratories, weltweit

Nähere Informationen zum MK 12 und unserem gesamten Lieferprogramm, erhalten Sie in unserem Katalog (bitte Schutzgebühr DM 5.- in Briefmarken beilegen).

Bruce Copen
Laboratorien (Europa)
Inh.: Dipl. Ing. H. Rauer

Frans-Hals-Straße 4
D-81479 München
Telefon (089) 79 19 91 13
Telefax (089) 79 19 96 42

Heilpraktiker werden in der Schweiz?

Dr. rer. pol. Ernst Schneider, Teufen

Ein Mensch von Charakter weiß,
daß wahre Größe auf Lob verzichten kann.

Ralph Waldo Emerson

Heilpraktiker werden in der Schweiz?

Dr. rer. pol. Ernst Schneider, Ehrenpräsident der Naturärzte-Vereinigung der Schweiz NVS

1. Allgemeines

Die unterschiedlichen Berufsbezeichnungen für Heilpraktiker in der Schweiz sind aus der langen Tradition der Naturheilkunde zu erklären. So gibt es Naturärzte, Heilkundige, Volksheilkundige, Laienheiler, Naturheilkundige, Naturheilpraktiker, Heilpraktiker (der Begriff stammt aus Deutschland), Naturopathes, Guaritori, je nach Landesgebiet. Die offizielle Bezeichnung lautet in einigen Kantonen Heilpraktiker, in anderen Naturarzt oder Naturheilpraktiker. In den Gesetzen laufen die Heilpraktiker meist unter der Rubrik „andere medizinische Berufe bzw. Hilfsberufe".

In verschiedenen Kantonen hat der Naturarzt – wir nennen ihn im folgenden so – die offizielle gesetzliche Erlaubnis zur berufsmäßigen Ausübung eines Teils der Heilkunde, ist aber nicht als Arzt (eidg. dipl. Mediziner) ausgebildet und zugelassen. Er untersteht speziellen gesetzlichen Vorschriften. Seine Ausbildung ist nicht wie diejenige eines Arztes genau vorgeschrieben, jedoch hat er in den betreffenden Kantonen eine amtliche Prüfung zu bestehen, um die Zulassung (kantonale Approbation) zu erhalten.

Die Tätigkeit des Naturarztes zeichnet sich durch folgende Merkmale aus: Anregung und Unterstützung der Selbstregulation, der Widerstandskraft und der Selbstheilungskraft des Organismus unter Respektierung und Förderung des natürlichen Heilverlaufs; Ganzheitsauffassung vom Menschen mit all seinen körperlichen, seelischen, geistigen, sozialen, biologischen und ökologischen Bezügen; individuelle Behandlung jedes Menschen unter Berücksichtigung seiner Konstitution, Disposition und Reaktionsbereitschaft; Naturgemäßheit der angewandten Mittel, Einwirkungen und Verhaltensweisen; Förderung der gesunden Lebensweise im Sinne der Krankheitsprävention, Bewahrung der traditionellen Werte der alten Volksmedizin als Kulturgut und ethisches Handeln nach dem obersten Grundsatz „Nihil Nocere" (Ingress der NVS-Statuten).

2) Gesetzliche Regelungen

Der Staat hat die Aufgabe, über Gesetze und Verordnungen unter Einschränkung der verfassungsmässig garantierten Handels- und Gewerbefreiheit die Volksgesundheit zu erhalten und zu beschützen. In der Schweiz haben wir die Besonderheit, dass das Gesundheitswesen nicht zentral, sondern föderalistisch geregelt ist: Es gibt kein gesamtschweizerisches Gesundheitsgesetz, sondern jeder der 26 Kantone und das Fürstentum Liechtenstein haben Gesundheitsgesetze, die zum Teil recht unterschiedlich sind. Einige diese Gesetze sind ohnehin recht alt und revisionsbedürftig. Für die Zulassung und Ausbildung, in der Naturheilkunde und der Geistheilung gibt es deshalb keine schweizerischen Richtlinien. Zuständig für die sog. Medizinalpersonen (Ärzte, Tierärzte, Zahnärzte, Apotheker) mit schweizerischem Diplom ist hingegen der Bund: es gibt einheitliche Prüfungsvorschriften (Staatsexamen) und ein Gesetz über die Freizügigkeit (von 1877!), welches den Kantonen nicht gestattet, für die Zulassung dieser Berufe zusätzliche Fähigkeitsausweise zu verlangen.

Die erste gesetzliche Zulassung von Naturärzten in der Schweiz geht auf das

Jahr 1871 zurück: Die Landsgemeinde des Kantons Appenzell-Ausserrhoden führte damals die „freie Heiltätigkeit" ein, die jedermann ohne Formalitäten gestattet wurde. Erst in den 40er Jahren folgte der Halb-Kanton Basel-Land, während die übrigen Zulassungskantone innerhalb der letzten 10 Jahre nachfolgten: Graubünden, St. Gallen, Schaffhausen, Thurgau. In den anderen Kantonen wird die sogenannte „Freie Heiltätigkeit" geduldet, verboten oder nicht geregelt. Der Trend geht jedoch dahin, in weiteren Kantonen die Gesundheitsgesetze zu revidieren und die Naturärzte gemäß dem allgemeinen Volkswillen zuzulassen. Allerdings werden an diese Bewilligungen zum Teil recht schwierige Bedingungen geknüpft.

3) Bestimmungen der einzelnen Kantone

Kanton Appenzell-Ausserrhoden

Bezeichnung: Kant. approbierter Heilpraktiker.
Zulassung: kantonale Prüfung. Bewilligt werden Akupunktur, Phytotherapie, Homöopathie, Baunscheidt, Schröpfen, Aderlass, Blutentnahme zu diagnostischen Zwecken, psychologische Beratung, Diätberatung. Injektionen nach einer weiteren Prüfung durch den Kantonsarzt.
Geistheiler, Magnetopathen, Fussreflexzonentherapeuten bedürfen keiner Bewilligung, sie dürfen jedoch keine Diagnosen stellen und keine Krankheiten behandeln.
Unterlagen: Sanitätssekretariat AR, Postfach, CH-9101 Herisau.

Kanton Basel-Land

Bezeichnung: Naturarzt.
Zulassung: Kant. Prüfung, nur im Kanton wohnhafte Schweizerbürger. Bewilligungen für Phytotherapie, Homöopathie,
physikalische Therapien, Diätberatung.
Unterlagen: Sanitätsdirektion Basel-Land, Postfach, CH-4410 Liestal.

Kanton Graubünden

Bezeichnung: Naturheilpraktiker.
Zulassung: kantonale Prüfung. Schwierig! Detaillierte Kenntnisse notwendig! Bewilligungen für Phytotherapie, Homöopathie, physikalische Therapien, Diätberatung, seit kurzem auch für Akupunktur/Akupressur.
Unterlagen: Sanitätsdepartement Graubünden, Postfach, CH-7001 Chur.

Kanton Thurgau

Bezeichnung: Naturheilpraktiker.
Zulassung: kantonale Prüfung, sehr streng, Wohnsitz im Kanton.
Bewilligungen: Phytotherapie, Homöopathie, physikalische Therapien, Diätberatung.
Unterlagen: Sanitätsdepartement Thurgau, Postfach, CH-8501 Frauenfeld.

Kanton Tessin

Bezeichnung: Guaritori.
Zulassung: noch ohne Prüfung (Gesetz seit Jahren in Beratung im Grossen Rat). Bewilligungen: kein Einsatz von Apparaten und Messinstrumenten, keine Abgabe oder Verschreibung von Medikamenten, jedes Durchdringen der Haut verboten, es darf auch kein Honorar verlangt werden (nur freiwillige Beiträge).
Unterlagen: Dipartimento delle opere sociali, cas. post., CH-6501 Bellinzona.

Kanton Aargau

Bezeichnung: Naturheilpraktiker.
Zulassung: keine offizielle Zulassung, keine Anerkennung. Geduldet wird die „Förderung des gesundheitlichen Wohlbefindens oder der Widerstandsfähigkeit gegen alltägliche Störfaktoren". Die Behandlung kranker Menschen ist verbo-

ten. Verboten sind auch insbesondere auf medinische Begriffe gestützte Diagnosen, die Verwendung und Abgabe von Medikamenten, die Anwendung äusserlicher Mittel.
Unterlagen: Departement des Gesundheitswesens, Telli-Hochhaus, CH-5004 Aarau.

Kanton Luzern

Bezeichnung: keine besondere Bezeichnung.
Zulassung: Im Prinzip sind Naturärzte verboten. Kranke dürfen nur gemäss ärztlichen Therapievorschlägen behandelt werden. Eine Prüfung wird nicht verlangt, jedoch muss eine Bewilligung eingeholt werden, deren Bedingungen nicht bekannt sind. Situation recht unklar. Bewilligung: Im Gesetz erwähnt sind nur Magnetopathie, Geistheilung, Parapsychologie. Gestattet ist nur die Augendiagnose (!).
Unterlagen: Sanitätsdepartement Luzern, Postfach, CH-6002 Luzern.

Kanton Zug

Zulassung: Medizinische und pharmazeutische Hilfsberufe inkl. Akupunkteure nach entsprechender Prüfung. Ausbildungsnachweis erforderlich.
Bewilligung: nur für „wissenschaftlich nicht anerkannte Behandlungen", Diagnosen dürfen keine gestellt werden, die Verabreichung von Heilmitteln außer Liste-E-Produkten ist verboten.
Unterlagen: Sanitätsdirektion Zug, Postfach 455, CH-6301 Zug.

Kanton Glarus

Zulassung: Medizinische Hilfspersonen, Prüfung durch spezialisierten Arzt. Bewilligung: Akupunktur und medizinische Verrichtungen, wobei dieser Ausdruck weit ausgelegt wird.
Unterlagen: Sanitätsdirektion Glarus,

Postfach, CH-8750 Glarus.

Kanton Schwyz

Zulassung: Vereinzelte Bewilligungen. Keine Prüfung, jedoch dreijährige Basisausbildung und Zusatzausbildung nachzuweisen. Bewilligung für Lymphdrainage und Fußreflexzonen-Therapeuten.
Unterlagen: Departement des Innern, Postfach, CH-6430 Schwyz.

Kanton Uri

Zulassung: Vereinzelte Ausnahmen bei medizinischen Hilfspersonen. Keine Prüfung, jedoch Basis- und Zusatzausbildung nachzuweisen.
Unterlagen: Gesundheitsdirektion Uri, Postfach, CH-6460 Altdorf.

Kanton Obwalden

Bezeichnung: Naturheilpraxis.
Zulassung: Abschluß einer anerkannten Schule oder eine kantonale Prüfung. Über die Schulanerkennung entscheidet die Sanitätsdirektion. Prüfung: noch keine Einzelheiten bekannt. Bewilligungen: Behandlung von „Gesundheitsstörungen" mit Phytotherapie, Diät, physikalischen Therapien, Homöopathie. Verordnung von Heilmitteln der Listen D und E der IKS.
Unterlagen: Kantonale Sanitätsdirektion, Postfach, CH-6060 Sarnen.

Kanton Nidwalden

Zur Zeit ist eine neue Verordnung in Vorbereitung, welche die Zulassung von Heilpraktikern mit entsprechender Ausbildung vorsieht. Die Konditionen entsprechen ungefähr denjenigen des Kantons St. Gallen.

Kanton Schaffhausen

Bezeichnung: Naturheilpraktiker.
Zulassung: Abschluß einer anerkannten

Schule und eine kantonale Prüfung, im Schwierigkeitsgrad der Thurgauer-Prüfung entsprechend. Bewilligung: Phytotherapie, Homöpathie, physikalische Therapien, Diätberatung. Verwendung von Liste D- und E-Produkten.
Unterlagen: Departement des Innern, Rathaus, CH-8201 Schaffhausen.

Kanton St. Gallen

Bezeichung: Naturheilpraktiker.
Zulassung: Abschluss einer vom Kanton anerkannten Ausbildung zu einem medizinischen Beruf oder zum Naturheilpraktiker, kantonale Prüfung. Bewilligung: Phytotherapie, Homöpathie, physikalische Therapien, Diätberatung, Akupunktur bei entsprechender Ausbildung.
Unterlagen: Gesundheitsdepartement St. Gallen, Postfach, CH-9001 St. Gallen.

Andere Kantone

Im Prinzip sind in den nicht genannten Kantonen Naturärzte verboten, in einzelnen Kantonen jedoch stillschweigend geduldet, solange niemand Klage erhebt und keine Werbung betrieben wird.: z.B. in Neuenburg, Fribourg, Bern und anderen. Geistheiler und Magnetopathen sind vielfach ebenfalls geduldet. Im Kanton Solothurn ist eine Erweiterung des Gesundheitsgesetzes in Beratung, das die Zulassung von Heilpraktikern nach einer kantonalen Prüfung vorsieht. Einzelheiten sind noch nicht bekannt.
Diese Situation hat zur Folge, dass in verschiedenen Kantonen Naturärzte und Therapeuten arbeiten, die streng nach Gesetz keine Bewilligung haben. Ausgedehnte Bestrebungen für die Einführung weiterer kantonaler Gesundheitsgesetze sind im Gange. Ferner soll ein Schweizerisches Gesundheitsgesetz in einer Schublade liegen, doch können bis zu dessen Einführung noch Jahrzehnte vergehen. Gesetze unterliegen in der Schweiz ohnehin noch dem fakultativen Referendum: Mit 50.000 Unterschriften,

in drei Monaten gesammelt, kann man eine Volksabstimmung verlangen. Zweifellos würde vom Recht des Referendums Gebrauch gemacht, falls ein neues Gesetz die Heilpraktiker nicht zuließe.

4) Krankenkassen und Heilpraktiker

Das neue schweizerische Krankenversicherungsgesetz von 1996 regelt nur die Grundversicherung der Krankenkassen. Aus dieser werden die Leistungen der Medizinalpersonen und einiger weiterer Personen der Gesundheitspflege vergütet. Leistungen von Heilpraktikern/Naturärzten werden nur aus privaten Zusatzversicherungen bezahlt. Diese sind je nach Krankenkasse sehr verschieden bezüglich Leistungsumfang, Tarifen, Stundensätzen, Prämien. Die größeren Krankenkassen haben sich dahingehend geeinigt, daß für die Vergütung über eine Zusatzversicherung nicht in erster Linie die staatliche (kantonale) Zulassung notwendig sei, sondern der Wissensstand, die Qualifikation des Heilers. Rechtliche Folgen einer illegalen Tätigkeit haben deshalb nur die betroffenen Heilpraktiker zu tragen.
Die meisten Krankenkassen haben im Laufe der letzten Jahre – gezwungen durch die Wünsche ihrer Mitglieder – damit begonnen, Heiler ohne Verbandszugehörigkeit individuell anzuerkennen und in einer kasseninternen Liste zu veröffentlichen. Heute hat sich die Situation so eingespielt, daß im wesentlichen zwei Therapeuten-Kategorien existieren:

a) NVS-Naturärzte (Heilpraktiker): entweder mit kantonaler Zulassung oder durch den Berufsverband NVS (siehe diesen Abschnitt) auf Grundkenntnisse geprüft. Die Kassenleistungen sind hier zum Teil recht umfangreich. Diese Gruppe umfaßt rund 1.500 Personen. Zur Zeit anerkennen die wichtigsten Krankenkassen diese Gruppe.

b) <u>übrige Therapeuten</u>: alle anderen. Sie werden aufgrund der eingereichten Unterlagen durch die einzelne Krankenkasse für bestimmte Therapieformen zugelassen. Die Kassenleistungen sind in dieser Kategorie betragsmäßig und bezüglich Therapiearten deutlich eingeschränkt. Die Zahl dieser Therapeuten dürfte zwischen 4.000 und 6.000 liegen. Einzelne Kassen haben versucht, die Qualifikation und Verwaltung/Kontrolle dieser Gruppe durch Schaffung von speziellen Kontrollorganisationen in den Griff zu bekommen. Diese Versuche sind jedoch ausnahmslos deshalb gescheitert, weil eine Einigung mit den grossen Krankenkassen nicht möglich war. Da hier jedoch eindeutig ein Handlungsbedarf vorliegt, werden momentan Verhandlungen zwischen Kassen und NVS zum Aufbau einer solchen neutralen Kontrollstelle geführt. Deren Aufgaben wären die Prüfung der medizinischen Grundkenntnisse, der Fachkenntnisse und die Kontrolle der Einhaltung der jährlichen Weiterbildung.

5) Heilpraktiker/Naturärzte-Verbände in der Schweiz

Naturärzte-Vereinigung der Schweiz (NVS)

Postadresse: Schützenstr. 42, Postfach, CH-9101 Herisau
Tel. 0041-71-352 58 80
Fax 0041-71-352 58 81.
Die Verbandsgründung geht auf 1920 zurück, der Verband ist also jetzt über 75 Jahre alt.
Zweck und Ziel des Verbands: Aus den ersten Statuten gehen Zweck und Ziel deutlich hervor und diese Grundsätze haben auch heute noch mit den neuen Statuten von 1996 ihre Gültigkeit:
Sicherung der Qualifikation und der Fachqualität der Mitglieder, Anerkennung des Berufsstandes in den verschie-

denen Gesetzgebungen, Schaffen von Akzeptanz in der Bevölkerung, bei den Behörden und Versicherungsträgern unter Wahrung der Eigenständigkeit des Berufs mit folgenden Mitteln:
Prüfung und Überwachung der Grundkenntnisse, Förderung und Kontrolle der Weiterbildung seiner Mitglieder und ein entsprechendes Bildungsangebot. Bestimmung der Grundsätze der Berufs- und Standespolitik, Beteiligung an der Vernehmlassung von neuen Gesetzen, Vollziehungsverordnungen, Reglementen und Vorschriften. Bekämpfung unlauteren Geschäftsgebarens (z. B. mangelhafte Fachkenntnisse, irreführende Titelanmassung, widerrechtliche Werbung, unkorrekte Honorarstellung), Verfolgen internationaler rechtlicher und beruflicher Entwicklung. Angemessene Oeffentlichkeitsarbeit: Pressemitteilungen zur Popularisierung der Naturheilkunde, Vorträge, Publikationen, Herausgabe eines eigenen offiziellen Verbandsorgans. Bestmögliche Raterteilung und Inschutznahme zu Unrecht angegriffener oder benachteiligter Mitglieder.
Der Verband zählte Ende 1996 rund 2100 Mitglieder.

Association des Practiciens en Thérapeutiques Naturelles (APTN)

Postadresse: Sekretariat APTN, La Corayette, CH-1376 Goumoens-La Ville
Tel. 0049-21-882 10 92.
Dieser Westschweizerverband, dessen A-Mitglieder zugleich NVS-Mitglieder sind, besteht seit 1968 und umfaßte Ende 1996 ca. 100 Mitglieder. Die Verbandsaufgaben entsprechen denjenigen der NVS.

Associazione Ticinese di Naturopati (ATN)

Postadresse: Frau M. Martinoni, Via Pozzaracchia 23, CH-6648 Minusio.
Tel. 0049-91-743 25 54.
Dieser Verband im Tessin zählte gegen Ende 1996 ebenfalls 100 Mitglieder, von denen ein Teil auch der NVS angeschlossen ist. Er wurde 1992 gegründet.

Schweizerischer Verband für Natürliches Heilen (SVNH)

Postadresse: Sekretariat SVNH, Postfach, CH-3004 Bern.
Tel. 0049-31-302 44 40
Fax 0049-31-302 55 10.

Dieser Verband, der 1983 gegründet worden ist, will das öffentliche Ansehen der verschiedenen Naturheilverfahren heben, die Interessen der Mitglieder vor Behörden und der Oeffentlichkeit vertreten, die Öffentlichkeit aufklären über die Naturheilkunde, Ausbildungsseminare veranstalten und den Erfahrungsaustausch zwischen den Mitgliedern fördern. Mitglieder können Personen werden, die sich für den Verbandszweck interessieren und bereit sind, ihn moralisch und finanziell zu unterstützen. Der SVNH führt für Therapeuten sog. Persönlichkeits-(Charakter-)Prüfungen durch, sowie einzelne Fachprüfungen, wie Fussreflexzonentherapie, Geistheilung, Lebensberatung, Reiki.

Der Verband zählte Ende 1996 ca. 9.000 Mitglieder, von denen ca. 1.200 in einem naturheilkundlichen Teilbereich tätig sein dürften. Der jährliche Zuwachs ist erstaunlich gross und zeigt das breite und ständig wachsende Interesse der Öffentlichkeit an diesen Fragen.

Es gibt noch sehr viele spezialisierte Berufsverbände, mit z. T. kleinerer Mitgliederzahl, z. B. für Homöopathie, Shiatsu, Massagen, Fußreflexzonen, Alexandertechnik, Atemtherapie, Feldenkrais, Kinesiologie, Penzel, Rolfing usw. (ohne Anspruch auf Vollständigkeit).

6) Ausbildungsmöglichkeiten in der Schweiz

Die **Grund-Schulung** ist in der Schweiz nicht einfach, weil meist zu wenig Schüler vorhanden sind. So sind verschiedene kleinere Schulen kaum kostendeckend zu führen. Neben der bekannten Ausbildungsstätten in Deutschland gibt es jetzt aber doch eine Reihe verschiedener schweizerischer Schulen:

NVS-Schule AG für Naturärzte, Postfach, CH 9101 Herisau.
Tel. 0049-71-352 55 11
Fax 0049-71-352 55 18.

Unter dem Patronat und der Aufsicht der Naturärzte-Vereinigung der Schweiz NVS.

Unterrichtet wird nur an Samstagen (berufsbegleitend). Die Ausbildung findet statt in Zürich, Bern und Herisau. und dauert drei Jahre.

Schule für Naturheilkunde, Postfach 128, CH-8004 Zürich.
Tel. 0049-1-241 56 83
Fax 0049-1-241 02 04.

Diese Schule bietet eine sehr gründliche dreijährige Grundausbildung mit einem dreimonatigen Praktikum, Abschlussprüfung und Diplomarbeit. Unterrichtet wird während zwei Tagen pro Woche (Do + Fr + 1 Wochenende pro Monat). Die Ausbildung dauert drei Jahre.

Birvani AG, Schule für Naturheilkunde, Kohlenberggasse 21, Pf 159, CH-4011 Basel.
Tel. 0049-61-281 90 40
Fax 0049-61-281 71 11.

Diese Schule basiert didaktisch auf Selbststudium nach Anleitung und 40 Unterrichtstagen an Wochenenden.

Bio-Medica-Fachschule,
Landenbergstr. 18, CH-8037 Zürich.
Tel. 0049-1-272 64 11
Fax 0049-1-273 32 49.

Anatomiekurs, Klassische Ganzkörpermassage, Sportmassage, Rückenmassage, manuelle Lymphdrainage, Fußreflexzonenmassage, Psycho-Energetik-Massage, Integrale Tiefenmassage, chinesische Massage und Akupressur, Bachblütenseminare. Nachmittags- , Abend-, Wochenend- und Wochenkurse.

Daneben gibt es eine Vielzahl anderer

kleinerer Schulen von z. T. eher lokaler Bedeutung.

Verschiedene Studierende besuchen auch die bekannten Heilpraktikerschulen in Deutschland. Diese Ausbildungen dauern in der Regel drei Jahre mit Vollzeitstudium.

Die schweizerischen Schulen und ihr Abschlußdiplom werden in der Schweiz von den kantonalen Behörden noch nicht anerkannt, die kantonalen Prüfungen müssen also in jedem Fall noch bestanden werden.

7) Weiterbildung

Es liegt im Interesse der Patienten, daß sich Ärzte und Naturärzte ständig weiterbilden. Vor allem auf den Gebieten der Akupunktur und Homöopathie hat kaum jemand ausgelernt, dafür ist die Materie zu komplex. Die erwähnten Berufsverbände, die NVS-Schule AG und andere führen viele Weiterbildungskurse und Seminarien durch. Die Qualität dieser Weiterbildungsveranstaltungen ist recht hoch, die Auswahl sehr groß.
Für NVS-Vollmitglieder ist die jährliche Weiterbildung obligatorisch!

8) Auskünfte

Umfangreiche Unterlagen sind erhältlich bei der

Naturärzte-Vereinigung der Schweiz NVS, Postfach, CH-9101 Herisau.
Tel. 0049-71-352 58 80
Fax 0049-71-352 58 81,
oder bei den anderen erwähnten Verbänden.
Genaue gesetzliche Bestimmungen sind bei den einzelnen kantonalen Sanitätsbehörden einzuholen.

6. April 1997,
Dr. rer. pol. Ernst Schneider

Bündtstr. 16 B, CH-9053 Teufen
Tel. 0041-71-333 30 10
Fax 0041-71-333 45 71

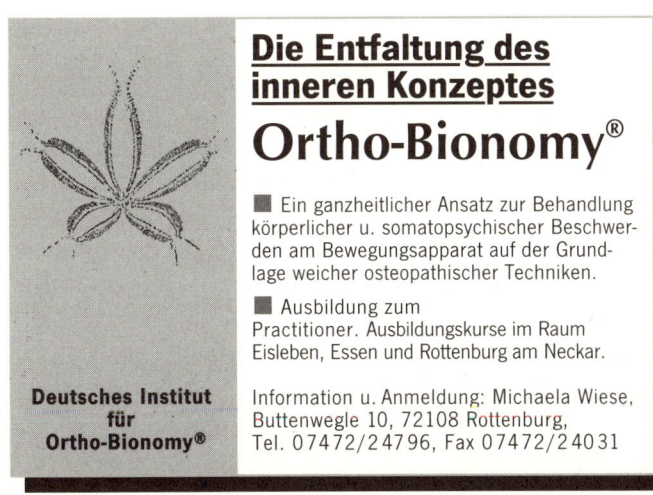

Die Entfaltung des inneren Konzeptes
Ortho-Bionomy®

■ Ein ganzheitlicher Ansatz zur Behandlung körperlicher u. somatopsychischer Beschwerden am Bewegungsapparat auf der Grundlage weicher osteopathischer Techniken.

■ Ausbildung zum Practitioner. Ausbildungskurse im Raum Eisleben, Essen und Rottenburg am Neckar.

Information u. Anmeldung: Michaela Wiese, Buttenwegle 10, 72108 Rottenburg, Tel. 07472/24796, Fax 07472/24031

Deutsches Institut für Ortho-Bionomy®

So wie die Gedanken sind,
ist auch der Charakter;
denn die Seele wird vom Gedanken geprägt.

Marc Aurel

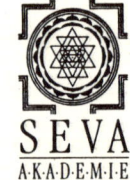

SEVA
A·K·A·D·E·M·I·E

◆ AYURVEDA-Ausbildung
◆ AYURVEDA-Produkte
◆ AYURVEDA-Beratungen
◆ AYURVEDA-Seminare
◆ AYURVEDA-Kuren

SEVA GmbH, Helga M. Schmidt
Leutstettener Str. 67 a
81477 München
Telefon 089-78 09 77, Fax 089-78 09 76

Erfahrungsberichte:
So eröffnete und so führe ich meine Heilpraktiker-Praxis

Colon-Hydro-Therapie
Intensiv-Seminar (max. 8 Teiln./Kurs)

Anfängerkurs   – Praktisches Handling
(ohne prakt. Erfahrung)   – Wirkungsmechanismus der CHT
Aufbaukurs   – Erweiterung auf Degleittherapie
(mit prakt. Erfahrung)   – Zusätze und Einsatz von Licht, O2
Diagnose- & Therapiekonzepte   – Termine u. genaue Seminar-
für die Colon-Therapie   bedingungen auf Anfrage

jeder Tageskurs kostet 530,– DM (incl. Getränke & Script)

Institut für Integrative Medizin
40878 Ratingen, Mülheimer Str. 46, Tel. 0 21 02/ 84 55 77

Aus der PRAXIS für die PRAXIS vor Stahl und Strahl

MESENCHYM und LYMPHSYSTEM

kontrollieren und therapieren.
Methoden und 200 Indikationen auf 500 Seiten.

Dr. med. G. Moderegger
ENERGETISCHE MEDIZIN integriert

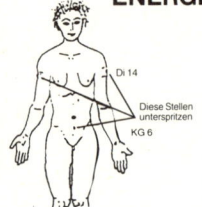

Beispiel aus dem Buch »Hämorrhoiden-Therapie
Diese Punkte mit Ranunculus bulb. und 1% Lido-
kain unterspritzen.

Verlag: Dr. G. Moderegger
Malvenstraße 2, 76189 Karlsruhe
Telefon (07 21) 57 47 36, Telefax (07 21) 57 47 30

Bestellung: Handbuch DM 260,– O, L/V Zeichenset DM 85,– O

Name: .... Straße: .... PLZ, Ort: ....

Ein guter Partner macht stark!

**Wir liquidieren Ihre
Patienten-Rechnungen
*bundesweit
*individuell
*konsequent und kompetent
Treuhändlerische Abwicklung oder
Auszahlung sofort
ZENTRALE ABRECHNUNGSSTELLE
FÜR HEILPRAKTIKER GMBH
Bembergstr. 3 - 38675 Hemer
Tel. 0 23 72/15 67 - Fax 15 14**

Licht als Nahrungsergänzung

Wenn Sie davon überzeugt sind, daß die Faktoren
Gesundheit - Krankheit und Ernährung einen
Zusammenhang haben, dann sollten Sie einmal einen
Versuch mit der INNEREN LICHTTHERAPIE
machen. Eine hohe innere Lichtenergie ist nämlich die
Quelle optimaler Lebensqualität und Lebensfreude.

Fordern Sie daher die HELIOS - INFO an.

Denn Licht ist Leben.

H.JENSEN Postf. 606380 • 22255 Hamburg Fax 040/273348

Für Wiederverkäufer gilt die WVP - Preisliste mit 50% Rabatt

Vom Verkaufsleiter zum Heilpraktiker – und so führe ich meine Praxis

Hans Höting, Heilpraktiker, Bremen

Arzt zu werden, das war der Traum meiner Jugend. Das Lesen von „Doktorbüchern" war schon eine beliebte Beschäftigung, bevor ich überhaupt Buchstaben kannte. Ich schaute mir einfach fasziniert die Bilder an. So also sah der Mensch von innen aus, der mir von außen begegnete. Als ich lesen konnte, wurde das Studium intensiver. Aber dann war da der Krieg. Und als der Krieg aus war, ließen es die familiären Umstände nicht zu, mein Abitur zu machen. Doktor ade? – Keineswegs.

Ich ergriff den Beruf des Kaufmannes. Aber die Freizeitbeschäftigung mit medizinischen Dingen blieb. Schließlich gab ich mir einen Ruck und sagte mir, was Kindheitstraum war, muß einmal ausgeträumt sein, – alle Kraft der beruflichen Karriere! Ich brachte es bis zum technischen Kaufmann und zum Verkaufsleiter, bereiste Europa und sorgte für Umsatz. Wenn ich aber abends im Hotel saß, hatte ich wieder mein „Doktorbuch".

Über die Beschäftigung mit der Medizin kam ich mit der Ganzheitsmedizin in Berührung, und mehr und mehr näherte ich mich in meiner Einstellung dieser Richtung: der ganzheitlichen Betrachtung eines Krankheitsgeschehens. Irgendwann saß ich dann auch mal in einem Sprechzimmer eines Heilpraktikers, weil es partout mit einem Zipperlein nicht klappen wollte. Und siehe da, die wundersame Medizin schaffte es. Auch zu Hause wurde mit Kräuterlein und Wässerlein und Einreibungen und Umschlägen behandelt. Naturheilkundliches Gedankengut wurde mir so als Kind schon eingetrichtert.
Aber irgendwie schaffte ich den Absprung nicht. Da half das Schicksal nach.

Ein Bandscheibenvorfall quälte mich. Er quälte mich so sehr, daß ich auf allen Vieren mit Tränen im Gesicht zur Toilette kriechen mußte. Mein Orthopäde gab sich redlich Mühe. Schließlich war auch er mit seinem Latein am Ende und erlaubte mir dann, zu einem Chiropraktiker zu gehen. Aber er schaffte es nicht.

Da sagte mir meine Mutter, daß irgendwo in der Nähe von uns ein Mann lebte, der mit Handauflegen heilen würde. Entrüstet schüttelte ich den Kopf und sagte: „Nein, ich will alles, aber das tue ich nicht." Bis es dann nun gar nicht mehr ging. Und da sagte ich mir: Wie dumm eigentlich. Gib dem Mann eine Chance. Vielleicht hilft es doch. Schaden kann es nicht.
Ich ging zu ihm hin, und er sagte mir gleich: „Junge, Du hast nicht den richtigen Beruf". Er sagte mir auch: „Du bist ein sehr schwerer Fall. Normalerweise schaffe ich es in dreimaliger Behandlung. Aber Du mußt zehnmal kommen. Doch wenn Du Deine innere Ablehnung nicht ablegst, dann kann ich Dir auch nicht helfen".

Er bestellte mich dreimal zum Zuschauen. Und ich erlebte Unglaubliches. Eine Ärztin, die mit einem schweren Ekzem kam, war in drei Wochen geheilt. So sagte ich mir, sei wenigstens offen.
So behandelte er mich zehn mal. Es hatte sich dabei nichts getan. Er aber meinte strahlend: „Sie gehen jetzt zum Arzt, lassen sich gesund schreiben. In 14 Tagen sind Sie Ihre Schmerzen los". Ich war, ehrlich gesagt, wütend. Wie konnte ein Mensch bei meinen Schmerzen so etwas behaupten. Er aber sagte nur: „Haben Sie immer noch nicht Ihren Unglauben abgelegt? Tun Sie, was ich Ihnen gesagt

habe". So tat ich's, saß auf einer Backe auf dem Stuhl. Und nach 14 Tagen war ich dann die Schmerzen wirklich los. Das gab mir einen Ruck.

Ich meldete mich zu einem Kurs an bei einem Heilpraktiker. Er führte seine Schüler in drei Jahren zur amtlichen Prüfung. Nach drei Jahren hatte ich das Patent in der Tasche. Ein Jahr ging ich danach zu dem Mann, der mich von meinen Bandscheibenleiden geheilt hatte. Dann sagte er mir: „Du mußt Dich selbständig machen." Aber ich hatte nicht den Mut dazu. So fing ich sonnabends und sonntags an, Patienten zu behandeln, zunächst in der Familie, und dann zog es seine Kreise, bis die Firma davon erfuhr und mir den Laufpaß gab. So hatte wieder das Schicksal für mich die Weichen gestellt.

Ich begann, mir eine bescheidene Praxis einzurichten und hatte nun den festen Willen, etwas daraus zu machen. Ich schaffte es auch. Schon nach einem halben Jahr mußte ich die erste Sprechstundenhilfe einstellen. Heute habe ich zehn Mitarbeiter.
22 Jahre sind vergangen. Und wenn ich zurückblicke, so sage ich heute, hätte ich es schon 20 Jahre früher gemacht. Ich bereue keineswegs meine Entscheidung, die mir das Schicksal eigentlich gefällt hatte. Ich bin glücklich mit dem Beruf, und ich könnte mir keinen schöneren vorstellen.

Wie ich meine Praxis führe

Von Anfang an galt für mich der Leitsatz, nur das Beste führt zum Erfolg und das noch Bessere macht Dich zu einem gesuchten Kollegen. So stand für mich gründliche Ausbildung immer an oberster Stelle und ist es bis heute geblieben. Denn eines sollte sich jeder Kollege dick hinter die Ohren schreiben: In unserem Beruf lernt man nie aus. Wer sich so gut

dünkt, daß er sich nicht mehr weiterbilden muß, wird bald die Rechnung quittiert bekommen.
Ein zweiter Grundsatz war immer: Jeder Patient hat seine Krankheit. Es gibt keine Patentrezepte. Auf jeden Fall muß man individuell therapieren.

Mein dritter Grundsatz war: Jeden Patienten spüren zu lassen, daß ich für ihn da bin und ein ganz besonderes Interesse für seinen Fall habe, ein guter Zuhörer zu sein aber auch aktiv in der Weise das Gespräch zu führen, daß man das Ende dort setzt, wo die Endlosigkeit der Patientendarstellung beginnt, daß man immer wieder auf das Wesentliche zurückkommt. Man muß den Patienten als Partner gewinnen und ihm klarmachen, daß Heilung keine Einbahnstraße ist, sondern immer ein Kooperation. Die Heilung besteht nicht darin, daß er mir das Geld gibt und seine Medizin dafür bekommt, sondern daß er einen aktiven Beitrag leisten muß, was Lebensführung, Einstellung betrifft. Es ist für mich immer ein ganz wesentlicher Grundsatz geworden und mit zunehmender Tendenz, je länger ich therapiere: Daß die wirkliche Heilung nicht im Körperlichen geschehen kann, sondern im Geistigen geschehen muß. Man muß bei der Therapie des Patienten die Dreiheit Körper, Seele, Geist mit einzubeziehen. Der Geist ist der Herrscher der Materie, der Geist ist Meister des Abwehrsystems. Deswegen ist wirkliche Heilung eine Veränderung im Geistigen. Hierzu bedarf es intensiver Gespräche, ein intensives Hineinfühlen in den Patienten und ein Ergründen der Wurzel seiner Krankheit. Hier muß man manchmal auch ein klares Wort sprechen. Man erlebt immer wieder Patienten, die von uns etwas verlangen. Sie schreiben die Therapie vor. Sie mäkeln an der Rezeptur herum. Hier muß ganz klar Stellung bezogen werden. In der Therapie des Patienten gilt zwar die Kooperation, aber die Kooperation bedarf auch eines klaren Weges. Nicht der Patient hat zu bestimmen, was gut für ihn ist, sondern der Therapeut muß das aufgrund seiner Praxis, Erfahrung seiner Intuition wissen, was hier zu tun ist. Der Patient darf durchaus seine Meinung dazu sagen. Er darf auch Vorbehalte äußern. Diese müssen ausdiskutiert werden. Sie dürfen nicht vom Tisch gewischt werden. Aber irgendwann muß der Punkt gesetzt werden: Du kannst entweder diesen therapeutischen Weg gehen oder Du bist nicht der richtige Patient für mich. Da darf man sich auch nicht scheuen, Patienten wieder nach Hause zu schicken.

Man muß den Patienten überzeugen. Und überzeugen kann man durch die eigene innere Sicherheit und das eigene Fachwissen. Auch therapieren heißt verkaufen. Mann kann einen Patienten nicht zwingen, eine Therapie anzunehmen. Das geht meistens schief. Man muß ihm klarmachen, warum dies und nicht das andere besser für ihn ist. Ordnung im Therapieren setzt auch Ordnung in der Praxis voraus. Die Praxis muß sauber sein. Sie muß klar konzipiert sein. Mitarbeiter müssen klar geführt werden, müssen klare Richtlinien haben. Der Therapeut muß wirklich Kapitän an Deck sein. Und die Mitarbeiter müssen den Kurs mittragen. Eine Praxis muß ein klares Konzept haben für alle Seiten. Sie darf nicht heute rot und morgen grün sein.

Als Anfänger darf man Therapieversager nicht nur der eigenen Unfähigkeit zuschreiben. Man lernt erst durch sehr viele harte Zeiten, daß es Patienten gibt, die sich nicht heilen lassen wollen oder nicht geheilt werden können, aus welchen Gründen auch immer. Ob es das Karma ist oder die eigene Unvernunft. Die Patienten springen aus Unbequemlichkeit ab oder bei einer leichten Besserung. Wenn man weiß, daß man sicher im Diagnostizieren und Therapieren ist, muß man auch Praxiseinbrüche gelassen hinnehmen und darf man Patienten

nicht nachtrauern, die eine Therapie abbrechen. In solchen Fällen muß man sich immer wieder selbstkritisch an die Kandare nehmen und sich fragen: Hast Du richtig gehandelt, hast Du Dein Bestes getan? Wenn man das mit Ja beantworten kann, soll man zur Tagesordnung übergehen.

Man muß sich auch darüber im klaren sein, daß Therapieerfolge sehr viel von der eigenen inneren Ausgeglichenheit abhängen. Wenn ich einen schlechten Tag habe, kann ich handwerklich das Beste tun und dennoch wird nicht das gleiche daraus, wie an Tagen, wo ich innerlich gelassen und ausgeglichen bin.

Noch ein Wort zum Thema Honorar.
Viele meinen, durch billige Honorare viele Patienten zu bekommen. Weit gefehlt! Wer eine gute Leistung bringt, die er sich in vielen Wochenendstunden aneignet und abends, wenn andere spazierengehen, darf auch seinen Lohn dafür fordern. Er muß angemessen sein. Das ist ganz klar. Ehrlichkeit in diesem Punkt steht über allem. Wenn ich Vertrauen brauche für die Behandlung, muß ich auch selbst alles tun, was dieses Vertrauen rechtfertigt.

Man soll sich auch vom Therapiespektrum her genau überlegen, was man macht. Viele Therapien schaffen nicht viel Erfolg. Wenige Therapien, wirklich ausschöpfend eingesetzt, auf dem Therapieklavier sicher gespielt, bringen weit mehr als eine Handvoll halb beherrschter Therapien. Wenige Therapien, gekonnt eingesetzt, sparen auch Kosten. Und das ist ein wesentlicher Punkt. Wir alle wollen leben. Wir wollen verdienen. Wir können den Patienten nicht als die zu melkende Kuh einsetzen. Wir müssen auch Selbstzucht und Eigenverantwortung in der Weise üben, daß wir an den Geldbeutel des Patienten denken, indem wir ihn dort schonen, wo es irgend möglich ist.

Man soll zur Diagnostik alle Möglichkeiten einsetzen, die erforderlich sind, auch die klinische Diagnostik wie Röntgen, Labordiagnostik, EKG, EEG. Hier kommt man an einer Zusammenarbeit mit Vertretern der Schulmedizin nicht vorbei. Ich kann jedem Kollegen nur sagen, wer eine anständige Arbeit leistet, wird auch auf der Gegenseite Gehör finden.

In diesem Sinne wünsche ich jedem neuen Kollegen viel Glück. Der Könner hat immer seinen Platz und wird auch in schlechten Zeiten seinen Weg machen. Dazu gehört, daß er sich abends im Spiegel ins Auge schauen kann, weil er weiß, er hat am Tage das Beste für die Patienten getan.

Hans Höting

Aufschub ist der Dieb der Zeit.

Eduard Young

SEMINARLEITERAUSBILDUNG
für Autogenes Training · Anfänger · Fortgeschrittene · Kinder · Mentaltraining · Fastenkurse · laufend neue Kurse · kleine Gruppen · individuelle, praktische und theoretische Ausbildung · Abschluß mit Zertifikat.
Information: Lehrstätte für Autogenes Training Marianne Markert · 78337 Öhningen/Bodensee · Tel. 07735/2724

seit 1978

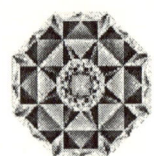

Internationales Zentrum
für Neue Therapien mit
Bach-Blüten, ätherischen Ölen und Edelsteinen

BRD: Postfach 1712, D-63407 Hanau. Fax: 06181/24 640
http://cint.base.org E-Mail: dietmar.kraemer@t-online.de

**Intensivseminare „Klassische Homöopathie"
für Tierheilpraktikerinnen/Tierheilpraktiker**
Tierheilpraxis Irene Eidinger, Dipl.-Biol.
Bad Homburg Tel.: 0 61 72 - 4 16 48

So richtete ich meine Praxis ein und so führe ich sie

Friedemann Garvelmann, Küssaberg-Kadelburg

1985 war es soweit: ich hatte meine dreijährige Ausbildung an der Heilpraktiker-Fachschule München abgeschlossen, die Überprüfung beim Amtsarzt bestanden und ein halbes Jahr bei einem erfahrenen Kollegen assistiert. Ich fühlte mich fit für den „Sprung ins kalte Wasser": die Eröffnung der eigenen Praxis.

Während der Suche nach einem geeigneten Standort erfuhr ich davon, daß ein Kollege in der vorgesehenen Region seine Praxis abgeben wollte, um seinerseits eine größere Praxis zu übernehmen. Diese von dem Kollegen abgegebene Praxis entsprach in den wesentlichen Punkten meinen Vorstellungen: Ländlicher Raum, aber verkehrsmäßig günstig gelegen, im Einzugsbereich zweier mittelgroßer Städte. In der Umgebung waren nicht zu viele niedergelassene Kollegen, so daß wir uns gegenseitig 'nicht das Wasser abgraben' würden.

Die Einrichtung der Praxis

Die Praxis ist von der Größe so, daß ich sie allein führen kann und trotzdem ausreichend Platz habe, um bei Bedarf zwei Patienten parallel behandeln zu können. Sie besteht aus folgenden Räumen:

Sprechzimmer: Mit Schreibtisch und Schränken für Kartei, Bücher, Arzneimittelmuster, Spritzen, ein Ampullenregal, den Geräten für die ersten Untersuchungen und einem Waschbecken, um den hygienischen Anforderungen gerecht zu werden. Später kam dann noch der Computer dazu.

Zwei Behandlungszimmer: Eingerichtet mit je einer Behandlungsliege, Stuhl und Kleiderhaken sowie einem Hocker und Fußschemel für kleine Patienten. Es ist wichtig, daß die Praxisräume nicht von außen einsehbar sind, damit die Patienten sich ungestört ausziehen und ankleiden können (Gardinen, Jalousien). Auch der Schallschutz sollte so gut sein, daß das Mithören von Gesprächen aus benachbarten Räumen nicht möglich ist.

Eine „Warteecke" mit Zeitschriften, Malstiften und -papier für Kinder ist im Flur eingerichtet.

Badezimmer mit Toilette. Da dies recht groß ist, habe ich hier später ein kleines „Labor" für Urin- und Blutuntersuchungen eingerichtet.

In dieser Praxis habe ich einige Monate mit dem früheren Praxisinhaber als „Assistent" gearbeitet. Der Gedanke dabei war, daß die Patienten mich auf diese Weise kennenlernen und auch nach der Praxisübergabe zu mir kommen würden. Eine Annahme, die sich im Nachhinein als falsch herausstellte. Dazu später ...

Dann stellte sich die Frage, welche Geräte und Eirichtungsgegenstände ich übernehmen sollte. Ich folgte dabei dem Rat eines erfahrenen Kollegen und kaufte nur das absolute Minimum an Geräten, die für meine Diagnose- und Therapieverfahren nötig wären, denn jede finanzielle Belastung tut in den ersten Jahren weh!
Ich empfehle jeder/m angehenden Kollegin oder Kollegen, sich vorher genau zu überlegen, was wirklich gebraucht wird! Teure High-Tec-Geräte halten zwar immer mehr Einzug in Heilpraxen, aber es stellt sich vielfach die Frage, was das noch mit Naturheilkunde zu tun hat. Den

Patienten jedenfall kann man meist nicht damit imponieren – die meisten haben die Gerätemedizin absolviert – ohne Erfolg, sonst kämen sie nicht zum Heilpraktiker!

Im Laufe der Jahre kamen bei mir dann doch noch einige Geräte dazu, die sich als notwendig herausstellten: Vegatest, Farbpunktur-Gerät, Ozon und diverse Kleingeräte Aber das mußte sich dynamisch aus der Praxisarbeit entwickeln und war somit finanziell tragbar.

Für mich stand fest, daß ich schwerpunktmäßig die alten, traditionellen Naturheilweisen und die Augendiagnose anwenden möchte; evtl. einige Injektionen. Dazu sind relativ wenige Geräte notwendig: Irismikroskop, Blutdruckmeßgerät, Stethoskop, Otoskop, Mundspatel mit Lampe, Schröpfgläser, Baunscheidtgerät, Akupunkt-Massagestift, Akupunkturnadeln, Sterilisator. Mit dieser spartanischen Grundausstattung habe ich die Praxis übernommen, und ich bin noch heute sehr froh darüber, denn es kam anders als erhofft: Nach der Übergabe blieben die Patienten weg!

Ich mußte fast genauso bei Null anfangen, wie bei einer Neueröffnung. Insgesamt sind mir vier oder fünf Patienten meines Vorgängers geblieben!

Diese Erfahrung zeigt, daß die zwischenmenschliche Komponente zwischen einem Heilpraktiker und seinen Patienten genauso wichtig ist wie sein fachliches Können. Ein Heilpraktiker ist nicht einfach austauschbar, sondern er bekommt im Laufe der Zeit die Patienten, die zu ihm passen (Oder sollte man sagen ... die er verdient?). In meinem Fall habe ich den Patienten meines Vorgängers wohl nicht ‚gepaßt'!

Im Nachhinein kann ich aber feststellen, daß die Übernahme der Praxis weder ein Vor- noch ein Nachteil war, denn ich habe nicht mehr bezahlt, als ich für die Neuanschaffung der Einrichtung bezahlt hätte.

Erfolgsvoraussetzung: Die richtige Praxisphilosophie

In diesem Zusammenhang wird deutlich, wie wichtig die Philosophie ist, mit der eine Praxis geführt wird, denn daraus ergibt sich, welche Patienten der Behandler ansprechen möchte. Für mich standen dabei von Anfang an folgende Punkte im Vordergrund:

Dem ganzen Praxisablauf liegt eine Frage zugrunde: „Wie möchte ich selbst behandelt werden, wenn ich als Patient in eine Praxis komme?" Dementsprechend bemühe ich mich, mit meinen Patienten umzugehen. Deshalb erkläre ich auch, wie und warum ich eine evtl. vom Patienten als unangenehm oder schmerzhaft empfundene Methode anwende.

Ich möchte ein Ansprechpartner für alle Menschen sein, und nicht nur für Gutbetuchte, die es sich leisten können. D. h.: Ich möchte für meine Patienten der „Haus-Heilpraktiker" sein, zu dem die ganze Familie kommt.

Der finanzielle Aspekt steht als notwendiges Übel im Hintergrund. Das heißt auch, daß die Honorare flexibel den wirtschaftlichen Verhältnissen der Patienten angepaßt werden müssen. Damit wird man zwar nicht reich, aber man schafft sich im Laufe der Zeit eine treue Patientenschaft und damit langfristig ein stabiles Einkommen.

Offen und ehrlich dem Patienten gegenüber zu sein, ist ein wichtiger Grundsatz. Das heißt auch, keine Heilungsversprechen abzugeben. Der Patient wird spüren, daß der Behandler sich engagiert um ihn bemüht. Der Patient muß lernen, daß zum Therapieerfolg auch sein eigenes Zutun notwendig ist (Eigenverantwortung!). Wichtig ist dabei, den Patienten in diesem Sinne positiv zu motivieren, um ihn aus der leider weit verbreiteten Grundhaltung herauszubringen, seinen Körper in der Praxis zur Reparatur abzugeben.

Überschaubares Behandlungskonzept. Bei der ersten oder spätestens zweiten Konsultation sollte der Umfang und die Dauer der Therapie mit dem Patienten gemensam abgesteckt werden, damit er weiß, was zeitlich und finanziell auf ihn zukommt. Erforderliche Veränderungen dieses Konzeptes sollten mit dem Patienten besprochen werden (z. B. weitere Behandlungstermine). Sollte eine Behandlung nicht den gewünschten Erfolg bringen und eine Weiterbehandlung keine Besserung erwarten lassen, ist es dem Patienten gegenüber seriöser und ehrlicher, die Behandlung abzubrechen, als ziellos weiterzubehandeln. Diese Patienten kommen erfahrungsgemäß trotzdem bei anderer Gelegenheit wieder, oder empfehlen den Behandler in ihrem Bekanntenkreis weiter. Dasselbe gilt auch bei Patienten, die man an einen anderen Behandler verweist, weil man für das Problem des Patienten nicht zuständig ist. Beispiel: Ein Patient mit zahnbedingter Trigeminusneuralgie sollte zum Zahnarzt geschickt werden, anstatt mit einer teuren Akupunkturbehandlung anzufangen, deren Erfolg von vornherein in Frage steht.

Die Existenz der Praxis sichern

Jeder frisch niedergelassene Heilpraktiker hat das Problem, die Existenz seiner Praxis bekannt zu machen.
Die Werbemöglichkeiten in Zeitungen, Zeitschriften usw. sind durch die Berufsordnung der Heilpraktiker eng begrenzt. Neben den drei Eröffnungsanzeigen darf man nur noch auf Urlaub oder Änderung der Sprechzeiten hinweisen.
Ich habe die Erfahrung gemacht, daß Anzeigen jeder Art sehr wenig Resonanz erzeugen, wenn überhaupt, dann nur im lokalen Gemeindemitteilungsblatt.

Eine weitere Möglichkeit der Steigerung der Bekanntheit ist, Vorträge an der örtlichen Volkshochschule oder ähnlichen Institutionen zu halten. Das öffentliche Interesse an naturheilkundlichen Themen ist sehr groß, und in einen Vortrag kommt auch mancher potentielle Patient, der sich nicht in die Praxis traut, ohne den Behandler schon mal gesehen zu haben...

Die wirksamste und wichtigste Werbung für einen Heilpraktiker aber ist sein Erfolg, der sich herumspricht! Und das dauert lange: Vier bis fünf Jahre Anlaufzeit muß man rechnen, bis man von einer Naturheilpraxis leben kann!

Gerade in einer jungen Praxis ist es wichtig, für die Patienten möglichst gut erreichbar zu sein. Wenn niemand in der Praxis ist, sollte zumindest ein Anrufbeantworter Auskunft über die Sprechzeiten geben. Die Angabe der privaten Telefonnummer mit dem Angebot, dort anzurufen, ist dringend zu empfehlen, denn nur wenige Patienten bringen den Mut auf, eine Nachricht auf Band zu sprechen, damit sie zurückgerufen werden können.

Eine Fernabfrage gehört inzwischen zum Standard eines Anrufbeantworters und gibt dem Praxisinhaber auch bei Abwesenheit die Möglichkeit, eingegangene Nachrichten abzuhören und die Patienten sofort anzurufen.

Die Organisation der Praxis

In meiner Praxis behandle ich möglichst nur nach Terminabsprache, wobei sich ein Terminabstand von 45 Minuten bewährt hat. Ich habe feste Praxiszeiten, zu denen ich sicher erreichbar bin (Zwei ganze und drei halbe Tage). In der übrigen Zeit bin ich somit flexibel, weitere Termine zu vereinbaren oder auch einige Stunden frei zu nehmen. Es gibt ja auch noch andere Dinge zu erledigen! Ein Problem stellen manchmal Akutpatienten dar, die schnell einen Termin benötigen. Dafür ist es günstig, einen Termin pro Tag freizuhalten, der kurzfristig belegt werden kann.

Unangemeldete Patienten können den ganzen Terminplan durcheinander bringen, setzen den Behandler unter Zeitdruck und beeinträchtigen damit die Betreuung der anderen Patienten. Gerade in solchen Fällen ist es vorteilhaft, ein zweites Behandlungzimmer zur Verfügung zu haben.

Bei Patienten, die selber nicht in die Praxis kommen können, mache ich Hausbesuche, was sehr dankbar angenommen wird.

Für den 'Papierkrieg' in der täglichen Praxisarbeit sind einige Formulare notwendig. Die wichtigsten sind die Karteitaschen, die Rezeptformulare und Zettel, um Folgetermine für den Patienten zu notieren.

Karteitaschen und Rezeptformulare sind besonders günstig zu beziehen bei der Fa. Cedip; Postfach 1346; 85731 Ismaning.

Terminblöcke stellt fast jede Arzneimittelfirma kostenlos zur Verfügung. Man muß lediglich den Praxisstempel hinzufügen. Es sei denn, man kreiert ein eigenes visuelles Erscheinungsbild auch für alle Praxisdrucksachen.

Mit einem guten Praxisverwaltungsprogramm ist es möglich, fast die ganze Dokumentation incl. Rezeptschreibung auf dem Computer zu erledigen. Ich benutze seit vier Jahren das Programm „Medidat" der Fa. Datentechnik Frick & Hof; Südliche Auffahrtsallee 56; 80639 München; Tel.: 089-175 725, das alle notwendigen Funktionen bei leichter Bedienbarkeit zuverlässig ermöglicht.

Ich bin aber bei der Dokumentation der Behandlungen bei der guten alten Karteitasche geblieben, weil sie eine bessere und schnellere Übersicht über Anamnese, Risikofaktoren, Medikamente, Allergien und vorherige Behandlungen ermöglicht. Von jedem Rezept lege ich einen Durchschlag in die Karteikarte.

Ich halte es psychologisch nicht für günstig, zu Beginn einer Konsultation erst die Daten auf dem PC abzurufen. Das erinnert zu sehr an die (leider häufige) Fließbandabfertigung beim Arzt. Den Computer benutze ich ausschließlich für die Rechnungserstellung und Buchführung, wobei ich ihn nicht mehr missen möchte, denn er erspart mir sehr viel Zeit und eine Bürohilfe.

Die Erstellung der Rechnungen, besonders für die Erstattung durch private Krankenversicherungen (PKV) und die Beihilfestellen, ist eine Geheimwissenschaft, mit der vor allem der Praxisanfänger große Probleme hat. Die meisten PKV werben zwar damit, Heilpraktikerkosten zu erstatten, lassen sich aber im Leistungfall alle nur erdenklichen Argumente einfallen, die Erstattungsbeträge zu kürzen. Besonders beliebt war lange Zeit der Hinweis, ein Diagnose- oder Therapieverfahren sei „wissenschaftlich nicht allgemein anerkannt". Diese Argumentation wurde in jüngster Zeit durch oberste Rechtsprechung zwar untersagt, wird aber mit anderen Formulierungen doch immer wieder in Anwendung gebracht.

Der Behandler sollte sich bemühen, die Rechnung so zu erstellen, daß der Patient möglichst einen hohen Anteil erstattet bekommt. Die Grundlage der Leistungsberechnung ist das Gebührenverzeichnis für Heilpraktiker (GebüH), das von den Heilpraktikerverbänden herausgegeben wird. Das GebüH sieht für die Leistungsziffern keinen Festbetrag, sondern eine Berechnungsspanne vor. Dadurch hat der Behandler die Möglichkeit, erstattungsfähige Leistungen höher, nicht erstattungsfähige Leistungen aber geringer zu berechnen, um den vorgesehenen Gesamtbetrag zu erreichen.

Dabei ist mir die Abrechnung auf dem Computer mit dem „Medidat"-Programm eine große Hilfe, denn man kann den Standardwert jeder Leistung einspeichern, ihn individuell aber auch ändern. Die Rechnung wird dann in der von den PKV und Beihilfestellen vorgeschriebenen Form ausgedruckt.

Ich habe die Erfahrung gemacht, daß Nachfragen von Versicherern wesentlich seltener sind, wenn die Rechnung in professioneller Form erstellt wurde.

Auch bei der Buchhaltung erleichtert der Computer die Arbeit sehr.

Das erwähnte Programm speichert die erstellten Rechnungen und verbucht sie sofort, sobald der Zahlungseingang eingetippt wurde. Man braucht sich dann nicht weiter darum zu kümmern.

Auch die Bareinnahmen und Praxisausgaben lassen sich schnell und unkompliziert auf verschiedene Konten eingeben. Die Sortierung nach Tagesdatum übernimmt dann der Rechner. Auf diese Weise entfällt die umständliche Führung des Kassenbuches und es ist ein aktueller Überblick über die Finanz- und Steuersituation jederzeit möglich, vorausgesetzt, man gibt die Daten regelmäßig ein!

Zum Jahreswechsel wird dann eine komplette Aufstellung der Ein- und Ausgaben nach Konten und Datum sortiert ausgedruckt – ideal für die Weiterbearbeitung durch den Steuerberater.

In meiner Praxis hat sich auf diese Weise die Zeit für die Buchführung auf rund ein Drittel verringert.

Ich kann jedem Kollegen die Anschaffung eines Computers mit der entsprechenden Software nur empfehlen, zumal sich die Anwendungsgebiete nahezu unbegrenzt erweitern lassen. Ich denke dabei beispielsweise an die Textverarbeitung. Wer einmal angefangen hat, seine Korrespondenz mit dem PC zu erstellen, wird keine Schreibmaschine mehr anschauen! Interessant ist auch die Möglichkeit der Computer-Repertorisation für klassische Homöopathen.

Die Anschaffungskosten sind in den letzten Jahren stark gesunken: Für Hardware und Medidat-Programm müssen etwa 4000,- DM veranschlagt werden (wobei

nach oben natürlich keine Grenzen bestehen) - wie lange können Sie dafür eine Bürohilfe bezahlen?

Die therapeutische Arbeit in der Praxis

Jeder Patient freut sich, wenn man ihm ein Medikamentenmuster mitgeben kann, das er nicht bezahlen muß. Wichtig ist das manchmal bei akuten Krankheiten, die bekanntlich gerne am Wochenende auftreten, wenn ‚ihre' Apotheke geschlossen hat und die Notdienst-Apotheke 20 km entfernt ist und mit biologischen Mitteln nicht dienen kann. In solchen Fällen ist man froh, entsprechenden Mittel zur Hand zu haben. Und: ab und zu ist man ja auch selbst erkältet, oder das eigene Kind hat sich mit dem Fahrrad auf die Nase gelegt ...

Auch wenn die Anzahl an Musterpakkungen, die eine Firma pro Jahr und Präparat abgeben darf, auf zwei begrenzt ist, findet man oft Mittel im Musterschrank, die zum Krankheitsbild des Patienten passen. Voraussetzung ist, daß man sich regelmäßig um Nachschub bemüht.

Die einfachste Möglichkeit ist der Besuch der Pharmaausstellungen, die jedem Naturheilkunde-Kongreß angegliedert sind. Dort kann man an den Ständen der Firmen die gewünschten Muster anfordern. Empfehlenswert ist dabei ein Taschenstempel mit der Praxisadresse.

Auf Kongressen lernt der Praxisanfänger auch die Vielfalt der biologischen Pharmaindustrie kennen und kann sich mit den Präparateverzeichnissen eindecken. Eine andere Möglichkeit ist, die Muster per Postkarte beim Hersteller direkt anzufordern.

Viele Firmen schicken mehr oder weniger regelmäßig ihren Pharmareferenten im Außendienst in die Praxen, um für die Präparate der jeweiligen Firma zu werben. Auch auf diesem Wege kommen Sie an Muster von Medikamenten.

Es ist möglich, einen Großteil des Ampullenbedarfs aus Musterbeständen zu decken. Der Praxisneuling wird froh sein, wenn hierfür nicht auch noch Ausgaben anfallen.

Im Laufe der Zeit wird sich der Behandler auf eine Palette bestimmter Medikamente einstellen, während er andere nur selten oder gar nicht verschreibt. Bei den Musterbestellungen sollte man darauf achten, nur die Präparate zu bestellen, die man auch einsetzt, weil man sonst nach einigen Jahren zu viele Medikamente entsorgen muß.

Es ist nicht sinnvoll, sich auf das Präparateprogramm einer einzelnen Firma zu fixieren. Dies mag für den Praxisanfänger zwar verlockend sein, die notwendige Vielfalt in der Therapie geht aber dadurch verloren und der Individualität des jeweiligen Krankheitsbildes kann nicht in optimaler Weise entsprochen werden.

Die Zusammenarbeit mit Labors.

Jeder Heilpraktiker wird, je nach Therapierichtung, mehr oder weniger viele Untersuchungen von Blut, Stuhl und Urin durchführen wollen. Meist sind dazu die Möglichkeiten in der eigenen Praxis recht beschränkt. Im Allgemeinen wird der Heilpraktiker nur die Schnelltests im Urin- (z.B. Combur-9-Test) und Blutzucker-Test (z.B. Haemo-Gluco-Test 20-800) durchführen. Ich habe in den ersten Jahren noch die Leuko-Zählung und das Differentialblutbild selbst gemacht, lasse aber heute auch das im Labor erledigen. Nur die Analyse des Urinsedimentes führe ich bei Bedarf noch selber durch.

Ein spezialisiertes Großlabor kann viel umfassender, präziser und preisgünstiger arbeiten als der Praktiker, der es nebenher macht.Ich lasse meine Blutproben bei Labormed; Postfach 4003; 65030 Wiesbaden untersuchen. Dieses Labor stellt auch das Versandmaterial kostenlos zur Verfügung.

Stuhlproben lasse ich fast ausschließlich auf Pilze untersuchen. Dabei ist es wichtig, ein Labor zu beauftragen, das auf Pilzdiagnostik spezialisiert ist. Viele schulmedizinisch orientierte Labors nehmen das Pilzproblem nicht ernst und dementsprechend sind auch die Ergebnisse.

Ich arbeite hierbei mit dem „Pharmalabor Blankenese"; Flamweg 132-134; 25335 Elmshorn; Tel.: 04121-24831, zusammen.

Die Laborkosten der Stuhluntersuchungen können direkt zwischen Labor und Patient abgerechnet werden, ansonsten geht eine monatliche Sammelrechnung an die Praxis und diese fordert die Untersuchungskosten als ‚externe Laborkosten' vom Patienten zurück.

Der Heilpraktiker ist zu dauernder Weiterbildung verpflichtet.

Die bekanntesten Möglichkeiten der Weiterbildung sind die jährlich mehrfach stattfindenden Kongresse der verschiedenen Heilpraktiker-Verbände. Meiner subjektiven Einschätzung nach haben die Kongresse aber mehr die Funktion der ‚standesgemäßen' Repräsentation in der Öffentlichkeit und des Treffpunktes für länger nicht mehr gesehene Kollegen, oder sie dienen der Selbstdarstellung der jeweiligen Dozenten. Jedenfalls ist die Ausbeute an praxisverwertbarer Fortbildung meist herzlich gering.

Eine andere Möglichkeit sind Fortbildungsseminare, die ebenfalls von den Heilpraktiker-Verbänden organisiert werden. Auch hier ist das Niveau sehr unterschiedlich – wobei es sehr gute Seminare gibt. Leider werden viele Themen nur angerissen, aber nicht immer bis zu einem Praxis-adäquaten Können weitergeführt.

Außerdem gibt es eine Vielzahl von Aus- und Weiterbildungsseminaren, die von kleinen Institutionen in Eigenregie organisiert werden. Auch hier ist die Qualität sehr unterschiedlich. Dem Praktiker bleibt nichts anderes übrig, als sich über Kollegen und Fachzeitschriften über das Angebot zu informieren. Hinweis: Teurer ist nicht unbedingt auch gut.

Mitgliedschaft in einem guten Heilpraktiker-Verband bringt Vorteile

Die schon erwähnten Heilpraktiker-Fachverbände stellen die politische Interessensvertretung der Heilpraktiker dar. Es gibt fünf oder sechs große und etliche kleine Heilpraktiker-Verbände, die aber leider, statt im Interesse aller Heilpraktiker an einem Strang zu ziehen, ziemlich zerstritten sind. Mir ist bisher nie ganz klar geworden, worum es eigentlich dabei geht (das ist für jemanden, der keine Insider-Informationen hat wohl auch nicht möglich), aber ich habe den Eindruck, es geht mehr um persönliche Machtpositionen einzelner Funktionäre, als um die eigentliche Sache.
Die Mitgliedschaft in einem Verband ist zwar nicht zwingend, aber im Sinne der Interessenvertretung sehr sinnvoll. Nur muß sich der beginnende Kollege sehr genau überlegen, welchem Verband er sich anschließen möchte!
Ich habe mich für die „Freien Heilpraktiker e.V."; Kölner Str. 369; 40227 Düsseldorf 1; entschieden. Ein relativ kleiner Verband, aber mit der (meiner Meinung) weitblickendsten Verbandspolitik und echtem Engagement für die Mitglieder.

Zusammenarbeit mit Ärzten

Der Heilpraktiker hat den großen Vorteil, daß die Patienten ihm immer berichten, bei welchem Arzt sie in Behandlung sind oder waren und welche Medikamente eingesetzt wurden. Dadurch hat man einen recht guten und lückenlosen Überblick über die Krankheitsgeschichte.

Umgekehrt ist es eher selten, daß ein Patient den Mut aufbringt, seinem Arzt die Behandlung beim Heilpraktiker zu gestehen. Das führt dazu, daß viele Ärzte gar nicht wissen, was ein Heilpraktiker macht und wie er arbeitet. Die Ablehnung der unerwünschten Konkurrenz ist weit verbreitet, die meisten Ärzte sehen in einem Heilpraktiker pauschal einen Scharlatan. Dementsprechend wenig produktiv ist die Zusammenarbeit. Ich habe in meinem Umfeld aber auch einige Ärzte kennengelernt, die meine Arbeit akzeptieren und bereit sind, die klinische Abklärung eines unklaren Krankheitsbildes zu übernehmen und mir den Befund mitteilen, mir sogar ab und zu einen Patienten zugewiesen haben, mit dem sie nicht weiterkamen. Eine solche Zusammenarbeit ist sehr positiv, denn häufig ist der Heilpraktiker auf die Angaben des Patienten bezüglich der ärztlichen Diagnosen angewiesen – und wie wenig authentisch dies in manchen Fällen ist, kann man sich leicht vorstellen ...

Eine Zusammenarbeit mit einem anderen Behandler ist aber nur zulässig, wenn der Patient damit einverstanden ist. Auch wir Heilpraktiker unterliegen der Schweigepflicht, die eine wichtige Grundlage des Vertrauensverhältnissen darstellt. Der Patient muß sicher sein können, daß keinerlei Informationen (nicht einmal die Tatsache, daß er zum Heilpraktiker geht) an Dritte weitergegeben wird. Falls erforderlich, sollte man sich die Befreiung von der Schweigepflicht schriftlich vom betreffenden Patienten bestätigen lassen.

Heilpraktiker – ein Beruf, der Befriedigung verschafft

Abschließend kann ich sagen, daß ich es bisher keine Sekunde bereut habe, den Beruf des Heilpraktikers zu ergreifen.
Es wäre vermessen, zu behaupten, daß

ich jedem Patienten helfen kann. Wir müssen akzeptieren, daß der Weg eines jeden Menschen von höherer Stelle (wie auch immer man das nennen mag) gelenkt wird und das jede Behandlung einer schweren Krankheit auch nur ein Mosaikstein im Schicksalsweg dieses Menschen ist. Es ist ein Unding, davon zu sprechen, eine Krankheit „beherrschen" zu können, wir können jedem Patienten nur eine optimale Hilfestellung geben, mit seiner Krankheit selbst fertig zu werden, denn nur die natürlichen, eigenen Abwehrkräfte des Menschen sind in der Lage, eine Krankheit wirklich zu heilen.

In diesem Sinne behandle ich im Schnitt etwa 40 Patienten in der Woche und ich freue mich mit jedem, dem es dadurch besser geht.

Wer Heilpraktiker werden will, um das schnelle, große Geld zu machen, ist mit Sicherheit auf dem falschen Weg. Der Weg zum Heilpraktiker ist sehr schwer und setzt viel Idealismus voraus. Auch nach der Ausbildung ist die tägliche Praxis ein niemals endendes Lernen, denn jeder Patient ist einmalig - und auch so zu behandeln!

Friedemann Garvelmann, Heilpraktiker
Hauptstr. 21
79790 Küssaberg-Kadelburg
Tel.: 07741-2926 oder 66496

Um wirklich glücklich zu sein,
brauchen wir nur etwas,
wofür wir uns begeistern können.

Charles Kingsley

So startete ich meine Praxis und so führe ich sie

Gisela Lichtenberg, Heilpraktikerin, Wuppertal

Vor nun mehr fast sieben Jahren, 1990, wagte ich den Sprung in die Selbständigkeit, d.h. ich wollte eine Heilpraktikerpraxis eröffnen. Für mich war es ein Sprung ins eiskalte Wasser.

Wie es dazu kam? Im Rückblick sieht es fast einfach und folgerichtig aus, aber es war alles andere als einfach.

Meine erste Berufsausbildung: Chemotechnikerin. Doch ich arbeitete eigentlich immer berufsfremd, zunächst pharmakologisch, dann in der medizinischen Forschung, später in der kosmetischen Forschung. Dann Aufgabe des Berufs, Heirat, zwei Kinder, der übliche Weg der Frauen, zuumindest damals d.h. vor zirka 30 Jahren. Dann irgendwann der aufkeimende Wunsch, wieder berufstätig zu werden, die Kinder waren schon in der Schule. Aber wie?

Nach längerer Suche startete ich eine Ausbildung zur Kosmetikerin über die Berufsförderungsanstalt. Schließlich war ich doch etwas vertraut mit der Branche, durch meine Arbeit in der kosmetischen Forschung, in meinen Augen eine sinnvolle Ergänzung. Nach einem Jahr Ausbildung erhielt ich voller Stolz mein Kosmetikdiplom mit ärztlicher Abschlußprüfung

Doch meine Pläne, wieder in der Industrie tätig zu werden, konnte ich nicht realisieren, weil ein drittes Kind unterwegs war. So arbeitete ich als Kosmetikerin nebenbei zu Hause. Aber ich war immer auf der Suche nach neuen Wegen.

1985 wurde ich erstmals mit Laserbehandlungen konfrontiert und wußte sofort, ich war fündig geworden. Es folgte eine Ausbildung zur Laserkosmetikerin und 1986 der Kauf meines ersten Lasers. Ich investierte ca. 5.000,– DM. Doch dann ging es erst richtig los. Restlos begeistert und überzeugt von den Möglichkeiten des Lasereinsatzes suchte ich nach besseren Ausbildungen. Es gab keine. Da die Grundlage der Laserbehandlungen die Akupunktur ist, kaufte ich Akupunkturbücher und begann eine Akupunkturausbildung.

Das Kennenlernen des chinesischen Gedankenmodells war für mich eine Offenbarung. Ich hatte einen riesigen Raum betreten mit vielen Türen. Wo ging der Weg hin? Ich mußte immer neue Türen öffnen. Um Akupunktur ausüben zu dürfen, muß man Heilpraktiker sein. Also begann ich über die Fernschule beim Bildungs- und Gesundheitszentrum die Ausbildung zum Heilpraktiker, nebenbei laufend Akupunkturseminare, daheim das Gelernte in Laserbehandlungen umsetzend.

Mein Ziel: mit 50 Jahren eine eigene Heilpraktiker-Praxis. Da ich mich in der Zwischenzeit von meinem Mann getrennt hatte, wuchs der Druck, so schnell wie möglich die Heilpraktikerprüfung zu machen, um in diesem Beruf arbeiten und Geld verdienen zu können. Im Dezember 1990 unterzog ich mich der „Überprüfung" durch den Amtsarzt. Schon einige Zeit vorher hatte ich nach Assistenzstellen gesucht. Vergeblich! Voller Verzweiflung suchte ich dann nach Möglichkeiten, auch ohne Assistenz eine Praxis zu eröffnen.

Zwei Möglichkeiten, eine bestehende Praxis zu übernehmen, scheiterten an hohen Ablösesummen. Ich hatte das Geld nicht und wagte auch nicht, einen hohen Kredit aufzunehmen. Eine Möglichkeit, über den Förderungskredit zur Existenzgründung günstig einen Kredit zu bekommen, kam für mich nicht in

Frage, weil ich „zu alt" war. Die bangen Fragen, würde die Praxis überhaupt laufen, würde ich in der Lage sein über laufende Belastungen hinaus einen Kredit zurückzuzahlen, verfolgten mich. Und würde ich ohne praktische Erfahrung überhaupt eine Praxis führen können? Viele schlaflose Nächte! Grübeln von morgens bis abends.

Und wenn ich durch die Straßen ging, sah ich plötzlich an jeder Ecke Heilpraktiker-Praxen. Konnte man als Anfänger in dieser Branche überhaupt überleben, überhaupt Fuß fassen? Eines war klar, es genügte nicht, nur ein Schild an die Tür zu hängen.

Entweder muß man besonders gut sein oder etwas Besonderes bieten, am besten beides. Etwas Besonderes bieten konnte ich, so machte ich mir Mut. Ich hatte eine Doppelausbildung, Heilpraktikerin und Kosmetikerin und ich hatte meinen Laser.

Laserakupunktur! Unter diesem Motto sollte meine Praxis starten. Dann zwei Standbeine, Medizin und Kosmetik. Laser bieten einen idealen Einsatz für alle Hautprobleme, also medizinische Kosmetik. Soweit war mein Konzept gediehen. Nur die Praxis fehlte.

An Ausstattung hatte ich meinen Kosmetikstuhl, meine medizinischen Behandlungsgeräte, kosmetische Produkte für den Verkauf. Ich arbeitete ja seit Jahren in geringem Umfang mit zwei Kosmetikfirmen. Würde das reichen?

Dann wurde in Wuppertal für eine bestehende Heilpraktiker-Praxis mit zwei Heilpraktikern eine dritte Kraft gesucht. Ich nahm Kontakt auf.

In einer sehr schönen, großen, modernen Praxis wurden mir zwei kleine Räume angeboten. Miete 1.000,– DM. Die Vorteile, die ich darin sah:

Zwei Kollegen, die mir fachlich helfen konnten, schließlich fehlte mir als Heilpraktikerin jede Erfahrung.

Relativ geringe Investitionen, da die Praxis ja bestand, nur meine zwei Räume

waren auszustatten. Aber würde ich 1.000,– DM Miete aufbringen können? Als die Kollegen mir ihre Zusage gaben, wagte ich den Sprung. Mir blieb gar nichts anderes übrig!

Von Anfang an hatte ich übrigens einen Steuerberater dazugezogen. Er hatte mir auch bei den beiden anderen Praxen wegen der hohen Ablösesummen abgeraten. Da ich in kaufmännischen Dingen nicht erfahren war, ließ ich mir von Anfang an die Buchführung von einer Angestellten des Steuerberaters machen. Dadurch hatte ich nie Probleme mit dem Finanzamt. Bei der Abfassung des Vertrages beriet mich mein Steuerberater ebenfalls. So war es auch sein Vorschlag, in die eigene Kasse zu arbeiten, so daß ich praktisch nur Untermieterin in der Gemeinschaftspraxis war. Mit der Zuordnung der Patienten sollte es in sofern keine Schwierigkeiten geben, weil jede der drei Praxen einen anderen Behandlungsschwerpunkt hatte. Ein wichtiges Kriterium bei einer Gemeinschaftspraxis. Und so kam es, daß ich zum 1. Januar 1991 offiziell meine eigene Praxis hatte, noch kurz vor meinem 50. Geburtstag. Mein erstes Ziel war erreicht. Aber nun ging die Planerei und Rechnerei erst los. Der eine Raum sollte mein Besprechungszimmer sein, der andere überwiegend für kosmetische Behandlungen. Für den ersten Raum brauchte ich eine Liege, die mir zunächst die Kollegen zur Verfügung stellten. Ich kaufte einen Schreibtisch und ein Anbauregalsystem, um später eventuell anbauen oder bei anderen Räumen auch anders kombinieren zu können. Das war zwar leider teurer als normale Regale, erwies sich aber im Nachhinein als sehr richtig. Da die Räume sehr klein waren, durften die Möbel nicht zu massiv sein, sonst wäre man erschlagen worden. Also wählte ich eine Metallrahmenkonstruktion mit beliebig einlegbaren Holzböden. Auch das erwies sich im Nachhinein als richtig, da ich diese Regale je nach Bedarf noch häufiger umbauen mußte. Ich konnte im Anfang noch gar nicht überblicken, was ich eigentlich brauchte.

In den zweiten Raum kam ebenfalls ein Teil der Regalwand für die Kosmetik, die Wäsche etc. Ansonsten wurde dieser Raum nur mit dem schon vorhandenen Kosmetikstuhl und einem Arbeitswagen bestückt.

Ich wollte mich in meiner Ausstattung von meinen Kollegen abheben. Da diese alles weißgrau ausgestattet hatten, wählte ich schwarze Möbel und gelbe Laken und Handtücher, das wirkte sehr warm und weiblich, und zu dem neutralen Schwarz könnte ich jeder Zeit zukaufen. Auch hier war die Entscheidung im Nachhinein richtig. Die Kleinigkeiten schluckten noch viel Geld. Dekorationen, Bilder, Bürobedarf, Karteikarten, Akupunkturnadeln, Rezeptblöcke, Stempel etc. Es nahm kein Ende. Viele schlaflose Nächte vor der Eröffnung. Und Lauferei:

Anmeldung beim Gesundheitsamt, wegen der Kosmetik auch Gewerbeamt und Handwerkskammer und alles kostenpflichtig. Als Vollmitglied im Verband jetzt auch volle Beitragspflicht. Doch eine Mitgliedschaft im Verband halte ich nach wie vor für wichtig, auch wenn die Beiträge schmerzen. Dann Berufshaftpflicht und Praxisversicherung. Und die Monatsmiete im voraus. Mir wurde ganz schwindelig!

Zur offiziellen Eröffnung Mitte Januar, habe ich die örtliche Presse angeschrieben und eingeladen. Zu meinem Erstaunen kam sogar jemand, vielleicht weil ich gleichzeitig für Januar und Februar Werbung schaltete. Als Kosmetikerin habe ich den großen Vorteil, frei werben zu können. Und zunächst stellte ich alles auf Laserkosmetik ab, mit medizinischem Hintergrund. Diese Doppelfunktion erwies sich als äußerst hilfreich.

Natürlich lud ich alle meine Bekannten und meine Kosmetikkunden schriftlich zu meiner Eröffnung ein. Prospekte, die

ich mir hatte drucken lassen, lagen aus. Es klappte alles wunderbar.

Und dann kam der Praxisalltag. Durch Bekannte kamen die ersten Patienten, Raucherentwöhnung und Gewichtsreduktion mit Dauernadeln. Und das Glück des Anfängers war mir hold. Ich behandelte erfolgreich und dadurch kamen neue Patienten. Durch die Anzeigen, ich schaltete im Anfang wöchentlich eine Anzeige, und durch den Zeitungsartikel über meine Eröffnung kamen Patienten.

Es war wie ein Wunder. Das Telefon ging, Anfragen, Behandlungen ....

Ich bot kostenlose Infos an, weil Laserbehandlungen doch sehr unbekannt waren. Auch dies war eine richtige Entscheidung. Die meisten Infos waren erfolgreich, so daß sich die Mühe lohnte.

Mutig geworden, kaufte ich schon im März einen zweiten Laser, weil mein erster Laser technisch schon etwas überholt war. Bei den ersten Rechnungen, die ich für Privatpatienten schreiben mußte, waren mir meine Kollegen behilflich. Die GeBüH für Heilpraktiker war mir noch fremd. Die Diagnosestellung auch nicht ganz einfach. So wuchs ich mit Hilfe der Kollegen in die Praxisorganisation herein.

Rückblickend kann ich aus diesem Grunde Gemeinschaftspraxen empfehlen, besonders für Anfänger, vor allem wenn man keine Assistenzmöglichkeiten hat. Ansonsten halten leider nämlich viele Kollegen mit ihren Erfahrungen und der Art ihrer Praxisführung hinter dem Berg.

Der zeitliche Einsatz in meiner Praxis ist ziemlich hoch. Bedingt durch überwiegend berufstätige Patienten, muß ich wohl oder übel abends lange vor Ort sein. Es ist keine Seltenheit, daß ich abends erst um sieben oder halb acht die Praxis verlasse. Natürlich gibt es auch Leerlauf zwischendurch, den man aber dann für organisatorische Dinge etc. nutzen kann.

Im Laufe der vier Jahre habe ich mich natürlich dauernd weitergebildet, und war immer auf der Suche nach Therapiemöglichkeiten oder Geräten, die zu meiner Doppelpraxis passen, wobei ich sagen muß, daß die reine Kosmetik immer mehr in den Hintergrund tritt, die medizinische Kosmetik, wie z.B. Akne-Behandlungen, jedoch einen hohen Stellenwert hat.

Im zweiten Jahr erschien es mir wichtig, im Branchenadreßbuch zu erscheinen. Im ersten Jahr scheute ich einfach die hohen Kosten. Eine etwas größere Anzeige auch wenn sie dann fast 1.000,– DM kostet, erscheint mir sinnvoll, denn häufig wird mir gesagt, daß man meine Telefonnummer dem Branchenadreßbuch entnommen hat. Auch eine immer mal wiederkehrende Werbung ist nicht verkehrt, allerdings sind hier die Einschränkungen für Heilpraktiker zu beachten.

Ein weiteres Ziel habe ich in diesem Frühjahr erreicht. Ich war fünf Wochen in China zur Akupunkturweiterbildung in einer Klinik. Auch dies habe ich werblich genutzt, indem ich meine Patienten vorher angeschrieben und ihnen mitgeteilt habe, daß ich fünf Wochen wegen Weiterbildung nicht in der Praxis bin. Das war zwar mit Kosten und Mühe verbunden, hat sich aber auch gelohnt. Viele Patienten sind anschließend sofort zur Behandlung gekommen. Trotz meiner Abwesenheit war das Telefon nicht verwaist, weil die Kollegen Auskunft geben konnten. Ein weiterer Vorteil einer Gemeinschaftspraxis.

Kostenaufstellung der Anschaffungen:

Möbel, ca.	2.000,–
Ausstattung (Dekoration etc.), ca.	1.000,–
Bürobedarf und medizinisches Zubehör, ca.	1.000,–
Werbebroschüren, Briefpapier, ca.	2.000,–
Eröffnung und Anzeigen, ca.	1.000,–
Insgesamt, ca.	7.000,–

Laufende Kosten:

Berufshaftpflicht, Praxisversicherung, Verband, Miete mit Nebenkosten, Steuerberater, Branchenadreßbuch.

Jeder Gedanke ist in seiner Wirkung universell und kann durch keine materiellen Schranken aufgehalten werden.

Emerson

Mein Weg zu einer homöopathischen Heilpraktiker-Praxis

Gabriele Halsband, Heilpraktikerin, Bochum-Stiepel

Seit Mai 1990 bin ich als Heilpraktikerin in eigener Praxis tätig. Ich bin Jahrgang 1951, verheiratet und habe eine elfjährige Tochter. Meine Therapieschwerpunkte sind die klassische Homöopathie, Ohrakupunktur und Tiefenentspannung.

Nachdem ich ca. 12 Jahre als medizinisch-technische Assistentin (MTA) in Krankenhauslabors gearbeitet hatte, davon 10 Jahre als leitende Kraft in den Funktionsabteilungen Röntgen/EKG/Labor, schied ich nach der Geburt meiner Tochter aus dem Berufsleben.
Kurz danach ergab sich für mich die Möglichkeit, Hebammen- und Kinderkrankenschwester-Schülerinnen im Fach Labormedizin und Mikrobiologie zu unterrichten. So blieb ich in theoretischer und praktischer Übung.

Etwa zu gleicher Zeit nahm ich selber abends, oder ab und zu an Wochenenden, an Kursen teil, wie z.B. autogenes Training, Meditation, Massage, Selbsterfahrungsgruppen.
Dabei merkte ich immer mehr, daß zum Kranksein, bzw. Gesundsein eine zweite, ganz wichtige Seite, nämlich die geistig-seelische gehört. Diese Seite fing an, mich zu interessieren und ich begann, viele Dinge nicht nur medizinisch-technisch, sondern auch psychologisch zu betrachten.
Gleichzeitig beobachtete ich bei meinen Hebammenschülerinnen Veränderungen. Die jungen Frauen wollten immer öfter weg von den Kreißsälen und hin zu sanften Geburten mit freundlicher und liebevoller Betreuung ihrerseits.

Als meiner dreijährigen Tochter ein Kindergartenplatz zur Verfügung stand, überlegte ich mir, daß es schön wäre, wieder halbtags zu arbeiten. Andererseits dachte ich an die Zukunft. Was wäre, wenn mein Kind krank ist? Was mache ich in den Ferien mit ihr?

Die Idee, selbständig zu arbeiten, bestärkte eine Annonce in einer Fachzeitschrift, über Fernstudium eine Heilpraktikerausbildung zu machen.
Nach reiflichem Überlegen und Abwägen aller, auch finanzieller Verpflichtungen, entschloß ich mich zu diesem Weg. Das Lernmaterial und Programm des „Bildungs- und Gesundheitszentrums" in Haan, sowie die Betreuung durch Fachdozenten, hat mir sehr gut gefallen. Während der Ausbildung bekam ich die Aufgabe, den Laborteil zu überarbeiten und auf den neuesten Stand zu bringen. Das hat mir sehr viel Spaß gemacht und außerdem ein kleines Honorar eingebracht.

Das Gute an dieser Art Ausbildung durch Fernstudium war für mich, zu lernen und zu arbeiten, wann es mir gefiel. Dazu muß gesagt werden, es kostet sehr viel Energie, sich immer und immer wieder hinzusetzen und zu studieren.
Durch meine vorherige Berufsausbildung war es für mich allerdings nicht ganz so schwierig. Ich möchte jedoch jeden Berufsfremden warnen, der nicht genügend Energie und Selbstdisziplin hat. Ein Fernstudium auf dem Gebiet fordert eine Menge Zeit und Mühe.
Ich selbst habe Tag für Tag mindestens drei bis vier Stunden gearbeitet. Dazu kommen noch Wochenend- oder Intensivkurse. Außerdem waren nach einem Jahr Studium praktische Seminare alle 14 Tage zu absolvieren.
Schon während der Ausbildung faszinierte mich vor allem die Homöopathie,

die im Gegensatz zur Allopathie den ganzen Menschen mit Körper, Geist und Seele behandelt und nicht nur Symptome unterdrückt.

Der Gedanke, mit kleinsten Mengen Materie Heilerfolge zu haben, war für mich zunächst unvorstellbar, wo ich doch im Labor aufs Äußerste genau analysiert und gemessen hatte.

Zuerst jedoch mußte ich die Ausbildung zu Ende bringen und eine erfolgreiche Überprüfung durch den Amtsarzt ablegen. Das gelang auch auf Anhieb nach zweieinhalb Jahren intensiven Arbeitens. Die Kosten für ein Fernstudium können in Raten pro Monat gezahlt werden (etwa 300,– DM). Zusätzlich entstehen Gebühren für Kurse, Seminare, Bücher und die Prüfung.

Nachdem also die Prüfung mit viel Aufregung bestanden war, begann ich die Themen zu vertiefen, die mich interessierten, (Homöopathie, Ohrakupunktur, z. B. als Schmerztherapie, Suchtbehandlung, Raucherentwöhnung, Tiefenentspannung und Irisdiagnose).

Nach einiger Zeit plante ich die Eröffnung meiner Praxis. Ich bewohne mit meiner Familie eine Einfamilienhaus, in dem ein großer Raum untervermietet war. Dieser Raum liegt im Obergeschoß, hat einen Balkon und ist mit Waschbekken und Telefonanschluß versehen. Eine Toilette ist gleich nebenan.

Bei der Ausstattung und Gestaltung dieses Zimmers waren für mich einige Dinge sehr wichtig, die ich in meinem früheren Beruf in Führungsseminaren, Mitarbeitergesprächen und ähnlichem kennengelernt hatte.

Das wichtigste war für mich, eine gemütliche Atmosphäre zu schaffen, die den Patienten sich wohl fühlen läßt. Kinder sollten angstfrei behandelt werden.

Die Auswahl der Einrichtung sollte bescheiden, aber nicht primitiv sein. So

entschloß ich mich zu hellen Holzschränken. Mit Absicht wurde mein Schreibtisch an die Wand gestellt, so daß er nicht zwischen dem Patienten und mir steht. So sitzen wir uns schräg gegenüber. Das Licht fällt, ohne zu blenden, seitlich ein, damit ich die Physiogonmie und Mimik, sowie die Körpersprache der Patienten beobachten kann.

Eine Stereoanlage läßt immer sanfte, entspannende Musik im Hintergrund hören. Oft schaffe ich ein angenehmes Raumklima mit ätherischen Ölen auf einer Duftlampe, die den strengen Geruch der Desinfektionsmittel vertreibt. Hygiene ist auch in Heilpraktikerpraxen außerordentlich wichtig. Dazu gehören neben Flüssigseife und Papierhandtüchern, Flächen- und Hautdesinfektionsmittel, sowie Treteimer mit Einwegmüllbeuteln, Kanülensammelbehälter und ein Sterilisator (Preis ab 500,– DM).

Da ich verschiedene Laboruntersuchungen selber durchführen kann, ich leite auch Kurse für Heilpraktiker in Labordiagnostik und habe ein Scriptum verfaßt; schaffte ich mir ein Mikroskop (Messepreis ca. 2.500,– DM), eine gebrauchte Zentrifuge (ca. 750,– DM), ein Blutzuckermeßgerät (ca. 300,– DM), sowie Pipetten, Lösungen, Zählkammern und diverse Kleinteile an.

Das hat sich auch bis heute als nützlich zur schnellen Abklärung bewährt. Die Irisdiagnose sollte als zusätzliche Diagnosemöglichkeit nicht fehlen. Auch hier konnte ich ein gebrauchtes Gerät mit Hubtisch selber beschaffen (Preis ca. 4.500,– DM). Auch diese Möglichkeit wird von den Patienten dankbar und begeistert angenommen.

Für die Ohrakupunktur brauchte ich ein Punktsuchgerät (ca. 400,– DM) und noch diverse Gebrauchsartikel, wie Stauschlauch, Stethoskop, Perkussionshammer, Blutdruckmeßgerät, Verbandsmaterial, Blutentnahmelanzetten, Kanülen, Spritzen, Akupunkturnadeln, Uringefäße.

Diese Dinge habe ich fast alle bei einem Praxisversand bestellt, nachdem ich die Preise verglichen hatte. (Anmerkung: in Apotheken bezahlt man zum Teil auch Apothekenpreise).

Dem Gesundheitsamt und dem Finanzamt wurde die Eröffnung einer Heilpraktikerpraxis mitgeteilt. Für die Genehmigung beim Gesundheitsamt ist erforderlich, die Prüfungsunterlagen noch einmal vorzulegen, da ja in der Zwischenzeit eine Entziehung der Erlaubnis zur Ausübung der Heilkunde hätte stattfinden können.

Nachdem das geschehen war, besorgte ich mir ein Praxisschild mit Namen, Telefonnummer, Therapierichtung und Sprechzeiten, welches im Vorgarten als Standschild aufgestellt wurde.
Achtung: auch hier Preise vergleichen und auf die Größe achten. Die darf ein bestimmtes Maß nicht überschreiten, weil es sich sonst um Werbung handelt, die für unseren Berufsstand unzulässig ist.

Mein Bestreben war dahingehend, Termine nur nach telefonischer Absprache zu vergeben, damit 1. keine Wartezeiten entstehen, (Wartemöglichkeit ist bei mir im Vorflur in einem bequemen Sessel, Musik auf Wunsch und etwas zu lesen) und 2. der Patient wenigstens eine Stunde bei mir zur Konsultation zur Verfügung hat. Dieser Gedanke ist durch die Massenabfertigung in den Arztpraxen und Krankenhäusern bei mir gewachsen, wo oft nur Hektik und Streß das Bild prägen und der Mensch zu einer Nummer oder Diagnose abgestempelt wird („bring´ mal die Galle zum Röntgen", o.ä.).
Gerade chronisch und psychosomatisch kranke Menschen brauchen Zeit, Geduld und aktives Hinhören.

Mein Wunsch war, mindestens zwei Termine pro Tag zu besetzen, um die Kosten zu decken (Miete, Heizung, Telefon, Verbrauchsmaterial usw.). Die Abrechnung sollte nach der Gebührenordnung für Heilpraktiker (GeBüOH) erfolgen. Vor Beginn mußten jedoch noch einige Formulare angefertigt werden. Ein Heilpraktiker benötigt einen Praxisstempel und eventuell einen Stempel von seinem Berufsverband. Rezeptformulare bekommt man eventuell von einer Pharmafirma, ebenso Karteikarten, für die ein Kasten oder Schrank vorhanden sein sollte.
Rechnungsformulare sollten in einem, besser zwei Durchschlägen sein. Es werden außerdem Briefumschläge benötigt. Bewährt haben sich bei mir mit Namen und Telefonnummer bedruckte Terminzettel, die den Patienten zur Erinnerung mitgegeben werden.
Für die Eröffnung stellte ich einige Pflanzen zur Dekoration in den Praxisraum und den Flur.
In der Wochenendausgabe der Tageszeitung und der kostenlosen Wochenzeitung ließ ich Anzeigen zur Eröffnung meiner Praxis erscheinen. Das darf dreimal hintereinander erfolgen und die Anzeige darf eine bestimmte Größe nicht überschreiten.
Für den Eröffnungstermin wurden Freunde, Nachbarn, Familie und Bekannte eingeladen.

Einige Tage später kamen zögernd die ersten Anmeldungen von Nachbarn und Freunden, bzw. deren Bekannten.

Die Ohrakupunktur (Raucherentwöhnung, Gewichtsreduktion) war zunächst das Zugpferd. Sie ist auch heute noch ein gutes zweites Standbein.
Wichtig ist mir, bei jedem Patienten die Aufmerksamkeit und das Beachten der Person. Durch eine gute Patienten/Therapeutenbeziehung entstehen immer wieder Empfehlungen, nicht durch Anzeigen oder Eintragungen in Branchen-

verzeichnisse. Und da ist auch ein weiter Weg oder eine schlechte Verkehrsverbindung kein Hindernis.

Mit der Zeit hat sich ein Anrufbeantworter sehr
nützlich gemacht. So werde ich während meiner Beratung nicht unterbrochen und kann zu den von mir gewählten telefonischen Sprechzeiten konzentriert und wohlwollend zuhören und Rat geben.

Natürlich hat es auch Nachteile, Wohnung und Praxis in einem Haus zu haben. Oft bin ich für die Patienten auch am Abend oder Wochenende verfügbar. Andererseits ist es gerade für Familien mit Kindern beruhigend, jemand Vertrauten zu erreichen und um Hilfe bitten zu können.

Homöopathischer Notdienst

Aus diesem Grund ist ein homöopathischer Notdienst entstanden, der von mehreren Kolleginnen und Kollegen im Umkreis vom 50 km getragen wird. Unsere Patienten haben so die Möglichkeit, bei einem Heilpraktiker mit „Fachrichtung klassische Homöopathie" Rat zu erfragen oder einen Hausbesuch zu erbitten. Meist handelt es sich dabei um eine Akutverordnung.

Ist ein Kollege vertretungsweise tätig geworden, so wird der behandelnde Kollege nach dem Wochenende oder Feiertag über die Behandlung informiert. Beim Bereitschaftdienst-Meeting werden solche Verordnungen dann diskutiert und erörtert. Das schafft eine gute Kollegialität und einen Erfahrungsaustausch.

Während der Urlaubszeit bitte ich eine Kollegin oder einen Kollegen um Vertretung, damit in Notfällen jemand erreichbar ist. Auch das hat sich gut bewährt

Meine Patientenklientel umfaßt alle Altersgruppen, Patienten vom Babyalter bis zu 86 Jahren, mit den unterschiedlichsten Bedürfnissen.

Durchschnittlich habe ich drei bis sechs Patienten pro Tag. Mit Aufarbeitung der Anamnesen, Pepertorisation, sowie Aufräumen, Reinigen, Desinfizieren, Laboruntersuchungen, Karteiführung, Abrechnung und Buchführung bin ich dabei ganz gut ausgelastet, denn Familie und Haushalt sollten auch nicht zu kurz kommen.

Dieser Beruf erfüllt mich mit sehr viel Liebe, und es ist immer wieder spannend, Fortbildungen zu besuchen und weiter zu lernen.

Ich hoffe, mit Gottes Gnade und der Homöopathie, daß ich diese wunderbare Aufgabe noch über viele Jahre erfüllen kann.

Gabriele Halsband
Heilpraktikerin
Haarholzer Straße 43
44797 Bochum-Stiepel
Tel.: 0234/79 37 60

*Das Leben eines Menschen ist das,
was seine Gedanken aus ihm machen.*

Marc Aurel

So startete ich meine Praxis und so führe ich sie

Rainer Übel, Heilpraktiker, Bergham

Bei der Planung war es ein wichtiges Ziel für mich, mir einen schönen persönlichen Raum zu schaffen in dem ich mit Freude, der nötigen Motivation, fachlich fundierten Kenntnissen und Gottes Hilfe dem einzelnen Patienten in seiner persönlichen Problematik und seiner körperlichen und geistigen Entwicklung Hilfestellung geben kann. Natürlich sollte ich mir meine Praxis vom realen finanziellen Aufwand leisten können. Dazu war es nötig, folgende Fragen zu stellen und zu beantworten:

Wo gründe ich meine Praxis, z. B. im eigenen Haus (Praxismiete fällt weg usw.); oder in regulärer Miete, alleine oder als Praxisgemeinschaft, um sich laufende und anfallende Kosten zu teilen?

Welche Therapie und Diagnoseverfahren kommen in meiner Praxis zur Anwendung und welche finanziellen Mittel muß ich dafür aufbringen? Das heißt, wo liegen meine Neigungen und meine Stärken, die sich therapeutisch und zum Wohle des Patienten umsetzen lassen?

Wie lange kann ich meiner Praxis täglich zur Verfügung stehen? Vollzeitpraxis täglich bedeutet, am Anfang lange allein zu sitzen und darauf zu warten, ob sich heute ein Patient anmeldet oder nicht, Teilzeitpraxis halbtags; oder Stunden, vielleicht tageweise an den Praxisräumlichkeiten eines Kollegen teilzuhaben?

Ich habe meine Praxis in das Untergeschoß unseres Hauses integriert, in dem ca. 35 qm dafür zur Verfügung standen. Mit drei großen Fenstern und hellen Fliesen entstand daraus ein Raum, in dem man sich wohlfühlt und in dem es sich ausgezeichnet arbeiten läßt. Dazu nötig waren noch kleine Installationsarbeiten für Waschbecken und Stromversorgung.

Mittel und Maßnahmen für den Start meiner Praxis

Die Mittel zum Praxisstart hielten sich bei mir in einem engeren finanziellen, dafür höherem zeitlichen und ideellen Rahmen; das heißt, Praxis wegen Mieteinsparung etc. im eigenen Haus (beachte Vorschriften deines Fachverbandes und des Gesundheitsamtes betreffend gesonderter Praxiseingang, Patiententoilette usw.); gebrauchte Praxiseinrichtung sowie gebrauchte Therapie- und Diagnosegeräte. Außerdem viele Wochenenden auf Fachseminaren und Ausbildungen sowie fast tägliches Studium von Fachliteratur. Daneben lange Behandlungs- und Gesprächszeiten, die sich jedoch durch den daraus resultierenden Behandlungserfolg und der damit verbundenen positiven Mundpropaganda auf jeden Fall bezahlt machen und für den neu beginnenden Heilpraktiker unumgänglich sind, um den Patienten in seiner Ganzheit zu erfassen.

Dazu kamen noch drei Inserate zur Praxiseröffnung in einer kleinen Stadtzeitung. Eine fundierte Ausbildung und regelmäßige Fachfortbildung (auch in Bezug auf Abrechnung, Buchhaltung und Steuer) ist nötig, um erfolgreich und effizient Therapieren zu können und in der Patientenberatung kompetent zu sein.

Organisation meiner Praxis und ein Wort zum Service!

Da ich vorwiegend manuell-osteophatisch arbeite, vergebe ich nur Stundentermine. Für die Anamnese und die Untersuchung muß ich einen großen Teil dieser Zeit einplanen. Selbst bei einfachen Injektionen rechne ich mit 30 Minuten, da oft noch Fragen von seiten des Patienten oder des Behandlers auftauchen oder ganz einfach noch Zeit für ein Gespräch ist. An Montagen und Dienstagen wird Blut genommen (wegen der Versanddauer, Blut oder anderes Untersuchungsmaterial kommt unter der Woche im Labor an.) und eigene Laboruntersuchungen werden durchgeführt.

Patientenservice bedeutet für mich, telefonische Erinnerung an Termine, die langfristig vergeben wurden, ca. eine Woche vor Terminvereinbarung. Alle zwei bis drei Monate sehe ich meine Patientenkartei durch, um Patienten anzurufen, die nichts mehr von sich hören ließen, um mich nach deren Befinden zu erkundigen. Daß es bei mir keine Wartezeiten gibt, gehört ebenso zum Patientenservice, wie Grußkarten zum Geburtstag und gute ansprechende Zeitschriften im Wartezimmer. Auch folgende Formulare sind Service und Gedächtnisstütze für meine Patienten: Medikamenteneinnahmeplan (Fa. Ratiopharm, gratis), Terminerinnerung (ebenfalls gratis von verschiedenen Firmen), Visitenkarten, Briefpapier Rezeptblöcke und Abrechnungsformulare habe ich sehr günstig bei der Fa. Cedip, München, erhalten.

Es hat sich in meiner Praxis als vorteilhaft herausgestellt, die Abrechnungsformulare gleich mit einer ausgefüllten Überweisung an die Patienten zu schicken. Das Honorar ist schneller auf der Bank. Karteikarten bekam ich gratis von der Fa. Intersan, Ettlingen und der Fa. Mindenpharma, Minden. Auch Anwesenheitsbestätigungen für Schüler oder Arbeitnehmer laufen unter Service und alle diese Vordrucke bedeuten Zeitersparnis im täglichen Praxisablauf. Praxisorganisation bedeutet auch, sich Gedanken über Marketing zu machen. „Unter Marketing ist all das zu verstehen, was Sie tun, wenn Sie mit Patienten in Kontakt sind oder kommen wollen. Sei es

das, was den Patienten in der Praxis atmosphärisch umgibt, sprich die Freundlichkeit der Mitarbeiter, die kleinen Aufmerksamkeiten während der Wartezeiten, die entspannte Atmosphäre in der Praxis, die Ausführung der Therapie. Aber auch das, was der Patient an bleibenden Eindrücken, Wohlbefinden und Ratschlägen über sich, seinen Körper und seine Gesundheit mit nach Hause nimmt". (aus SKB-Optimal 1/94)

Anschaffung der Praxiseinrichtung und ihre Kosten

Die Praxiseinrichtung richtet sich natürlich nach der Therapierichtung des Behandlers. So braucht ein klassischer Homöopath keine Bank für manuelle Medizin zum Preis von 5.000,– bis 8.000,– DM. Und ein ausschließlich osteophatisch tätiger Heilpraktiker benötigt kein Dunkelfeldmikroskop oder einen teuren Laser, ein Neural- und Phytotherapeut kein Kirliangerät bzw. ein Gerät zur Colon-Hydrotherapie. Dazu ein kurzes Zitat von Josef Karl „Größere Sorgen machen mir zwei Dinge: Die Apparatitis und die Abwendung von der klassischen Naturheilkunde hin zur Pseudoesoterik" (aus der Bayer. HP 7/8-93). Je nach diagnostischem Vorgehen, so z. B. bei mir, braucht man Urinschnelltest (combur, multisix o. ä.). BKS-Ausrüstung (die inzwischen durch eine neue schnellere und effektivere Methode ersetzt werden kann), Überschichtungs- und Coli-Reagenz, Transportmedien für Labors (Stuhl, Blut, u. a.), für EAP und ähnliche Testverfahren das Gerät und Testampullen in ausreichender Menge. Die einzelnen Therapie- und Diagnosemethoden mit entsprechender Ausrüstung würden jedoch den Rahmen dieses Kapitels sprengen und werden ausführlich an anderer Stelle besprochen.
Meine Praxiseinrichtung ist ausschließlich gebraucht. Ich habe sie komplett aus einer Praxisauflösung erstanden. Sie be-

steht aus: 1 Schreibtisch, groß mit 6 Schubläden, 1 Chiro- und einer Untersuchungsbank, 1 Wandschrank 4,2 m, zur Hälfte mit Schubläden für Muster etc., 2 Bücherregale, 1 Karteischrank abschließbar (Vorschrift), 1 Heißluftsterilisator, 1 Schreibtisch und ein Patientenstuhl, beide sehr bequem, ca. 50 Bände Fachliteratur von der Akupunktur bis Zelltherapie, 1 Augendiagnosegerät von 1965, ein antiquarisches Stück mit ausgezeichneter Zeiss-Optik, 1 Blutdruckmesser, 1 Stethoskop, ein Baunscheidgerät, ein Schröpfschnepper, sowie diverse Kleinteile zum Preis von 3.000,– DM. Ich würde jedem Praxisanfänger empfehlen, lieber sechs Monate auf eine günstige Gelegenheit zu warten, als sich neue und teilweise sehr teuere Einrichtungsgegenstände und Geräte zu kaufen. Was ich mir selbst noch dazu besorgt habe, sind oben erwähnte Diagnostik- sowie ein HNO-Untersuchungsbesteck, einen neuen elektrischen Blutdruckmesser, sowie Verbandsmaterial, Pflaster, 500 Akupunkturnadeln in verschiedenen Größen, 15 Schröpfgläser in verschiedenen Größen, je eine Packung Einmalspritzen in 2 ml, 5 ml und 10 ml, verschiedene Injektionsnadeln, die vorgeschriebenen Desinfektionsmittel (beachte die Hygienevorschriften) und einen Punktsucher für die Ohr- und Körperakupunktur. Preis unter 1.000,– DM. Im Laufe der Jahre kamen natürlich Fachbücher und andere auf meine Therapien zugeschnittene Anschaffungen dazu. Es gibt auch Firmen, die mit gebrauchten Praxiseinrichtungen und Therapiegeräten handeln. Diese sind überprüft, gegebenenfalls repariert und u. U. mit Garantie günstig zu erstehen. Nachstehend einige Adressen, ohne Anspruch auf Vollständigkeit: Fa. Trittel, Homberg/Eifel; Technik Kontor, Lübeck; Medizintechnischer Vertrieb R. Müller, Ismaning; Impex Großsolt Pulsamed, Simmern; Methatec, Neu Ulm. Außerdem empfehle ich, auf die Inserate in den verschiedenen Verbands- und Fachzeitschriften zu achten.

Waren die Anschaffungen sinnvoll, was wäre heute zu empfehlen ?

Alle Anschaffungen in meiner Praxis haben sich als sinnvoll erwiesen und sind auch heute noch im ständigen Einsatz und meiner Meinung nach zu empfehlen; es sei denn, es hat sich für den Behandler eine einzige Therapie- und Diagnoserichtung herauskristallisiert. Dann kann er eventuell seine Kosten minimieren. Aber wir sollten uns nicht nur auf eine einzige Diagnosemethode beschränken, sonst laufen wir Gefahr, leicht etwas zu übersehen und damit unseren Patienten mehr zu schaden als zu nutzen. Ganz abgesehen davon, daß wir bei Regreßansprüchen nachweisen müssen, unserer Sorgfaltspflicht nachgekommen zu sein und uns das bei nur einer Diagnosemethode schwerfallen wird. Um eine Grundausstattung zur ersten allgemeinen Untersuchung wird meiner Meinung nach niemand herumkommen. Dann wird der einzelne entscheiden, wie er vorgehen möchte und muß.

Wodurch werden Patienten auf meine Praxis aufmerksam ?

In den ersten drei Monaten inserierte ich drei Mal in einer kleinen Stadtzeitung in meiner unmittelbaren Nähe, auf die sich zwei Patienten meldeten, die ich nur einmal in meiner Praxis sah! Ansonsten wuchs die Praxis nur durch Empfehlungen von meinen Patienten in ihrem Bekannten- und Freundeskreis, einer Empfehlung, die aus der Qualität meiner Behandlungen, dem damit verbundenen Erfolg und der daraus resultierenden Zufriedenheit meiner Patienten gewachsen ist. Das ist für mich die Basis einer stabilen Praxis. Inserate sind nur bei Praxisgründung in den ersten drei Monaten und bei nachweisbar mindestens 1-wöchiger Abwesenheit von der Praxis erlaubt. Wir haben jedoch andere legale Mittel, auf uns aufmerksam zu machen:

so kann man z. B. auf seine Schecks nicht nur seinen Namen und seine Adresse sondern auch seine Berufsbezeichnug drucken lassen. Die Bank macht das in der Regel umsonst. Bei der Bezahlung mit Scheck erfährt ihr Gegenüber dann gleich wo er sich noch behandeln lassen kann. Man kann gemeinsam mit einer Apotheke Vortragsabende gestalten (aus SKB-Optimal 50169 Kerpen. Diese Fa. gibt auch ein Praxishandbuch heraus, vorher nach dem Preis fragen!). Vorlesungen an der Volkshochschule halten, als Dozent an Heilpraktiker-Schulen o. ä. unterrichten, und für Zeitschriften (Fachzeitschriften) oder Fachbücher einige Seiten gestalten. Nur nicht gegen das Werbegesetz verstoßen!

Kooperation mit anderen Therapeuten und Partnern?

Meine Kooperation beschränkt sich auf die Zusammenarbeit mit verschiedenen Labors. Ich habe mit meinen Labors für Stuhl, Blut, bakteriologische und mykologische Untersuchungen gute Erfahrungen gemacht. Die dort arbeitenden Fachleute sind bereit, mir telefonisch Rat und auch therapeutische Tips zu geben. Sollte ich einmal nicht mehr weiter wissen, kann ich mich jederzeit an meine ehemaligen Lehrer bzw. Ausbilder wenden und bei diesen kompetenten Rat einholen.

Honorarabrechnung

Unsere Honorarabrechnung richtet sich nach der GeBüH (Gebührenverzeichniss für Heilpraktiker), die die einzelnen Fachverbände kostenlos oder bei Eintritt in einen Fachverband zusenden. Dabei ist jedoch wichtig zu wissen, daß die Privatkassen unser Honorar nach der GOÄ (Gebührenordnung für Ärzte) bemessen; d. h. für den Heilpraktiker bleibt die GOÄ im Verkehr mit Privaten Krankenversicherungen ebenso maßgebend wie

die GeBüH. „Die GeBüH dient nach einem Urteil des Landesgerichtes Frankfurt nur als Anhaltspunkt für die im übrigen frei zu vereinbarenden Honorare. Die GeBüH ist aber immer noch das am weitesten verbreitete und von den Versicherungen und Beihilfestellen am meisten verwendete Gebührenverzeichniss" (W. Vogt Leistung und Honorar 2. Auflage.) Gut ist es, wenn man sich manchmal die Mühe macht, die Versicherungsverträge seiner Patienten durchzulesen und sich bei etwaiger Nichterstattung einzelner Therapieformen Notizen auf der Karteikarte macht, da jeder Versicherungsvertrag anders gestaltet sein kann. Etwas anders sieht die Rechnungsstellung bei Beamten aus, da hier einen Teil der Beihilfe, die Beamtenkrankenkasse übernimmt. Ich persönlich beauftrage den Patienten, sich bei seiner Kasse nach deren Vergütungsregelung zu erkundigen und weiß dann beim zweiten Termin, wie ich die Rechnung korrekt zu gestalten habe.

Wissenswert ist noch, daß laut der Fachzeitschrift „Der Bayerische Heilpraktiker, FDH, 3/94", die Kassen vermehrt dazu übergehen, beim Behandler nachzufragen bzw. schriftliche Begründungen zu verlangen, von deren Inhalt sie die Erstattung der Heilpraktiker-Rechnung abhängig machen. Wichtig auch: Patienteninfo und Basisinfo zur fachlichen, rechtlichen und wirtschaftlichen Aufklärungspflicht, zu erhalten von der Fa. Galmeda, wegen der gehäuften Regreßansprüche an Heilpraktiker zu empfehlen. Diese Blätter werden dem Patienten zur Kenntnisnahme und Unterschrift, vor jeder längeren Behandlung, mitgegeben und dann in seiner Karteikarte aufbewahrt.

Rainer Übel
Heilpraktiker
Angerstraße 3 c, D-83549 Bergham
Telefon 0 80 71/5 13 33

Als Heilpraktiker lehren, wie man mit den Händen heilt

Edith Günther, Heilpraktikerin, Friedrichsdorf/Taunus

Während mein Mann Horst eine Ausbildung zum Reiki-Meister/Lehrer in USA absolvierte, wurde in mir der Wunsch, Heilpraktiker zu werden, immer stärker. Ich entschied mich für die Paracelsus-Schule in Frankfurt und für das Vollzeitstudium von 18 Monaten. Das bedeutete Unterricht an Wochentagen vormittags. Das Heilpraktiker-Studium hat mich aus dem Dornröschenschlaf gerissen. Früher tätig in einem Geldinstitut, hatte ich nun lange Jahre des Hausfrauendaseins hinter mir. Somit war das Heilpraktiker-Studium für mich ein Neubeginn. Es war eine für mich glückliche Zeit, in der ich das neue Wissen in mich aufnahm - wie ein ausgetrockneter Schwamm. Eine Ausbildung zum Reiki-Meister/Lehrer folgte.

Den Anstoß Reiki kennenzulernen, erhielt ich von meinem Mann. Wir besuchten gemeinsam ein Reiki-Seminar 1. Grad. Bald darauf erlernten wir auch Reiki 2. Grad und danach war für mich nichts mehr so, wie es vorher war! Meine ersten Erfahrungen bei der Anwendung von Reiki machte ich mit mir selbst, mit meiner Familie, hin und wieder auch mit Freunden. Die positiven Veränderungen bei allen, einschließlich bei mir selbst, überzeugten mich von der großen Wirksamkeit von Reiki.

Seit meiner bestandenen Heilpraktiker-Überprüfung arbeite ich ausschließlich mit Reiki. Heute ist jedoch mein Schwerpunkt die Lehrtätigkeit, in der ich meine persönliche Lebenserfüllung gefunden habe.

Mein Mann und ich geben inzwischen Seminare im In- und Ausland. Von Ausnahmen abgesehen, halten wir in der Regel Wochenendseminare. Die verbleibenden Wochentage benötigen wir für die Organisation und Bürotätigkeit. Unser „Praxis-Konzept" ist somit die Organisation und Durchführung spezieller Seminare. Zu Beginn unserer Lehrtätigkeit haben wir uns eine Informationsbroschüre über Reiki erarbeitet und drucken lassen. In diese Broschüre legen wir den jeweils aktuellen Terminplan für die Seminare ein. Dies ist für uns heute noch das wichtigste Mittel, unsere Arbeit bekannt zu machen. Darüber hinaus schalten wir in einigen Fachzeitschriften Anzeigen. Wenn man mit einer relativ neuen Methode arbeitet, ist es wichtig, sehr breit zu informieren, um die Methode an sich und sich selbst bekannt zu machen. Einen hohen Stellenwert nimmt jedoch die Weiterempfehlung durch unsere Seminarteilnehmer ein. Es gibt zwei Möglichkeiten zur Ausübung dieser Art von Seminartätigkeit: einmal in den eigenen Räumen z. B. Praxis oder in angemieteten Räumen an verschiedenen Orten. Dies bedingt jedoch eine Information und Kontaktaufnahme mit den entsprechenden Häusern. Bei einer Zusammenarbeit mit einer Seminarorganisation, einem Seminarhaus oder einem Hotel, ist es besonders wichtig, den Vertrag gründlich durchzulesen, ob man alles akzeptieren kann. Für die Benutzung der Räume muß in der Regel Miete bezahlt werden. Die Bedingungen für eine Absage der Räume sind besonders aufmerksam zu studieren, um unnötige Kosten bei einer eventuellen Absage zu verhindern. Um Reiki-Seminare ausüben zu können, bedarf es einer sachgemäßen Ausstattung von Ausrüstungsgegenständen. Dazu gehören in unserem Falle transportable Behandlungsliegen, Kassettenrecorder, Tonkassetten, Fachliteratur, Kursunterlagen, Anschauungsmaterial und weitere viele Ausrüstungsgegenstände. Dies benötigt auch einen entsprechend geräumigen PKW.

Die Voraussetzung für eine erfolgreiche Seminartätigkeit ist die Erstellung eines dementsprechenden Lehrkonzeptes. Dazu gehören z. B. die einzelnen Lernschritte stufenweise aufzubauen, um dem Seminarteilnehmer das Aufnehmen der jeweiligen Thematik so leicht wie möglich zu machen und andererseits so viel wie möglich mitgeben zu können. In unserem Falle bedeutet dies für uns eine sehr spezifizierte Arbeit, da wir Reiki für Anfänger, für Fortgeschrittene und für Reiki-Meister/Lehrer anbieten.

Bedingt durch die vielen Erfahrungen in Seminaren und mit Seminarteilnehmern, die wir in den vielen Jahren der Tätigkeit gewonnen haben, erkannten wir die Notwendigkeit und den Bedarf, über Reiki hinaus noch weitere Themen anzubieten. Für Reiki-Schüler bieten wir Vertiefungsseminare, Selbstheilungstage, Rebirthing und sogenannte Schnupperkurse an. In den letzten Jahren hat sich ein besonderer Seminartyp sehr erfolgreich entwickelt: Creamo. Diese Bezeichnung ist ein Synonym für Kreativität und Motivation. Dabei arbeiten wir mit allen diesen Fähigkeiten, die die Seminarteilnehmer bewußt oder unbewußt in sich tragen. Durch bestimmte Methoden und Techniken helfen wir, die verborgenen Potentiale zu entdecken, bewußt zu machen und zu nutzen. Dieses ist ein außerordentlich praktisches Seminar, welches eine echte und individuelle Lebenshilfe für den Teilnehmer bedeutet.

Was ist eigentlich Reiki und woher kommt es?

Reiki (sprich: „Reekii") ist eine sehr alte Heilkunst, die in Japan im 19ten Jahrhundert von Dr. Mikao Usui, einem christlichen Mönch, wiederentdeckt wurde.

Reiki ist ein japanisches Wort und bedeutet „Universale Lebensenergie". Der uns umgebende Raum, das Universum, ist erfüllt von endloser und unerschöpflicher Energie. Es ist diese universelle, ursprüngliche und schöpferische Kraft und Energiequelle, die auch uns am Leben erhält. Reiki ist diese natürliche Heilungsenergie, und sie fließt in kraftvoller und konzentrierter Form durch die Hände des Reiki-Heilers. Die Tradition des Reiki wird in den 2500 Jahre alten Sanskrit Sutras erwähnt. Im Usui System der natürlichen Heilung wird die heilende Energie durch das Auflegen der Hände spontan und ohne Konzentration weitergeleitet, entweder in den eigenen Körper oder in einen anderen Organismus. Die Stärke der vermittelten Energie richtet sich nach dem Bedarf des Empfängers. Reiki fließt durch jedes Material wie Kleidung, Gips-Verband, Bandagen, Metall usw. hindurch. Da der Heiler lediglich Kanal ist und die universale Lebensenergie nur weiterleitet, wird ihm keine persönliche Kraft entzogen, sondern er wird gleichzeitig gestärkt und ebenfalls mit Energie angereichert.

Reiki unterstützt und bereichert medizinische Behandlungen wie Fußreflexzonenmassagen, Akupressur, Lymphdrainage, Atem-Therapie, Massagen, Chiropraktik, Psycho-Therapien usw. Reiki ist sehr hilfreich für alle Heilberufe ausübenden Menschen.

Reiki bringt Körper und Gemüt ins Gleichgewicht und wirkt auf allen Ebenen: der körperlichen, geistigen, emotionalen und seelischen. Reiki fördert die Selbst-Heilung, kräftigt Körper und Geist, löst Blockaden auf, reinigt von Giften, gleicht die Kraftzentren (Chakren) aus und stellt die Harmonie wieder her.

Die praktische Anwendung

Das wichtigste Werkzeug eines Reiki-Therapeuten sind seine Hände. Diese werden in einer bestimmten Reihenfolge auf die einzelnen Körperregionen des Patienten aufgelegt. Einer der großen Vorteile bei dieser Behandlungsweise ist, daß die behandelte Person sich nicht zu entkleiden braucht. Den größten therapeutischen Effekt können Sie erzielen, wenn Sie den Patienten im Liegen behandeln und sich ca. eine Stunde Zeit dafür nehmen. Der Ablauf einer Reiki-Behandlung ist sehr harmonisch. Dabei werden der Kopf, die Körpervorderseite, der Rücken, die Beine und die Füße behandelt. Kürzere Anwendungen können auch im Sitzen gegeben werden. Während einer tiefen Entspannungsphase fließt die lebenserhaltende Energie durch den Heiler und seine Hände in den anderen Organismus und aktiviert die dort befindlichen Selbstheilungskräfte.

Meine persönlichen Erfahrungen bestätigen, daß eine ruhige und angenehme Atmosphäre bei der Behandlung sehr zur Heilung beiträgt.

Um einen größtmöglichen therapeutischen Erfolg zu erzielen, empfehle ich Ihnen ein Behandlungskonzept, beginnend mit vier Reiki-Behandlungen an vier aufeinander folgenden Tagen, als eine Art „Stoßtherapie". Weitere Anwendungen, z.B. einmal wöchentlich oder öfter, ergeben sich einmal aus der Schwere des Krankheitsbildes und zum anderen aus den bereits erzielten Behandlungserfolgen.

Authentischer Bericht eines Patienten

„Der Monat Januar 1993 war für mich der wohl hoffnungsloseste Monat in meinem Leben. In diesem Monat wurde mir von meinen Ärzten die Hiobsbotschaft eröffnet, daß ich an einer aplastischen Anämie erkrankte. Eine jener tückischen Blutarmut, über deren Ursprung und Herkunft, trotz zahlloser Untersuchungen, sich meine Hämatologen keinen

Reim machen konnten. Es gibt keine wirksamen, therapeutischen Maßnahmen, um diese Krankheit zu kurieren, lauteten die lapidaren Erklärungen der Schulmediziner.

In zwei- bis dreiwöchigen Zeitabständen erhielt ich Bluttransfusionen, um weiterleben zu können. Meine Lebensqualität sei wohl eingeschränkt, aber nicht meine Lebensdauer, wurde ich getröstet. So sollte es nun weitergehen bis zum Ende meines Lebens. Mit dieser Perspektive mußte ich zunächst einmal psychisch laufen lernen. Ich habe mich nie aufgegeben und stets daran geglaubt, daß ich wieder ganz gesunde. Und ich habe wieder beten gelernt.

Eine Wende trat in mein Leben ein, als ich im Februar/März 1994 meiner Reiki-Therapeutin begegnete, die mich mit Reiki vertraut machte. Sie gab mir Reiki-Behandlungen, die eine drastische Besserung meines Blutbildes zur Folge hatten. Meine Ärzte standen vor einem Rätsel. Meine Reiki-Behandlerin war es, die mich inspirierte an einem Reiki-Seminar teilzunehmen. Durch sie lernte ich meine Reiki-Lehrer Edith und Horst Günther kennen. Im Monat Juni 1994 belegte ich im Haus Lichtquell in Todtmoos ein achttägiges Reiki-Seminar und Edith und Horst Günther verhalfen mir zu der göttlichen Gabe, die Heilfähigkeit durch meine Hände zu entwickeln. Dafür möchte ich mich zutiefst bei meinem Herr Gott und bei meinen Reiki-Lehrern bedanken. Mein Dank gilt auch all jenen Reiki-Freunden, die mir an diesen Tagen heilende Energie gaben.

Am 28. Juli 1994 habe ich mich erneut einer Blutkontrolle in der hämatologischen Ambulanz der Universitätsklinik Homburg unterzogen. Seither waren fast 15 Wochen vergangen, daß ich keine Konserven benötigte. (Anm.: Das menschliche Blut regeneriert sich alle 12 Wochen.) Meine weißen Blutkörperchen waren auf 4000 angestiegen, der Hämoglobinwert hat sich für meine Verhältnisse auf sensationelle 10.6 Prozent erhöht, und meine Thrombozyten waren auf 51000 angestiegen. Dies war für mich der Hinweis, daß mein Knochenmark wieder selbständig Blut produzierte. Den 28. Juli 1994 habe ich zu meinem 2. Geburtstag erklärt. Ich bin wieder gesund geworden, dank Reiki, der universalen Lebensenergie, dank der unendlichen Liebe, die mir im Haus Lichtquell entgegengebracht wurde." Jürgen Haarnagel, Bexbach

Edith und Horst Günther
Heilpraktiker
Taunusstraße 112, 61381 Friedrichsdorf/Ts.
Tel.: 0 61 72/7 18 87

Liebst Du das Leben?

Dann verschwende keine Zeit,

denn daraus ist das Leben gemacht.

Benjamin Franklin

REIKI-MEISTER/LEHRER SEIT 1985

Edith & Horst Günther lehren traditionsgemäß
DAS USUI SYSTEM DER NATÜRLICHEN HEILUNG
in der direkten Linie der Großmeisterin
Phyllis Lei Furumoto.

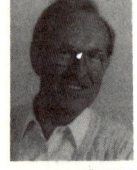

HORST H. GÜNTHER
DOZENT, Autor

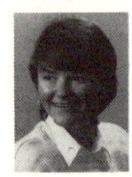

EDITH GÜNTHER
Heilpraktikerin

Qualifizierte Ausbildungen in:
I. & II. sowie Meister/Lehrer-Grad.
INFORMATIONEN bitte anfordern:
○ *Reiki - Universale Lebensenergie*
○ *CREAMO® - Entdeckung der Lebenserfüllung*
bei: H. & E. Günther, Taunusstr. 112, D-61381 Friedrichsdorf/Ts.
Tel. 06172 - 7 18 87, Fax 06172 - 7 73 48

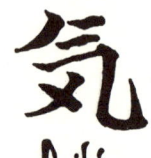

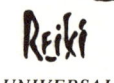

UNIVERSALE
LEBENSENERGIE

Von der Krankenschwester zur Heilpraktikerin

Monika Geerlings, Dormagen

Schon während meiner Schulzeit richtete sich meine Vorstellung von beruflicher Tätigkeit auf eine Zusammenarbeit für und mit Menschen. So wählte ich nach einer praktischen Ausbildung in Ernährungs- und Hauswirtschaftslehre eine Ausbildung zur Krankenschwester. Nachdem ich fünf Jahre als examinierte Krankenschwester, mittlerweile in leitender Position, beschäftigt war, wurde ich 1986 durch einen schweren Verkehrsunfall aus dem Berufsleben herausgerissen. Mein damaliger Chef (leitender Arzt der orthopädischen Abteilung) und der leitende Arzt der chirurgischen Abteilung hatten mein Leben zwar fast aufgegeben, aber sie versuchten, in ihrer ersten gemeinsamen Operation, das Schicksal noch zu wenden. Für diesen geglückten Versuch bin ich den Herren heute sehr dankbar, denn mit dieser Chance habe ich mein Leben grundlegend geändert. Zunächst war ich nach dem Unfall drei Monate ans Krankenhausbett gefesselt und konnte nach Ablauf eines weiteren Monats die Klinik erstmalig verlassen. Mit der daran anschließenden Reha-Maßnahme war ich insgesamt acht Monate lang arbeitsunfähig. Den Beruf der Krankenschwester konnte ich anfangs nur in Teilzeit, aber auch später jedoch nicht mehr voll ausüben. Nach einem Jahr stand mir dann wieder eine Operation bevor, mit anschließender Reha-Maßnahme. Erneut war ich fast vier Monate arbeitsunfähig. Auch danach noch immer nicht voll belastbar. Viele alltägliche Dinge fielen mir schwer, wie Heben, langes Stehen, langes Sitzen etc. Die meisten Sportarten waren nicht mehr möglich. Zusätzlich machte sich mein Immunsystem bemerkbar. Ich bekam eine Infektion nach der anderen - irgendwie kam ich nicht mehr auf die Beine. Die verabreichten Medikamente zeigten keine oder kaum noch eine Wirkung. Schließlich kamen die behandelnden Ärzte (Schulmediziner) an ihre Grenzen – sie gaben mich auf! Unterdessen ging es mir sehr schlecht und ich begann zu verzweifeln. Ich wußte nicht mehr weiter. Meine innere Stimme sagte mir jedoch: „Das kann es doch wohl nicht gewesen sein, nachdem du diesen schweren Unfall so gut überstanden hast."

In meiner Verzweiflung wurde ich nochmals aktiv und hörte mich bei verschiedenen Ärzten um. Schließlich bekam ich die Adresse von einem Arzt für Naturheilverfahren in Düsseldorf, der mir angeblich aus dieser Situation helfen könnte. Er hörte sich meine Geschichte an und lächelte: „Hier liegt eine totale Abwehrschwäche vor und es ist vieles im Argen." Er verstand meine Situation und die damit verbundene Verzweiflung/Kampf. Er gab mir neue Kraft und neuen Mut.

Von nun an erlebte ich eine große Palette der Naturheilkunde am eigenen Körper. Diese Zeit war anfangs sehr hart, aber brachte schon nach relativ kurzer Zeit Besserung. Es war die Zeit, in der ich mich immer mehr von der Schulmedizin distanzierte. Ich wurde aufgeschlossener für verschiedenste Naturheilverfahren. Jetzt sah ich mir Literatur diesbezüglich etwas genauer an. Auch sprach ich mit Menschen, denen es ähnlich ergangen war. Mir gefielen die Ansichten, das ganzheitliche Denken und Handeln. Den Menschen als Ganzes und nicht nur seine Krankheit zu sehen, bekam für mich immer mehr Sinn. In dieser Zeit bekam ich neue Kraft und Elan. In meinem Leben stand nun eine Wende an. Der Berufswechsel war vorgezeichnet.

Anfangs war mir nur klar, daß ich etwas in Richtung Naturheilverfahren erlernen wollte. Jedoch hatte ich noch keine konkrete Vorstellung. Ich wußte noch nicht, welche Möglichkeiten ich hatte. Ich führte viele Gespräche mit anderen Menschen, Kollegen, Freunden und Bekannten. Meine Vorstellung war, das bereits Erlernte (zwei Jahre Ausbildung in Ernährung und Hauswirtschaft, über zehn Jahre Tätigkeit als Krankenschwester) mit in einen neuen Beruf einbringen zu können. Diese Überlegungen führten mich zum Heilpraktiker.

Vom Arbeitsamt in Köln bekam ich Adressen von verschiedenen Heilpraktikerschulen. Außerdem erfuhr ich, daß dieser Beruf nicht gefördert würde, da er in die Selbständigkeit führe.

Ich sah mir die verschiedenen Schulen in und um Köln an. Von anderen erbat ich schriftlich Informationsmaterial. Für mich war es wichtig, eine fundierte Ausbildung erlangen zu können. Von allen Schulen erschien mir die Josef-Angerer-Schule in München die beste zu sein. Für mich jedoch überhaupt nicht machbar, da zusätzlich noch ein Wohnungswechsel erforderlich geworden wäre. Nach langer Überlegung entschied ich mich dann für das IAT (Informations- und Ausbildungsstätte für ganzheitliche Therapien) in Köln. Hier hatte ich auch die Möglichkeit, einige Probeunterrichte zu besuchen, um einen Einblick in die Schule und deren Methoden zu erhalten. Anfangs schien mir die Finanzierung der Ausbildung unmöglich. Ich wußte nicht, wie ich die finanziellen Mittel aufbringen sollte. Das Schulgeld betrug jeden Monat knapp DM 400,–. Dazu kamen anfangs noch ca. DM 200,– an Grundliteratur (für mich etwas weniger, da ich bereits einige Bücher besaß). Mit der Zeit entstanden weitere Gebühren für Fachfortbildungen, sowie spezielle Prüfungsvorbereitungs-kurse (ca. DM 1.000,– bis DM 1.500,–). Auch für spezifische Literatur kamen, je nach Therapieverfahren, DM 800,– bis DM 1.000,– dazu.

Da meine Ersparnisse zur Finanzierung dieser Kosten nicht ausreichten, halfen mir meine Eltern, wo sie konnten. Fachbücher ließ ich mir zu den verschiedenen Festtagen schenken.

Die Studienzeit als ganzes gesehen war sehr intensiv und zeitaufwendig. Es dauerte bei mir auch eine ganze Zeit, bis ich wieder in meinen Lernrhythmus kam. Ich brauchte meistens soviel Zeit, wie für die Unterrichte angegeben war, manchmal sogar mehr. Ich arbeitete alle Unterrichtseinheiten sehr ausführlich durch, um mich mit allem vertraut zu machen. Auch war es wichtig, um einige Zusammenhänge besser verstehen zu können. Bereits im ersten Semester meldete ich mich beim Gesundheitsamt zur Überprüfung als Heilpraktikerin an. Die Wartezeit belief sich damals auf 18 Monate. Diesen Zeitraum wollte ich nicht unnötig verstreichen lassen. Im Anschluß an meine Studienzeit nahm ich an der hausinternen Überprüfung teil. Sie bestand sowohl aus einem schriftlichen, als auch einem mündlichen Teil. Nachdem ich diese bestanden hatte, stand der Überprüfung durch das Gesundheitsamt (den Amtsarzt) nichts mehr im Wege. Die beiden Prüfungen waren sehr anstrengend, denn auch hier hatten wir einen schriftlichen und einen mündlichen Teil. Trotz negativer Meinungsmache waren diese Prüfungen sehr fair abgehalten worden. Anschließend begann ich meine Assistenzzeit. Um diese Stelle hatte ich mich bereits ein Jahr vorher bemüht. Nach ca. einem Jahr wechselte ich zu einem anderen Kollegen. Insgesamt machte ich eine Assistenzzeit von zweieinhalb Jahren. In dieser Zeit konnte ich das bisher Erlernte in die Praxis umsetzen. Auch lernte ich neue Möglichkeiten der Heilkunde kennen. Ich lernte meine eigenen Fähigkeiten besser einzuschätzen und zu vertiefen. Der regelmäßige Besuch von Fachfortbildungen gehörte ebenso zu meiner Assistenzzeit, wie weitere private Studien. Heute arbeite ich in eigener Praxis mit einer weit gefächerten Palette an naturheilkundlichen Therapien (Ganzheits-therapien), die ich durch regelmäßige Fachfortbildungen sowie ständige Aus- und Weiterbildung vertiefe und erneue-re. Folgende Therapien setze ich in mei-ner Praxis ein:

– Chiropraktik (sowie verschiedene ma-nuelle Therapien für den Bewegungs-apparat und die inneren Organe),
– Phytotherapie,
– Neuraltherapie,
– Homöopathie,
– Touch for Health/Kinesiologie,
– im Rahmen der Ganzheitstherapien kommen für mich auch Immunstimu-lation sowie Regenerationskuren in Betracht.

Seit mehreren Jahren unterrichte ich zu-sätzlich an verschiedenen Institutionen und Heilpraktikerschulen. Hier habe ich die Möglichkeit, mein Wissen und meine Erfahrungen weiterzugeben. Es macht mir großen Spaß, ist aber wiederum mit viel Arbeit und Einsatz verbunden.

Zum Abschluß kann ich jedem Heilprak-tikeranwärter nur empfehlen, sich die verschiedenen Ausbildungsstätten genau anzusehen um, schließlich auch die für ihn richtige Schule zu finden. Für mich ist und war eine anschließende Assi-stenzzeit von zwingender Notwendig-keit. Hier hat jeder die Möglichkeit, seine erlernten Kenntnisse in die Praxis umzu-setzen, sowie Sicherheit zu erlangen.

Auch ist es von großer Wichtigkeit, eige-ne Erfahrungen mit seinen Therapien zu machen. Jeder sollte seine Therapien auch in der Anwendung erlebt haben, denn nur so kann man Verständnis für seine Patienten aufbringen. Außerdem ist es selbstverständlich, das eigene Wis-sen durch Fachfortbildungen zu festigen und Neuerungen zu erfahren. Heute ist es im Zuge der Patientenaufklärung auch für mich sehr wichtig, eine Qualifizie-rung meiner Spezialgebiete in der Praxis zu erlangen.

QHP **Die Software für Naturheilpraxen**

QHP bietet Ihnen auf eine leicht verständliche Weise:
* Patientendatenverwaltung mit Infodateien für Bachblüten, Akupunktur, Rezepte, Diagnosen, Gebühren
* Einzel-/Sammelrechnung und -mahnung, Kassenbuch, E/A-Liste, Textverarbeitung uvm. **Bitte fordern Sie unser Infomaterial und Demoversion (10,-DM) an!**

Beneke Software

Brunnenweg 9
35274 Kirchhain

Tel. & Fax :
06422 / 7641

Heilpraktiker-Praxis-Schule Rostock (VDH-Schule)
Wir bilden Sie an 26 Wochenenden ganztägig (je ein Sa. und So. im Monat) im Intensiv-Seminarstudium in Theorie und Praxis zur amtsärztlichen Über-prüfung zum Heilpraktiker aus. Fernstudium und Assistenzpraktika möglich. Nähere Infos: HPS HP Dipl. -Biol. R. Schulze, Patriotischer Weg 12 18057 Rostock, Tel. 0381-493920, Fax 0381-4939228 ww. shuttle. schule.de/hro/hps-rds

Medifast für Windows **Die EDV-Praxisverwaltung für Heilpraktiker (Rechnungsschreibung und mehr ...)**
Fordern Sie kostenloses Infomaterial an oder testen Sie die MEDIFAST-Vollversion einen Monat lang unverbindlich für 30,- DM inkl. Handbuch (Freischaltung telefonisch möglich).
Bucher GmbH, Schloßstr. 30, 73572 Heuchlingen
Tel.: 07174/7400   Fax: 7477   eMail: Bucher@T-Online.de
Besuchen Sie uns im Internet: http://home.t-online.de/home/Bucher

Heilpraktikeranwärter/innen

Gehen Sie mit einem sicheren Gefühl zur Amtsarztprüfung.

❋ Heilpraktikerausbildung
❋ Intensivkurse
❋ Prüfungsvorbereitungskurse

Kleine Intensivgruppen. Kostenloser Probeunterricht möglich.

Information und Anmeldung:
HP Hans-Josef Leyendecker, Eifelstraße 108, 53498 Bad Breisig, Tel. (0 26 33) 9 53 82

ars curandi

Institut zur Vermittlung homöopathischer Heilkunst

Klassische Homöopathie

- flexibles Kursangebot, bis zur dreijähr. Homöopathie-Ausbildung
- Fachfortbildungen
- auch Hp-Grundausbildung und Prüfungsvorbereitung

das ist anders:

✓ Ausbildung ausschließlich in **Kleingruppen**!

✓ Unterricht **direkt** bei erfahrenen Praktikern !

gratis:

Infos anfordern, inklusive **Gratis-Leseprobe** aus „Studienblätter zur Klassischen Homöopathie" von Carl Classen, Heilpraktiker

 0721- 46 32 35

Computer in der Naturheilpraxis

Susanne Beneke, Kirchhain

Computer werden in immer mehr Bereichen erfolgreich eingesetzt. Aber wer eine Praxis eröffnet, sieht die dadurch möglichen Hilfen manchmal nicht. „Am Anfang lohnt sich das für mich noch nicht", ist eines der häufigsten Argumente, die wir von Neueinsteigern hören. Doch der Einsatz des PC in der Naturheilpraxis kann sehr vielseitig genutzt werden.

Am Anfang gilt es zu prüfen, inwieweit vorhandene PC und Drucker in der Praxis eingesetzt werden können. Zuerst sollte entschieden werden, welches Betriebssystem genutzt werden soll. Üblich sind MS-DOS und Windows oder Windows '95. Daneben gibt es noch andere Betriebssysteme, die aber in der Naturheilpraxis kaum eingesetzt werden, weil sie für größere Anlagen oder anders gelagerte Anforderungen geschaffen wurden und auch fast immer wesentlich mehr kosten – die entsprechende Software meistens auch!
MS-DOS und Windows haben sowohl Vorteile als auch Nachteile. Der größte und meiner Meinung nach überzeugendste Vorteil von MS-DOS liegt in der Absturzsicherheit und Zuverlässigkeit des Betriebsystems. Bei älteren Rechnern wie den 80286-, 80386-Generationen ist MS-DOS das schnellere Betriebssystem. Windows bietet gegenüber MS-DOS eine gute graphische Oberfläche an und hat den großen Vorteil, mehrere Bearbeitungsbereiche gleichzeitig zu öffnen und bearbeiten zu können. Die Anbindung der Mausfunktion ist in Windowsprogrammen garantiert, teilweise aber auch bei MS-DOS Anwendungen realisiert. Letztendlich liegt die Entscheidung, wo die persönlichen Schwerpunkte gesetzt werden, beim Anwender. Dabei sollte

berücksichtigt werden, wie weit die eigenen Computerkenntnisse reichen oder ob ggf. ein guter Bekannter mit Rat und Tat zu Seite stehen kann. Ist dieses nicht der Fall, empfiehlt es sich, den PC bei einem guten Fachhändler zu kaufen, der dann bei Problemen professionell helfen kann. Dort sollte eine Beratung über die empfohlene Grundausstattung stattfinden. Denn man kann zwar davon ausgehen, daß neu angeschaffte Computer genügend Speicherkapazitäten und die erforderliche Geschwindigkeit besitzen, aber möchten Sie z.B. mit Graphiken arbeiten, ist es wichtig, daß die vom Softwarehaus vorgegebenen Arbeitsspeicher vorhanden sind.

Damit möchte ich kurz auf die vielfältigen Möglichkeiten des Einsatzes eines PC's zu sprechen kommen. Vorrangig wird der PC in der Praxis zur Verwaltung von Patientendaten, für die Rechnungsverwaltung und für Listenfunktionen genutzt. Doch auf dem Softwaremarkt gibt es noch diverse andere Programme, die erfolgreich eingesetzt werden können. So gibt es unter anderem Programme zur Erstellung eigener Visitenkarten. Sie können sie selber gestalten und ausdrukken. Gerade in diesem Bereich kann man sehr viel selber machen. Hier sind Graphikprogramme unter Windows einfach gut! Für Naturheilpraxen gibt es inzwischen umfangreiche spezielle Software, die den Praxisablauf hilfreich unterstützen kann. Schauen Sie sich die Werbung in den Fachzeitschriften genauer an und Sie werden die Vielfältigkeit sehen und können Ihre Schwerpunkte setzen. Verschiedene Fachverbände haben inzwischen auch Softwaretests durchgeführt und geben die Ergebnisse bestimmt gerne weiter.

Bevor Sie eine Software kaufen, sollten Sie sie unbedingt testen. Denn die Handhabung ist oft eine ganz persönliche Empfindung. Was Ihr Kollege als sehr gut und praktisch empfindet, kann von Ihnen als viel zu umständlich empfunden werden. Andersherum genauso! Klären Sie, wo Sie Ihren Schwerpunkt setzen wollen!

Was wollen Sie mit dem Programm erreichen, auch auf lange Sicht?

Dabei kann es hilfreich sein, über folgende Punkte einmal in Ruhe nachzudenken:

- Suchen Sie eine Software, um hauptsächlich die Rechnungen zu schreiben oder auch, um die Patientenkartei komplett über den PC zu führen?
- Welche Therapien bieten Sie in Ihrer Praxis an und unterstützt die Software die Dokumentation/Information?
- Soll die Handhabung möglichst übersichtlich sein oder legen Sie mehr Wert darauf, viele Möglichkeiten zu haben?
- Ist es wichtig für Sie, die Rechnungsgestaltung komplett selber bestimmen zu können?
- Wie groß soll die Eingriffsmöglichkeit in die Rechnungserstellung sein? Wodurch erleichtert Ihnen das Programm die Rechnungserstellung?
- Welche Anforderungen stellen Sie, bzw. Ihr Finanzamt, an die Buchführung?
- Haben Sie spezielle Anforderungen an die Software, z. B. Briefpapier, Rechnungsformulare, Rezeptformulare und kann die Software da angepaßt werden? Oder möchten Sie Formulare selbst gestalten und ist dieses möglich?
- Haben Sie einen regen Schriftverkehr und benötigen daher ein gutes Textverarbeitungsprogramm mit Patientenverknüpfung? Oder schreiben Sie kaum patientenbezogene Briefe?
- Legen Sie Wert auf Statistiken? Ist es

für Ihre Praxis erforderlich, bestimmte Patientendaten zu selektieren? Wenn ja, welche? Wie oft?
- Benötigen Sie Geburtstagslisten?

Inwieweit kommt die Software Ihren Vorstellungen gleich? Sicherlich werden Ihnen noch mehr Punkte einfallen, die Sie gerne mit der Software realisiert sehen möchten. Deshalb ist es wichtig, die Software in Ruhe zu testen und auszuprobieren, ob sie für Sie geeignet ist. Fast jeder Softwareanbieter hat Demoversionen, die gegen Gebühr angefordert werden können. Die Demoversionen können Sie dann zu Hause oder in der Praxis ausprobieren. Dabei kann dann gleich getestet werden, ob die vorhandene Hardware ausreicht oder erweitert werden muß!

Beispiel für die Rechnungserstellung und den weiteren Ablauf mit einem Programm:

Wenn Sie eine Software einsetzen, wird es dort immer ein Hauptmenü geben, aus dem Sie die unterschiedlichsten Funktionen aufrufen können. Idealerweise ist dieses so gestaltet, daß häufiges Hin- und Herschalten innerhalb der Hauptprogramme entfällt. Bei QHP ist es so gelöst, daß Sie im Punkt „Stammdaten bearbeiten" alles finden, was für den Ablauf während der laufenden Praxis relevant ist. Wenn der Patient zu Ihnen in die Praxis kommt, geben Sie zuerst seine Stammdaten ein (Karteikarte außen). Nach oder während der Behandlung können die Daten in das Computerkrankenblatt eingegeben werden, wobei Sie zur Abrechnung nur die Gebührenziffern eingeben. Die entsprechenden Daten wie Betrag, Bezeichnung, etc. werden bei QHP automatisch in der endgültigen Rechnung mitgedruckt. Sollten Sie die Gebührennummer nicht wissen, können Sie auf eine Informationsdatei zurückgreifen. Diese Einträge machen

Sie solange, bis die Rechnung erstellt werden soll. Die Gebühren und Diagnosen aus dem Krankenblatt werden automatisch in die Rechnung übernommen. So kann es z. B. mit Computer auch nicht passieren, daß Sie vergessen, einen Patienten zu liquidieren. Denn mit dem automatischen Rechnungssammeldruck können alle bis zu einem bestimmten Zeitpunkt noch nicht abgerechneten Leistungen liquidiert werden. Nach der Rechnungserstellung erscheint diese Rechnung automatisch in den offenen Posten und in der Patientenkartei wird eine Information gespeichert, welcher Betrag berechnet, bezahlt oder noch offen ist. Nach einer von Ihnen festgelegten Zeit werden alle noch nicht bezahlten Rechnungen im Mahnungssammeldruck angemahnt.

Wird der Rechnungsbetrag bezahlt, erfolgt nach Eingabe des Zahlungsdatums und des Betrages ein automatischer Eintrag in das Kassenbuch oder in die Ein-/Ausgangsliste. Dadurch steigt die Transparenz Ihrer Praxis für Sie erheblich !

Das ist eine Arbeit, die ohne Computer viel Zeit in Anspruch nimmt. Wenn das Programm diese Arbeit für Sie übernimmt, können Sie die Zeit doch bestimmt viel besser nutzen, oder?

QHP kann noch eine ganze Menge mehr, aber ich denke, anhand dieses Beispiels läßt sich erkennen, daß sich der Einsatz eines PC's auch für eine neue Praxis lohnt und wichtig ist!

Wenn Sie einen PC in der Praxis einsetzen, sollten Sie auch peinlichst genau darauf achten, daß hier nicht mit Computerspielen gespielt wird. Das ist eine der besten Möglichkeiten, sich einen Computervirus einzufangen! Bis Sie den bemerken, ist er auch auf den – leider oft vernachlässigten – täglichen Datensicherungen drauf. Die Datensicherung sollte meiner persönlichen Erfahrung nach auf einem Gerät stattfinden, das über genug Speicherkapazität verfügt, um die Sicherung nebenbei in einem Durchgang zu erledigen. Daher rate ich von der dauernden Sicherung auf Disketten ab. Erfahrungsgemäß wird die Sicherung konsequenter durchgeführt, wenn nebenbei noch die Praxis aufgeräumt oder eine andere Tätigkeit durchgeführt werden kann. Bei der Datensicherung auf Disketten müssen ab einer bestimmten Datenmenge die Disketten getauscht werden. Das ist für viele zu aufwendig und die Datensicherungen werden dann häufig nur sporadisch durchgeführt. Aber wenn die Festplatte abstürzt ..., dann ist eine aktuelle Datensicherung unbezahlbar! Daher halte ich die Anschaffung z. B. eines Streamers (Magnetbanddatensicherung) von Anfang an für sinnvoll.

Ich hoffe, daß Sie mit diesem Beitrag eine kurze Übersicht über die Möglichkeiten und Anforderungen an einen PC in der Naturheilpraxis erhalten haben. Die ganze Palette der Möglichkeiten und Varianten aufzuführen, wäre sicherlich verwirrend und der Information nicht dienlich. Vieles entwickelt sich mit der Zeit und dem Verständnis. Doch Verständnis entwickelt sich nur durch Erfahrung und Erfahrung erhält man nur durch eigenes Tun. Ich denke, auf dem Softwaremarkt gibt es viele Programme, mit denen auch Anfänger gut zurechtkommen und für Rückfragen sind ja auch die Vertriebsfirmen da. Der Computer kann in vielen, sich oft wiederholenden Routinen eine große Hilfe sein. Daß Menschen dadurch ersetzt werden können, behauptet inzwischen wohl niemand mehr. Aber die, die damit arbeiten, können entlastet werden und ihre Zeit anderen oder sich selbst zuwenden!

Susanne Beneke Software QHP
Brunnenweg 9, 35274 Kirchhain
Telefon & Fax 06422/76 41

Praktisch heilen.

Den Menschen.
Die Erde.

Vegetarisch leben.
Warum ?

- ...weil für jedes Stück Fleisch ein Tier sein leben lassen mußte.

- ...weil unsere "Nutztiere" in der Massentierhaltung unendlich gequält, auf endlosen Tiertransporten erbarmungslos quer durch Europa gekarrt und schließlich in Großschlachthöfen brutal getötet werden.

- ...weil das Vieh der Reichen Industrienationen das Brot der Armen in den Ländern der sogenannten "Dritten Welt" frißt.

- ...weil kostbarer Regenwald für die Gewinnung von Viehfutter abgeholzt wird - Mist und Gülle Boden, Wasser und Luft verderben.

- ...weil eine Ernährung ohne Fleisch, zahlreiche Studien in aller Welt beweisen es, einfach weitaus gesünder ist.

- ...weil vegetarische Ernährung unglaublich vielfältig und lecker sein kann.

Tips, Termine, Infos und mehr - und dieses 6 x im Jahr im "Vegetarier".
Probehappen gegen 3,- DM in Briefmarken ... Das neueste Heft anfordern !

Die Zeit-Schrift mit hohem Nähr-Wert
Vegetarier
ethische Ernährungsökologie heute

Vegetarisch
in die Zukunft !

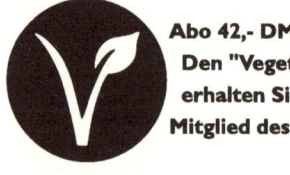

Abo 42,- DM (Ausland 51,-)
Den "Vegetarier"
erhalten Sie auch als
Mitglied des VBD.

Vegetarier
Bund
Deutschlands e.V.

Blumenstr. 3 · 30159 Hannover
Tel 0511 - 363 20 50
Fax 0511 - 363 20 07

Als Heilpraktiker richtig versichert, aber wie?

Ass. Michael Letsch, Freiburg

Nach erfolgreicher Überprüfung und im Besitz seiner Zulassungsurkunde freut sich der Heilpraktiker auf die nun endlich beginnende Praxis- und Heilarbeit, die Ausübung seiner erlernten Therapien. Doch genau hier eröffnet sich für ihn gleichzeitig die Frage nach den damit zusammenhängenden persönlichen Risiken und wie er sich dagegen absichern kann.

1. Berufliche Risiken und ihre Absicherungen

a) Die Berufshaftpflicht-Versicherung für Heilpraktiker

Der behördlich zugelassene Heilpraktiker haftet in seiner beruflichen Ausübung für alle Schadenereignisse, die den Tod, die Verletzung oder Gesundheitsschädigung seiner Patienten (dies nennt man in der Versicherungssprache Personenschäden) oder die Beschädigung oder Vernichtung von Sachen (Sachschäden) zur Folge haben.

Die gesetzliche Haftpflicht des Heilpraktikers kann z. B. bei nachgewiesenen Behandlungsfehlern des Heilpraktikers zu erheblichen Schadensersatzansprüchen der Patienten gegen ihn führen. Wenn z. B. ein Neuraltherapeut die Nadel falsch setzt, könnte dies unter schlechten Umständen lebenslange Dauerschäden am Patienten verursachen. Vor Gericht könnte dann der Heilpraktiker dazu verurteilt werden, neben einer Strafe auch eine lebenslange Invalidenrente an seinen von ihm fehlbehandelten Patienten zu zahlen. Dies kann sehr teuer werden und einige Hunderttausend Mark, eine Million oder mehr, kosten.

Da sich dies kaum ein Heilpraktiker und seine nahen Angehörigen privat leisten können – schließlich haftet er ja für jeden einzelnen seiner Patienten – sollte er unbedingt vor seiner ersten Behandlung eine Heilpraktiker-Berufshaftpflichtversicherung abschließen. Dabei sollten die **Versicherungssummen** aufgrund ständig steigender Regreßforderungen und tatsächlich höher werdender Schadensersatzurteile vor Gericht jeweils nicht unter zwei Millionen DM für Personen- und Sachschäden liegen. Damit läuft der Heilpraktiker nicht so schnell Gefahr, nach seiner Verurteilung noch aus eigener Tasche draufzahlen zu müssen.

Ein **Strafrechtschutz** zur Abwehr von Schadensersatzansprüchen sollte ebenso integriert sein. Damit hat der Heilpraktiker kostenfreie anwaltliche Hilfe von seiner Versicherungsgesellschaft, normal bis 3.000,– DM, bei erweitertem Schutz bis 50.000,– DM je Schadensfall, was allerdings kaum voll benötigt wird.

Darüber hinaus beinhaltet eine gute Berufshaftpflichtpolice (= Versicherungsdokument) auch eine Bezahlung von Sachschäden in der gemieteten Praxis (**Mietsachschäden**), wie z. B. Teppichböden, Waschbecken, Toilette etc. und eventuell entstandene Abwasserschäden. Die Versicherungssummen sollten mindestens jeweils 50.000,– DM, besser mehr, betragen.

Dagegen spielen sogenannte **Vermögensschäden**, die oft in die Police integriert sind, eine untergeordnete Rolle. Denn kaum ein Patient wird seinen Heilpraktiker z. B. auf Vermögensschadenersatz verklagen wollen oder können, nur weil er wegen einer halben Stunde Wartezeit im Wartezimmer zu lange von seiner eigenen Firma abwesend war und dadurch gleich einen Vermögensschaden erlitten hätte. Er wußte ja vorher, daß seine Gesundheit auch einen Zeitaufwand erfordert.

Die sogenannte Maximierung sichert dem Heilpraktiker in der Regel maximal die doppelten Versicherungssummen zu. Bei extremen Personenschadensfällen in einem Jahr à zwei Millionen DM, hätte er also maximal vier Millionen DM an Leistungen von seiner Versicherung zu erwarten. Dies gilt auch für die anderen Leistungen der Police. Dies sieht sehr hoch aus, doch wissen wir, ob wir nicht eines Tages „amerikanische Verhältnisse" bekommen und auch deutsche Richter die Heilpraktiker zu extrem hohen Schadensersatzzahlungen verurteilen, wie dies ja bei deutschen Ärzten jetzt schon passiert?

Die Leistungsinhalte der Berufshaftpflichtversicherung basieren noch auf den deutschen Allgemeinen Versicherungsbedingungen für die Haftpflichtversicherung und den jeweils Besonderen Bedingungen für das Heilwesen. Erstere sind noch standardisiert, letztere können bei jeder Versicherungsgesellschaft, die eine solche Police anbietet, individuell verschieden sein.
Da jedoch seit Juli 1994 alle Versicherungsgesellschaften der Europäischen Union gegenseitigen freien Marktzugang für ihre Angebote und deren Vermittlung haben, ist auch bei deutschen Berufshaftpflichttarifen mit zukünftig größeren Unterschieden in den Aussagen der Versicherungsbedingungen zu rechnen. Hoffentlich zum Vorteil der Heilpraktiker.

Allerdings werden sich ausländische Gesellschaften schwer tun, eine Heilpraktiker-Haftpflicht richtig zu kalkulieren und überhaupt anzubieten, da bekanntlich dieser Beruf so nur in Deutschland und ähnlich in der Schweiz existiert.

Der Heilpraktiker tut gut daran, sich nicht ausschließlich von einem Vertreter einer Versicherungsgesellschaft aufsuchen zu lassen, denn dieser darf ausschließlich nur die Produkte seiner Gesellschaft anbieten und vermitteln (sog. Ausschließlichkeitsvertreter oder Versicherungsagent).

Dagegen bekommt der Heilpraktiker bei einem unabhängigen Versicherungsmakler einen Partner an die Seite, der ihn – wie der Steuerberater gegenüber dem Finanzamt oder der Rechtsanwalt gegenüber dem Gericht – gegenüber den Versicherungsgesellschaften europaweit vertritt, indem er von all diesen Anbietern die leistungsstärksten, kundenfreundlichsten und prämiengünstigsten Angebote recherchiert, aushandelt und dem Heilpraktiker nachweist und vermittelt. Zudem schließt der Makler in der Regel nur Ein-Jahresverträge ab, da er zusammen mit seinem Heilpraktiker-Mandanten ja frei sein will zu wechseln, wenn mal eine andere Gesellschaft ein besseres Angebot auf den Markt bringen sollte. Somit hat der Heilpraktiker bei einem Versicherungsmakler immer die Gewähr, „die besten Rosinen aus dem Marktkuchen gepickt zu bekommen" und dadurch auch die Versicherungsgesellschaften zu besseren Leistungen und niedrigeren Prämien zu drängen.

Sehr günstige Prämien bieten Versicherungmakler mit vorgenannten Versicherungsleistungen und -summen schon ab 160,– DM im Jahr an, worauf der Fiskus allerdings noch 15 Prozent Versicherungssteuer erheben darf.

Tip:
Lassen Sie sich für Ihre Versicherungsinteressen nur von einem Versicherungsmakler beraten, der Ihnen seine Anmeldung nach § 93 ff. Handelsgesetzbuch auch nachweisen kann und über langjährige Praxiserfahrung verfügt. Die Un-

abhängigkeit, das Know-how und Sonderkonditionen des Maklers sind Ihr Gewinn für beste Versicherungsangebote aus dem gesamten Tarifdschungel.
sind nach geltendem Steuerrecht (7/94) steuerlich abzugsfähig für den Heilpraktiker, wie nebenbei auch die Privathaft- oder Kfz-Haftpflichtprämien.

b) Die Praxisversicherung für den Heilpraktiker

Sie ist das zweitwichtigste Berufsrisiko. Gegen Feuer-, Einbruch-Diebstahl/Vandalismus-, Leitungswasser-, Sturm- und Glasschäden und gegen die Betriebsunterbrechungskosten infolge des Eintritts eines oder mehrerer dieser eben genannten Risiken, kann sich der Heilpraktiker äußerst günstig versichern. Prämien für ein solches umfangreiches Leistungspaket sind bei Maklern schon ab 120,– DM im Jahr, zuzüglich Versicherungssteuer erreichbar.

Dabei können Versicherungssummen nach Maßgabe der tatsächlich vorhandendenen Inventarwerte bis zu 70.000,– DM zu dieser Prämie versichert werden. Das Praxisschild, wie auch ein eventuell vorhandener Notfallkoffer, sollte mitversichert sein.

Sind medizintechnische Untersuchungs- und Behandlungsgeräte in der Praxis oder Computer, Datenträger, Telefon- und Wechselsprechanlagen, so kann der Heilpraktiker diese unter Auflistung der Gerätenamen, -nummern, -hersteller und -anschaffungswerte (maßgeblich sind die vorliegenden Kauf- oder Leasingverträge) in der kombinierten Praxis- und Elektronikversicherung mitversichern gegen oben genannte Risiken, wie auch Kurzschluß, Überspannung, Induktion, Blitzschlag, Implosion, Explosion, Feuchtigkeit, Konstruktions-, Material- oder Ausführungsfehler, gegen Fahrlässigkeit und falsche Handhabung.

c) Praxiskostenversicherung bei Krankheit oder Unfall des Heilpraktikers

Bisher stehen die Heilpraktiker vor einem doppelten Problem: Erstens haben sie bei längerer Krankheit oder nach einem Unfall keine Gebühreneinnahmen mehr, zweitens laufen die gesamten Praxiskosten weiter. Hier gibt es nun eine neue Lösung für die Heilpraktiker in Deutschland, eine Versicherung, die in obigen Fällen die laufenden Kosten, wie zum Beispiel Mieten, Versicherungsprämien, Leasingraten und sogar die Gebühreneinkommensverluste des Heilpraktikers bezahlt.

d) Spezialrechtsschutz für Heilpraktiker

Dieser bietet umfangreichen Rechtsschutz im freiberuflichen Bereich (sogar solche, die noch inklusive Vertrags-Rechtschutz z. B. bei Gebührenforderungen gegen Patienten leisten), im Familien-, Verkehrs-, Grundstückseigentum- und Mietbereich. Die Prämien staffeln sich je nachdem, was der Heilpraktiker baukastenartig für sich an Leistungen zusammenstellt. Mit einer geringen Selbstbeteiligung von z. B. 250,– DM pro Schadensfall kann die Prämie nochmals erheblich günstiger ausfallen.

2. Private Risiken und ihre Absicherungen

a) Krankenversicherung für Heilpraktiker

Wenn der Heilpraktiker noch in einer gesetzlichen Krankenkasse ist, hat er die Wahl, entweder dort zu bleiben (lassen Sie sich die Monatsbeiträge für freiberuflich tätige, neu niedergelassene Heilpraktiker nennen), oder er wechselt zu einer Privaten Krankenversicherung (PKV), falls er seine neue Selbständigkeit als Heilpraktiker auch länger durchsteht.

263

Die Leistungen der Privaten Krankenversicherung sind erheblich besser, insbesondere auch Leistungen durch Heilpraktiker-Kollegen, bessere Zahnleistungen und freie Wahl des Krankenhauses und Privatarztes im 1- oder 2-Bettzimmer europaweit und meistens noch weltweit für einige Zeit. Allerdings sind nur wenige Krankenversicherungsgesellschaften nicht dem schwammigen BGH-Urteil von 1994 gefolgt und leisten nach wie vor alle Leistungen, die in der GeBüH ´85 stehen (auch sogenannte wissenschaftlich nicht anerkannte) und zwar bis zum jeweiligen Höchstsatz.

Die Prämien richten sich nach Geschlecht, Eintrittsalter und Tarifwahl. Lassen Sie sich unbedingt kostenfreie Computervergleiche von mind. 36 Krankenversicherungsgesellschaften von Ihrem Versicherungsmakler erstellen. Beachten Sie, daß diese Vergleiche kein Punktesystem im Leistungsvergleich beinhalten, da diese individuell eingebar sind und damit der Leistungsvergleich manipulierbar wird. Die Vergleiche der guten, unabhängigen Computerprogramme beinhalten im Vergleich lediglich die Prämien und bei der Auswahl von Gesellschaften durch den Heilpraktiker die detaillierten Leistungsaussagen aus den Vertragswerken (= Versicherungsbedingungen) der einzelnen PKV-Gesellschaften, nicht aus Prospekten, so wie diese die Leistungen u. a. garantieren.

Eine Krankentagegeldversicherung sichert dem Heilpraktiker bei Unfall oder Krankheit, ob zu Hause oder im Krankenhaus, ab einer bestimmten Karenzzeit (z. B. drei Wochen) sein Nettoeinkommen, solange er krankgeschrieben ist. Die Krankschreibung kann bei bestimmten Gesellschaften auch durch einen Heilpraktiker-Kollegen erfolgen. Die Auszahlung ist für den Heilpraktiker steuerfrei und nicht limitiert. Erst mit der Feststellung einer Berufsunfähigkeit des Heilpraktikers endet nach kurzer Zeit die Leistung.

b) Berufsunfähigkeitsrisiko für den Heilpraktiker

Dieses ist gerade für diesen Berufsstand sehr schwer einzuschätzen. Ein klassisch arbeitender Homöopath wird unter Umständen sogar noch aus einem Rollstuhl heraus Anamnesen erheben können, wenn die Sinnesorgane nicht verletzt oder erkrankt sind. Ein Chiropraktiker benötigt wohl zwei gesunde Hände, ein Akupunkteur ruhige Finger. Wann also ist ein Heilpraktiker zumindest 25 oder 50 Prozent berufsunfähig, wie dies Ärzte im Sinne der Versicherungsbedingungen nach Untersuchungen festzustellen haben? Die größten Gefahren stellen wohl noch immer Sinneseinschränkungen (Sehen, Hören, Sprechen, Riechen, Schmecken) z. B. nach Verkehrsunfällen oder Querschnittslähmungen dar. Wenn der Heilpraktiker nach geltendem Sozialrecht vor seiner jetzigen Berufsausübung nicht mindestens 60 Pflichtbeiträge an den gesetzlichen Rentenversicherungsträger (BfA, LVA) bezahlt hat, erhält er keinerlei staatliche Berufsunfähigkeitsleistung. Selbst wenn der Heilpraktiker seine Zahlungen an die BfA oder LVA aussetzt und nicht in kürzester Frist nachentrichtet, verliert er auch diese, allerdings sehr geringe, staatliche Leistung. Von daher ist eine private Vorsorge allemal besser und günstiger. Lassen Sie sich auch hier Computervergleichsangebote vieler Anbietergesellschaften von Ihrem Versicherungsmakler erstellen. Sie werden enorme Beitragsunterschiede bei gleichen Summenleistungen feststellen.

c) Unfallrisiko und Absicherung

Die meisten Unfälle passieren statistisch in der Freizeit bzw. zu Hause. Der tatsächliche Schädigungsgrad liegt größtenteils nur bei zwei bis 18 Prozent nach der Gliedertaxe (offizielle Prozentwerteinteilung der Glieder- und Sinnesorgane des menschlichen Körpers). Dies bedeutet, daß die Versicherungssummen oft zu niedrig abgeschlossen wurden. Die Gliedertaxe sollte durch besondere Versicherungsbedingungen möglichst kostenfrei erhöht werden, damit z. B. der Verlust oder die Steifheit eines Zeigefingers nicht nur mit 10 Prozent sondern z.B. mit 18 Prozent bewertet wird. Das sind bei einer Versicherungssumme von 400.000,– DM für Invalidität schon mal 72.000,– DM Leistungsauszahlung, statt nur 40.000,– DM. Bei größeren Unfällen, wie Querschnittslähmungen, Verluste von Arm oder Bein, macht sich eine sogenannte Progression bezahlt, bei der ab 25 Prozent Schädigungsgrad die Leistung progressiv ansteigt.

Die Beiträge differieren bei den Versicherungsgesellschaften bis zu 150 Prozent bei gleicher Leistung. Ihr Makler ist nun wiederum gefragt und Ihr langfristi-ges Vertrauensverhältnis zu ihm kann jetzt weiter wachsen.

Über alle Versicherungsarten, wie in der Regel auch über Geldanlagen, wird Sie Ihr Versicherungs- und Finanzmakler sicher weiter beraten und Ihnen gute Angebote vermitteln können. Er denkt langfristig und ganzheitlich im Zusammenhang mit Ihren Lebenswünschen und -zielen, um Ihnen mit Sicherheit einen angenehmen Ruhestand mit ausreichender finanzieller Versorgung zu ermöglichen.

Ass. Michael Letsch
Versicherungs-Finanz-Makler
Andreas Hofer Str. 9
D-79111 Freiburg
Tel.: 07 61/47 20 41

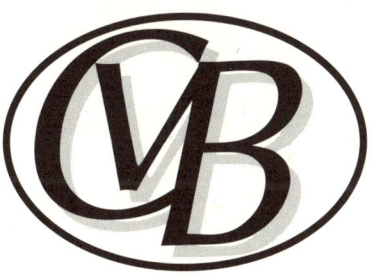

„Homöopathie ist angewandte Wissenschaft"
J.T. Kent

CLEMENS VON BÖNNINGHAUSEN-
AKADEMIE FÜR HOMÖOPATHIK

In einem dreijährigen, berufsbegleitenden Studium vermitteln wir die Lehre Hahnemanns und seiner fähigsten Schüler, die die Homöopathie zu höchstem Niveau gebracht und zu einer universellen Heilmethode mit den erstaunlichsten Heilerfolgen gemacht haben. Besonderes Augenmerk wird dabei auf die „hereditär-chronischen Krankheiten" als der Grundlage der meisten Leiden der heutigen Menschen gelegt.
In der „Schriftenreihe der Clemens von Bönninghausen-Akademie" wird ein Teil der Arbeit unserer „Wissenschaftlichen Abteilung" dokumentiert.
Der nächste Studienkurs beginnt im Frühjahr 1998.

Unsere kostenlose Broschüre erhalten Sie über die
Clemens von Bönninghausen-Gesellschaft für Homöopathik e.V.
Verwaltung, Am Knill 7e, 22147 Hamburg, Tel. + Fax 040 / 645 47 95

Bauen Sie Ihr Wunschhaus mit uns, aus Stein oder Holz, schlüsselfertig. Eigenleistung möglich.

Alles aus einer Hand. Optimierte Bauplanung nach dem Prinzip der geringsten Gesamtkosten, der geringstmöglichen Unterhaltungskosten auf lange Sicht und der größtmöglichen Wertsteigerung, bei Einbeziehung Ihrer individuellen Wünsche.

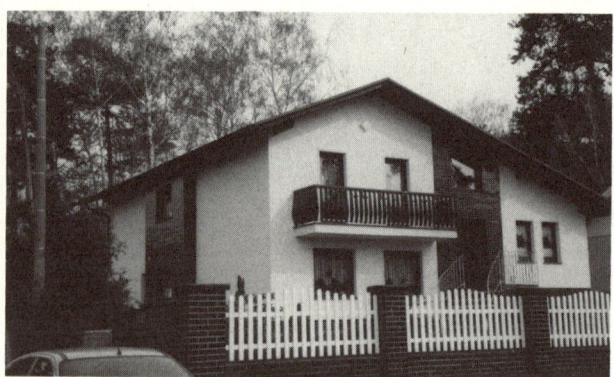

* Gestaltung nach Wunsch
* günstiger Herstellungspreis
* Finanzierungshilfe
* schnelle Bauzeit
* umweltfreundlich
* lange Wertbeständigkeit

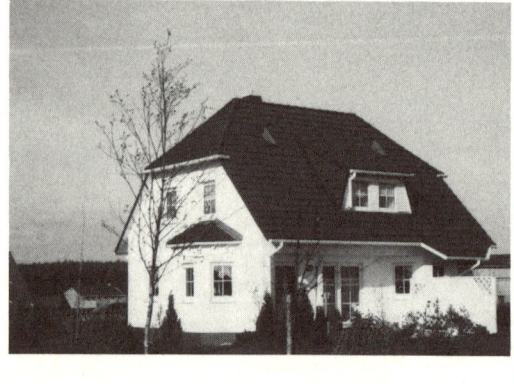

* hoher Feuerschutzfaktor,
* sehr geringe Unterhaltskosten,
* hohe Schall- und Wärmedämmung.
* Bei Bedarf störsichere automatische,
* digitale Steuerung und Kontrolle
* aller Gebäudefunktionen wie Heizung,
* Lüftung, Klima, Zugangskontrolle,
* Rollos, Tore usw.

- - - - - - - - - - - - - - - hier abtrennen und ausgefüllt absenden - - - - - - - - - - - - - - -

Fordern Sie weitere Informationen mit diesem Adreß-Abschnitt an beim Unikat-Verlag, D-04519 Kreuma Nr. 23, Telefon 034294-73110, Fax 73112

Absender:

Name, Vorname _____   Straße, Nr. _____

PLZ, Ort _____   Telefon, Fax _____

Marketing-Grundsätze zur Einrichtung, Eröffnung und Führung Ihrer Heilpraktiker-Praxis

Auch Pflanzen und Tiere betreiben Marketing

Unter einem guten Marketing ist zu verstehen, daß Sie sich mit Ihrem Angebot und mit allen auf die Öffentlichkeit wirkenden Mitteln und Maßnahmen auf Ihren Markt, auf Ihre Marktpartner, auf Ihre Zielgruppe, einstellen. Das ist ein ganz natürlicher Vorgang, den wir täglich bei Tieren und sogar Pflanzen beobachten können. Sogar die Nachtkerze, diese schöne Heilpflanze, betreibt Marketing auf ihre Weise, um ihr Überleben, den Fortbestand und die Verbreitung ihrer Art, zu sichern. Wie? Die bis zu mannshohe Nachtkerze entwickelt leuchtend gelbe Blüten, die sich beispielsweise im Monat August regelmäßig gegen 21 Uhr im Zeitlupentempo öffnen. Dabei verströmen diese einen betörenden Duft, mit dem sie Nachtfalter anlocken. Kaum haben sich einige Blüten geöffnet, kommen schon die Nachtfalter angeschwärmt, holen den Nektar aus der Blüte, fliegen von Blüte zu Blüte und sorgen damit für die Bestäubung und Befruchtung. Sind die Samenhülsen der Nachtkerze im Herbst voller fruchtbarer Samen, dann hat sich ihr Marketing gelohnt.

Große Industrie- und Handelsunternehmen betreiben Marketing professionell auf der Grundlage von Marketingforschung. Warum sollten Sie sich nicht mit Marketing befassen?

Marketing für Ihre Praxis

Schon bevor Sie die amtsärztliche Überprüfung zum Heilpraktiker hinter sich gebracht haben, werden Sie Vorstellungen über Ihre spätere Praxis entwickeln.

So ist die Eröffnung Ihrer Praxis nur eine Umsetzung Ihrer gedanklichen Pläne in die materielle Wirklichkeit. Das Ziel ist immaterieller und materieller Erfolg, denn Sie wollen von dieser Praxis leben, eine Familie ernähren und sich spezielle Wünsche erfüllen.

Ein Ziel muß meßbar und erreichbar sein. Deshalb sollten Sie es schriftlich so definieren, daß Sie es im Jahresablauf immer wieder mit den tatsächlich erreichten Fakten vergleichen können. Solche Ziele können sein: Monatlicher Patientenzuwachs. Zahl der Patienten pro Woche und das damit erzielte Honorar. Dazu der für Sie persönlich erzielte Grad an Erfüllung und Befriedigung. Wenn Sie in Ihrem Beruf Denken, Fühlen und Handeln zur Übereinstimmung bringen, besteht die beste Aussicht auf Erfolg.

Die in diesem Buch wiedergegebenen Erfahrungsberichte zur Eröffnung und Führung von Heilpraktiker-Praxen machen individuelle Überlegungen und deren Realisierung anschaulich. Nachfolgend sollen diese Überlegungen strukturiert werden:

Vor einer Praxiseröffnung haben Sie einige grundsätzliche Fragen zu klären, nämlich wie sieht Ihr „Markt" (Patienten, Marktpartner und Wettbewerber) aus? Womit und wie wollen Sie sich in diesem Markt profilieren und bewegen und mit welchen Mitteln und Maßnahmen wollen Sie Ihren Erfolg sichern? Dazu gehört die Klärung folgender Marketingfragen, die hier nur stichwortartig aufgegriffen werden sollen:

1. Kennen Sie Ihre Patientenzielgruppe?

An wen, das heißt, an welche Zielgruppe (Patientenkreis, weitere Marktpartner) wollen Sie sich mit Ihrem Praxisangebot richten? Wenn Sie Erfolg haben wollen, dann müssen Sie sich zunächst mit Ihrer Patientenzielgruppe auseinandersetzen, diese genau definieren, denn danach richten sich alle anderen von Ihnen zu gestaltenden und in den folgenden Punkten wiedergegebenen Faktoren. Ihre Zielgruppe können Sie nach deren Bedürfnissen oder/und sogenannten soziodemographischen Merkmalen definieren, wobei es immer zu Überschneidungen kommen wird. Patientenzielgruppen können beispielsweise eingeteilt werden nach der Zugehörigkeit zu bestimmten Gesellschaftsschichten und Bildungsgrad, Einkommensgruppen, Berufen, Geschlecht, Familienstand und -größe, Alter, Wohnort. Ebenso ist eine Einteilung möglich nach Einstellungen und Erwartungshaltungen oder sogar nach den naturheilkundlichen Bedürfnissen.

Diese Einteilungen mögen zunächst als sehr theoretisch erscheinen, aber nach Ihnen richten sich die anderen von Ihnen zu treffenden Entscheidungen.
Wenn Sie beispielsweise sich als Praxis für Kinder spezialisieren wollen, dann reicht es nicht aus, sich nur auf die Kinder einzustellen.

Sie müssen auch die Eltern in ihre Überlegungen einbeziehen, weil diese entscheiden, ob sie mit ihren Kindern wieder zu Ihnen in die Praxis kommen. Aber wenn es den Kindern in Ihrer Praxis nicht gefallen hat, dann beeinflussen diese auch die Entscheidung der Eltern.

2. Was bieten Sie Ihren Patienten in Ihrer Praxis?

Was, welches „Dienstleistungspaket" wollen Sie Ihrer Zielgruppe anbieten, das heißt vor allem, welche Therapien sind Bestandteil Ihres Dienstleistungsangebotes?

Bei der Auswahl der Therapie können sie sich von Ihren Kollegen unterscheiden, vor allem auch von den im Einzugsbereich Ihrer Praxis niedergelassenen Ärzten. Wenn Sie Therapien oder Beratungsleistungen bieten, die kein Wettbewerber hat, so können Sie für diese Leistungen meist ein besseres Honorar veanschlagen als für Leistungen, die der Patient in jeder Praxis erhält. Profilieren Sie sich also auch mit Ihrem Angebot. Sie wollen sicher kein nachgemachter Arzt sein und werden sich deshalb nicht so sehr mit Symptombehandlung befassen, sondern auf die Ursachenerkennung und -beseitigung konzentrieren. Wenn Sie diesen eines Heilpraktikers würdigen Weg gehen wollen, werden Sie zwangsläufig zum engen Berater Ihrer Patienten. Ihre Glaubwürdigkeit wächst, wenn Sie Ihre Patienten ehrlich beraten und wissen lassen, daß Heilung nur dann möglich ist, wenn die Erkrankungsursachen beseitigt sind. Das setzt oft eine Änderung der Lebensgewohnheiten der Betroffenen voraus und ist gewiß schwierig.
Zu dem „Was" gehört außerdem alles, was Sie Ihren Patienten in Ihrer Praxis bieten, was diese nutzen können. Und: Wollen Sie auch Hausbesuche machen?

3. Wählen Sie einen günstigen Standort für Ihre Praxis

Wo, an welchem Standort wollen Sie Ihre Dienstleistung anbieten und realisieren? Berücksichtigen Sie dabei in erster Linie die von Ihnen anvisierte Patientenzielgruppe. Denken Sie hierbei an Klein-, Mittel- oder Großstadt, Vorort oder Landgemeinde, eigenes Haus oder Miete, zum Beispiel in einer Gemeinschaftspraxis?
Bei der Frage nach dem „Wo" ist auch die Nachbarschaft zu beachten. Siedeln Sie sich in einem Hochhaus an oder in einem Ein- oder Mehrfamilienhaus. Liegt Ihre Praxis in einem Industrieviertel, ei-

ner durchschnittlichen Wohngegend oder in einem Villenviertel? Existenzunsicher kann die Ansiedlung in einem Gebiet sein, in dem die Bevölkerung schwerpunktmäßig bei einem Großunternehmen arbeitet. Entlassungen von Mitarbeitern können den Bestand Ihrer Praxis gefährden.

Denken Sie im Interesse Ihrer künftigen Patienten an die Verkehrslage und Erreichbarkeit mit öffentlichen Verkehrsmitteln und an genügend Parkplätze. Die Entscheidung für den Ort Ihrer Praxis betrifft auch Ihr Privatleben und die ganze Familie. Die Verkehrslage zur Wohnung ist wichtig, falls Sie nicht im gleichen Haus wohnen. Wichtig sind alle Stellen, die Sie oder Ihre Familie täglich oder mehrmals wöchentlich besuchen müssen, beispielsweise Einkaufsmöglichkeiten, Naturkostladen, Schule, Kindergarten, Freizeitgestaltung. Berufliche Möglichkeiten für Ihren Ehepartner und die Kinder.

Fragen Sie Ihren örtlich zuständigen Heilpraktikerverband, ob vielleicht ein Kollege am gleichen Ort um die Ecke schon eine Praxis plant. Auch in der Apotheke erfahren Sie, ob schon Kollegen in der Nähe niedergelassen sind und vielleicht sagt man Ihnen auch etwas über den Beliebtheitsgrad dieser schon angesiedelten Kollegen.

Wenn Sie sich an einem fremden Ort niederlassen wollen, informieren Sie sich beim Bürgermeister und beim Bauamt der Gemeinde über die Planungen von Bau und Straßenführung, damit Ihre Praxis nicht plötzlich an einer vorher nicht bestehenden Schnellstraße liegt oder durch Baumaßnahmen behindert wird.

Lernen Sie den Ort oder die Gegend Ihrer neuen Praxis kennen, indem Sie dort mehrere Tage hintereinander wohnen, um zu beobachten, was Ihnen wissenswert ist und sich in den Geschäften zu erkundigen. Nehmen Sie sich Zeit, um mit den ortsansässigen Geschäftsleuten in ein Gespräch zu kommen. Beobachten Sie die Fußgängerströme und die Laufgeschwindigkeiten der Passanten, denn in einer guten Lauflage können Sie eine höhere Miete verdienen als in einer toten Sackgasse, in die kein Fremder kommt. Zur Vorbereitung Ihrer Erkundigungen ist es sinnvoll, die örtliche Lokalzeitung zu lesen. Darin erfahren Sie einiges über gesellschaftliche Strömungen und Aktivitäten ihrer neuen Praxisheimat. Dieses Wissen können Sie dann vor Ort noch vertiefen. Praxislagen in Zonen der Magnete sind zu bevorzugen, zum Beispiel in der Nachbarschaft von Kaufhäusern, Apotheken oder Arzthäusern. Haben Sie keine Angst vor Konkurrenz, denn wo viele Patienten gehen, die zu einer Arztpraxis wollen, kommen auch an Ihrer Praxis viele vorbei und herein, wenn Ihre auf dem Weg liegt.

Achten Sie auf ein gutes Erscheinungsbild des Gebäudes, in dem Ihre künftige Praxis liegt und auf ein gepflegtes Treppenhaus. Die gute Zugänglichkeit der Praxis, über möglichst nur wenige Stufen oder einen Aufzug, kann wichtig sein. Wichtig sind auch Parkplätze.

Die Raumaufteilung muß Ihren Ansprüchen auch langfristig genügen, denn bei einem Umzug in eine andere Gegend verlieren Sie Patienten. Aus diesem Grund muß auch der Mietvertrag langfristig abgeschlossen werden, möglichst mit einer Optionsklausel.

Die Sanitärmöglichkeiten müssen für die Patienten zumutbar und möglichst angenehm sein. Diesbezüglich informieren Sie sich bei Ihrem Gesundheitsamt, das wahrscheinlich Merkblätter für die Mindestanforderungen für Praxen verfügbar hat.

Schöne Praxisräume verfügen über ausreichend große Fenster, so daß das Tageslicht reichlich einfallen kann und eine angenehme, sonnige Atmosphäre schafft. Dabei ist zu beachten, daß die Straßengeräusche nicht stören und auch von Nachbarräumen keine Geräusche in die Praxisräume dringen. Patienten sollen sich unbeobachtet entkleiden können. Ebenso wichtig ist der Schallschutz innerhalb der Praxis, damit insbesondere im Untersuchungs- und Sprechzimmer keine Nachbargeräusche stören und von nebenan keine Gespräche mitgehört werden können.

Versichern Sie sich beim Vermieter, daß Ihre Praxisräume über das ganze Jahr in einer guten Temperatur gehalten werden können. Das ist besonders in den Räumen wichtig, in denen sich Patienten aufhalten und entkleiden.

Je nach Verwendung elektrischer Geräte ist auf ausreichende Ausstattung mit Steckdosen zu achten. Für Geräte, die mit Strom an Menschen arbeiten, gibt es besondere Sicherheitsvorschriften, beispielsweise Schutzleitungen und Kriechstrom-Schutzschalter (eltaco-Schalter) für EKG- und Reizstromgeräte.

SDBevor Sie einen Mietvertrag abschließen, versichern Sie sich, daß die Räume für eine Praxis genutzt werden dürfen und verankern Sie die entsprechende Zusicherung des Vermieters im Mietvertrag, der erst gültig werden sollte, wenn der Nutzungsänderungsvertrag des Vermieters von der Gemeindeverwaltung genehmigt worden ist. Eine solche Nutzungsänderung kann mit erheblichen baulichen Auflagen verbunden sein, auch mit der Schaffung von Pkw-Stellplätzen. Im letzteren Fall könnten Sie darauf hinweisen, daß Sie immer nur einzelne Patienten zu vereinbarten Terminen bestellen, so daß wenige Parkplätze ausreichen. Schaffen Sie sich ebenso zuvor Klarheit über die Hausordnung des Vermieters, denn sie ist Vertragsbestandteil.

4. In welcher Atmosphäre und auf welche Art und Weise bieten Sie Ihre Dienstleistung an?

Wie wollen Sie anbieten, das heißt auch, in welchem Ambiente, mit welchem „Erschein-ungsbild", in welchem Haus, in welcher Praxisausstattung?

„Wie" bedeutet aber auch die Art und Weise, wie Sie in Ihrer Praxis den Patienten gegenübertreten, wie Sie mit ihnen umgehen, wie Sie diese beraten.

Hierzu gehören die von Ihnen aufgestellten Grundsätze für die Vermittlung Ihrer Dienstleistungen an die Patienten, nämlich, „Wie" Sie auf Ihre Patienten eingehen, daß Sie Ihren Patienten mit von Herzen kommender, liebevoller Höflichkeit und Umsicht begegnen, möglichst schon am Telefon. Zum „Wie" gehören alle äußeren Annehmlichkeiten, die Sie Ihren Patienten in Ihrer Praxis bieten, wie zum Beispiel ein für die von Ihnen angesprochene Patientenzielgruppe angenehmes Wartezimmer, in dem diese sich wohl fühlen und ein Sprechzimmer, in dem diese sich wie zu Hause geborgen fühlen und Vertrauen zu Ihnen fassen können. Beispiel: Der Ökoszene zugehörige Patienten werden Sie nicht mit Kunststoffmöbeln beeindrucken, auch wenn diese Ihnen praktisch erscheinen. Dagegen werden sich die meisten Menschen in gut gewählten Naturholzmöbeln wohl fühlen, besonders, wenn dazu die Wandtapeten (evtl. einfach weiße Raufaser), der Fußboden, Gardinen und die Beleuchtungskörper passen und wenn Sie die Wandbilder in Farbe und Aussage gut gewählt haben.

Im Handel spricht man vom „Einkaufserlebnis", das dem Kunden im Verkaufsraum vermittelt werden soll. Diese gezielt gestaltete „Erlebniswelt" des Verkaufsraumes soll die Verkaufsstelle beim Kunden markant profilieren und ihn veranlassen, gern wiederzukommen. In diesem Sinne lassen sich gewiß auch für eine Praxis Möglichkeiten finden, die einen Praxisbesuch für Ihre Patienten zu einem besonderen Erlebnis machen. Ich kenne einen Zahnarzt, der als gerahmtes Wandbild Schokolade, Zuckerwürfel und allerlei Süßigkeiten auf ein Brett geklebt, auch ein weißes Brötchen, und dies mit einer aufklärenden, witzigen Unterschrift versehen hat, etwa: „Karies und Parodontose freuen sich auf Süßigkeiten und Weißmehlprodukte". Seine verschiedenen Sprechzimmer hat er mit seiner Mineraliensammlung dekoriert, die im Blickfeld des Patienten positioniert und mit den Namen beschriftet sind. Ähnliches ließe sich mit Muscheln machen, mit Knochen, Pflanzen- oder Blumenbildern usw. Ein anderer Zahnarzt hat in seinem Wartezimmer nicht nur Illustrierte liegen, sondern zusätzlich Bücher und verschiedene Mappen, in die er Presseberichte zu bestimmten Gesundheitsthemen gesammelt hat.

Zu dem „Wie" Ihres Angebotes gehört, wie Sie außerhalb Ihrer Praxis an die Öffentlichkeit treten, nämlich Beispielsweise: Aussage und Gestaltung Ihres Praxisschildes, Ihrer Werbung oder wie Sie persönlich bei Vorträgen auftreten. Wichtig ist auch die Gestaltung Ihrer Praxisdrucksachen, die einem einheitlichen Konzept entsprechen sollten.

5. Zu welchen Zeiten wollen Sie Ihren Patienten zur Verfügung stehen?

Wann, an welchen Tagen, zu welchen Tageszeiten (Sprechstunden) wollen Sie Ihre Dienstleistung anbieten? Oder wollen Sie zu festen Sprechzeiten und/oder nur nach Vereinbarung zur Verfügung stehen? Wie bei allen anderen Parametern, so müssen sie sich auch beim „Wann" auf Ihre Patienten-Zielgruppe einstellen.

6. Wie gestalten Sie Ihr Honorar?

Zu welchem Preis wollen Sie Ihre Dienstleistung anbieten? Wollen Sie sich an der Gebührenordnung für Heilpraktiker orientieren oder gibt es für Sie noch andere Parameter?

Diesbezüglich ist es gewiß lohnend, sich mit Kollegen auszutauschen. Es ist gewiß falsch, eine gute Leistung zu einem zu niedrigen Preis anzubieten. Denken Sie an den Marketinggrundsatz: Ein erfüllter Patientenanspruch rechtfertigt den Preis! Oder anders gesagt: Eine mangelhafte Leistung ist in jedem Fall zu teuer! Vielleicht wird man in der Startzeit eher mit niedrigeren Honoraren arbeiten, doch da gibt es die Volksweisheit: Was nichts kostet, ist nichts.

Das Einkommen über den niedrigen Preis regulieren zu wollen, ist für eine Heilpraktiker-Praxis von vornherein ein falsches Konzept. Besser ist es, über eine besonders qualifizierte Dienstleistung ein gutes Honorar zu erzielen. Das wird Ihnen um so besser gelingen, je deutlicher Sie sich mit dem Profil Ihres Angebotes, nämlich dem Gesamtkonzept Ihrer Praxis, insbesondere aber in Ihrem Therapiekonzept, von den Wettbewerbern abheben.

7. Was denkt Ihr Patient, wenn er Ihre Praxis verläßt?

Bedenken Sie, daß die Mehrzahl der Patienten durch Empfehlung zu Ihnen kommen wird. Die Ausrichtung der vorstehenden Marketingkriterien fällt Ihnen leichter, wenn Sie sich überlegen, was Ihre Patienten nach dem Verlassen Ihrer Praxis zu Freunden und Bekannten über diese Erfahrung bei Ihnen sagen sollen. Sie können das in einen Kernsatz zusammenfassen, Beispielsweise: „Zu Heilpraktiker Max Müller gehe ich gerne, weil ich mich in seiner Praxis wohlfühle, weil er mich ernst nimmt, mich respektvoll aber herzlich, zuvorkommend und sachkundig berät – seine Praxis ist sauber, seriös und gediegen, so daß ich ihn gerne weiterempfehle."

Messen Sie alle Ihre Entscheidungen für Gestaltung, Einrichtung und Verhalten an einer von Ihnen formulierten Aussage, so wie Sie sich beim Entwurf aller Ihrer Drucksachen an eine einmal festgelegte Gestaltungslinie halten. Nehmen Sie Änderungen nur dann vor, wenn Sie deren Richtigkeit vorher gut begründet und geprüft haben.

Machen Sie einen Sport daraus, Arztpraxen und Heilpraktiker-Praxen zu besuchen und diese nach den vorgenannten sieben Punkten zu beurteilen. Machen Sie sich zur Verwertung in der eigenen Praxis Aufzeichnungen Ihrer Beobachtungen. So simpel das klingt, gehen Sie mit ebenso offenen Augen zu Ihrem Friseur, in den Kaufladen um die Ecke oder zu Ihrem Autohändler.

Jeder betreibt mehr oder weniger bewußt Marketing. Über jeden entwickelt der Kunde bestimmte Vorstellungen, ob das betreffende Unternehmen nun bewußt Imagepflege betreibt oder nicht. Und von jedem positiven oder negativen Beispiel können Sie etwas lernen. Gehen Sie bei diesen Beobachtungen systematisch vor. Vielleicht sogar anhand dieser Checkliste, indem Sie die einzelnen Punkte bei Ihren Kollegen und bei den verschiedensten Institutionen unter die Lupe nehmen. Gehen Sie bei Ihren Beobachtungen schrittweise vor und machen Sie sich immer wieder Aufzeichnungen. Analysieren Sie das Marktverhalten Ihrer Geschäftspartner, beispielsweise Ihrer Bank. Gerade Banken haben ein ausgeklügeltes visuelles Erscheinungsbild, das meist einfach, wenig aufwendig (weil nur mit einer Schmuckfarbe) aber konsequent über alle Geschäftspapiere, Werbemittel, ja oft auch Dienstfahrzeuge und Gebäude, durchgezogen wird.

Das visuelle Erscheinungsbild soll signalisieren, wer wer ist. Es dient der optischen Profilierung im Markt. Ideal, wenn das Erscheinungsbild gleichzeitig auch das Dienstleistungsangebot erkennen läßt. Für eine Heilpraktiker-Praxis müßte es den menschlichen, helfenden und beratenden Aspekt mit Natürlichkeit verbinden. Kernstück muß nicht ein Firmensymbol sein. Ein einfach gestalteter Schriftzug ist zumindest gleichwertig. Wichtig ist die dadurch vermittelte Botschaft.

Ein jeder nützt sich selbst,
wenn er sich dem anderen nützlich erweist.

Seneca

Was kann Patienten veranlassen, meine Heilpraktiker-Praxis aufzusuchen?

Eine Heilpraktiker-Praxis hat nur dann Existenzberechtigung, wenn sie von Patienten so frequentiert wird, daß sich eine Kostendeckung ergibt.

Wenn Sie die Erfahrungsberichte und weitere Beiträge in diesem Buch aufmerksam lesen, entdecken Sie eine Fülle von Möglichkeiten, die Patienten bewegen, eine Heilpraktiker-Praxis aufzusuchen. Diese Möglichkeiten sind hier als Checkliste zusammengefaßt. Sie müssen also nicht, untätig wie ein Ameisenlöwe, auf Patienten warten, sondern können selbst aktiv werden:

1. Eine gute Empfehlung ist die beste Werbung für eine Heilpraktiker-Praxis. Deshalb denken Sie daran: Jeder Patient, der Ihre Praxis verläßt, kann ein Multiplikator einer Empfehlung sein. Geben Sie ihm nicht nur Ihre Visitenkarte mit dem vereinbarten nächsten Besuchstermin mit, sondern auch ein von Ihnen vorgefertigtes Merkblatt (das Ihre Adresse trägt) mit Hinweisen auf Problemlösungen zu den Beschwerden Ihres Patienten.
2. Öffentliche Vorträge zu Gesundheitsthemen, beispielsweise zu Ernährungsfragen, halten Sie vielleicht schon vor der Eröffnung Ihrer Praxis. Jeder Zuhörer ist ein potentieller Patient. Bevor Sie Ihre Zulassungsurkunde als Heilpraktiker in der Tasche haben, sollten Sie allerdings mit medizinischen Themen vorsichtig sein, besonders auch bei der Beantwortung von Patientenfragen in der Vortragdiskussion. Verweisen Sie dann lieber auf den Arzt.
3. Informationsmaterial, beispielsweise zu bestimmten Gesundheitsthemen, zumindst aber Ihre Visitenkarte, werden Sie gewiß bei Ihren Vorträgen auslegen. Manche der nachgenannten Kooperationspartner werden bereit sein, Ihre Informationsblätter auszulegen. Selbstverständlich befindet sich Ihre Adresse auf jedem Blatt.
4. Vorträge und andere öffentliche Veranstaltungen können sie auf eigene Faust organisieren. Wenn Sie aber mit einer Institution, z. B. einer Krankenkasse, einem Gesundheits-, Turn-, Sport-, Kneipp- oder Naturheilverein, Landfrauen- oder Hausfrauenverein, Altenverein und Altenheim, einer Apotheke, einem Reformhaus oder einem Naturkostladen kooperieren, hat das verschiedene Vorzüge:
a. Den Aufwand für die Organisation der Veranstaltung trägt der Kooperationspartner, Sie können aber unterstützend tätig werden, beispielsweise, indem Sie das Plakat oder den Handzettel für die Veranstaltung auf Ihrem Computer entwerfen und dem Verein als Druckvorlage offerieren, nachdem Sie den Text mit diesem abgestimmt haben, versteht sich.
b. Es ist schon eine Empfehlung und macht sich gut, wenn Sie als Referent zur Veranstaltung eingeladen sind und den Anwesenden vom Vorsitzenden vorgestellt werden. Geben Sie dem Vorsitzenden vorher einen Spickzettel, damit er weiß, was er über Sie sagen kann/ soll.
c. Als Referent profitieren Sie von den Presseveröffentlichungen des Kooperationspartners, in denen Sie als Referent genannt sind. Bei einer auf eigene Faust durchgeführten Veranstaltung dürften Sie es schwerer haben, im redaktio-

nellen Teil der Presse zu erscheinen. Eine solche Presseveröffentlichung sollte einmal als Ankündigung erscheinen und dann als Nachbericht. Deshalb sollten Sie der eingeladenen Presse sofort während des Vortrages oder spätestens gleich danach, eine vorbereitete Kurzfassung Ihres Vortrages mit maximal einer Schreibmaschinenseite zukommen lassen.

5. Kooperationspartner können auch größere Betriebe sein, die im Einzugsbereich Ihrer Praxis angesiedelt sind. Stellen Sie sich mit einigen Merkblättern Ihrer Therapiepalette bei der Personalabteilung und beim Betriebsrat solcher Betriebe vor. Manchmal können Sie den Betriebsrat dafür gewinnen, ein Merkblatt mit der Zusammenfassung Ihrer Therapiepalette bei den Mitarbeitern zur Kenntnis in Umlauf zu bringen. Der Betrieb hat ein Interesse daran, Therapeuten zu kennen, die seine Mitarbeiter ohne Zeitverlust behandeln und zur gesundheitlichen Lebensführung motivieren.

6. Wenn Ihre Praxisräume sich dafür eignen, können Sie Künstler, sogenannte Lokalgrößen, aus dem Einzugsbereich Ihrer Praxis einladen, in Ihren Praxisräumen beispielsweise eine Vernissage zu veranstalten. Die Bilder bleiben dann etwa 3 bis 4 Wochen hängen. Die Lokalpresse berichtet gern darüber. Wenn sie dies zur ständigen Einrichtung machen wollen, empfiehlt sich die Anbringung von Galerieleisten. Wenn Sie wirklich Bilder verkaufen, so können Sie die in Galerien üblichen 33 % des erzielten Verkaufspreises an Galerieprovision kassieren und damit vielleicht eine anteilige Kostendeckung erreichen.

Sie profitieren durch den Kontakt zu den eingeladenen Sympatisanten und Gästen des Künstlers und durch die Nennung Ihrer Praxis als Ausstel-

lungsort. Im Prinzip dasselbe können Sie auch mit Dichterlesungen oder anderen Veranstaltungsarten organisieren. Wichtig dabei ist die vorherige Klärung, möglichst auf einer gemeinsam erstellten Checkliste, wer welche Aufgaben und Kosten sowie die presserechtliche Verantwortung bei Veröffentlichungen übernimmt. Wenn Sie nämlich beispielsweise gemeinsam mit einem Kunsthandwerker für Schmuck eine Vernissage organisieren, sollten Sie sicherheitshalber darauf hinweisen, daß außerhalb der am Ort üblichen Geschäftszeiten weder Beratung noch Verkauf stattfinden. Normalerweise wird Ihr Kooperationspartner Erfahrung über den Ablauf solcher Veranstaltungen einbringen. Über rechtliche Einzelheiten informiert Sie gern die für Ihren Ort zuständige Industrie- und Handelskammer.

7. Selbstverständlich und wichtig ist, daß Sie nicht nur zur Eröffnung Ihrer Praxis, sondern aus Anlaß jeder Veränderung und Veranstaltung, Ihre Familie, Freunde und Bekannten sowie die bisherigen Patienten informieren und ggf. einladen.

8. Nehmen Sie Kontakt zur Lokalredaktion Ihrer Lokalzeitung auf. Vielleicht rufen Sie dort an und erscheinen dann in der Redaktion mit einer kurzen Stellungnahme zu einer Veröffentlichung über gesundheitliche Fragen in Ihrer örtlichen Zeitung. Das kann auch ein möglichst kurzer Leserbrief sein. Was Sie veröffentlichen wollen, darf nicht nach Werbung riechen, sonst ist es für den redaktionellen Teil Ihrer Zeitung nicht geeignet.

9. Das Praxisschild ist ein selbstverständlicher Hinweis auf ihre Dienstleistung und leitet Ihre Patienten zu Ihrer Praxis. Deshalb dürfen Sie ein zweites Schild an geeigneter Stelle aufstellen, falls Ihre Praxis etwas versteckt liegt. Das Schild sollte neben

Ihrem Vor- und Zunamen auch Ihre Berufsbezeichnung tragen, dazu noch Hinweise auf Ihre Spezialisierungen oder Ihre wichtigsten zwei bis drei Therapien. Dazu geben Sie auf dem Schild Ihre Sprechzeiten Ihre Telefonnummer und den genauen Sitz Ihrer Praxis an, z. B. „Erdgeschoß rechts". Falls Sie davon ausgehen, daß sich der Standort Ihrer Praxis irgendwann ändert, sind geteilte Praxisschilder empfehlenswert. Das zweite Schild trägt dann die veränderlichen Daten, wie z. B. die Telefonnummer und die Sprechzeiten. Das erste Schild können Sie dann bei Ihrer nächsten Praxis wieder anbringen.

10. Anzeigen dürfen Sie als Heilpraktiker nur zu bestimmten Anlässen und in begrenzter Häufigkeit erscheinen lassen, nämlich:

 a. zur Eröffnung Ihrer Praxis drei Anzeigenveröffentlichungen in jeder am Ort ihrer Praxis erscheinenden Zeitung. Darin sollten Sie sich auf wenige wichtige Angaben zu Ihren Therapien beschränken.

 b. je eine Anzeige in den am Ort Ihrer Praxis erscheinenden Zeitungen, wenn Sie Ihre Praxis wegen Urlaub oder aus anderen Gründen für etwa eine Woche oder länger schließen,

 c. ebenso, wenn Sie wieder aus dem Urlaub zurück sind.

 Im Zweifel erkundigen Sie sich bei Ihrem Heilpraktikerverband über die üblichen Empfehlungen.

11. Achten Sie darauf, daß Ihre Heilpraktiker-Praxis im Branchen-Fernsprechbuch eingetragen ist, ebenso in den Gelben Seiten und im örtlichen Telefonbuch. Diese Eindrucke sind normalerweise kostenlos, bringen aber wenig.

12. Haben Sie sich niedergelassen, stellen Sie sich persönlich bei allen wichtigen „Marktpartnern" vor und nennen Sie dabei die Schwerpunkte Ihrer Praxis, die Sie ja außerdem auf Ihrer Visitenkarte oder auf einem Merkblatt zusammengefaßt haben. Solche Marktpartner, die Ihnen ggf Patienten schicken können, sind beispielsweise: Heilpraktiker-Kollegen, Zahn- und Fachärzte, praktische Ärzte, Apotheken, Sanitätshäuser, Naturkostläden, Reformhäuser, Ihr Friseur. Deren Adressen finden Sie in den Gelben Seiten der Telefonbücher.

13. Gestalten Sie das Wartezimmer Ihrer Praxis dezent zu einem gesundheitlchen Informationszentrum, aber so, daß es nicht überladen und aufdringlich wirkt. So habe ich bei einem Arzt gesehen, daß dieser Informationsmappen zu den häufigsten Erkrankungen mit den dazu passenden Therapien angelegt hat. Schwerpunktthemen der einzelnen Mappen beispielsweise „Stuhlträgheit muß nicht sein", „So finden Sie wieder Schlaf", „Fasten als Heiltherapie" und so weiter. Ideal ist es natürlich, wenn die Fachbeiträge in diesen Mappen von Ihren Veröffentlichungen in verschiedenen Fach- oder Tageszeitungen zusammengestellt sind. Wenn Sie noch nicht so weit sind, dann schreiben Sie die Fachbeiträge auf Ihrem Computer, mit einer fetten Überschrift und jeweils Ihrem Namen mit Berufsbezeichnung darunter, ähnlich wie die Erfahrungsberichte in diesem Buch abgedruckt sind.

Vergebens werden ungebundene Geister
nach der Vollendung reiner Höhe streben.
Wer Großes will, muß sich zusammenraffen.
In der Beschränkung zeigt sich erst der Meister
und das Gesetz nur kann uns Freiheit geben.

Johann Wolfgang von Goethe

Leistungsbewertung und Gebührenverzeichnis für Heilpraktiker

Das Gebührenverzeichnis für Heilpraktiker umfaßt ca. 22 Seiten DIN A 5 und kann bei allen Heilpraktiker-Verbänden angefordert werden.

Hier einige Hinweise daraus, die für die Bewertung der Heilpraktiker-Leistungen und die Rechnungstellung von Bedeutung sind:

Der Beruf des Heilpraktikers zählt zu den freien Berufen im Sinne des § 18 EStG, denn der Heilpraktiker übt seinen Beruf eigenverantwortlich aus. Aus der Tätigkeit des Heilpraktikers für und am Patienten ergibt sich ein Dienstvertrag, der unter dem Recht des Bürgerlichen Gesetzbuches (BGB) steht. Ein solcher Vertrag ist laut § 145 BGB nicht an eine Form gebunden und kann auch ohne ausdrückliche Vereinbarung durch die Ausübung der Tätigkeit zustandekommen. Indem der Patient zu dem Heilpraktiker in die Praxis kommt und der Heilpraktiker tätig wird, schließt er mit dem Patienten einen Dienstvertrag nach §§ 611-630 BGB. Dieser Dienstvertrag verpflichtet den Heilpraktiker im gegenseitigen Einverständnis zu der versprochenen Leistung, beispielsweise Beratung, Untersuchung und Behandlung. Dabei ist der Patient zur Gewährung einer Vergütung verpflichtet.

Dabei ist die Höhe der Vergütung der freien Vereinbarung zwischen Heilpraktiker und Patient überlassen. Auch wenn beim Zustandekommen des Behandlungsvertrages nicht über eine Vergütung gesprochen worden ist, so gilt diese nach § 612 BGB trotzdem als vereinbart. Soweit keine feste Regelung für die Höhe der Vergütung besteht, so gilt die übliche Vergütung als vereinbart (§ 612, Abs. 2).

Die Höhe der üblichen Vergütung ergibt sich nach § 315 BGB aus der Bewertung der Leistung nach billigem Ermessen.

Der Heilpraktiker ist zu einer gewissenhaften Beratung und Behandlung des Patienten unter Beachtung der Aufklärungs- und Sorgfaltspflicht verpflichtet, darüberhinaus ist die Gewährung einer Vergütung nicht von einem Heilerfolg abhängig.

Die Gebührenordnung für Heilpraktiker (GebüH) wurde durch eine Umfrage unter den in Deutschland niedergelassenen Heilpraktikern ermittelt. Aus dem Durchschnittswert der Angaben wurde der Honorarrahmen für die einzelnen Leistungen festgelegt. Deshalb ist die GebüH keine Gebührentaxe, sondern ein Verzeichnis der durchschnittlich üblichen Vergütungen, welches als Berechnungshilfe bei der Rechnungserstellung dient.

Sofern die Höhe des Honorars vor der Behandlung nicht ausdrücklich vereinbart wurde, kann der Patient davon ausgehen, daß sie sich im Rahmen der im GebüH enthaltenen Beträge bewegt. Ist eine vom Heilpraktiker erbrachte Leistung jedoch nicht in der GebüH aufgeführt, kann der Heilpraktiker das Honorar nach eigenem Ermessen festlegen. Es ist anzunehmen, daß die gesamte GebüH inzwischen auf Diskette zu erwerben ist. Hier kann der einzelne Heilpraktiker Ergänzungen und Korrekturen der Honorarsätze für die Erstellung seiner eigenen Rechnungen vornehmen und die Rechnungen auf dem Computer ausdrucken.

Zur Information der Patienten und zur Eigenwerbung ist es sinnvoll, die wichtigsten Therapien mit den dazugehörigen Honorarsätzen auf einer Tafel im Wartezimmer auszuhängen. So erfährt der wartende Patient gleich, welches Therapiespektrum er bei Ihnen nutzen kann und was er dafür zu bezahlen hat.

Grundsätze für die Honorarberechnung und Rechnungstellung

1. Bei einer korrekten Rechnungstellung sind anzugeben:

   a) Name und Wohnort des Patienten
   b) die vollständige Diagnose
   c) das Datum der Leistungserbringung
   d) jede Einzelleistung mit der entsprechenden GebüH-Ziffer
   e) jeder Einzelbetrag der entsprechenden Leistung
   f) Infektions- und Infusionspräparate, bei homöopathischen Mitteln jeweils mit Angabe der Potenz. Sie sollen nach Art, Menge und Einzelpreis angegeben werden, falls die Ampullen nicht auf Rezept vom Patienten aus der Apotheke bezogen wurden.
   Anmerkung:
   Nach § 4, Abs. 3 der Musterversicherungsbedingungen der privaten Krankenversicherung werden Arzneimittel grundsätzlich nur dann erstattet, wenn sie vom Behandler verordnet und vom Patienten aus der Apotheke bezogen werden.
   Ohne Rechtspflicht erstatten einige Leistungsträger Arzneimittelkosten auch dann, wenn nicht der Patient das Mittel aus der Apotheke bezieht, sondern aus einer Packung

mit mehreren Ampullen aus Praxisvorräten nur eine verwendet wird und diese mit Namen und Preis auf der Rechnung erscheint.

2. Fremdleistungen sowie sonstige Materialien und Auslagen können nur mit dem tatsächlichen Gestehungspreis zur Berechnung kommen. Der Leistungsträger kann den Kostennachweis durch Belege verlangen.

3. Falls der Heilpraktiker Mitglied eines Berufsverbandes ist, sollte die Rechnung zusätzlich mit dem Verbandsstempel versehen werden.

4. Die Blutdruckmessung ist grundsätzlich Bestandteil der Untersuchung oder Beratung und daher nicht gesondert berechnungsfähig.

5. Im Rahmen einer umfassenden und ganzheitlichen Behandlung ist der Heilpraktiker berechtigt, alle zur Verfügung stehenden diagnostischen und therapeutischen Methoden anzuwenden, sofern keine einschränkenden gesetzlichen Bestimmungen vorhanden sind. Leistungen in obigen Sinne, welche nicht im GebüH enthalten sind, können entsprechend einer gleichwertigen oder ähnlichen Leisutng berechnet werden. In der Rechnung ist die entsprechend bewertete Leistung für den Patienten verständlich zu beschreiben und mit der Ziffer sowie der Bezeichnung der als gleichwertig angesehenen Leistung zu versehen.
   Fehlt eine vergleichbare Leistung, erfolgt die Festlegung des jeweiligen Honorars nach billigem Ermessen.

Checkliste für die Eröffnung Ihrer Heilpraktiker-Praxis

Die folgende Checkliste kann nur grobe Hinweise bieten. Ihre individuelle Situation wird bestimmen, was Sie wirklich überlegen und in die Praxis umsetzen. Nehmen wir an, Sie haben Ihre Praxisräume gefunden und eingerichtet. Was ist bei der Eröffnung zu bedenken und zum Teil schon lange vorher in die Wege zu leiten?

1. Für die Einladung Adressen sammeln, von allen Personen, die als Patienten oder Multiplikatoren Ihrer Heilpraktiker-Leistung infrage kommen. Diese Adressen können Sie gliedern nach
   a. möglichen Patienten (Familienangehörige, Freunde, Bekannte, ehemalige Kollegen usw.)
   b. Multiplikatoren/Meinungsbildner, das sind Personen, die täglich mit vielen anderen in Kontakt stehen, beispielsweise die Prominenz der Stadt und die Kaufleute in Ihrem Einzugsgebiet. Dazu gehören auch die Vorstände der Vereine, in denen Sie Mitglied sind, die Presse.

2. Entwurf der visuellen Erscheinungbildes mit einer unverwechselbaren Gestaltung für alle Papiere und Kommunikatonsmittel Ihrer Praxis. Wenn Sie sich ein gutes visuelles Erscheinungsbild zulegen wollen, lassen Sie sich von einem Marketingberater beraten, nicht von einer Druckerei oder einem Grafiker, weil diese nur in seltenen Fällen etwas von Marketing verstehen. Geben Sie der einfachen Gestaltung den Vorzug vor der aufwendigen, mehrfarbigen.

3. Geschäftsdrucksachen: Briefbogen, Visitenkarten, Rechnungsformulare, Rezeptblock.

4. Patienteninformation, Blätter, auf denen Sie Ihre Therapien vorstellen.

5. Faltblatt mit der kurzer Vita Ihrer Person und Vorstellng Ihrer Praxis und Dienstleistungen. Stellen Sie besonders die Dienstleistungen heraus, bei denen Sie besonders stark sind und die benachbarte Kollegen nicht bieten.

6. Einladungsschreiben, evtl. mit Antwortkarte, damit Sie wissen, mit wievielen Gästen Sie rechnen müssen. Wenn Sie die Adressen in Ihrem PC speichern, können Sie die Einzuladenden mit persönlicher Anrede mit Serienbrief anschreiben.

7. Als Briefmarken kaufen Sie selbst die schönsten zuschlagfreien Sondermarken ein, die Sie sich rechtzeitig beim Postamt beschaffen.

8. Entwurf einer Eröffnungs-Anzeige nach Ihrem einheitlichen Erscheinungsbild.

9. Praxisschild, dazu falls notwendig weitere Schilder als Wegweiser zu Ihrer Praxis.

Vorbereitung in den Praxisräumen

- Für den außenstehenden Betrachter sollte die Praxis komplett eingerichtet erscheinen. Sauberkeit und Ordnung sind selbstverständlich.
- Sind es mehrere Praxisräume, dann empfiehlt sich eine Art Wegweiser mit Bezeichnung der einzelnen Räume. Besonders für die Toiletten.
- Insbesondere den Patienten geben Sie

Information, indem Sie die speziellen Gegenstände/Geräte in Ihrer Praxis mit Schildchen erläutern, insbesondere, wenn diese in Zusammenhang mit Therapien stehen, die Sie anbieten und wenn deren Zweck nicht gleich erkennbar ist.

– Da Sie Ihre Augen bei vielen Leuten nicht überall haben können, schließen Sie Schränke und Schubladen ab oder kleben Sie diese mit Klebeband zu, denn es ist erstaunlich, was liebe Bekannte alles zu Hause gebrauchen und heimschleppen können.

– Schaffen Sie genügend Sitzgelegenheiten, besonders für ältere Besucher.

– Platz für Garderobe und Regenschirme.

– Wenn Sie einen Imbiß oder Umtrunk anbieten wollen, so sind genügend Teller und Gläser bereitzuhalten.

– Wenn Sie in Ihrer Praxis auch die Ernährung als Geundheits- und heilfaktor nutzen wollen, sollten Sie bei der Auswahl des Imbiß- und Getränkeangebotes auf diesen Aspekt achten. Vielleicht nutzen Sie einen Partyservice, der sich auf Vollwert spezialisiert hat. Machen Sie ein Probeessen, damit Sie nicht enttäuscht werden.

– Wer sorgt noch für die Betreuung der Gäste? Sie müssen damit rechnen, besonders von Patienten beansprucht zu werden, die mehr über Ihre Praxis wissen wollen. Machen Sie sich deshalb möglichst bei der Gästebewirtung überflüssig.

– Sorgen Sie dafür, daß Ihr Telefon von einer gut informierten Person betreut wird, die auch den Anfahrtsweg zu Ihrer Praxis beschreiben kann und notfalls ein Taxi empfiehlt.

– Haben Sie einen riesigen Bekanntenkreis oder haben sich viel mehr Gäste angemeldet, als Ihre Praxisräume ver-

kraften können, bietet es sich an, am Eröffnungstag zu zwei verschiedenen Terminen einzuladen. Dies ist vorallem dann wichtig, wenn Sie nach einer kurzen Begrüßung Ihre Praxis und Ihre Therapien durch einen kleinen Vortrag (max. 20 Minuten) vorstellen wollen.

– Legen Sie vor den Ausgang und auch in der Nähe der Garderobe je etwas gewollt unordentlich gehäufte Infoblätter bereit, auf denen Sie Ihre Praxisdienstleistungen vorstellen. Durch ein Schilchen fordern Sie auf: „Bitte mitnehmen, auch für Freunde, Kollegen und Bekannte".

– Überlegen Sie, ob es sinnvoll ist, in der Einladung als Magnet eine besondere Attraktion kostenlos anzubieten, beispielsweise einen Blut-Test oder ein unblutiges Testverfahren, das nicht sehr aufwendig ist. Immer wieder ist bei Gesundheitswochen zu beobachten, daß die Menschen bei solchen Angeboten der Krankenkassen gerne Schlange stehen. Wenn Sie den Besuchern das Ergebnis eines solchen Testes schriftlich mitgeben können, ist das besonders eindrucksvoll und vielleicht der Anlaß für den nächsten Besuch Ihrer Praxis.

– Achten Sie darauf, daß Sie allen Partnern, insbesondere Ihren Gästen gegenüber halten, was Sie in Ihrer Einladung versprochen haben.

– Klären Sie mit Ihren Helfern den Umfang des Einsatzes und der Vergütung schon, wenn Sie diese engagieren. Setzen Sie sich mit deisen rechtzeitig vor dem Gestaltungs- und Versandtermin der Einladung zusammen, um alles zu besprechen und dabei Ideen zu sammeln, die in die Einladung einfließen können. Vielleicht nehmen Sie zu diesem Gespräch diese Checkliste mit.

Checkliste für Kosten, mit denen Sie rechnen müssen

Diese Checkliste soll zur weiteren Ergänzung anregen. Deshalb kann sie nicht vollständig sein. Die Einzelheiten richten sich nach Ihrer individuellen Situation.

Praxisräume:
– Miete/Kaution
– Renovierungen
– Heizung, Strom
– Putz- und Reinigungsmittel
– Verschönerungsreparaturen

Personal
– Praxishelferin/Sprechstundenhilfe
– Putzfrau
– Sozialkosten, Lohnsteuer
– Arbeitsplatz für das Büropersonal

Service für Patienten
– Wartezimmer-Möbel
– Patienten-Garderobe
– Infomappen, selbst zusammengestellt (Zeitschriften hat der Patient überall)
– Infotafel mit Ihren Therapien und Honoraren
– Spezielle Bücher-Auswahl zur Patientenkurzweil
– Wandbilder
– Patiententoilette (zwei Toiletten in der Praxis sind Vorschrift)

Praxiseinrichtung
– Anschaffung der Therapie- und Arbeitsgeräte
– Anschaffung des Praxismobiliars
– Wartung, Reparatur, Instandhaltungskosten
– Praxisbedarf/Ge- und Verbrauchsmaterial
– Praxisdekoration, Wandbilder, Pflanzen (Achtung: im Behandlungszimmer sind Pflanzen und Teppiche nicht erlaubt).
– Koffer/Tasche für Hausbesuche

Bürotechnik und Büroeinrichtung:
– Telefon, Hausrufeinrichtung für interne Kommunikation
– Faxgerät
– Fotokopiergerät
– Computer mit Drucker und Software
– Büromöbel, Auswahl nach überlegtem Erscheinungsbild, das Sie von Kollegen abhebt.
– Bürokleinmaterial wie Ordner, Locher, Hefter, Kugelschreiber, Lineal
– Sonstiges Büromaterial, wie Papier für PC-Drucker
– PKW

Beiträge, Steuern, Versicherungen und Abgaben
– Mitgliedsbeiträge
– Steuern
– Versicherungen (Betriebshaftpflicht, Kfz-Versicherung, weitere Versicherungen für den Heilpraktiker siehe den besonderen Beitrag in diesem Buch)
– Rechts- und Beratungskosten

Marketingkosten
– Gestaltungskosten für Geschäftsdrucksachen, PR- und Werbematerial
– Anzeigengestaltung und Schaltung
– Patienten-Information

Sonstige Kosten
– Weiterbildung durch Seminarbesuch
– Fachzeitschriften
– Besuch von Heilpraktiker-Kongressen
– Reisekosten
– Dienstkleidung
– Spenden, Trinkgelder

Private Kosten der Lebenshaltung
Ernährung, Kleidung, Miete, Heizung, Strom, Telefon, PKW, Kfz-Versicherung, Privathaftpflicht, Krankenkasse

Das Gute,
das der Mensch in dieser Welt schafft,
ist sein wirklicher Reichtum.

Mohammed

Naturheil-Forum: Veranstaltungen erfolgreich organisieren

Seminar- und Beratungspraxis für Gesundheit, Ernährung, Lebensführung
Dipl.-Ing. Ingo F. Rittmeyer, Gesundheitsberater
D-04519 Kreuma Nr. 23, Tel. 034294/7 31 10

Veranstaltungen können Sie erfolgreich organisieren, wenn Sie mich als Vortragsreferenten einladen.

Bei der Veranstaltungsorganisation haben sich folgende Schritte sehr bewährt:

1. Vortragsthema, Termin und Ort rechtzeitig mit mir abstimmen.

2. Vorlagen für die Bekanntmachung liefere ich gern in Form von Plakat- und Handzettelvorlagen und Pressemeldungen für Ihre Ankündigung in der Presse. Folgende Maßnahmen sollten selbstverständlich sein:

   a) Aufnahme der Ankündigung in Ihr reguläres Veranstaltungsprogramm und Rundschreiben

   b) Einladungshandzettel, Format DIN A 5 genügt. Vorlagen liefere ich Ihnen gern. Verbreitung:
   – an Mitglieder/Kunden
   – über Reform- und Naturkostläden
   – über Apotheken, Drogerien und andere geeignete Stellen, z. B. Volkshochschulen und Schulen
   – in größeren Betrieben als Aushang oder zur Verteilung, ggf. über den Betriebsrat

   c) Plakate DIN A 4 o. 3 zum Aushang an vorgenannten Stellen

   d) Ankündigung im Veranstaltungskalender der Stadt. Dafür den Ankündigungstext möglichst sofort nach Festlegung des Veranstaltungstermins an die zuständige Stelle der Stadtverwaltung geben. Desgleichen an befreundete Vereine zur Veröffentlichung in deren Rundschreiben.

   e) Veröffentlichung in den Zeitungen und im Hörfunk Ihres Einzugsgebietes
   – Fertigen Sie eine Liste der Redaktionen aller in Ihrem Einzugsgebiet erscheinenden Publikationen und Sender an, mit Tel. u. Fax-Nr. und den Namen des jeweils verantwortlichen Redakteurs. Diese Liste benötigen Sie auch für alle weiteren Veranstaltungen.
   – Ankündigungstext möglichst persönlich in der Redaktion abgeben.
   – Redaktion zum Vortrag einladen (telefonisch und schriftlich), mit dem Hinweis, daß der Redakteur bei der Veranstaltung vom Referenten ein Konzept des Vortrages für die nachträgliche Berichterstattung erhält.
   – Erfahrene Organisatoren rufen in jedem Fall rechtzeitig in den betreffenden Redaktionen an, um zu erkunden, ob und wann der Abdruck der Ankündigung wirklich eingeplant ist. Falls nicht, können Sie dafür sorgen, daß die Redaktion nochmals einen Ankündigungstext erhält.

f) Ankündigung als Anzeige in infrage kommenden Zeitungen
   – Im örtlichen Anzeigenblatt ist es möglich, bei entsprechender Größe der Anzeige einen Ankündigungstext abdrucken zu lassen. Vereinbaren Sie dies bis spätestens 14 Tage vor dem Veranstaltungstermin.

3. Mein Vortrag dauert etwa ein einhalb Stunden, zuzüglich einer halben Stunde Diskussion. Ich benötige einen Overheadprojektor und eine große Projektionswand, die man in Schulen oder Kreisbildstellen ausleihen kann. Meine Vorträge sind lebendig und humorvoll. Meine Vorträge wecken auf.

4. Je nach Intensität der Bekanntmachung sollte der Veranstaltungsraum wenigstens 200 bis 500 Zuhörer aufnehmen können. Bisher wurden die Räume oft zu klein gewählt, Platz und Luft wurden knapp.

5. Als Eintrittspreis schlage ich als unterste Grenze 10 bis 15 DM vor, Mitglieder ermäßigt.

6. Bei meinen Vorträgen brauche ich auf keine Interessengruppen Rücksicht zu nehmen, so daß meine Zuhörer einen optimalen Informationswert für praxisbewährte Entscheidungen zur Selbsthilfe in den von mir referierten Themenbereichen erwarten dürfen. Sie können mich auch gern nach Feierabend anrufen.

Verzeichnis der Inserenten

Buchhandel/Verlage/Zeitschriften

Medizintechnik / Praxisbedarf

Gesundheits-Mittel, Kosmetik

Versicherungen

Quellennachweis

Bundesanstalt für Arbeit: *Blätter zur Berufskunde Heilpraktiker/Heilpraktikerin*

ABI Aktion Bildungsinformation: *Wege zum Heilpraktiker*

Karl F. Liebau: *Handbuch für Naturheilkunde*, Pflaum Verlag

Süddeutsche Zeitung vom 5.5.1991: Gericht korrigiert das Gesundheitsamt

Frankfurter Neue Presse vom 15.6.1991: Jede 4. Diagnose ist falsch

Frankfurter Neue Presse vom 28.1.1992: 40.000 Infektions-Tote in Krankenhäusern

Der Naturarzt 12/89: Medizin macht krank

Der Naturarzt 12 /90: Medikamente - Segen oder Fluch?

Volksheilkunde aktuell 4/91: Kommentar des Chefredakteurs und Heilpraktikers Armin Reuter

Norbert Seidl: Vortrag bei der 45. Tagung (1991) des Fachverbandes Deutscher Heilpraktiker (FDH)

Eine erfolgreiche Therapie-Strategie

Beweiskraft hat ein 331 Seiten starker Band mit dem Titel „Ernährungsabhängige Krankheiten und ihre Kosten" 1993, Band 27, Schriftenreihe des Bundesministeriums für Gesundheit, mit einem Vorwort von Horst Seehofer, Bundesminister für Gesundheit.

Das wenigstens siebenköpfige Autorenteam des obengenannten Bandes geht in der Definition der in einer folgenden Tabelle genannten ernährungsabhängigen Krankheiten davon aus, daß diese durch entsprechende Ernährung verursacht oder stark beeinflußt werden können. Die Ernährung hat nach Auffassung des Autorenteams umfangreichen Einfluß auf Gesundheit und Wohlbefinden des Menschen. Die ernährungsabhängigen Erkrankungen können also durch entsprechende Auswahl nach Vollwertigkeit einerseits sowie Freisein von chemischen Zusatzstoffen vermieden werden. In der Praxis sehen wir immer wieder, daß durch eine entsprechende Ernährungsumstellung die Wiederherstellung von Gesundheit und Wohlbefinden möglich sind. Dieser Weg der Gesundung wird von der herrschenden Medizin aber vorläufig noch nicht akzeptiert.

Hat diese Haltung der offiziellen Medizin einen materiellen Hintergrund? Anläßlich der Fachtagung Unabhängiger Gesundheitsberater in Gießen 1993 über Vollwert-Ernährung sagte Dipl. oec. troph. Thomas Männle in einem Referat: „Ernährungsabhängige Krankheiten sind weit verbreitet. Doch werden ihre Ursachen gesellschaftspolitisch nicht bekämpft, weil über die zugrundeliegenden Ernährungsfehler und über die Krankheiten Geld verdient wird."

In Tabelle 2 des oben erwähnten Ernährungsberichtes werden unter „Ernährungsabhängige Krankheiten" mehrere Dutzend Leiden aufgezählt. Das Wissen um die Heilwirkung von richtig ausgewählter Rohkost aus kontrolliert ökologischer Erzeugung kann in erfolgreiche Therapiestrategien umgesetzt werden, besonders auch bei sogenannten „unheilbaren" Erkrankungen. Das ist in den Kreisen der Gesundheitsberater bekannt. Deshalb ist es sinnvoll, wenn sich auch Heilpraktiker der Ausbildung zum Gesundheitsberater unterziehen.

Informationen über die Ausbildung zum Gesundheitsberater fordern Sie mit Freiumschlag an beim Naturheil-Forum in D-04519 Kreuma Nr. 23, Telefon 034294-73110, Fax 73112.

Warum Lebensmittel aus Öko-Erzeugung?

Bei der Erzeugung von Lebensmitteln aus kontrolliert ökologischem Anbau dürfen die sonst leider noch üblichen Agrarchemikalien und Pestizide nicht verwendet werden.

Beispielsweise ist das Öko-Vollkornbrot frei von künstlichen Farbstoffen und Konservierungsstoffen. Fertigbackmischungen mit den üblichen Chemikalien werden nicht verwendet.

Da Produkte aus dem ökologischen Landbau ohne Agrarchemikalien und ohne chemische Zusatzstoffe erzeugt werden, bleibt unser Boden und auch unser Trinkwasser frei von diesen Belastungen. Unseren Körper schützen wir vor der Zufuhr dieser Gifte.

Gleichzeitig wird Energie gespart und weniger CO_2 an die Luft abgegeben, denn die Herstellung von synthetischen Pestiziden und Düngemitteln verlangt einen aufwendigen industriellen Prozeß.

Auf den ökologisch bewirtschafteten Flächen ist die Anzahl der Wildpflanzen und Tierarten höher. Dies ist ein Beitrag zur Erhaltung der Natur.

Mit der Bevorzugung ökologisch erzeugter Produkte fördern Sie den ökologischen Landbau und damit die gesunde Lebensgrundlage für uns alle und unsere Kinder.

Eine schöne symbolische Geste ist es, mit einem echten Vollkornbrot als Geschenk, das aus Erzeugnissen des kontrolliert ökologischen Landbaues gebacken wurde, lieben Nachbarn oder Bekannten und Freunden Danke zu sagen. Anlässe dafür gibt es genug. Damit schenken Sie eine neue Genuß-Idee, außerdem steckt in jedem Vollkornbrot eine Portion Gesundheit. Also, warum nicht den liebsten Menschen aus unserer Umgebung Gesundheit schenken, die eßbar ist?

Wenn einer unserer Kunden Gäste zu einer Brotmahlzeit eingeladen hat, dann fragen diese gewöhnlich, was denn dies für ein besonderes Brot ist. Er läßt dann zur Information diesen Zettel herumgehen.

Kennen Sie Kapok?

Kapok-Matratzen und Betten benutzen wir selbst mit den allerbesten Erfahrungen seit 1994.

Die Kapokfaser ist eine reine Blütenfaser des Kapokbaumes, ähnlich der Baumwolle, aber hohl und elastisch, ein guter Temperaturspeicher von großer Langlebigkeit. Hier ihre weiteren Vorteile.

- Die Kapokfaser enthält einen natürlichen Bitterstoff, der Insekten und die Hausstaub-Milben abwehrt. Deshalb werden Kopok-Betten besonders von Allergikern und empfindlichen Menschen geschätzt.
- Die Faser wird ohne Pestizideinsatz gewonnen, weil es keine Monokulturen gibt.
- Kapok ist atmungsaktiv und naturbelassen.
- Die natürliche Wachsbeschichtung der Kapokfaser sorgt dafür, daß die Feuchtigkeit nicht aufgesaugt, sondern rasch weitergeleitet wird. So kann sich in Kapokmatratzen und -betten das feuchtwarme Bakterien- und Pilzklima nicht entwickeln.
- Durch die seidig-glatte Oberfläche der Kapokfaser kann diese nicht filzen oder klumpen, wie Wolle oder Baumwolle.
- Die Kapok-Faser ist reine pflanzliche Natur. Für deren Herstellung sind keine Kunststoffe erforderlich, kein Tier wird dafür gequält, gerupft oder geschoren. Die Kapokfaser ist kompostierbar.

Aufgrund der Beliebtheit von Kapok gibt es inzwischen ein großes Sortiment von Matratzen, Betten, Oberbetten, Unterbetten, Duo-Bettdecken für Sommer und Winter, Kissen, Meditationskissen und Matten die mit Kapok-Fasern gefüllt sind. Die robusten Bezugsstoffe sind aus Baumwolle. Die Kapokfaser ist auch lose erhältlich, wenn Sie selbst damit Kissen füllen möchten.

Die Matratzen gibt es in verschiedenen Formaten, darunter Modelle, die als Sessel zusammenklappbar sind. Ein Modell ist so zerlegbar, daß man die Matratze in der Waschmaschine waschen kann.

Lassen Sie sich beraten. Fordern Sie unverbindlich Informationen an vom

Unikat-Verlag
Öko-Rittergut, D-04519 Kreuma Nr. 23
Telefon 034294-7 31 10 Fax 7 31 12

Selbsthilfe-Bücher
aus dem Unikat-Verlag

bestellen Sie direkt beim

Unikat-Verlag
D-04519 Kreuma • Nr. 23
☎ **034294-7 31 10** • Fax **034294-7 31 12**
Preisänderungen vorbehalten

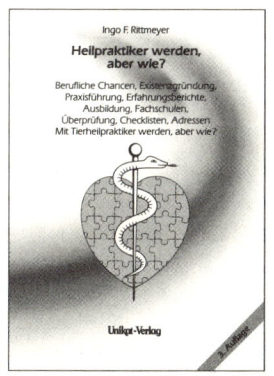

Ingo F. Rittmeyer
Heilpraktiker werden, aber wie?
Nach Umfragen würden sich 90 % der Bevölkerung für naturheilkundliche Behandlungen entscheiden, wenn sie die Wahl hätten. Hausfrauen, Sekretärinnen, Manager und Zahnärzte werden Heilpraktiker. Mit 20 Erfahrungsberichten über den Weg zur Prüfung und Praxiseröffnung. Mit vielen Checklisten, Lernhinweisen, 1.000 Tips, Adressen, auch für die Schweiz. Mit großem Kapitel Tierheilpraktiker werden. 3. Auflage
ISBN 3. 930634-18-X, DM 59,80, ÖS 436,00, Sfr 54,00

Ingo F. Rittmeyer
Gesundheitsberater- und Therapeuten-Adreßbuch
Wenn der Arzt nicht weiter weiß:
Adressen mit Leistungsangeboten der Berater, Gesundheitsberater, Gesundheitstrainer, Gesundheitspraktiker, Fastenleiter, Ernährungs- und Lebensberater, Selbsthilfegruppen, von Allergie über Amalgam bis Zöliakie.
ISBN 3-030634-15-5
DM 24,80, ÖS 180,00, SFr 23,00

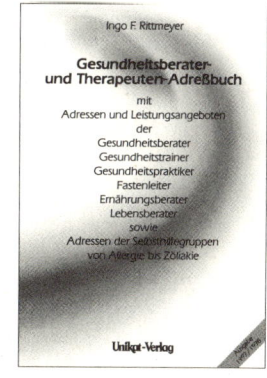

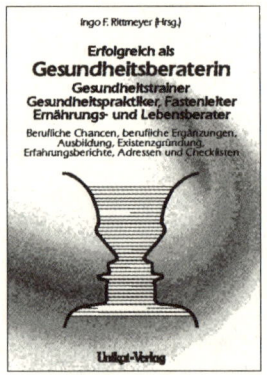

Ingo F. Rittmeyer
Erfolgreich als Gesundheitsberater, Gesundheitstrainer, Gesundheitspraktiker, Fastenleiter, Ernährungs- und Lebensberater
Mit 40 Erfahrungsberichten erfolgreicher Berater, berufliche Chancen und Ergänzungen, Ausbildungswege, Adressen, Existenzgründung. Checklisten und 1.000 Tips für die Beratungspraxis. Ca. Herbst 1998.
ISBN 3-930634-16-3, DM 59,80, ÖS 436,00, SFr 54,00

Ingo F. Rittmeyer
Erfolgreich als Kosmetikerin, Fußpflegerin, Masseurin, Visagistin, Nagelstylistin, Farb- und Stilberaterin
Mit ca. 30 Erfahrungsberichten, berufliche Chancen, Ausbildungswege, Adressen, Existenzgründung, Checklisten. Das umfassend informierende Buch will Berufsinteressenten vor Fehlentscheidungen bewahren. Von „alten Hasen" gibt es 1.000 Tips für die eigene Praxis. Ca. Herbst 1998.
ISBN 3-930634-17-1
DM 59,80, ÖS 436,00, SFr 54,00

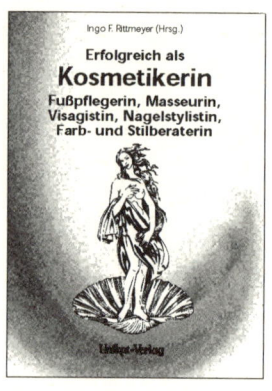

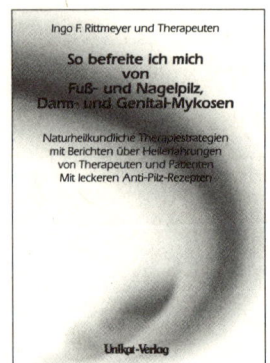

Ingo F. Rittmeyer
So befreite ich mich von Fuß- und Nagelpilz, Darm- und Genital-Mykosen

Naturheilkundliche Therapiestrategien mit Berichten über 40 Heilerfahrungen von 9 Therapeuten und Patienten. Mit leckeren Anti-Pilz-Rezepten.
1. Auflage 1998
ISBN 3-930634-10-4
DM 29,80, ÖS 220,00, SFr 27,50

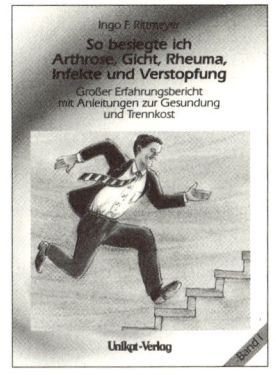

Ingo F. Rittmeyer
So besiegte ich Arthrose, Gicht, Rheuma, Infekte und Verstopfung. Band I. Großer Erfahrungsbericht mit Anleitungen und Trennkost-Rezepten. Knie, Hüften und Schulter von Arthrose, Gicht und Rheuma befallen, mußte der Autor mit 41 Jahren am Stock gehen. Sein Arzt diagnostizierte: „Damit müssen Sie leben." Daraufhin erforschte der Patient die Ursachen seiner Erkrankung, beseitigte diese und ist seit 1983 völlig beschwerdefrei.
ISBN 3-930634-04-X DM 29,80, ÖS 220,00, SFr 27,50

Ingo F. Rittmeyer
So besiegte ich Arthrose, Gicht, Rheuma, Infekte und Verstopfung. Band II
Naturheilkundliche Therapiestrategien von sieben Therapeuten mit über 40 Berichten über Heilerfahrungen von Therapeuten und Patienten, mit Heilkost-Rezepten.
ISBN 3-930634-23-6, DM 29,80, ÖS 220,00, SFr 27,50

Ingo F. Rittmeyer
So besiegte ich Arthrose, Gicht, Rheuma, Infekte und Verstopfung. Gesamtwerk, bestehend aus **Band I und II**.
ISBN 3-930634-24-4, DM 55,00, ÖS 402,00, SFr 50,00

Ingrid Schlieske
Ab heute Trennkost – die intelligente Entscheidung
Spielend leicht schlank und gesund. Antworten zu Fragen der Ernährung, Gewichtsreduzierung, Eßsucht. Die Autorin ist Leiterin der Schule für Fitneß und Ernährung, die an ca. 450 Orten in Deutschland Trennkost-Seminare zur Gewichtsreduktion durchführt. In diesem Buch faßt sie alle Anworten auf häufig gestellte Fragen zur Trennkost zusammen. Kt., ab ca. August 1998.
ISBN 3-930634-20-1 DM 29,80, ÖS 220,00, SFr. 27,50

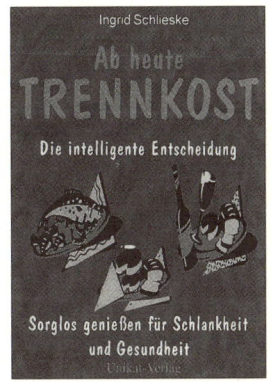

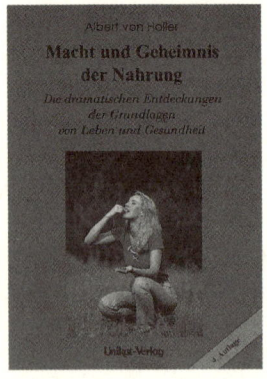

Albert v. Haller

Macht und Geheimnis der Nahrung

Die dramatischen Entdeckungen der Grundlagen von Leben und Gesundheit. Die Presse urteilt: „Dieses faszinierende und spannende Buch kann der Arzt seinen Patienten als gediegene Orientierung über den heutigen Stand der Ernährungsforschung empfehlen, vor allem aber wird er es mit großem Gewinn selber lesen und manches darin finden, was ihm in seinem eigenen Fachschrifttum nicht bekanntgeworden ist." Das Buch gehört in die Hand aller Personen, die über Ernährungsfragen entscheiden. 4. Aufl., 384 S., 76 Abb. und Tabellen, Hardcover. ISBN 3-930634-07-4, DM 38,00, ÖS 280,00, SFr 35,00

Albert v. Haller

Zucker: Wie gefährlich ist dieser Verführer?

Der Autor erläutert die Folgen des Zuckerkonsums und dessen katastrophale Wirkungen. Der Japaner Katase hat nachgewisen: Zucker kann die Knochen von Kindern entkalken, nicht nur die Zähne. 80 Seiten. 19 Abb. und Tabellen. Kt., 4. Auflage. ISBN 3-930634-09-0, DM 19,80, ÖS 150,00, Sfr 19,00

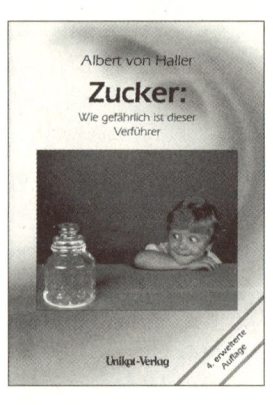

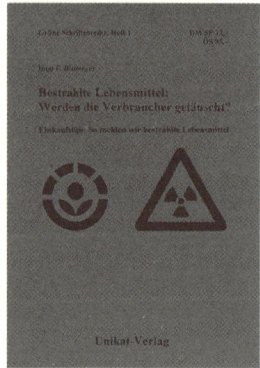

Ingo F. Rittmeyer

Bestrahle Lebensmittel: Werden die Verbraucher getäuscht? Mit Einkaufstips

Bei Verabreichung bestrahlter Lebensmittel in Tierversuchen und an Kindern wurde ein Anstieg der Zahl abnormer Lymphozyten beobachtet, die beim Menschen gewöhnlich bei Vergreisung, Krebs und Virusinfekten feststellbar sind. 32 Seiten. broschürt. ISBN 3-930634-00-7 DM 12,00, ÖS 85,00, SFr 12,00

Ingrid Schlieske
Das Niemand-mag-mich-Kind
In die Form eines Märchens für kleine, gro-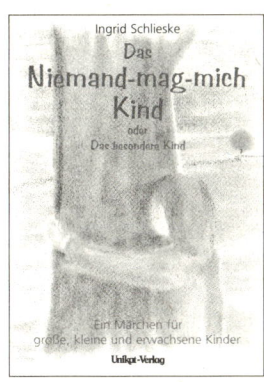
ße und erwachsene Kinder gekleidet, be-
schreibt die Autorin aus der Erfahrung als
Mutter die Verwandlung eines „Problemkin-
des" zum echten Sonnenschein. Janina
wünscht sich eine Waffe, um ihren Feinden
den Garaus zu machen. Eine gute Fee
pflanzt ihr die Waffe „Liebe" ins Herz. Das
Märchen hilft uns, mit unserer eigenen
„Wunderwaffe" besser umzugehen. Mit 24
farbigen Illustrationen. ISBN 3-930634-19-8 DM 24,80, ÖS 180,00,
SFr 23,00. Das Buch ist auch als Tonkassette lieferbar:
ISBN 3-930634-25-2 DM 25,00, ÖS 180,00, SFr 23,00

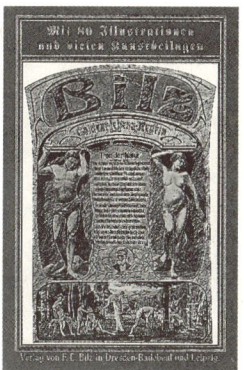

Alfred Bilz
Bilz Goldene Lebens Regeln
Demonstriert an 80 zum Teil farbigen Illu-
strationen: Lebensführung, Ernährung, At-
mung, Hautpflege, Leibesübungen, Licht-,
Luft-, Wasserbäder, Lebensfreude und Psy-
chohygiene. 114 Seiten.
Der goldgeprägte Reprint im Jugendstil ent-
spricht dem Original von 1907.
ISBN 3-930634-13-9
DM 29,80 ÖS 220,00, SFr 27,50

Dr. med. Dieter Biertümpel
Schmerzen müssen nicht sein
Statische Magnetfelder als Hilfe zur Selbst-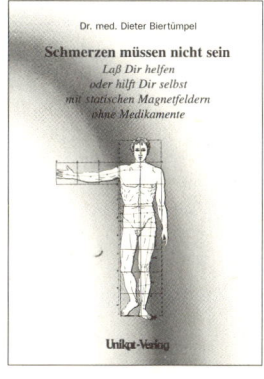
hilfe ohne Medikamente. Statische Ma-
gnetfelder wurden in Magneteisenstein
schon vor Jahrtausenden zur nebenwirkungsfreien Schmerzlinderung genutzt.
Heute gibt es dafür leichte Magnetfolien,
die in Textilien verarbeitet und waschbar
sind. Kt., ab ca. Sommer 1998.
ISBN 3-930634-14-7
DM 24,80, ÖS 180,00, SFr 23,00

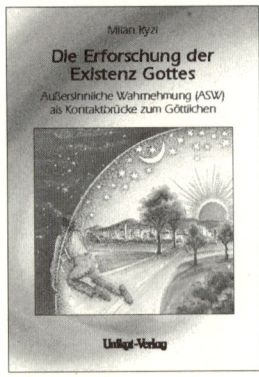

Milan Ryzl

Die Erforschung der Existenz Gottes – Außersinnliche Wahrnehmung (ASW) als Kontaktbrücke zum Göttlichen

Der bekannte Autor (bisher 10 Titel im Ariston-Verlag) ist Professor der Physik und Chemie. Er geht auf Probleme ein, die die Menschen unserer Zeit bewegen: Wie kann ich mir Gott vorstellen? Bei seinen Forschungen kommt der Autor zu dem Ergebnis: Parapsychologie beweist die Existenz Gottes. Der Autor ermutigt uns, ASW im Alltag selbst anzuwenden und sich von ihr führen zu lassen. 112 Seiten, 9 Abb., Kt.
ISBN 3-930634-12-0, DM 24,80, ÖS 180,00, SFr 23,00

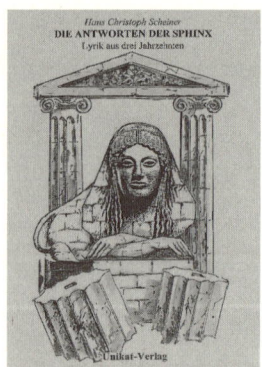

Hans-Christoph Scheiner

Die Antworten der Sphinx

Für den Arzt, Psychotherapeuten und Leiter des „Institutes für Holistische Medizin", Dr. med. Hans-Christoph Scheiner, ist Kunst die kreative Anwort des Menschen – auch aus den Tiefen des Unterbewußtseins – auf die Rätsel des Lebens als solches. „Die Antworten der Sphinx" reflektieren Scheiners lyrisches Schaffen von der Gegenwart bis in seine ersten Studienjahre. 142 Seiten, Kt.
ISBN 3-930634-21-X, DM 24,80, ÖS 180,00, SFr 23.00

Aus kontrolliert ökologischem Anbau

senden wir Ihnen ins Haus:

- Getreide zur Verarbeitung in der Küche und vieles mehr
- Schrotmühlen, Keimgläser
- Kräutertees
- Kapok-Betten und Matratzen, wie im Buch „So besiegte ich Arthrose, Gicht, Rheuma ..." beschrieben.

Verlangen Sie Informationen vom

Unikat-Versand Ingo F. Rittmeyer

Ökorittergut, D-04519 Kreuma Nr. 23, Telefon 034294-7 31 10, Fax 7 31 12

Wunschliste

Alle Produkte stammen aus kontrolliert ökologischer Erzeugung bzw.
sind ökologisch empfehlenswert.
Bitte kreuzen Sie hier die Produkte an, über die Sie weitere Informationen und ein Angebot wünschen.
Kopieren Sie diese Seite einfach und senden Sie das Blatt an

Unikat-Versand
Öko-Rittergut
D-04519 Kreuma Nr. 23
Telefon 034294-73110 Fax 034294-73112

Lebensmittel und andere

❑ Dinkel
❑ Weizen
❑ Roggen
❑ Hafer
❑ Gerste
❑ Naturreis
❑ Hirse
❑ Buchweizen
❑ Quinoa
❑ Amaranth
❑ Sonnenblumenkerne
❑ Kräutertees, Heiltees
❑ Gewürzkräuter
❑ Grapefruitkern-Extrakt
❑ Teebaumöl
❑ Schwarzpfefferöl
❑ Zimtöl
❑ Aromatherapie
❑ Naturkosmetik
❑ Haarwaschmittel
❑ Wasch- und Reinigungsmittel
❑ Seifen

Weitere Gesundheitsprodukte:

❑ Gesunde Betten
❑ Beinwell/Comfrey-Produkte
❑ Heilerde
❑ Reiseirrigator
❑ Indikator-Papier
❑ medikamentenfreie Schmerz-
  therapie zur Selbstanwendung
❑ Ozontherapie zur Selbstanwen-
  dung

Küchentechnik:

❑ Haushaltsgetreidemühlen
❑ Vorkeimgläser

Über folgende weitere Produkte

wünsche ich Informationen:

❑ Edelsteine
❑ Schmuck
❑ Existenzgründer-Leitfaden
  Gesundheitsberater
❑ Existenzgründer-Leitfaden
  Heilpraktiker
❑ Existenzgründer-Leitfaden
  Kosmetikerin